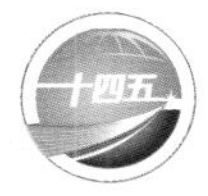

国家卫生健康委员会“十四五”规划教材
全国高等学校教材

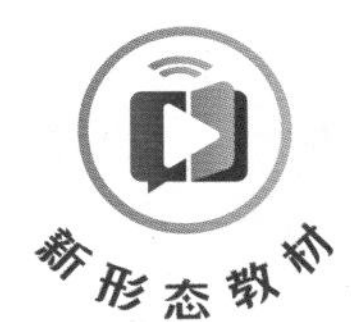

供医学影像技术专业用
本套理论教材均配有电子教材

放射治疗技术学

Radiation Therapy Technology

第2版

主　　编　林承光　翟福山
副 主 编　郭跃信　孙　丽　钟仁明

U0284789

数字主编　钟仁明　林承光
数字副主编　翟福山　郭跃信　孙　丽

人民卫生出版社
·北　京·

版权所有，侵权必究！

图书在版编目（CIP）数据

放射治疗技术学 / 林承光，翟福山主编 . — 2 版
. —北京：人民卫生出版社，2024.1
全国高等学校医学影像技术专业第二轮规划教材
ISBN 978-7-117-35625-1

Ⅰ. ①放… Ⅱ. ①林… ②翟… Ⅲ. ①放射治疗学 – 高等学校 – 教材 Ⅳ. ①R815

中国国家版本馆 CIP 数据核字（2023）第 222800 号

人卫智网 www.ipmph.com 医学教育、学术、考试、健康，购书智慧智能综合服务平台
人卫官网 www.pmph.com 人卫官方资讯发布平台

放射治疗技术学
Fangshe Zhiliao Jishuxue
第 2 版

主　　编：林承光　翟福山
出版发行：人民卫生出版社（中继线 010-59780011）
地　　址：北京市朝阳区潘家园南里 19 号
邮　　编：100021
E - mail：pmph @ pmph.com
购书热线：010-59787592　010-59787584　010-65264830
印　　刷：天津市银博印刷集团有限公司
经　　销：新华书店
开　　本：850 × 1168　1/16　**印张：**19.5
字　　数：550 千字
版　　次：2016 年 7 月第 1 版　2024 年 1 月第 2 版
印　　次：2024 年 1 月第 1 次印刷
标准书号：ISBN 978-7-117-35625-1
定　　价：69.00 元
打击盗版举报电话：010-59787491　E-mail：WQ @ pmph.com
质量问题联系电话：010-59787234　E-mail：zhiliang @ pmph.com
数字融合服务电话：4001118166　E-mail：zengzhi @ pmph.com

编　委

（以姓氏笔画为序）

丁生苟（江西省肿瘤医院）
马隆波（滨州医学院附属医院）
王境生（天津医科大学肿瘤医院）
包超恩（河北医科大学第三医院）
刘吉平（浙江省肿瘤医院）
刘金锋（山东第一医科大学）
孙　丽（南京医科大学附属肿瘤医院）
迟　锋（中山大学肿瘤防治中心）
林承光（中山大学肿瘤防治中心）
郑祖安（华中科技大学同济医学院附属同济医院）
钟仁明（四川大学华西医院）
栾　添（哈尔滨医科大学附属肿瘤医院）
郭跃信（郑州大学第一附属医院）
唐　源（中国医学科学院肿瘤医院）
廖　奎（重庆医科大学附属第一医院）
翟福山（河北医科大学第三医院）

编写秘书

罗嘉秀（中山大学肿瘤防治中心）

数字编委

（数字编委详见二维码）

数字编委名单

全国高等学校医学影像技术专业第二轮规划教材修订说明

2012 年，教育部更新《普通高等学校本科专业目录》，医学影像技术成为医学技术类下的二级学科。为了推动我国医学影像技术专业的发展和学科建设，规范医学影像技术专业的教学模式，适应新时期医学影像技术专业人才的培养和医学影像技术专业高等教育的需要，2015 年，人民卫生出版社联合中华医学会影像技术分会、中国高等教育学会医学教育专业委员会医学影像学教育学组共同组织编写全国高等学校医学影像技术专业第一轮规划教材。第一轮规划教材于 2016 年秋季顺利出版，是一套共有 19 个品种的立体化教材，包括专业核心课程理论教材 8 种、配套学习指导与习题集 8 种，以及实验课程教材 3 种。本套教材出版以后，在全国院校中广泛使用，深受好评。

2018 年至 2020 年，人民卫生出版社对全国开设了四年制本科医学影像技术专业的高等医学院校进行了调研。2021 年成立了全国高等学校医学影像技术专业规划教材第二届评审委员会。在广泛听取本专业课程设置和教材编写意见的基础上，对医学影像技术专业第二轮规划教材编写原则与特色、拟新增品种等进行了科学规划和论证，启动第二轮规划教材的修订工作。通过全国范围的编者遴选，最终有来自全国 80 多所院校的近 300 名专家、教授及优秀的中青年教师参与到本轮教材的编写中，他们以严谨治学的科学态度和无私奉献的敬业精神，积极参与本套教材的编写工作，并紧密结合专业培养目标、高等医学教育教学改革的需要，借鉴国内外医学教育的经验和成果，努力实现将每一部教材打造成精品的追求，以达到为专业人才的培养贡献力量的目的。

本轮教材的编写特点如下：

（1）体现党和国家意志，落实立德树人根本任务。根据国家教材委员会印发的《习近平新时代中国特色社会主义思想进课程教材指南》要求，本轮教材将结合本学科专业特点，阐释人民至上、生命至上思想；培养学生爱国、创新、求实、奉献精神；建立学生科技自立自强信念；引导学生全面认识医学影像技术在保障人类健康方面的社会责任，提升学生的社会责任感与职业道德。

（2）坚持编写原则，建设高质量教材。坚持教材编写三基（基本理论、基本知识、基本技能）、五性（思想性、科学性、先进性、启发性、适用性）、三特定（特定对象、特定目标、特定限制）的原则。党的二十大报告强调要加快建设高质量教育体系，而建设高质量教材体系，对于建设高质量教育体系而言，既是应有之义，也是重要基础和保障。本轮教材加强对教材编写的质量要求，严把政治关、学术关、质量关。

（3）明确培养目标，完善教材体系。以本专业的培养目标为基础，实现本套教材的顶层设计，科学整合课程，实现整体优化。本轮修订新增了 5 种理论教材：新增《医学影像技术学导论》，使医学影像技术专业学生能够更加全面了解本专业发展概况，落实立德树人的育人要求；新增《核医学影像技术学》，满足核医学相关影像技术的教学；新增《医学影像图像处理学》，提升学生对医学影像技术人员必须具备的医学影像图像处理专业技能的学习；新增《口腔影像技术学》，满足了口腔相关特殊影像技术的教学；新增《医学影像人工智能》，推动“医学 +X”多学科交叉融合，体现人工智能在医学影像技术领域中的应用。

（4）精练教材文字，内容汰旧更新。内容的深度和广度严格控制在教学大纲要求的范畴，精炼文字，压缩字数，力求更适合广大学校的教学要求，减轻学生的负担。根据医学影像技术的最新发展趋势进行内容删减、更新，涵盖了传统医学影像技术（如 X 线、CT、MRI 等）以及新兴技术（如超声、核医学、人工智能等）的基本原理、临床应用和技术进展。做到厚通识，宽视野。

（5）实现医工融合，注重理论与实践相结合。编写过程中注重将医学影像技术与医学工程学科有机结合，深入探讨医学影像仪器设计与制造、影像质量评价与优化、图像处理与分析等方面的内容，培养学生的综合素质和跨学科能力。教材编写注重理论与实践相结合，增加临床实例和案例分析，帮助学生将理论知识应用于实际问题解决，培养他们的实践能力和创新思维。

（6）推进教育数字化，做好纸数融合的新形态教材。为响应党的二十大提出的"加强教材建设和管理""推进教育数字化"，本轮教材是利用现代信息技术及二维码，将纸书内容与数字资源进行深度融合的新形态教材。特色数字资源包括虚拟仿真、AR 模型、PPT 课件、动画、图片、微课以及电子教材。本套教材首次同步推出电子教材，其内容及排版与纸质教材保持一致，支持手机、平板及电脑等多终端浏览，具有目录导航、全文检索和笔记功能，方便与纸质教材配合使用，进行随时随地阅读。

第二轮规划教材将于 2024 年陆续出版发行。希望全国广大院校在使用过程中，多提宝贵意见，反馈使用信息，为下一轮教材的修订工作建言献策。

主编简介

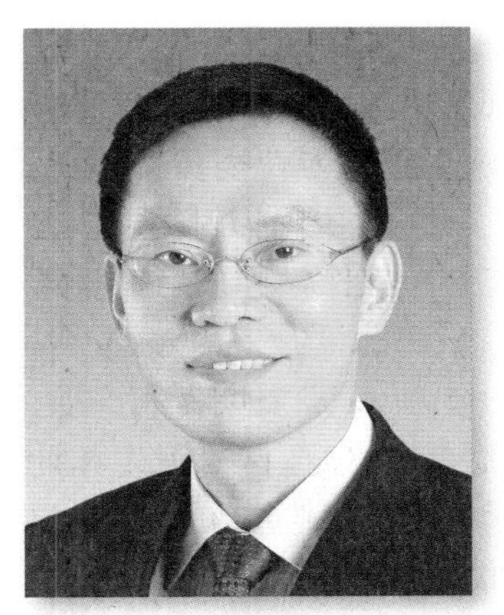

林承光

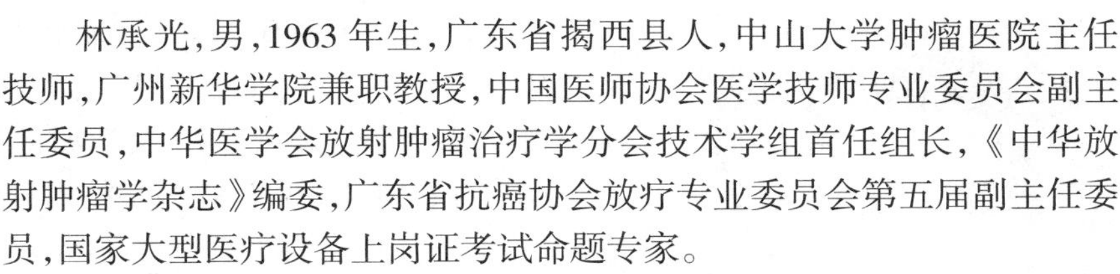

林承光，男，1963 年生，广东省揭西县人，中山大学肿瘤医院主任技师，广州新华学院兼职教授，中国医师协会医学技师专业委员会副主任委员，中华医学会放射肿瘤治疗学分会技术学组首任组长，《中华放射肿瘤学杂志》编委，广东省抗癌协会放疗专业委员会第五届副主任委员，国家大型医疗设备上岗证考试命题专家。

从事放射治疗医教研工作 40 年，主要研究方向为放疗实施过程的质量控制、放疗个体化体位固定技术、放疗器官运动管理、图像引导及自适应放疗。主持及参与省部级科研基金 6 项，发表论文 30 多篇。主编《放射治疗技术学》《放射治疗设备与放射治疗技术学》《肿瘤放射治疗技术操作规范》《中华影像技术丛书——放射治疗技术卷》《鼻咽癌放疗技术操作规范》等高校规划教材及行业规范专著。牵头制定《CT 模拟定位技术临床操作指南中国专家共识》。搭建全国放射治疗师学术交流平台，举办学术交流，促进全国各地放射治疗技术同质化发展，为全国放射治疗技术行业做出了卓越的贡献。荣获“2022 年度人民好医生（医学技师）特别贡献奖”。

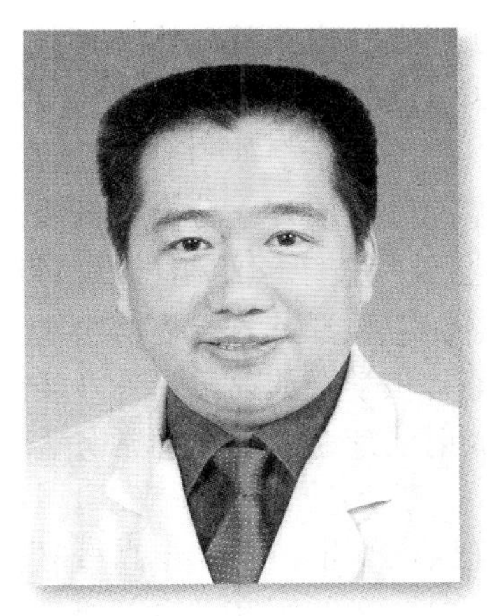

翟福山

翟福山，男，1961 年生，河北省新河县人，河北医科大学第三医院肿瘤科副主任，河北医科大学医学影像学院肿瘤放疗技术教研室主任，中华医学会放射肿瘤治疗学分会放射物理专业学组委员，中国医学装备协会放射治疗装备技术分会副会长，中国生物医学工程学会医学物理分会京津冀 + 放射物理专业学组副主任委员，河北省医学会放射肿瘤学分会副主任委员，河北省抗癌协会近距离放射治疗专业委员会副主任委员，《中华放射肿瘤学杂志》编委，《中国医学物理学杂志》通信编委。

从事教学工作近 40 年，曾主讲石家庄学院物电学院“基础物理学”课程，河北医科大学本科医学影像学、医学影像技术和专科医学影像技术等专业中“放射物理学”“肿瘤放射治疗学”“放射防护”“医学影像设备”“放射治疗技术”等课程。主编《放射治疗技术学》《放射治疗剂量学》《放射治疗设备及放射治疗技术学》，主译《肺癌图像引导放射治疗》，参编《医学影像技术学》《医学影像成像理论》《放射治疗技术》《放射治疗学》《食管癌的放射治疗》《恶性肿瘤综合治疗基础与临床》等著作。发表《放疗网络的临床应用》、*Dosimetric Study of Coplanar and Non-Coplanar Intensity-Modulated Radiation Therapy Planning for Esophageal Carcinoma* 等文章 40 余篇。荣获河北省科学技术进步奖二等奖 1 项，河北省科学技术进步奖三等奖 3 项，实用新型发明专利 4 项。

副主编简介

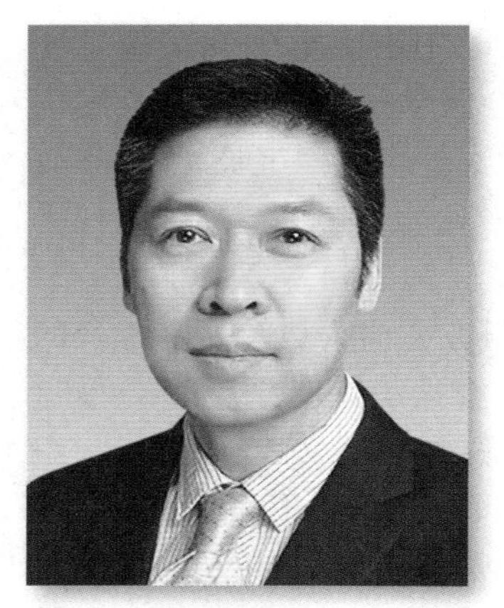

郭跃信

郭跃信，男，1966 年生，河南省郑州市人。现任郑州大学第一附属医院放射治疗部主任、主任技师、放射物理师。中国生物医学工程学会精确放疗技术分会常务委员、医学物理分会放射物理专业委员会委员，中国医学装备协会放射治疗装备技术分会常务委员，中国辐射防护学会理事，全国医用电器标准化技术委员会放射治疗、核医学和放射剂量学设备分技术委员会委员。

发表论文 80 余篇，主持和参与科研项目 15 项，荣获发明专利 7 项，荣获河南省厅级医学科技奖二等奖 2 项，出版专著 8 部，国家卫生和计划生育委员会"十三五"规划教材《放射治疗技术学》副主编，中国科学院教材建设专家委员会规划教材《放射治疗设备和放射治疗技术学》主编、《医学影像技术学》（第 4 版）编委。《中华放射医学与防护杂志》通信编委，《中华放射肿瘤学杂志》审稿专家。

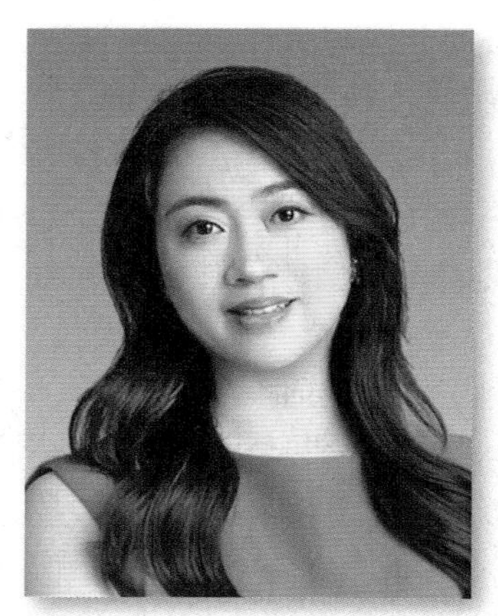

孙 丽

孙丽，女，1976 年生，江苏省南京市人，江苏省肿瘤医院放疗物理技术中心主任、江苏省放射治疗专业质量控制中心副主任、中国抗癌协会肿瘤放射治疗专业委员会常务委员兼秘书长、中华医学会放射肿瘤治疗学分会放疗技术学组副组长、江苏省医学会放射肿瘤治疗学分会常务委员兼秘书、江苏省医学会放射肿瘤治疗学分会放疗技术学组组长、江苏省抗癌协会近距离放射治疗专业委员会副主任委员、江苏省抗癌协会肿瘤放射治疗专业委员会常务委员兼秘书、江苏省核学会放射治疗专业委员会常务委员兼秘书、江苏省肿瘤防治联盟放射治疗专家委员会常务委员兼秘书。

于 1994 年从事放射治疗技术工作至今已有 29 年，有 16 年高校教学经历，在国内外学术期刊发表论文数十篇，主持、参与国家及省部级项目 8 项，荣获江苏省医学新技术引进奖一等奖，作为主编、副主编参编教材 9 部。

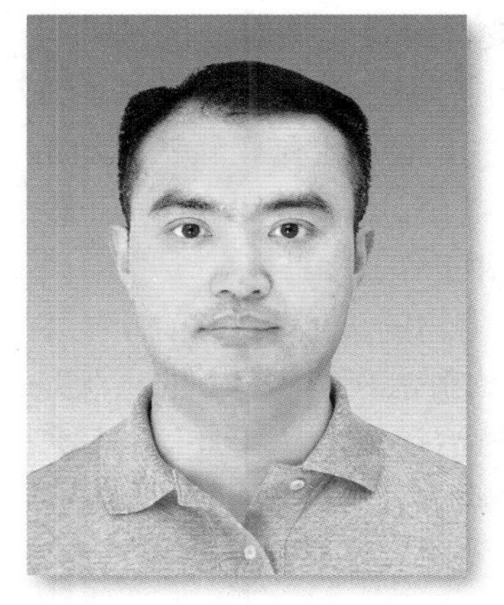

钟仁明

钟仁明，男，1979年生，四川省中江县人。现任四川大学华西医院放射物理技术中心书记/副主任、主任技师、硕士研究生导师。美国斯坦福大学医学中心访问学者、中国抗癌协会肉瘤专业委员会多学科诊疗学组委员、中国医师协会医学技师分会委员、四川省海外高层次留学归国人员、中国人体健康科技促进会立体定向放射外科治疗专业委员会委员、成都医学会医疗事故技术鉴定专家。

从事教学工作23年，主要研究方向：图像引导放疗、立体定向放疗、自适应放疗、放疗质量管理、放疗中器官运动管理及医学技术教育等。在国内外学术期刊发表论文80余篇，负责、参与国家及省部级项目15项。《揭秘放疗》主编，作为副主编、编委参编教材3部。指导大学生创新训练项目共15项，"互联网+"项目1项。荣获2022年度"人民好医生（医学技师）青年典范奖"。

前　　言

《放射治疗技术学》是医学影像技术专业四年制本科使用的教材，本教材编写遵循专业的培养目标，注重学生的素质教育和能力培养，体现思想性、科学性、先进性、启发性和适用性，强调教材的基本理论、基本知识和基本技能，以基础知识为导向，突出临床应用。本教材内容注重整体性和规划教材的系统性，密切结合本学科的发展特点，旨在使学生对本学科基本概念有全面的了解，力求做到好读、好懂、好用，注重培养学生科学思维以及分析问题和解决问题的能力，为今后学习和工作打下良好基础。

《放射治疗技术学》自第1版发行以来，随着放疗临床、放射物理、放射生物的进展，放射治疗技术得到了迅速发展，国内放射治疗师不断增多，在工作中积累了丰富经验，《放射治疗技术学》的再版是适应放射治疗技术发展的需要。本版《放射治疗技术学》的特点是紧跟放射治疗技术日新月异的发展步伐，追踪放射治疗技术新理论和新方法的发展趋势，以临床实用为目的，强调实用性，避免教学与临床脱节。

本教材的编委均来自全国各地高等院校和临床教学医院，长期从事肿瘤放射治疗临床及教学工作，具有丰富的教学和临床实践经验，并根据自身擅长领域参与编写工作。在基本保持了原版的写作风格基础上，结合国内临床应用实际情况和国外先进经验，强调理论与临床实践相结合。与第1版相比，再版内容有较大的改动，增加了 X/γ 射线多模式立体定向、旋转调强一体放疗系统和磁共振引导放疗系统等先进设备；增加了放疗剂量学基础知识、图像引导自适应放疗计划设计、立体定向放疗计划设计、临床放射生物学治疗计划评估指标；增加了器官运动管理、管理法规及全流程安全保障；扩充及完善了图像引导等内容；删减修改了放射生物内容，同时对其他章节内容也做了调整，目的是使教材紧扣学科发展脉搏，让学生掌握本专业最新发展成果。本教材为融合教材，除纸质版之外，还编写了相应的数字内容，以及配套的学习指导及习题集，旨在方便学生学习和教师教学，全书计划授课54学时。

本教材在编写过程中参考了国内外相关教科书和文献资料，并结合作者的教学和临床经验，力求做到准确、严谨和规范。尽管我们做了最大努力，但由于编者水平所限，教学和临床工作繁忙，本书难免有不足之处，恳请读者给予批评指正，在此表示衷心感谢。

感谢各位编者和人民卫生出版社的贡献，感谢中山大学肿瘤医院放疗科罗嘉秀治疗师为本书做了大量细致的工作，在此一并表示诚挚的谢意。

林承光　翟福山

2023年5月

目　录

数字资源

数字彩图

第一章　绪　论

伦琴发现了X射线和居里夫人发现了镭，在医学上诞生了放射影像和放射治疗这两个学科。一百多年来这两个年轻的学科得到快速发展，成为医学领域不可或缺的组成部分。放射治疗由最初的X线和镭疗发展到如今的高端加速器、质子/重离子、图像引导、生物引导的自适应放疗，也由单一的学科发展成为包含临床放射肿瘤学、放射生物学、放射物理学和放射治疗技术学的综合学科，参与人员有临床医师、生物学家、物理师、工程师、放射治疗师和护理师，他们既分工又合作，共同完成放射治疗这个系统工程，下面就相关内容做简单的介绍。

第一节　肿瘤放射治疗学

一、肿瘤放射治疗学简介

肿瘤放射治疗学是研究如何利用放射线治疗肿瘤的一门学科，也称为放射肿瘤学（radiation oncology）。放射治疗是治疗恶性肿瘤的主要手段之一，同时可以用于一些良性疾病或低度恶性肿瘤的治疗。放射治疗（简称放疗）与外科治疗（手术治疗）、化学治疗（简称化疗）、靶向治疗和免疫治疗构成了恶性肿瘤的主要治疗手段。50%~70%的恶性肿瘤患者需要接受放疗，包括根治性放疗和姑息性放疗。根治性放疗可以是单一放疗，也可以和手术（术前放疗、术中放疗和术后放疗）或化疗（诱导化疗——放疗前应用化疗，同期放化疗——化疗和放疗同时应用，辅助化疗——放疗后应用化疗）配合。通常，根治性放疗包括原发病灶和相关淋巴引流区，照射剂量比较高。姑息性放疗的目的是减轻因肿瘤引起的主要症状，改善患者的生活质量。通常在较短时间内给予低于根治性放疗的剂量，不追求彻底消灭肿瘤，同时也不会因放疗反应而增加患者痛苦。对肿瘤出血、止痛、缓解梗阻或阻塞以及预防病理性骨折发生等都很有效。

二、肿瘤放射治疗学发展历程

1895年伦琴发现X射线，1896年开始应用X射线治疗良性病变和皮肤癌，1899年瑞典成功地应用X射线治愈了皮肤癌患者。1898年居里夫人发现了放射性镭，1903年戈德堡（Goldberg）首先用镭管贴近皮肤治疗皮肤癌，取得很好的效果，开创了近距离治疗的先河，此后，放射线被用于治疗各种肿瘤并取得了一定效果。1913年库利吉（Coolidge）成功研制了X射线球管，1920年生产了第一台200kV的深部X射线治疗机。1922年在巴黎召开的国际肿瘤大会上，库塔尔（Coutard）等报告了放射治疗可治愈晚期喉癌，且无严重的并发症，从而确立了放射线在癌症治疗中的地位。1934年Coutard发明了常规分割照射，并沿用至今。20世纪30年代建立了放射剂量单位——伦琴（R），50年代随着核反应堆的建立，人类获取了人工放射性同位素钴-60，1953年首台钴-60治疗机在加拿大研制成功并投入使用，可以治疗深部肿瘤。从50年代中期到60年代，加速器研制成功并陆续应用于临床，逐渐成为放射治疗的主流设备。1968年瑞典学者莱克塞尔（Leksell）发明了γ刀。70年代建立了镭疗巴黎系统，80年代发展了近距离放射治疗，配合外照射，在宫颈癌、舌癌等多种部位肿瘤获得较好的疗效。由于镭的防护要求很高，目前已不再用于临床

治疗，现在临床上常用的主要有铱-192、铯-137、钴-60、碘-125、金-198、锎-252等放射源，并有计算机系统遥控近距离放射治疗机。

随着计算机技术的发展，加速器性能的不断完善，以及模拟定位机、CT、MRI和治疗计划系统（treatment planning system，TPS）的相继问世，放射治疗进入一个崭新阶段。1985年美国学者拉尔森（Larsson）和意大利学者科隆博（Colombo）发明了X刀，增加了放疗适应证，部分疾病取得了显著疗效。20世纪90年代以来，随着配有多叶准直器的加速器广泛应用，实现了三维适形放疗、调强适形放射治疗（简称调强放疗）、图像引导放疗和容积弧形调强放疗等，放射治疗有了质的飞跃，对肿瘤给予高剂量和危及器官的保护几乎可以达到"随心所欲"的地步，治疗增益比有了较大的提高。进入21世纪，在传统加速器的基础上有几种特殊的治疗设备面世，将直线加速器安装在机械臂上，机械臂控制射束方向，实现类似球面方向的非共面聚焦照射；将加速管安装在CT机的滑环上做旋转运动，治疗床匀速进出的螺旋放疗；加速器去掉均整块，剂量率可高达24Gy/min等。除X线束、电子束外，质子、重离子加速器研究也相继进入临床医学领域。2005年，中国科学院近代物理研究所（Institute of Modern Physics，IMP）、兰州重离子加速器国家实验室建成了浅层肿瘤重离子治疗终端，并于2006年对4例浅层恶性肿瘤患者进行临床治疗，使得中国成为国际上第四个实现重离子束临床治疗的国家。

三、肿瘤放射治疗学学科组成

肿瘤放射治疗学发展迅速，经过短短100多年的发展，已成为一个完整的学科，是肿瘤学的重要组成部分。肿瘤放射治疗学包括放射物理学、放射生物学、临床放射肿瘤学和放射治疗技术学，还涉及计算机、影像诊断和解剖等重要学科，是一门专业性和技术性很强的临床学科。

1. 放射物理学 是肿瘤放射治疗学的基础学科，需要将放射物理知识应用于临床治疗中。放射物理学研究各种射线的物理特征、临床剂量学和放疗设备的质量控制和质量保证。放射物理学专业性强，放射物理师是放疗科必不可少的人员，物理师需要掌握各种射线的特点和应用原则，掌握各种设备的性能及临床剂量学、剂量计算、治疗计划设计，对放疗设备和治疗计划设计开展质量保证和质量控制，落实辐射防护和应急措施。放射物理学知识对放射肿瘤医师和放射治疗师同样重要，只有充分熟悉了放射物理学知识，才能成为一名合格的放射肿瘤医师和放射治疗师。

2. 放射生物学 同样是放射肿瘤学的基础学科，需要将放射生物和分子生物学知识应用于临床治疗中。在放射治疗的早期阶段不了解放射线的生物效应，尤其在缺乏相关放射物理量定义的年代，只以发生皮肤红斑反应作为剂量参考，随着临床实践经验的积累，1934年Coutard发明的分割放射治疗方案成为沿用至今的基本模式，也就是进行分割放射可以达到单次放射的疗效，同时放射反应也较轻。20世纪70年代埃利斯（Ellis）提出的NSD公式曾被应用于放射治疗方案的换算，但很快就被L-Q模型取代。L-Q模型最大的特点是区分了肿瘤早期反应正常组织和晚期反应正常组织，虽然它存在不少的局限性，但一直沿用至今。肿瘤放射生物学最基本的目的是阐述辐射产生的分子和细胞生物学机制，制定放射治疗的基本策略，为肿瘤放射治疗学发展提供基本概念、治疗策略以及研究方案。放射生物学基本知识包括照射后正常组织及肿瘤效应的过程及机制，如DNA损伤和修复、乏氧、再氧合、肿瘤细胞再增殖。依据放射生物学知识，开展放射治疗新方法研究，如乏氧细胞增敏剂、高传能线密度（linear energy transfer，LET）射线照射和不同剂量分割模式等，为临床放射治疗方案的设计提供理论基础。放射生物学还包括基因组学、蛋白质组学、代谢组学和免疫组学，应用这些知识可指导临床预后。放射肿瘤医师必须具备放射生物学知识。

3. 临床放射肿瘤学 包括肿瘤流行病学、病因、发病机制、病理、影像诊断、分期、治疗和预后等。放射肿瘤医师需要了解不同肿瘤的生物学行为、转归，掌握各种肿瘤的诊断分期和不同临

床期别的治疗原则，放射治疗在不同肿瘤和临床分期治疗中的作用等，以循证医学为依据，开展临床诊断、治疗和预后判断。以临床放射肿瘤学、放射物理学、放射生物学和放射治疗技术学为基础，对患者做出最基本的临床诊断和分期，确定综合治疗原则和放射治疗原则，定义照射靶区、处方剂量、正常组织限制剂量，制订治疗方案。

4. 放射治疗技术学 与放射物理学和放射生物学一样，作为放射肿瘤学的组成部分，它是依据放射物理学基础和放射治疗设备原理，对患者实施放射治疗的一种技术。随着放疗设备从功能单一的深部X线治疗机、钴-60治疗机发展到直线加速器以及质子、重离子加速器等高精尖设备，放射治疗技术也从传统二维演进到三维甚至四维，在射线强度调制、图像引导、立体定向等方面发展迅速。

从事肿瘤放射治疗的人员包括放射肿瘤医师、物理师、放射生物学家、放射治疗师和护师，在整体放射治疗流程中，分工不同，最终保证放射治疗的顺利实施。

第二节 放射治疗技术学

一、放射治疗技术学简介

放射治疗技术学是研究放射治疗师如何运用放疗设备及辅助装置，将放射肿瘤医师及物理师对肿瘤患者设计的治疗方案实施到患者，并实现精确的放射治疗。放射治疗技术学包括对患者实施体位固定、模拟定位、器官运动管理、通过图像引导进行体位验证、治疗实施、患者照护及心理干预。

由于放疗设备高度的精密性和复杂性，也伴随着放疗技术的复杂性，放疗技术从简单的传统二维常规放疗发展到三维适形放疗、调强放疗、图像引导放疗、立体定向放疗、自适应放疗。不同的现代放疗技术针对的治疗目的不同，具有各自不同的功能特点和技术参数，在适应证、治疗精度、治疗时间、非共面特性以及图像引导等诸多方面体现出各自的特点和复杂性。同时放疗技术也离不开辅助设备的应用，如体位固定辅助设备，包括体位固定技术、材料、固定方案等，需要因人而异。因此，如何提高病灶定位的精度、验证放疗摆位和确保靶区的准确度、提升放疗的速度、加强影像引导的精度等都是放疗技术研究的内容，目的是在杀灭肿瘤的同时尽可能地保护正常组织及器官，提高患者生活质量。

二、放射治疗技术发展历程

放射治疗技术的发展与放射治疗设备紧密相关，肿瘤放射治疗经历了二维时代，即在X线模拟定位机下透视、以骨性解剖标志为参照物确定肿瘤所在的照射区域，手工计算照射剂量，以点剂量代替平面或立体剂量分布。直至20世纪80年代，随着放射物理学、计算机科学、影像医学的快速发展，带动放射治疗步入了三维精确时代，即CT扫描定位、三维图像重建，治疗计划系统设计照射方式和剂量分布、规避正常器官受照限量，调强计划验证与图像引导放疗。近20年来，放射治疗的设备和技术发展迅速，从三维适形放疗到调强图像引导放疗、立体定向放疗以及自适应放疗和高LET射线放疗等，使肿瘤治疗的有效性得到提高，正常组织的毒性反应明显降低。

三、放射治疗技术学组成

放射治疗技术学包括对患者的体位固定、模拟定位、治疗计划设计及验证和治疗实施，以及对患者的宣传教育和心理干预。从患者进入放射治疗的准备阶段到治疗的实施阶段，都需要放

射治疗师参与其中，放射治疗师是精确定位和精确治疗计划的实施者；是放射治疗质量控制的最终执行者；是肿瘤患者的心灵安慰者；是各种治疗反应的最早观察者；是突发意外反应的第一抢救者。放射治疗师应掌握一定程度的临床医学知识，如常见肿瘤的病因、临床表现、转移规律、治疗原则、一般应急情况的处理原则等。具有一定程度的影像学知识，对患者在治疗过程中的相关影像改变能进行辨别，为治疗策略的改变提供参考。掌握一定的放射物理学基础知识，了解放射治疗计划的设计、剂量计算、辐射防护及剂量测量等。熟悉常用放射治疗设备的原理、结构、性能、使用方法、常见故障的处理等。掌握一定的放射生物学原理，如放射对细胞杀伤模式、DNA 放射性损伤效应的分子基础、正常组织及器官的剂量限制及放射治疗反应等。掌握一定的肿瘤心理学基础，能够对患者及家属的明显心理问题进行甄别，并提供必要的信息支持及心理干预，达到减少或降低患者心理痛苦水平，提高患者生活质量的目的。

四、放射治疗流程

放射治疗是高度复杂的治疗方式，包括放疗设备、放疗技术、放疗流程、放疗质控、放疗监管与随访以及放疗安全防护。从患者确诊、制订治疗方案到治疗结束的整个流程步骤如下：

患者被确诊为肿瘤→放射肿瘤医师会诊→确认需要放疗→医师制订治疗方案→患者签署知情同意书→医师开具放疗医嘱→放射治疗师给患者进行体位固定→ CT/MR 扫描定位→图像网络传输→医师进行靶区和危及器官勾画→设定剂量限值→物理师计划设计→计划评估→医师确认放疗计划→物理师剂量验证→计划传输到治疗机→放射治疗师按计划摆位→患者体位验证→医师批准治疗→治疗师实施治疗→医师确定后续治疗是否修改治疗计划→再次评估→再次验证→治疗实施→治疗结束→医师评估疗效→定期随诊复查。

放射治疗流程的每个环节都包含许多不确定性，所有这些不确定性最终都会影响疗效。每个环节都要保证良好的质量控制，否则带来隐患甚至造成严重事故。因而放射治疗包括对放疗人员、放疗设备、放疗技术、放疗流程、放疗计划等进行质量控制。同时放疗计划的制订和实施是个多步骤的过程，放射治疗也是一个漫长的经历，放疗不良反应可能在放疗后逐渐表现出来，因此放疗后的随访也是个漫长的过程。

整个放疗过程主要由放射肿瘤医师、放射物理师（剂量师）、放射治疗师来完成，形成了一个既分工又合作的系统工程。在这个系统工程中放射肿瘤医师起主导作用，放射物理师起保证作用，放射治疗师起落实执行放疗计划和最后质量把关作用。因为放射治疗参与的专业人员多、时间跨度大、环节多，环环相扣，不管哪一个环节出了纰漏都会影响到全局，所以它是一个系统工程，需要作为一个团队来建设和管理。值得注意的是，整个放射治疗绝对不是一个简单的流水线工作，而是放射肿瘤医师、放射物理师及放射治疗师以患者为中心的双向循环，相互之间必须建立畅通的沟通机制。

第三节　放射治疗师职责及要求

一、放射治疗师职责

放疗治疗师是放射治疗计划的执行者。医师、物理师（剂量师）制订了放射治疗计划，需要治疗师准确、无误地完成。治疗师在 1~30 多次的治疗中，通过照射摆位来实施治疗方案，治疗师在整个治疗过程中都起着关键的作用，是治疗质量好坏的直接关系者，因为治疗中哪怕是有一次的不准确，都会给患者带来不必要的损失和痛苦，因而要求治疗师在治疗中要有强烈的责任心、对生命的敬畏和娴熟的操作技巧，做到认真、细心，精确度高，重复性好，保证治疗方案的实施。

放射治疗师是放疗过程的监督者。由于放疗的整个过程非常复杂、环节众多，多种不同的专业人员参与其中，治疗师给患者实施治疗是放疗的最后一个环节，即使前面的环节出现错误，只要还没有在患者身上实施，且能被及时发现，都只是纸上的错误，不会给患者造成损害。但如果有问题的放疗计划没有被及时发现，错误的计划被治疗师执行，后果将不堪设想，这样的事情在业界有过深刻的教训。所以不但治疗师自己不能出错，还要求他们要有渊博的知识、锐利的眼光和道德的判断，对每个放疗计划起到最后的质量把关作用，确保有问题的放疗计划能被及时发现，避免医疗差错发生。

治疗师每天面对的是身心备受煎熬的恶性肿瘤患者，如果只会使用冷冰冰的加速器给予治疗，而对患者缺乏有温度的人文关怀，那是不够的，我们不但要医病，而且要医有病的那个人，正所谓“医病医身医心”，所以放射治疗师要成为肿瘤患者心灵的安慰者。

治疗师是新技术临床科研的合作者，并负责新技术的推广和应用。由于放疗设备和放疗流程的复杂性，为保障设备高效准确地运行，治疗师负责设备机械和电气安全连锁电路的检查，加速器、模拟定位机几何和机械参数的定期检测，同时还是设备运行、流程执行和安全防护的监管者。

二、放射治疗师应具备的知识体系

放射治疗师的工作质量直接关系到患者疗效和毒副作用大小，因而需要具备较全面的专业知识结构，掌握以下几方面的知识。

1. 放射物理学知识　放射治疗师应掌握放射物理学基本知识，包括放射治疗设备的结构、性能以及各种射线在人体内的分布规律，放射治疗技术、治疗计划设计、质量保证和质量控制及特殊治疗方法及学科前沿的新技术。放射物理学是放射肿瘤学的重要支柱，指导临床如何选择放射线，如何得到合理照射剂量分布，如何保证放射治疗的顺利完成等，从而提高肿瘤剂量，降低正常组织受量。放射治疗师应以临床应用为目的，全面理解、融会贯通、牢固掌握放射物理学基础知识。

2. 放射生物学知识　放射治疗师应了解放射生物学知识，放射生物学是研究放射线与生物体的相互作用，放射线对肿瘤组织和正常组织的效应以及这两类组织被放射线照射后所产生的生物学反应机制，研究如何提高肿瘤放射敏感性和降低正常组织损伤等方面的问题，涉及从放射线对生物体起作用的原始反应及其后一系列的物理、化学改变和生物学方面的改变，研究范围由分子水平、细胞水平到整体水平。掌握放射生物学知识对放射治疗师日常工作具有潜在的影响和指导意义。

3. 临床放射肿瘤学知识　放射治疗师应通过对肿瘤放射治疗学临床相关知识的学习，系统地掌握临床常见肿瘤放射治疗的适应证和禁忌证，对肿瘤放射治疗前的预处理和放射治疗副作用及其治疗有全面的了解，此外还应了解肿瘤的常见病因、诊断方法、临床分期、治疗指征等相关知识。

4. 医学影像学知识　是放射治疗师必备的基础知识，医学影像信息是肿瘤放射治疗学的基础，如CT、MRI和PET等是图像引导放疗必备的设备，影像学资料是放射治疗计划设计的基础和放射治疗位置验证的重要支撑，还是对肿瘤治疗疗效评价的重要手段和标准，因此放射治疗师应熟练地掌握医学影像学基本知识，同时也是放射治疗质量控制和质量保证必备的知识。

5. 医学心理学知识　医学心理学是研究心理活动与病理过程相互影响的心理学分支，是把心理学的理论、方法与技术应用到医疗实践中。肿瘤患者心理现象是一个动态的过程，大约可以分为五个阶段的心理反应：诊断前的适应性反应；诊断阶段的震惊和否认心理反应；治疗过程的心理反应；肿瘤康复期的心理反应；复发阶段的心理反应。在上述五个阶段中，放射治疗师和临床医师应注意治疗过程的心理反应和肿瘤康复期的心理反应。在临床治疗程中，肿瘤患者往往

表现出各种负面情绪反应，如焦急、疑虑、恐惧和抑郁等，这些负性情绪反应与病程早晚、治疗效果、个性心理特征等有关。临床工作中应该注意到各种情绪反应，给予积极的指导。应该用更具有针对性、更规范、更系统的心理学理论和方法替代缺乏针对性、缺乏系统性的模糊心理学理论和方法应用于临床工作，使肿瘤的治疗更趋完善。提高肿瘤患者的生存质量，包括患者心理生存质量，即帮助肿瘤患者心理素质的提高。

6. 医学伦理学知识 医学伦理学的重要内容包括医学伦理关系、医学道德规范体系等，要求放射治疗师处理好医患关系、医医关系、医社关系，遵守医学道德规范和医学道德原则。时刻为患者着想，千方百计为患者解除病痛。尊重患者的人格与权利，对待患者时不分民族、性别、职业、地位、财产状况，都应一视同仁。医学行为的特殊性质，决定必须对服务对象有利，只有有利于患者的行为才有存在的道德价值，必须公平合理地分配人力资源，关心、帮助患者。放射治疗师必须遵守的是，以提高患者的临终生命质量为目的，控制患者的疼痛，缓解患者的心理压力，消除患者及家属对死亡的焦虑和恐惧。

7. 娴熟的放疗技术操作技巧 对于不同部位、不同年龄、不同性别的肿瘤患者，采用哪些固定材料、哪种固定方法都要有全面的认识和熟练的体位固定操作技巧。对于不同部位肿瘤的CT/MRI定位图像扫描范围、序列、造影剂使用、不良事件的处理都要非常娴熟。在治疗过程中，对器官的运动规律、运动管理措施、不同图像引导技术的特点、放疗计划验证、误差修正、自适应最佳时机的判断等都要全面掌握。

第四节　放射治疗技术发展方向及前景

一、自适应放疗技术

自适应放疗（adaptive radiation therapy，ART）是图像引导放疗（imaging-guided radiation therapy，IGRT）提高和发展后的新型放疗技术，实现对肿瘤区高剂量高精准照射的同时，最大限度地保护危及器官并降低放射并发症的发生概率。治疗的实施可根据患者解剖和生理的变化进行修正，也可根据治疗过程中的反馈信息，如肿瘤的大小、形态及位置变化对治疗方案做相应的调整。实现的方式分为离线式自适应放疗和在线式自适应放疗，两种方式都是个体化动态治疗计划，其目的是在不扩大照射野的前提下，提高放疗实施的准确性，并给特定患者实施特定放疗的临床行为。自适应放疗是基于校正误差和补偿器官运动两种作用发展起来的。患者接受分次治疗的过程中，身体治疗部位的位置和形状可能发生变化，位于体内的靶区形状，以及它与周围危及器官的位置关系也会发生变化。单次放疗中位置不确定因素有：解剖结构的移动、变形；正常的生理过程，如呼吸、心跳、胃肠蠕动等。分次放疗间位置不确定因素有：肿瘤退缩或进展、形状改变，骨性标志的位置变化，肠腔、膀胱等脏器的充盈状态等。自适应放疗主要是为了解决放疗分次间的靶区位置和形态变化对实际剂量分布影响的问题。所以放射治疗师在日常工作中要及时评判肿瘤与正常组织的变化，为自适应放疗最佳时机提出建议及实施。

二、质子和重离子治疗技术

质子和重离子治疗技术是公认的放疗尖端技术，质子和重离子同属于粒子线，与传统的光子线不同，粒子线可以形成能量布拉格峰，能够在对肿瘤进行集中爆破的同时，减少对健康组织的伤害，从而实现疗效的最大化。重离子束的高LET射线突破了常规放射肿瘤低LET射线治疗的发展瓶颈，其最大、最重要的优势就是高相对生物效应（relative biological effectiveness，RBE）值，即产生相同辐射生物效应所需光子与质子/重离子物理剂量的比值，能够使肿瘤放疗的生物效应

提升,更有效地杀死肿瘤细胞。重离子放疗对于常规放疗抗拒的肿瘤也增加了治愈机会。重离子束的另一个优势是适形度好,其高剂量分布区(布拉格峰)能够被调整嵌合在肿瘤区上,在杀死肿瘤细胞的同时,会更好地、更有效地保护肿瘤周围的正常组织,特别是在治疗邻近有重要组织器官的肿瘤时尤为重要。另外,重离子放疗可有效地避免或降低三维适形放疗、调强放疗时肿瘤周围正常组织受到低剂量照射而诱发第二肿瘤的风险,这对生长发育期的儿童和青少年患者尤显重要。重离子束作为难治性肿瘤治疗的重要手段,随着技术的提高和治疗设备的发展,重离子束治疗技术必将在肿瘤治疗中发挥巨大的作用。

三、生物调强适形放射治疗技术

生物调强适形放射治疗(biological intensity-modulated radiation therapy,BIMRT)是利用先进的调强放射治疗技术,给予不同的生物学靶区不同剂量的照射并最大限度地保护正常组织的一种技术。肿瘤生物学靶区(biological target volume,BTV)概念是2000年美国MSKCC的Ling教授等首先提出的,根据肿瘤分子生物学研究进展,多数学者认为:肿瘤是不均质体,内含的肿瘤细胞数量、乏氧、增殖状态均呈不均一性分布,肿瘤内各个区域对放疗的敏感性和效应是不一致的。BTV指由一系列肿瘤生物学因素决定的靶区内放射敏感性不同的区域。随着BTV的提出和功能影像的发展以及调强放疗技术的广泛应用,给予肿瘤组织不均匀的剂量,大大提高了肿瘤的治疗效果。目前,调强放疗技术的发展使放疗剂量分布的物理适形达到了相当高的程度,而功能影像则开创了一个生物适形的新时代。

四、人工智能在放疗技术中的运用前景

随着放疗技术的蓬勃发展,放射治疗更加精准化,立体放疗和图像引导放疗技术等使临床误差仅为1mm左右,结合大数据和人工智能(artificial intelligence,AI)技术的快速发展,智能放疗在靶区轮廓勾画、放疗计划设计、放疗流程优化、放疗云平台等方面得到广泛应用。大数据作为临床治疗的客观量化资料,已经成为促进临床治疗及科学研究创新不可或缺的一部分。放疗大数据主要由医院信息系统、治疗计划系统及影像学检查设备3个方面产生,包括电子健康记录、治疗计划数据、磁共振成像记录等,除了患者的性别、年龄、症状等常规信息外,还包括治疗的计划、程序、方法及影像、剂量等非常规数据。所以需要采用人工智能方法对放疗大数据进行合理、高效的整合、集成与解析。

(一)基于人工智能预测模型确定患者治疗方案

放疗过程由很多步骤组成,第一步就是选择患者。选择一个放疗患者,需要评估的内容很多,如肿瘤分期、病理类型、基因检测、手术切除情况,还有患者的年龄、基础病、器官功能、生活习惯等。大量的信息容易让医师顾此失彼,产生误诊漏诊。通过机器学习和数据挖掘的分析方法在临床肿瘤学领域找出癌症治疗和临床结果两者之间潜在的因果关系,其目的是将正确的肿瘤治疗方案提供给正确的患者。因此,基于大数据的人工智能预测模型能够帮助医师判断患者能否从放疗中获益,并帮助医生决定是否推荐放射治疗。当确定患者需要接受放射治疗,从各有所长、种类繁多的、常规的分次外照射、立体定向放射治疗(SBRT)、调强放疗(IMRT)、近距离治疗、质子/重离子放疗技术中选择获益最大的照射技术。依据大数据分析结果,对于生命末期的放化疗不能够延长生存时间、改善生活质量,反而增加了治疗负担时,预测优化考虑给予姑息放疗的时机。

(二)应用机器学习预测患者呼吸过程

当医生和患者决定做放疗,接下来就是进行模拟定位。在模拟定位过程中,呼吸运动会使胸腹部器官随之做周期性运动,为了保证放射治疗的准确性,临床上采用呼吸门控及基于患者体表呼吸运动的监测,实现对体内靶区或危及器官运动监控的间接跟踪。应用机器学习的方法在真

实病例上学习肺运动，然后根据新患者开始和结束的呼吸数据可以模拟出其呼吸运动过程，模拟出来的运动精度达到 1mm，优点是能够在非常短的计算时间内对任何患者呼吸周期的所有阶段的运动进行解析，简化患者呼吸监测信号提取的过程，并且人工智能还可以预测可变的不平稳的呼吸运动。

（三）深度学习与自动勾画靶区和正常组织

放疗的靶区勾画对于肿瘤病灶定位、放疗疗效及患者预后至关重要，对放疗医生的专业知识、治疗经验均是较大的考验，患者进行 CT 模拟定位后大约有 200 张图像，医生需要对不同层面的图像逐一勾画标注，费时费力，勾画的准确性受主观因素影响较大。应用人工智能技术建立肿瘤区自动勾画模型，能够有效提高放疗医生的工作效率，大大增加靶区勾画的准确性，提高放疗的疗效。

（四）基于大数据和人工智能的放疗计划系统

临床上制订放疗计划非常耗费时间，而且计划的质量也参差不齐。放疗医生和物理师常常需要对治疗计划进行讨论和反复修改。面对复杂病患，一名物理师每天只能为 4~5 个患者制订计划；但使用人工智能辅助，一名物理师每天可能可以为几十个患者，甚至能够为多个不同的医院做贡献。以基于知识的放射治疗（knowledge-based radiation therapy，KBRT）为代表，其核心是对既往优质计划的大数据进行特征萃取，通过剂量-体积直方图（dose volume histogram，DVH）预测模型预测符合当前患者的最优 DVH 范围，并根据每个患者的不同解剖特点，自动优化放疗计划。基于大数据训练的三维剂量预测模型，通过空间和剂量的特征参数进行训练，比 DVH 预测模型可更为显著地提高计划的准确性，而且通过优化可进一步降低危及器官的受量，而不牺牲计划的质量。治疗计划系统的两大核心部分是剂量优化与剂量计算，剂量优化是自动计划的重点，让人工智能学习优秀的放疗医师和物理师的经验，再用人工智能自动高效地完成治疗计划的制定。人工智能使治疗计划设计更合理，并且极大程度地减少了医师和物理师计划设计时间，节约了医疗资源，大大提升了治疗计划的质量和一致性，实现医疗质量的同质化，具有重大的临床应用意义。

（五）基于人工智能的计划质量保证和剂量验证

临床治疗计划的质量保证通常是采用第三方的独立计算软件进行评估，而这种评估仅仅是对计算结果的验证，无法判断该放疗计划是否达到最优。利用人工智能能够预测出最优计划的剂量分布情况，从而判断出临床计划是否达到最优。因此，随着人工智能的发展对治疗计划的剂量学预测将会越来越全面，为计划质量控制提供更加准确的度量。

患者在治疗前的另一项重要的质控环节就是调强计划剂量验证。目前常用的方法是将 IMRT 计划投射到一个 CT 扫描的模体上，运用电离室或胶片进行测量，采用 γ 分析方法与计划系统的结果进行比较。这种方法步骤多、耗时长，验证结果对某些误差（如多叶准直器的位置误差）还不敏感。基于人工智能的虚拟 IMRT 剂量验证可以对不同测量技术预测通过率，是 IMRT 的有效质量保证方法。

（六）基于人工智能的自适应放疗技术

通常放疗一个疗程需要 20~30 次治疗，在这个过程中肿瘤状态与患者体质情况等或许已经发生了变化，但使用的放疗计划常常保持不变，始终依据疗程开始前的肿瘤影像。在人工智能驱动下可以实现自适应放疗，根据肿瘤形状、细胞特征以及周围器官改变而移动的肿瘤位置来进行调整，整个疗程中的每一次治疗都依据患者最新的肿瘤信息进行，极大地避免了在一个疗程治疗中后期对已经痊愈的健康组织的伤害，最大限度地保护正常组织。

（七）基于人工智能的放疗智能摆位

现有的体位固定及摆位技术过于依赖人为因素，摆位随机误差大、波动大。多数单位虽然配备了二维或三维的图像引导系统，如电子射野影像装置（electronic portal imaging device，EPID）、 kV 级锥形线束 CT（cone beam CT，CBCT），但受设备治疗效率等因素的影响，难以实现每次治疗都实施图像验证，因此难以有效解决摆位误差引起的剂量偏差。放疗智能摆位的理想目标是实现患者治疗时体位实时监控、实时校正、实时反馈，以达到在放疗实施中，通过实时影像监测，发现因器官运动或体位位移等引起的偏差，利用治疗床智能化自动化位置调整实现智能化、个性化的位置追踪，实现剂量精准放疗。

现阶段智能摆位技术探索的方向主要是应用图像引导放疗技术，反馈靶区位置信息。增强现实（augmented reality，AR）与虚拟现实（virtual reality，VR）技术，在智能摆位方面可以帮助使用位置引导图像，提高患者摆位的准确性或加快摆位决策，使治疗执行能快速而准确地实现。在患者进行放疗前和治疗期间，AR/VR 技术通过计算机图形图像和真实材料的同时显示，直观快速纠正患者的摆位误差，与剂量累积 AR 显示系统共同运行，可实时监测靶区受照射剂量。利用 AR/VR 技术，通过与虚拟环境的实时交互，在医患沟通情景化、放疗培训虚拟化、放疗流程精细化、放疗计划可视化等方面，可大幅提升工作效率、提高放疗质量。

（八）基于深度学习的放疗晚期不良反应和肿瘤预后预测模型

在疗效和并发症之间取得最佳平衡是放疗医师重点关注的问题，随着肿瘤患者生存期的延长，临床研究应更加关注患者治疗后的生活质量问题。5%~10% 的肿瘤患者在治疗后发生 3~4 级并发症，而 40% 患者的并发症虽不严重但足以影响生活质量。可见并非所有接受放疗的患者都会出现不良反应，而且接受相同方案放疗的患者不良反应也有轻有重。利用人工智能基于深度学习可以预测放疗晚期不良反应，并且可以进行肿瘤预后预测。

人工智能为放射治疗标准化、规范化提供了重要的质量保证，有效地提高了医师和物理师的工作效率，提高了治疗计划的质量，增加了患者获益并降低了风险。因此，人工智能在放疗领域将具有越来越广泛的应用前景，当然，目前的人工智能研究仍有一定的局限性，其内部运行过程和原理尚未被完全阐明，即使它能以接近人类的思维方式运行，但对世界的感知和处理方式也会与人类有差异，医师、物理师和治疗师的思维模式也难以完全复制。因此，当下人工智能并不能完全替代医师、物理师和治疗师的工作。不过，随着科技的发展，我们期待着人工智能为放射治疗带来更多新的思路和方法。

（林承光 翟福山）

第二章　放射治疗设备

放射治疗设备是实施放射治疗方案的基础，放射治疗设备包括X线模拟定位机、CT模拟定位机、MR模拟定位机等模拟定位设备，以及医用电子直线加速器、螺旋断层放射治疗系统、立体定向放射治疗设备、磁共振引导放射治疗设备、质子和重离子放射治疗设备、后装放射治疗设备等治疗设备。本章介绍了模拟定位原理，放射治疗设备结构与性能、主要技术参数、临床应用、质控与维护等内容。

第一节　X线模拟定位机

一、概述

模拟定位机是利用X线机透视和照相功能，模拟医用电子直线加速器等治疗设备治疗条件下，确定照射部位的放射治疗辅助设备。

二、结构与性能

X线模拟定位机的机械参数和几何参数与放射治疗机基本相同，在影像功能上它与诊断级X线影像设备完全相同，具有透视、拍片等功能。它由三大部分构成：X线发生装置、成像系统和其他辅助装置。从结构上，其主要由固定机座、旋转机架、机头、影像接收装置、治疗床、操作台等构成（图2-1-1）。

图2-1-1　X线模拟定位机的结构

X线模拟定位机的固定机座主要起支撑作用，控制电路也安装在其中，高压发生器一般单独放置，也有的安装在机座中。机架通过轴承安装在机座上，可360°旋转，由于加速器源-轴距（放射源到机架旋转轴的距离）为100cm，模拟定位机的机架通常可以上下伸缩，可以根据不同要求调整源-轴距。

机架的一端为机头，X线球管置于机头上方，球管下面是准直器，准直器由遮线器和照射野“井”字形界定线（井字线）组成。遮线器即通常所说的“铅门”，用来调节和限定透视或照射野的范围；照射野“井”字形界定线由四根可以独立运动的钢丝组成，可以形成不同大小的矩形形状。由于钢丝不透可见光也不透X线，所以在透视情况下模拟的治疗机照射野的形状可以投影在患者体表。根据在患者体表的照射野

投影可以描画出照射野形状，以模拟照射野的位置和大小。光距尺投影用来显示源-皮距，机头内灯光野指示系统可在人体表面显示照射野尺寸和等中心“十”字线。机头下方还有挡铅托架插槽、电子线限光筒插槽等，用以插装各种附件。准直器可以旋转，范围最小为 ±45°。“井”字形界定线只能形成矩形或正方形的规则形状，但治疗区域一般都是不规则形状，数字化模拟定位机可将医师在定位图像上勾画的照射野形状转换成多叶准直器形状，以多叶准直器形成的不规则射野进行照射。

影像接收装置在机架的另一端，为了得到最佳视野，影像增强器可上下、左右、前后运动。现代 X 线模拟定位机的影像接收装置多是数字化非晶硅平板探测器，图像质量更高，显示更清晰。

治疗床要求与治疗机一致，可以前后、左右、上下运动，也可绕等中心旋转，运动范围应大于等于治疗机床的运动范围。床面为平板碳纤维床面，尺寸应与治疗机一致，床面上应有与治疗机一致的卡槽等，以便安装定位固定装置。碳纤维材料床面可以更好地透射 X 线，得到清晰的 X 线影像。

三、主要技术参数

X 线模拟定位机的一些主要技术参数及允许误差见表 2-1-1。

表 2-1-1　X 线模拟定位机的主要技术参数及允许误差

项目	技术参数	允许误差
等中心高度	便于摆位，一般为 120~130cm	≤2mm
源-轴距	80~130cm 可调节	≤2mm
旋转机架	旋转角度≥360°	≤0.5°
双独立准直器系统	指示面积 1cm × 1cm~40cm × 40cm	± 2mm 或 1%
准直器旋转范围	± 45°	≤0.5°
灯光野	具备	与照射野重合性≤2mm
光距尺	指示范围 80~130cm	≤2mm
影像增强器	≥14 寸	
非晶硅平板探测成像器	成像面积≥40cm × 30cm	无几何失真成像

四、临床应用

X 线模拟定位机在放射治疗过程中的主要临床应用：①靶区和危及器官的界定（定位）；②确定靶区和危及器官的运动范围；③进行治疗模拟，以确定机架、机头角度、照射范围等治疗参数；④在患者体表勾画照射野形状、摆位参考标记等；⑤拍摄照射野定位片或验证片；⑥检验照射野挡铅块的形状及位置等；⑦精确放疗复位。随着放疗技术的发展，肿瘤放疗进入三维精准放疗时代，X 线模拟定位机逐渐被 CT 模拟定位机取代，在放射治疗中的应用逐渐减少。

五、质控与维护

（一）X 线模拟定位机的质控

X 线模拟定位机的质控检测标准有日检、月检和年检，检测项目、频率及允许误差，见表 2-1-2。

表 2-1-2　X 线模拟定位机的质控检测项目表

检测项目	频率	允许误差
急停开关、门联锁、碰撞联锁	每日	可正常工作
光距尺指示准确度	每日	<±2mm
照射野的数字指示器	每月	≤±2mm 或 1%
照射野的光野指示器	每月	≤1mm 或 0.5%
光野、照射野一致性	每月	≤1mm
准直器旋转角度指示	每月	数字读数误差应≤±0.5°，机械读数误差应≤±1°
准直器旋转同心度	每年	≤1mm
机架旋转角度指示	每月	数字读数误差应≤±0.5°，机械读数误差应≤±1°
十字线中心精度	每月	≤1mm
影像空间分辨力	每月	≥14 线对数（lp/cm）
影像低对比分辨力	每月	至少可分辨第 12 个圆圈
影像测量精度	每月	≤±2mm 或 1%
治疗床旋转同心度	每年	≤1mm
机架旋转同心度	每年	<1mm
治疗床纵向和横向刚度	每年	高度差≤5mm 夹角≤0.5°
治疗床垂直运动精度	每年	≤2mm
定位床角度指示准确度	每月	数字读数误差≤±0.5°，机械读数误差≤±1°

（二）日常使用与维护

为了延长模拟定位机使用寿命，并保证各项参数指标都在允许范围之内，在使用时必须遵从操作规程，定期保养维护。X 线模拟定位机的一般操作注意事项如下：

1. 开机前检查附件及配套设施是否完好、齐全，电源等是否正常。
2. 按规定程序开机、关机。关机前关闭铅门，将机架、机头、治疗床置零位。
3. 检查门联锁、急停开关、碰撞联锁等是否正常工作。
4. 检查激光灯、标尺灯的误差是否在允许范围之内。
5. 按规定程序预热球管，完成定位前的准备工作。
6. 如遇机器失控等紧急情况，立即按下“OFF”键或“EMERGENCY”键使机器停止工作，并通知工程人员处理。

X 线模拟定位机的维护工作一般由工程师实施，但治疗师的作用也非常重要。在日常工作中要求治疗师严格遵守操作规程，正确调节机房及操作间温度、湿度，保证设备及附件等完好、齐全，发现各种异常情况及时通报工程人员，关机前使各部件归位，以免损坏设备。

（马隆波）

第二节　CT 模拟定位机

一、概述

CT 模拟定位（CT simulation，CT-sim）是以 CT 图像为基础的放疗模拟定位技术，通过建立三维坐标系，精确显示肿瘤的位置、大小、侵犯范围及淋巴结转移情况，可以精确显示人体器官轮

廓、肿瘤和周围重要器官的相互位置关系，为治疗计划系统（treatment planning system，TPS）提供CT值转换电子密度信息进行精确剂量计算，进行照射野虚拟模拟和计划设计，是精确放疗的基础条件之一，CT模拟定位机是常用的放疗定位设备。

二、结构与性能

CT模拟定位机主要有三部分组成：CT扫描机、模拟定位软件、外置三维激光定位系统，另外还配置有四维CT（four-dimensional computed tomography，4D-CT）扫描系统，可获取4D-CT影像，4D-CT影像信息是实施四维放疗和呼吸运动管理的重要基础。

（一）CT扫描机

以放疗定位为目的的CT扫描机一般要求使用大视野（field of view，FOV）、大孔径CT（CT孔径≥80cm）。原因：①治疗计划系统计算剂量时，为了得到准确的剂量分布，要求对人体外轮廓扫描要完整；②放疗定位需要用到多种定位装置，如乳腺托架等体积一般较大，常规诊断级CT孔径不够大，定位装置不能进入到CT孔径内，不能满足临床需求。

扫描床应为平板床面，尺寸应与治疗机床面一致，并有与治疗机相同的卡槽等，以便安装定位固定装置。床面材质最好是碳纤维材料，如果床面材质阻挡射线过多，扫描图像会产生不同程度的伪影，影响图像质量和剂量计算精度。

（二）模拟定位软件

CT模拟定位软件是CT模拟定位机必不可少的一个组成部分，其主要功能包括：CT图像处理与三维重建、勾画靶区和正常器官、确立治疗等中心、设置照射野虚拟模拟等。与X线模拟定位机不同，CT模拟定位不是将照射野的形状画在人体表面，而是通过体表标记点确定治疗中心坐标点。

（三）外置三维激光定位系统

1. 激光定位系统的组成　与CT内置激光定位灯不同的是，CT模拟定位机均需要安装一套外置激光定位灯。外置激光定位系统一般由三维可移动式激光灯、数字控制软件和激光驱动系统组成。可移动式激光灯均安装在CT扫描床两侧墙上各一个、屋顶上一个。每个激光灯由两条相互垂直的独立激光线组成，机架左右两个激光灯发射的两条激光线分别与地面垂直和平行，水平线可以上下移动；房顶激光灯的两条激光线分别与CT扫描平面垂直和平行，垂直于扫描平面的激光线可以左右移动（图2-2-1）。

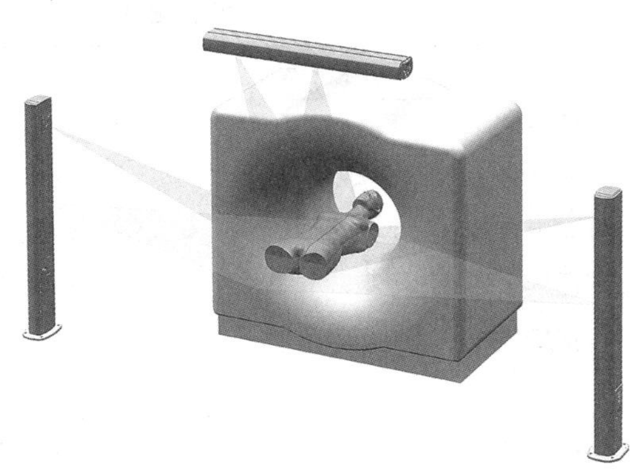

图2-2-1　CT模拟定位机的激光定位仪

2. 激光定位系统的作用　激光定位系统的主要作用是对模拟定位患者进行体位摆位、标记摆位标志线和治疗等中心位置。定位时要求CT扫描体位和放疗体位保持一致，将患者固定好后，将激光灯设置为零位，激光灯将在患者胸前及左右两侧各投射一个十字线，在患者体表激光十字线上做好标记，并放置直径1~2mm的金属标记球（可以在X线下显示），完成CT定位原始标记点的放置。以后患者的治疗等中心就是根据这个原始标记点计算获得。

3. 激光定位系统的调节　激光定位灯由三组激光灯组成，实际上有六个独立的激光灯，这六个激光灯的零位需要分别调节。①左右两个和顶激光灯横断面的激光线应该重合，即三个激光灯的扇形激光面应在同一平面上，并且这一扇形面与地面垂直，与CT扫描平面平行，该组激光灯是不可移动的；②顶激光灯矢状面激光线的零位应穿过CT扫描中心，与CT扫描平面垂直，可左右方向平行移动；③两侧的两条冠状面激光线的零位应穿过CT扫描中心，与CT扫描平面垂直，同时与地面平行，可上下方向平行移动。通过调节激光灯的位置和倾角，使得所有激光线在

等中心处汇聚在一点。

激光灯的焦距可以调节，激光灯安装位置不同，焦点也不相同，调节激光灯焦点，使得激光线在人体表面最细。

（四）4D-CT 扫描系统

4D-CT 扫描及重建技术，是指在图像采集时利用一个呼吸监控系统监测患者的呼吸，该监测系统与CT机相连，同步采集CT图像和呼吸信号，让采集到的每层CT图像都“烙上”时间信息（即相位），然后按相位分别对所有 CT 图像重新进行分组和 3D 重建，多相位的 CT 图像系列构成了随时间变化的 4D-CT 图像。

4D-CT 扫描系统包括 CT 模拟定位机、扫描模式、呼吸参数采集系统（如光学腹部跟踪、腹压带等）。4D-CT 扫描系统主要采用肺活量计测呼吸量，或用红外摄像装置测量体表随呼吸起伏的高度差，或用压力感应器等测量呼吸导致的压力差，将这些测量信号转换为呼吸周期信号。4D-CT 数据的获取方式，包括电影扫描模式、螺旋扫描模式、屏气状态下前瞻式呼吸门控采集和自由呼吸状态下回顾式呼吸门控采集，其中后两种方式较为常见。4D-CT 图像重建方式包括最大密度投影、最小密度投影和平均密度投影。利用 4D-CT 图像分析靶区及正常器官在呼吸过程中位置和体积的变化规律，有助于根据患者独特的运动特征进行个体化放疗计划设计，减少肿瘤区照射范围，在提高靶区受照射剂量的同时，降低正常组织的毒副作用。

三、主要技术参数

CT 模拟定位机的技术参数和标准主要参照诊断级 CT 的技术参数，CT 模拟定位机的技术参数及允许误差见表 2-2-1。

表 2-2-1　CT 模拟定位机的技术参数及允许误差

项目	技术参数	允许误差
机架系统		
机架孔径	≥800mm	
机架定位装置	激光定位灯	± 1mm
高压发生器	≥50kW	
扫描床系统		
纵向水平最大移动范围	≥1 700mm	± 1mm
扫描范围	≥1 600mm	
床面定位精度	≤ ± 0.5mm	
载重量	≥200kg	
扫描参数		
定位像方向	前后/后前/侧位	
最大扫描视野	≥500mm	
最大显示野	≥600mm	
螺旋扫描最小层厚	≤0.75mm	
最大连续扫描范围	≥150cm	
螺距	最小螺距≤0.5mm，最大螺距≥1.5mm	
图像质量		
空间分辨力	≥5lp/cm MTF0	
低密度分辨力	≤4.0mm@0.3% 20cm Catphan，剂量≤27mGy	

四、临床应用

CT模拟定位广泛应用于全身各部位肿瘤的放疗定位，是肿瘤精确定位、精确剂量计算、精确放疗的主要设备。CT模拟定位机的临床应用主要体现在以下几方面：

1. 确定肿瘤区及重要器官。
2. 模拟设计照射野。
3. 根据不同组织的CT值转换得到电子密度进行组织不均匀性计算。
4. 治疗等中心复位、验证及治疗效果评价。
5. 4D-CT模拟定位。
6. CT图像重建与MRI、PET-CT、PET-MRI等多模态影像融合。
7. 肿瘤介入治疗及同步定位、经皮穿刺术等。

五、CT模拟定位机的质控与维护

CT模拟定位机质量控制的目的是保证模拟定位过程的安全与放射治疗靶区及其周围重要器官的精确定位，以及提供放疗计划剂量计算所需的准确数据。质量控制包括机械性能、图像质量、定位流程和辐射防护共四个方面。

（一）CT模拟定位机机械性能和图像质量检测项目的频率和容差

CT模拟定位机机械性能和图像质量检测项目的频率和容差见表2-2-2和表2-2-3。

表2-2-2　CT模拟定位机机械性能检测项目表

测试项目	容差	频率	备注
机架激光			
共面性	± 1mm	每日	在整个影像平面内的最大误差
与扫描中心层面的平行性和垂直性	± 2mm或0.5°	每月	在激光投影覆盖的长度范围内
内激光指示中心点与扫描中心点的重合性	± 2mm	每月	
外激光系统			
共面性	± 1mm	每日	在整个影像平面内
与扫描中心层面的平行性和垂直性	± 2mm或0.5°	每月及调整激光之后	在整个影像平面内
激光移动精度	± 1mm	每月及调整激光之后	在整个定位范围内的定位误差
定位床			
床面水平度	± 2°	每月	在整个床面范围内
纵向移动时与扫描中心层面的垂直性	± 2mm	每月	在负重情况下，整个移动范围内测试
纵向移动的定位精度	± 1mm	每月	
升降移动的定位精度	± 1mm	每月	
机架			
机架倾角指示精度	± 1°	每年	从任意倾斜位置恢复到零位时的精确性和重复性
机架倾角矫正能力	± 1mm	每年	

表 2-2-3　CT 模拟定位机图像质量检测项目表

测试项目	容差	频率	备注
CT 值精度(水)	±5HU	月检	相对于验收时的基线值
均匀性	±5HU	月检	相对于验收时的基线值
图像噪声	±10%	半年检	相对于验收时的基线值
CT 值线性	60HU	半年检	
空间完整性	±3%	半年检	图像的层内几何尺度误差
高对比度分辨力	—	半年检	相对于验收时的基线值
低对比度分辨力	—	半年检	相对于验收时的基线值
重建层厚	±20% 或 ±1mm,以较大者控制	半年检	相对于验收时的基线值
CT 值-电子密度曲线	±2%	年检及更换球管后	相对于验收时的基线值

(二) CT 模拟定位机图像质量检测方法

图像质量检测使用标准水模体或 Catphan 504 模体检测(图 2-2-2)。将模体置于 CT 扫描床床头并伸出床板外,将模体调整水平,调整模体位置使激光灯对准模体中心。

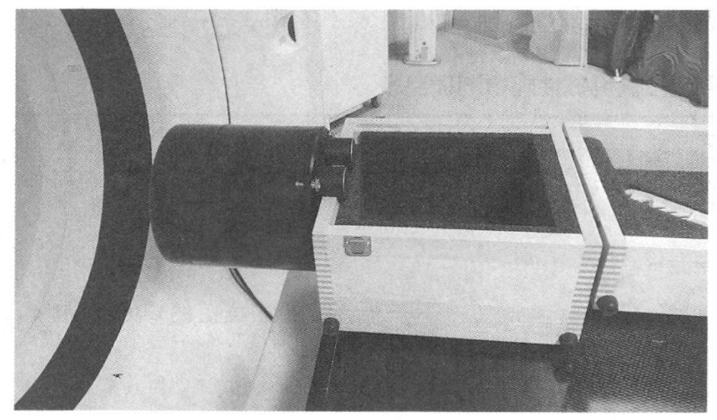

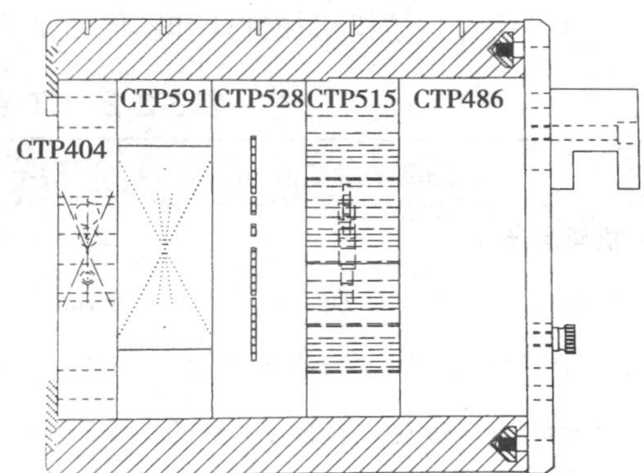

图 2-2-2　Catphan 504 模体

1. 空间完整性(几何失真)　测量模体中 CTP 404 模块内最内侧 4 个点的距离(模体最内侧的 4 个小圆点,右上为白色,其他三点为黑色),4 个点之间两两相距 50mm,测量出的每两点之间的距离误差应≤1mm(图 2-2-3)。

2. 高对比度分辨力　可分辨线对数不少于 5lp/cm。使用头部条件扫描,选取模体中 CTP 528 模块图像,调整窗宽、窗位,到使得能够分辨的线对数最多为止,目测能够分辨的线对数不应低 5lp/cm(图 2-2-4)。

3. 低对比度分辨力　采用临床常用的头部和体部扫描条件扫描模体的相应模块,对于低对比度相差 1% 的一组圆圈,可分辨到直径 3mm 的圆圈。使用头部条件扫描,选取模体中 CTP 515 模块图像,调整窗宽、窗位,目测各组圆圈,要求能看到最清楚一组顺时针第 8 个圆圈(图 2-2-5)。

4. CT 值线性　测量值与标称值误差应≤±60HU。选取模体中 CTP 404 模块图像,使用直方图测量工具,测量特定物质 6mm×6mm 范围内的 CT 值。模体内共有 7 种物质:空气(air)、多聚甲基戊烯(PMP)、低密度聚乙烯(low density polyethylene,LDPE)、聚苯乙烯(polystyrene)、丙烯酸树脂(acrylic resin)、聚甲醛树脂(delrin)、聚四氟乙烯树脂(teflon)等,测量值与标称值误差应≤±60HU(图 2-2-6)。

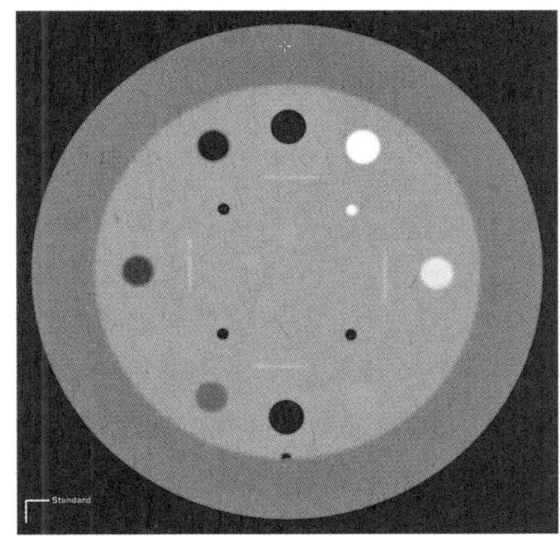

图 2-2-3 空间完整性的测量

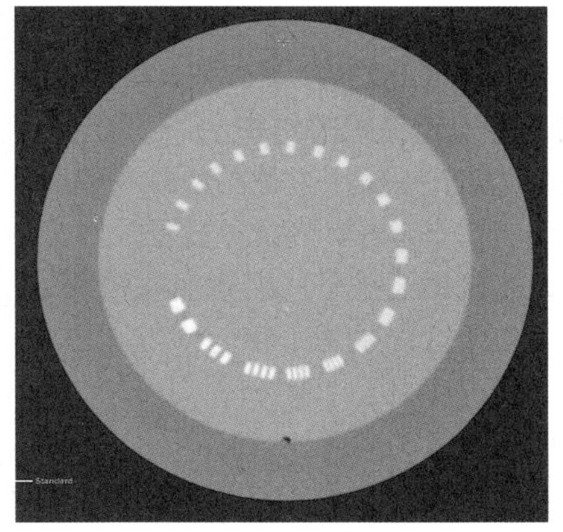

图 2-2-4 空间分辨力的测量

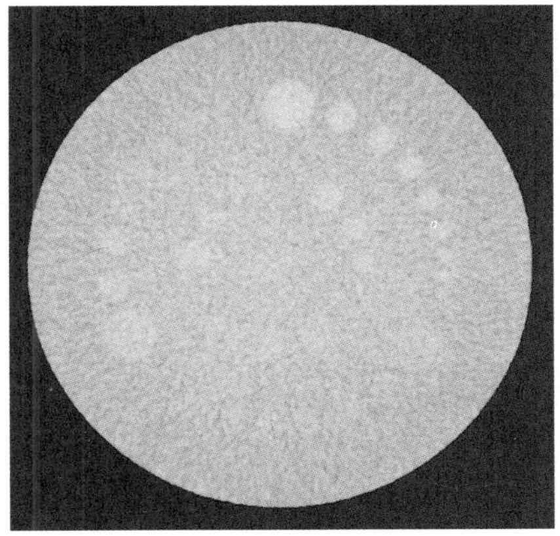

图 2-2-5 低对比度分辨力的测量

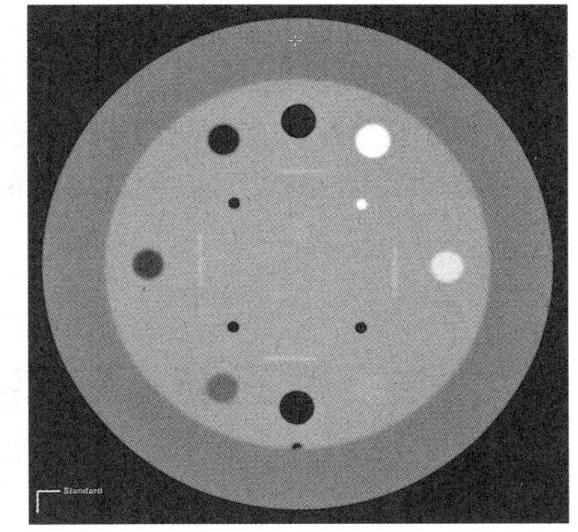

图 2-2-6 CT 值线性检测

5. CT 值精度 最大差值应≤±5HU。选取模体中 CTP 486 模块图像，分别测量模块上左右和中央共 5 个区域的 CT 值，测量 2cm 直径内的 CT 平均值，测得的 5 个区域 CT 值之间的最大差值应≤±5HU（图 2-2-7）。

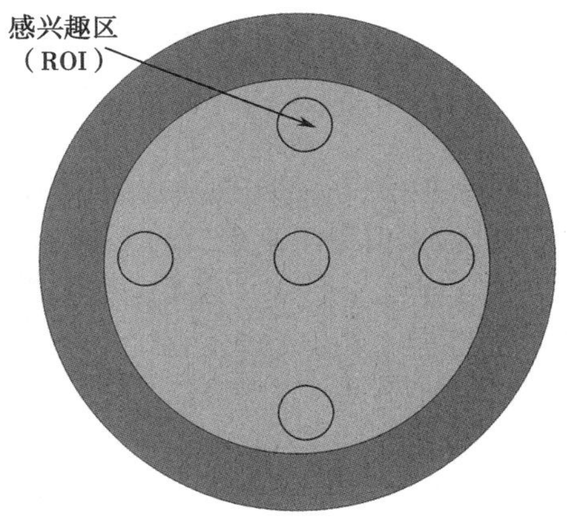

图 2-2-7 CT 值精度检测

6. CT 值与电子密度转换 将电子密度模体放置在扫描中心，确认模体中心轴垂直于扫描平面，在不同球管电压条件下进行扫描，获得图像后传入治疗计划系统，对模体内所有材料都分别取一块感兴趣区（region of interest，ROI），计算感兴趣区各自的平均 CT 值，对照电子密度模体 CT 值表格，检查各材料的 CT 值偏差是否在允许范围内。

7. CT 扫描剂量 使用带有 5 个电离室插孔的圆柱形头模或体模，将电离室分别插入模体中心及四周 4 个插孔，并将其余插孔分别用相同材料填充，使用标准剂量头部扫描模式和盆腔扫描模式分别扫描模体 5 次，测出中心点及四周 4 个点的吸收剂量，使用如下公式计算加权 CT 剂量指数（weighted CT dose index，$CTDI_w$）：

$$CTDI_w = \frac{1}{3}CTDI_{100,\ c} + \frac{2}{3}CTDI_{100,\ d}$$

式中，$CTDI_{100,c}$为模体中心处的CT剂量指数，$CTDI_{100,d}$为模体四周4个点处的平均CT剂量指数。头模测量的$CTDI_w$应<50mGy，模体测量$CTDI_w$应<30mGy。

（三）CT模拟定位机的维护

CT模拟定位机在使用过程中的维护注意事项如下：

1. 开机前检查各种附件及配套设施是否完好、齐全，电源等是否正常。
2. 检查门联锁、急停开关、碰撞联锁等工作是否正常。
3. 检查激光灯误差是否在允许范围之内。
4. 按规程开、关机。
5. 预热球管。
6. 每周至少进行2次空气校准，空气校准必须在设备热稳定状态下进行。
7. 定期检查扫描床面的水平度，如果超标及时调整。
8. 机房温度应保持在18~24℃，保持机房整洁。
9. 如有异常情况及机器失控等紧急情况，立即切断电源通知工程人员处理。
10. 定期清洁机壳和扫描床，如有患者呕吐物需及时清理，以防渗入机架；如有渗入，立即关闭机架电源，通知工程人员处理。

在日常工作中要求治疗师严格遵守操作规程，在使用过程中发现各种异常情况应及时通报工程人员，将故障排除在萌芽状态，以免造成大的故障导致停机。

（马隆波）

第三节　磁共振模拟定位机

一、概述

磁共振成像（magnetic resonance imaging，MRI）与CT图像相比，具有无电离辐射和较高的软组织对比度，并且能进行功能成像等优势，磁共振模拟定位（magnetic resonance simulator，MR-sim）技术被越来越多地应用于肿瘤放疗定位，逐渐成为肿瘤放射治疗的重要工具之一。

二、结构与性能

磁共振（magnetic resonance，MR）模拟定位机是以MR设备为基础，与诊断用MR在外观上没有区别，但由于使用目的不同，MR模拟定位机的软硬件及功能有明显不同。为了满足放疗定位的功能及作用，MR模拟定位机需要满足以下结构和性能：①扫描孔径≥70cm的MR扫描机；②外置的三维激光定位系统；③放疗专用的接收线圈桥架；④放疗专用平板床；⑤放疗定位专用扫描序列；⑥放疗专用MR质控模体与质控程序。

MR模拟定位机拥有MR设备应有的几个主要系统，包括磁体系统、射频系统、梯度系统、接收线圈及其他计算机辅助系统。除了这些，还有一些放疗模拟定位扫描需要的硬件，主要包括外置的三维激光定位系统、专用的放疗体位固定装置等。

MR模拟定位机专用扫描线圈和诊断MR有非常大的区别。由于放疗模拟定位要用到各种定位装置，而且必须保证线圈不接触人体，不能压迫皮肤而改变人体轮廓，所以MR模拟定位机扫描线圈是特制的线圈。采用常规线圈配合各种固定装置或者附件进行组合，以满足放疗模拟定位临床扫描的需要。对于扫描范围不大的部位，一般都采用表面线圈组合的方式进行扫描，如头颅或者颈部扫描（图2-3-1）。还有使用一体化线圈技术，也就是扫描床下有接收线圈，使用体表线圈和扫描床下的后部接收线圈进行前后组合可以满足大范围成像的要求。

与 CT 模拟定位机一样，MR 模拟定位机专用扫描床板通常也是一个平板床，尺寸应与治疗机一致，上面带有数字索引凹槽，便于体位固定装置的使用；此专用床板能够减小患者和线圈的距离，提高图像信噪比，保证了几何精度及体位一致性。扫描床板的材质必须保证不含水，避免成像时对人体信号的干扰，推荐使用凯夫拉纤维、聚碳酸酯（PC）、玻璃纤维等材料制作的 MR 兼容床板。CT 模拟定位机常用的碳纤维材料的床板不适用于 MR 模拟定位机，因为碳纤维相当于导体，扫描时会产生热量，影响射频发射和接收。

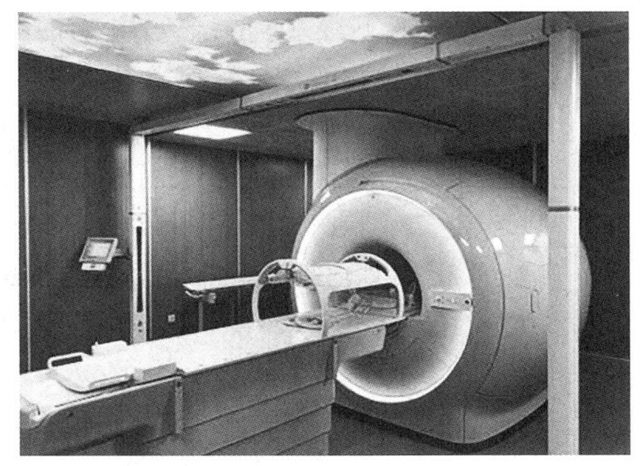

图 2-3-1　MR 模拟定位机及扫描线圈

MR 模拟定位机专用的外置激光定位系统与 CT 模拟定位机类似，外置激光灯系统最好能够和 MR 系统里的内置激光灯相集成，并且需要对这两个激光灯系统的位置做好校正。

三、磁共振模拟定位机主要扫描序列及参数

（一）MR 模拟定位常用扫描序列

与 CT 图像相比，MR 是多参数成像，扫描序列繁多，扫描参数复杂多变，即使同一个序列，不同的扫描参数设置，图像差异也非常大。MR 模拟定位扫描要求与常规诊断扫描要求不同，放疗模拟定位扫描时，由于信号接收线圈不能完全接触患者身体，扫描线圈距离身体也有一定空间，所以模拟定位的图像信噪比会比放射诊断图像差；放疗模拟定位扫描的层厚一般非常薄，大部分情况在 1~3mm，而放射诊断扫描层厚一般在 4~8mm；MR 模拟定位图像需要和 CT 模拟定位图像配准，以便用于治疗计划系统，要求定位扫描角度为 0°；放疗模拟定位扫描对于图像的空间精确度要求比较高，必须要用大视野成像，要求将范围内的组织和身体轮廓都覆盖，以便于进行后期的图像配准；由于放疗对几何精度要求非常高，模拟定位扫描序列要使用几何校正等功能设置，尽可能减少并纠正图像变形。放疗模拟定位扫描的难度远远大于常规诊断扫描，主要区别见表 2-3-1。

表 2-3-1　MR 诊断扫描序列和 MR 模拟定位扫描序列的区别

诊断扫描序列	模拟定位扫描序列
扫描定位线根据人体解剖特征调整角度	扫描定位线不能调整角度
扫描层厚一般比较厚	薄层扫描或容积扫描
对空间精准度、图像形变要求不高	对空间精准度、图像形变要求非常高
根据需要选择成像视野	大视野成像，扫描范围大，包括所有皮肤组织及轮廓
以 2D 序列为主，一般有层间距	以 3D 序列为主，层间距为 0mm
根据不同解剖部位，采用各种方位扫描	扫描方位均采用横断位扫描
低采集带宽，提高信噪比	高采集带宽，减少化学位移
优先考虑信噪比及图像对比度	优先考虑图像精准度
不一定适用几何校正	采用几何校正
扫描体位根据扫描需求调整	用体位固定装置与 CT 模拟定位一致

MR 模拟定位扫描最常使用的序列主要是 2D 或 3D 快速自旋回波（fast spin echo，FSE 或 turbo spin echo，TSE）的 T_1 加权成像（T_1 weighted imaging，T_1WI）及 T_2 加权成像（T_2 weighted imaging，

T_2WI),多数情况下以 3D 成像为主,有时候也会采用 3D 梯度回波(fast field echo,FFE 或 gradient recalled echo,GRE)的 T_1WI(表 2-3-2)。

表 2-3-2 不同部位肿瘤 MR 模拟定位常用扫描序列

部位	线圈	序列
颅脑	体部线圈(torso coil)或柔线圈(flex coil)或二者组合	3D T_1WI T_2WI T_2WI FLAIR T_1WI 增强
头颈部	体部线圈和柔线圈的组合	3D T_1WI T_2WI T_1WI 增强
胸部	体部线圈	3D T_1WI T_2WI T_2WI 脂肪抑制 T_1WI 增强
腹部	体部线圈	3D T_1WI 3D T_2WI T_2WI 脂肪抑制 T_1WI 增强
盆腔	体部线圈	3D T_1WI T_2WI T_2WI 脂肪抑制 T_1WI 增强

MR 模拟定位扫描序列及参数标准化的设定,可以尽量避免每次扫描的不确定性,从而获取稳定的图像信息,对于评估患者放疗过程中的变化和反应以及疗效都很有帮助,所以 MR 模拟定位的规范化扫描对于放疗的意义重大。

(二) MR 模拟定位常用序列扫描参数

MR 序列扫描参数的改变会影响最终 MRI 图像的表现,所以掌握基本的扫描参数是非常必要的。根据扫描参数对图像的影响,大体可以分为信噪比、空间分辨力和图像对比度,这些参数相互配合、相互制约,直接或间接导致图像差异。

空间分辨力决定图像对细小结构的分辨能力。像素和体素的大小会直接决定图像的空间分辨力,体素大小还会影响图像的信噪比,体素越大,图像的空间分辨力越低,而信噪比越高。空间分辨力根据方向可分为层面内空间分辨力和层间空间分辨力。影响层面内空间分辨力的扫描参数主要有:视野(FOV)、矩阵数目及像素大小,影响层间空间分辨力的扫描参数主要是扫描层厚。层厚越厚,层间的空间分辨力就越低;层厚越薄,层间的空间分辨力越高,但是图像的信噪比会下降。

重复时间(repetition time,TR)和回波时间(echo time,TE)会决定图像的对比度,还能影响信噪比。TR 越长,图像的 T_1 权重被削减,同时信噪比增高;TE 越长,图像越偏 T_2 权重,信噪比会下降。在不同的序列中,扫描参数对图像对比度的影响也不同,对于自旋回波序列,调整 TR 和 TE,可以得到不同对比度的序列;对于梯度回波序列,则主要通过调整翻转角和 TE 来调节图像对比度。

根据放疗模拟定位不同的解剖部位,需要设置不同的序列扫描参数。需要说明的是,MR 是多参数成像,没有明确的临床操作指南和标准规定,MR 模拟定位扫描需多扫几个序列。根据临

床需求，可以进行普通平扫或者平扫加增强扫描，必要情况下还可以增加一些功能序列。另外，由于 MR 模拟定位机设备厂家不同，磁共振序列参数设置也存在差异，要根据实际情况做适当调整。

四、临床应用

MRI 图像具有较高的软组织对比度及良好的空间分辨力，MR 影像可通过与 CT 影像的配准和融合用于靶区的精准勾画、图像引导、自适应放疗开展和疗效评价，也可直接在 MR 影像（MR-only 方式）进行靶区勾画和利用算法通过 MR 影像生成伪 CT 来直接设计治疗计划，从而更加有效地提高放疗计划的精准度，减少正常组织的放射性损伤。MR 多种功能成像信息融合到治疗计划系统中，可以定量评估肿瘤组织和周围组织的生物学特性，便于医生对放疗疗效及毒副作用进行评估和预测，及时调整和优化治疗计划，MR 模拟定位在放射治疗领域的应用越来越广泛。

（一）MR 模拟定位在颅脑肿瘤的应用

MR 模拟定位特别适合神经系统肿瘤的放疗模拟定位，部分颅脑肿瘤在 CT 图像上只能确定肿瘤的大致范围，要精确勾画出病灶范围难度非常大，而在 MRI 图像上，病灶非常清晰，医师可以精确勾画靶区，并对其实施精确治疗。

（二）MR 模拟定位在头颈部肿瘤的应用

与 CT 模拟定位比较，MR 模拟定位最大的优势体现在头颈部病变，头颈部结构复杂，在 CT 图像上难以辨识，而在 MRI 图像上则显示得非常清晰，可以极大地提高肿瘤靶区和危及器官的勾画精度，让患者获得最大的治疗收益。

（三）MR 模拟定位在盆腔肿瘤的应用

除了头颈部肿瘤，结构复杂的盆腔肿瘤也特别适合进行 MR 模拟定位。前列腺与膀胱壁密度非常接近，两者的边界在 CT 图像上难以区分，而在 MRI 图像上解剖结构显示得非常清晰，使得靶区勾画更加容易，在膀胱壁、直肠壁接受相同剂量的情况下，前列腺靶区可以接受更高剂量的照射。宫颈癌的靶区识别和勾画也存在类似情况。

（四）MR 模拟定位在其他部位的应用

胸部、腹部由于存在呼吸运动，控制呼吸运动比较困难，MR 扫描时间又远远长于 CT，所以胸部、腹部肿瘤放疗很少使用 MR 模拟定位。近几年，随着 MR 抗运动伪影技术的发展和扫描速度的提高，胸部、腹部 MR 模拟定位扫描也在慢慢开展起来。

（五）MR 模拟定位存在的问题和挑战

MR 模拟定位扫描既有其优势所在，也存在一些亟待解决的问题，主要包括以下几个方面。

1. MRI 图像不能用于剂量计算　这是 MR 模拟定位在放疗应用中最主要的困难及挑战。MRI 图像无法直接得到 CT 值或者电子密度信息，不能用于剂量计算，要进行剂量计算需要给 MRI 图像赋予电子密度。常用的方法：①将 MRI 图像视为均匀密度（水）图像进行计算，主要用于颅内肿瘤，将脑组织当作均匀组织对待；②将相对于软组织密度值变化较大的区域勾画出来，分别赋予其相应的电子密度，如将骨骼勾画出来，规定其电子密度为 5HU/cm^3 左右（相对于水的电子密度为 1.5HU/cm^3 左右）等；③将 CT 电子密度信息通过图像配准的方法赋予 MRI 图像上相应的点，这种方法最准确，但是需要进行 CT 和 MRI 图像的配准；④MRI 图像合成 CT 图像（synthetic CT，sCT）技术，也就是类 CT 图或伪 CT 图，该图像具有 CT 值，可以直接使用这种图像进行剂量计算。不过类 CT 图像和真实 CT 图像的一致性和安全性需要进行验证。MRI 的优势主要集中在头颈部、下腹部及四肢等，这些区域的组织电子密度相差不大，对高能 X 线而言近似为均匀组织，用前两种方法赋予 MR 电子密度导致的剂量计算误差几乎可以忽略不计。

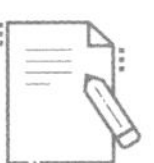

2. MRI 图像伪影及形变问题　由于金属材料会影响周围磁场，导致局部磁场不均匀，加大磁敏感差异，以及感生出大量的涡流，导致图像产生伪影，金属导致的伪影除了引起图像质量改

变，还会导致图像形变、扭曲，产生严重的几何失真，使得 MRI 图像无法用于放疗计划系统。尽管设备厂家开发有专用的去除或纠正金属伪影的序列，能够尽量减少图像形变及扭曲，但这些序列主要用于放射诊断。

3. 标准、快速的质控扫描程序及专用的模体 质控是放射治疗质量保证非常重要的一个环节，MR 模拟定位质控需要标准、快速的质控模体。传统的质控扫描流程费时费力，不能快速、方便地实现质控操作。

五、磁共振模拟定位机的质控与维护

（一）MR 模拟定位机的质控

MR 模拟定位系统质控标准都是以放射诊断 MR 为主，为了保证系统在临床使用中的最佳运行状态，质控内容分为日检、周检和月检，具体见表 2-3-3。

表 2-3-3 MR 模拟定位系统的质控项目及频率

质控项目	频率	质控项目	频率
呼叫及对讲装置	每天/日检	图像质量检测	每周/周检
扫描床升降	每天/日检	线圈质量检测	6 个月/年检
外置激光定位系统	每天/日检	几何形变评估（ACR 模体）	每周/周检
液氦水平	每天/日检		

1. 外置激光定位系统质控 放疗模拟定位一般使用的是三维可移动式外置激光灯，检查激光灯开关是否正常，发射的激光光源是否正常，左右两侧激光线高度是否一致，外置激光灯等中心的精准度和系统内置激光灯的是否一致，可以采用模体进行测试。

2. 图像质量及 MR 硬件系统质控 MR 模拟定位系统的质控类似于 CT 模拟定位机和直线加速器的质控。MR 模拟定位系统也需要对硬件性能进行质控，MR 硬件系统的性能直接决定了图像的质量，通常是采用质控扫描得到 MRI 图像，通过分析 MRI 图像来判断其硬件性能是否处于最佳运行状态。MR 系统自带内置的质控扫描程序是确定系统稳定性能基线的重要工具，推荐采用厂家提供的专用质控模体（或第三方专用质控模体）、质控扫描序列及质控程序，完成扫描后对图像进行分析，从而得出各种硬件的指标参数。

3. 几何形变评估 理想状态下 MRI 磁体成像范围内的场强是绝对均匀的，图像不会出现几何形变。但在实际应用中，MRI 磁体成像范围内的磁场不可能绝对均匀，偏离磁场中心越远，磁场均匀性越差，这个区域内成像就可能会发生形变。微小的几何形变或者图像变形对于影像诊断可以忽略不计，但对于放疗定位却是必须考虑的因素，因为这会影响放疗定位的精准性。

几何形变质控主要是进行形变评估，通常是进行一个大视野扫描，通过分析图像，测量得出在一定区域内几何偏移大小，借此进行几何形变评估。几何形变评估需要采用面积比较大的模体，这样有助于对大范围的空间区域进行几何形变的测量。由于几何形变评估会对很大的空间范围进行测试，所以扫描的时候会在不同的偏中心（Z 轴方向）进行。如果采用的是 2D Geometric 模体，则扫描过程中会不断地移床以保证在足够大的区域进行测试；而最新的模体已经有 3D 模体，本身在 Z 轴范围就足够大，则不需要移床，完成扫描后，进行手动或自动分析图像以测量不同空间范围内的几何偏移。通常认为在 400mm 球面直径内，几何形变最好要小于 2.0mm，在 300mm 球面直径内，几何形变要小于 1.0mm。

（二）日常使用与维护

MR 安全是进行 MR 操作及检查过程中必须遵守的，所有参与的工作人员必须接受 MR 相关安全培训。MR 模拟定位机的稳定运行，首要条件就是要保证电力、空调、内外水冷系统每天 24

小时不间断地正常运转。任一条件不满足都会导致设备出现问题。为避免此类情况，值班治疗师每天都检查如下几项，如有异常，及时联系维修工程师。

1. 检查外部水冷系统　外部水冷供水温度要求在 5~15℃，水流量 40~90L/min。

2. 查内水冷柜（LCC）　水冷柜左右各有一个压力表，静态压在 1.5Bar 左右，动态压大约为 6.5Bar。

3. 检查氦压机　检查氦压机运行时的动态压力。

4. 记录液氦　每天检查并记录液氦液面，随时注意确保冷头正常工作，如有异常马上报修。

（马隆波）

第四节　医用电子直线加速器

一、概述

加速器是利用电磁场把带电粒子加速到较高能量的装置。医用电子直线加速器按所采用的加速电磁场形态的不同，分成行波直线加速器和驻波直线加速器；按电子线能量的不同，分成低能直线加速器（4~8MeV）、中能直线加速器（5~15MeV）和高能直线加速器（18~25MeV）；按产生 X 射线的种类不同，分成单光子、双光子和多光子加速器；按使用功率源不同，分成速调管加速器和磁控管加速器。随着放射物理学、放射生物学、临床肿瘤学和医学影像学的发展，医用电子直线加速器的发展主要体现在两个方面，一方面是基于多叶准直器实现三维适形放疗（three dimensional conformal radiationtherapy，3D-CRT）和调强放疗（intensity modulated radiationtherapy，IMRT）技术，解决照射剂量分布和肿瘤靶区适形度问题；另一方面是图像引导放疗技术，体现在电子射野影像装置（EPID）、锥形线束 CT（CBCT）、CT（MRI）引导放射治疗。临床应用最多的是 C 臂加速器和环形加速器，本节主要介绍 C 臂加速器。

二、结构与性能

医用电子直线加速器结构组成有：电子加速系统、束流系统、控制系统和影像系统。电子加速系统包括电子枪、加速管、微波功率源、微波传输系统、脉冲调制系统、真空系统、恒温水冷系统等。束流系统包括偏转磁铁、靶、初级准直器、均整器和散射箔、监测电离室、二级准直器等（图 2-4-1）。控制系统包括运动控制系统、治疗床及其他附属系统。影像系统包括电子射野影像装置、锥形线束 CT 影像系统等。医用电子直线加速器常用 X 线能量范围是 4~18MV，电子线能量范围是 4~25MeV。

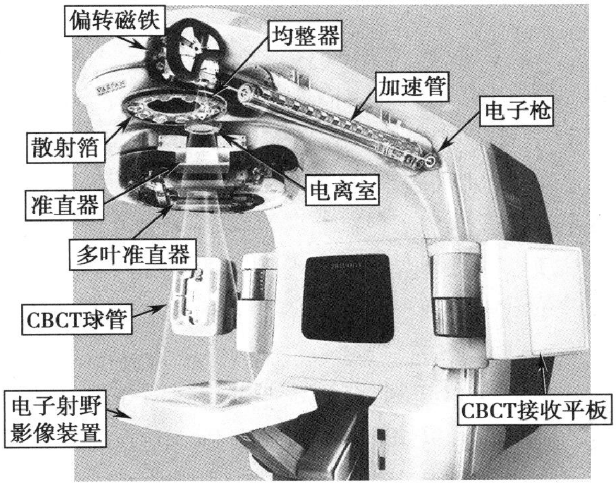

图 2-4-1　医用电子直线加速器结构图

（一）电子加速系统

1. 电子枪　是产生、加速及会聚高能量电子束流的装置，它发射出具有一定能量、一定速度和角度的电子束流（又称电子注）。电子枪是电子发射系统的核心器件，加速器的电子枪与 X 线球管类似，有阴极和阳极，称为两极枪。还有一种电子枪，是在阴极和阳极之间插入了栅极，称作三极枪，可以更好地控制电子发射，使得剂

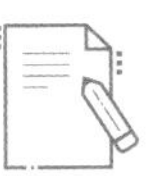

量率的控制更加灵活。由阴极发射的电子在阴极和阳极间脉冲负高压的作用下，经过聚束线圈聚束后进入加速管。

2. 加速管 是医用电子直线加速器的核心部分。在加速管内通过微波电场加速电子，微波电场的频率一般为 2 998MHz（波长 λ=10cm）或 2 856MHz（波长 λ=10.5cm）。加速管主要有盘荷波导加速管和边耦合加速管两种类型。

（1）盘荷波导加速管：是在一根圆形波导上放置中心有孔的一系列圆形膜片而成，电子处于波导管内的电场中，受电场力的作用电子开始加速向前运动，电磁波也同时向前移动（电场在各点的幅值随时间变化），使得电子一直处于加速场的作用下加速向前运动。为了使波速与电子运动速度相匹配，在波导管内加上许多圆盘状光栏，通过改变光栏间的距离可以相应改变波的传播速度（相速），这种以圆盘光栏为负荷来减慢行波相速的波导管称为盘荷波导加速管。在电子加速开始阶段由于电子速度较低，光栏间距较小，波的传播速度较慢，随着电子运行速度的增加，逐渐增加光栏间距，波速与电子运行速度一同达到接近光速后，光栏间距就不再改变，这时波速也以接近于光速向前传播，这种波就称为行波。利用行波加速电子的直线加速器称为行波电子直线加速器。

（2）边耦合加速管：是由一系列相互耦合的谐振腔连接而成，利用了加速管的反射波，适当调节反射波的相位和速度，就可以产生驻波，利用驻波来加速电子的直线加速器称为驻波电子直线加速器。电子在加速腔中被加速、在耦合腔中匀速运动，由此反复直至达到预定能量。这种驻波加速管由于利用了行波的反射波，功率消耗比行波小，即得到同样能量的电子，驻波加速管长度比行波加速管短，对设备制造有利，但驻波加速管工艺较复杂，成本较高。

3. 微波功率源 是提供加速管建立加速场所需的射频功率源，有磁控管和速调管两种。磁控管（图 2-4-2）是能发射高功率微波的自激振荡器，体积小，质量轻，最高脉冲功率约 5MW，多用于低能电子直线加速器。速调管是一种微波功率放大器，由主振荡器和驱动系统作为低功率微波源，输出高功率微波，可达到 30MW 的峰值功率，工作稳定，寿命长，但对电源系统要求较高，体积庞大，不能安装在机架上，多用于中高能电子直线加速器。

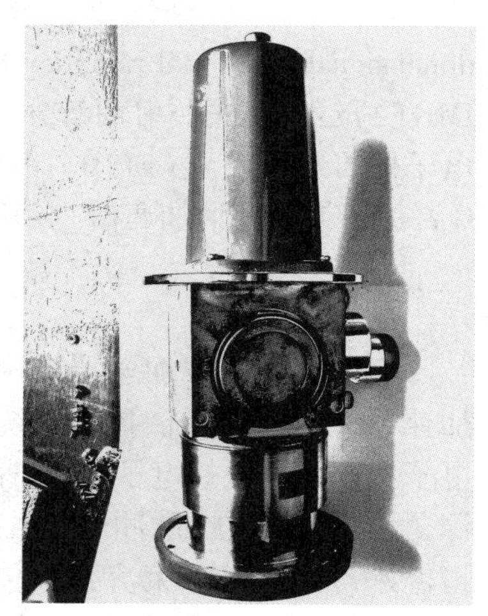

图 2-4-2　磁控管

4. 微波传输系统（波导系统） 主要包括隔离器、波导窗、传输波导、取样波导、输入输出耦合器、终端吸收负载、频率自动控制系统等。微波通过波导传输，经过矩形波导，在圆波导中穿过波导窗进入超真空状态的加速管中，在其轴向上建立起行波或驻波加速电场。为了提高波导系统的耐压能力，一般在波导管中充满六氟化硫气体，以防高压放电，所以波导管与真空的加速管必须用陶瓷窗隔开。取样波导的作用是从波导中引出微波信号，用以指示功率、频率或作为稳定系统频率的自动频率控制（automatic frequency control，AFC）系统的信号源。

5. 脉冲调制系统 脉冲调制系统的作用是为微波功率源提供具有一定波形和频率要求的高压脉冲，脉冲宽度为几微秒，电压几十千伏。一般由高压直流电源、脉冲形成网络（pulse forming network，PFN）、自动电压控制电路、开关电路和脉冲变压器等组成。

6. 真空系统 为加速管和电子枪等真空器件提供真空。真空系统的作用是避免加速管内放电击穿，减少电子与残余气体的碰撞损失，防止电子枪灯丝氧化。真空系统最主要的器件是真空泵。

7. 恒温水冷系统 恒温水冷系统的作用是给加速器各个产热部件降温，并保持相对恒定的温度，以使加速器各部件在一个相对稳定的环境下工作。水冷系统使用的冷却水一般是去离子

水或蒸馏水，以免在冷却水管道中形成水垢或变质产生微生物等阻塞管道，为了保证冷却水的洁净，冷却水需要定期更换。

（二）束流系统

1. 偏转磁铁　电子直线加速器的加速管通常水平安装在机架上，所以必须将电子束偏转90°，使其向下垂直照射，以适应治疗的需要，一般用偏转磁铁来改变电子束的方向。偏转磁铁安装在加速管的末端，典型的偏转磁铁是将电子束偏转270°，这样可以在偏转电子束的同时进行能量筛选。偏转磁铁的中心是一条细管道，电子从管道中间穿过，根据电磁铁偏转电流的不同，只有能量合适的电子束才能从管道中穿过。能量低的电子运动半径小，打在管道内壁上被损失掉；能量高的电子运动半径大，打在管道外壁上被损失掉。经偏转磁铁偏转后的电子束能量纯度在±3%左右，具有良好的能量单一性。还有一种滑雪式电子偏转方式，使电子束反复拐几个弯，最终在引出前也经过了大约270°偏转，同样达到了能量筛选的目的。另外，驻波低能加速器的加速管长度只有30cm左右，可竖直装在机架上，不需要偏转磁铁，提高了束流稳定性并节省了制造成本。

2. 靶　电子束从偏转磁铁引出后，打靶产生X线或直接引出电子束进行治疗。加速器电子束打靶的方式与X线机不同，X线机的电子束打靶后反射出X线，由于加速器打靶的电子能量很高，所以电子束打靶后产生的X线是从靶的另一端穿射出来。因此，加速器靶的厚度要足以完全吸收入射的高能电子，以免产生电子污染，所以加速器有几挡，X线就有几种不同厚度的靶。选择某挡X线，对应的靶就移动到电子束下，当选择电子线治疗时，靶就从电子束下移开。靶材料一般为高原子序数物质，如钨、铂金等。

3. 初级准直器　安装在靶的下方，像一个倒置的圆锥形漏斗，大小固定不变，X线或电子线从锥形漏斗向下照射，初级准直器限定了加速器的最大照射野，放射治疗中照射野是指射线束经准直器后垂直通过模体，与模体表面或在受照物体内规定深度上垂直于辐射束轴的截面即是照射野的面积。

4. 均整器和散射箔　对X线而言，射线束剂量呈球面分布，中心高、四周低。为了在肿瘤部位获得均匀的剂量分布，需要在射线路径上加一个均整器，使得类似于球面的剂量分布变成均匀平坦的剂量分布。均整器一般为圆锥形铅块，不同能量X线的均整器具有不同高度。对电子线而言，从初级准直器射出的电子束为一条窄束，照射面积不够大，需要在射线路径上加一个散射箔，以扩大电子束的照射面积并得到均匀的剂量分布。散射箔通常用铅或铜等金属材料制成，其厚度选择应使绝大多数电子被散射而不产生韧致辐射，以免造成X线污染，所以针对不同能量的电子束，散射箔有几种不同的型号。各种不同型号的均整器和散射箔依次安装在一个圆盘上，选择某一能量的X线或电子线治疗，相应的均整器或散射箔就转到初级准直器下。如果是带有无均整器高剂量率模式的加速器，在选择高剂量率治疗时，就将一个空洞转到初级准直器下，实现无均整器照射。

5. 监测电离室　均整器或散射箔下方是监测电离室，监测电离室一般是由几组电离室或一个多电极电离室组成的穿射型平板电离室。多数加速器使用的是穿射型平板电离室，其大小应覆盖整个照射野。电离室的作用是监测X线或电子线束的剂量率、积分剂量和照射野的对称性。电离室一般做成密封型，以便不受外界空气温度和气压的影响，但电离室有可能发生漏电情况，其检测电路也可能发生漂移，所以要定期对其进行检测和校准，以保证加速器剂量输出的准确性、剂量积分的线性、剂量率的线性及剂量分布的对称性等符合临床要求。为了保证放射治疗的安全实施，加速器设定了一系列安全联锁，在剂量率异常升高或降低时会触发超剂量率联锁或欠剂量率联锁，在对称性超标时会触发对称性联锁等，任何一个联锁都可自动切断束流，以保证治疗安全。

6. 二级准直器　在电离室下方是二级准直器，其作用类似于X线机的铅门，用于获得需要的射束治疗范围和形状。二级准直器由4块厚度为8cm左右的重金属合金制成，4块准直器可

独立运动，以形成大小不同的矩形照射野。为减少 X 线束的穿射半影，准直器的内端面必须与以靶（放射源中心）为圆心的径向线一致。为了满足这一要求，二级准直器设计成在以靶为圆心的圆弧上运动，以使得在任意大小的照射野下，准直器内缘都始终与射线束相切，二级准直器的治疗距离应可以实现 0.5cm × 0.5cm 至 40cm × 40cm 范围的照射野。

7. 多叶准直器 加速器的二级准直器可以形成各种尺寸的矩形照射野，但肿瘤的形状是不规则的，为了减少对肿瘤周围正常器官的照射，必须将不需要照射的区域遮挡起来，过去是通过在照射野中放置挡铅块以形成不同形状的照射野。多叶准直器（multileaf collimator，MLC）可以理解为将二级准直器中相对的一组准直器竖着切成许多薄片，每一片都可以单独运动，这样就可以形成各种不同形状的照射野，这每一个薄片就称为 MLC 的一个叶片（图 2-4-3）。MLC 每个叶片都可以跨越射线束中心轴运动到对侧，为照射野形状的多样性提供更多便利。

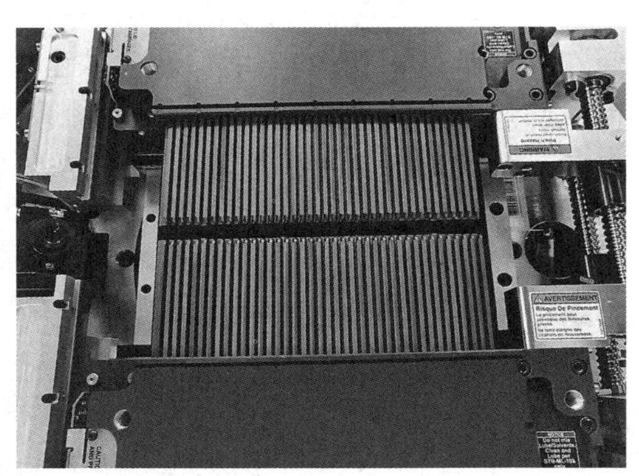

图 2-4-3　多叶准直器

MLC 的叶片一般由钨或钨合金制成，高 6~8cm，由于 MLC 的安装位置可以取代一组二级准直器或挂在二级准直器下方，所以叶片的物理厚度多为 1~5mm，通常称 MLC 叶片的宽度，是指其在等中心处投影的宽度，多为 2.5mm、5mm 或 10mm。由于加速器照射野的宽度最大为 40cm，所以叶片厚度为 1cm 的 MLC 通常有 40 对叶片；或中间 20cm 的叶片厚 0.5cm，两边各 10cm 的叶片厚度为 1cm，这样的 MLC 叶片数目为 60 对。MLC 叶片的宽度决定了 MLC 所形成的不规则射野与靶区形状的几何适形度，叶片宽度越薄，适形度越好。但叶片越薄，制作越困难，造价也越高。因为叶片间必然有缝隙，所以一定存在漏射，而且叶片越薄，漏射越多。

MLC 叶片的设计非常复杂，首先，必须尽可能减小叶片间的漏射；其次，要保证无论叶片在什么位置，照射野边缘（叶片顶端）的半影都必须一致，以保证不同大小照射野的物理参数和特性一致；最后，每个叶片的侧面必须与射线束相切，也就是说 MLC 叶片从中心到两边的倾角都不同，越往两边叶片的倾角就越大。减小叶片间漏射通常采用凹凸槽设计，相邻叶片上分别有凹槽和凸槽，它们彼此镶嵌在一起，起到阻挡射线的作用。MLC 参数会对准确剂量分布有明显影响，治疗计划系统在投入临床使用前，必须进行测试。

在二级准直器或多叶准直器下方可悬挂楔形板、挡铅托架、电子线限光筒等附件以实现各种不同的照射技术。

8. 光距尺和灯光野指示系统 光距尺用来显示放射源到皮肤的距离；十字线用来显示照射野中心；灯光野是用来模拟照射野显示在人体表面的照射野范围。

（三）控制系统

1. 运动控制系统 负责机架、治疗头（机头）、准直器、治疗床等的运动。机架、机头、治疗床的旋转角度，准直器、治疗床的位置信息等都是通过电位器读出的，所以需要定期校准，以保证治疗的准确性。在旋转治疗时对机架旋转速度也有严格要求。加速器限束装置的纵向旋转轴、机架的旋转轴和治疗床旋转轴围绕一个公共中心点运动，且射束中心轴在以此点为中心的最小球体内通过，此点称为加速器等中心。

2. 治疗床 加速器的治疗床可以前后、左右、上下运动，也可绕等中心旋转。为了最大限度地透射 X 线，减小床面对剂量分布的影响，早期治疗床面多采用网格设计或塑料薄膜，现在则都是碳纤维材料。床面上有专用卡槽等，以便安装各种固定装置。

3. 其他附属系统 有控制台、闭路电视监视系统、对讲系统等。

（四）影像系统

1. 电子射野影像装置

（1）电子射野影像装置的结构：电子射野影像装置（electronic portal imaging device，EPID）是加装在加速器上直接获取高能X线治疗影像的放射治疗辅助装置。早期放射治疗设备都没有影像接收装置，看不到肿瘤位置和照射范围，不能判断治疗位置是否准确。为了解决这一问题，1958年安德鲁斯（Andrews）设计了第一个EPID，用于监测放射治疗的摆位是否准确。

（2）电子射野影像装置的工作原理：EPID由射线接收和信号处理两部分组成，依据射线接收方法的不同可以将EPID影像接收板分为荧光、固体探测器、液体电离室三大类，目前广泛使用的射线接收板是固体探测器接收板。非晶硅X线平板探测器是一种以非晶硅光电二极管阵列为核心的X线影像探测器。在X线照射下探测器的闪烁体或荧光体层将X线光子转换为可见光，而后由具有光电二极管作用的非晶硅阵列变为图像电信号，通过外围电路检出并进行A/D转换，从而获得数字化图像。由于非晶硅平板探测器具有成像速度快、空间及密度分辨力高、信噪比高、成像面积大和可直接输出数字影像等优点，从而迅速取代传统的荧光影像增强器。目前常见的非晶硅平板探测器面积一般可达30cm×40cm，像素最高可达2 304×3 200，极大地提高了EPID图像采集的质量。

（3）电子射野影像装置的作用：①位置验证：EPID最早是作为放射治疗位置验证设备出现的，为了验证放疗过程中治疗师的摆位是否正确，需要有影像资料作为依据。使用EPID作位置验证时，通常将机架分别置于0°、90°（或270°）各拍摄一张X线片，形成正交定位片，将其与TPS中的CT数字化重建片（digitally reconstructured radiograph，DRR）比较，得出位置误差。如果误差超过允许范围，治疗师通过移动治疗床、重新摆位等措施予以矫正，矫正后再次拍摄位置验证片，直至误差在允许范围内。使用EPID拍摄验证片时，只需照射2~3MU就可得到较为清晰的图像；②剂量验证：由于非晶硅平板探测器具有良好的剂量响应线性，可以将射线强度转换成易于刻度的电信号。将EPID接收到的剂量信息标定后，应用相关分析软件，验证治疗计划执行的准确性，目前已广泛应用于调强放疗的剂量验证工作。③加速器的质控：EPID不仅可以获得照射野位置信息，还可以获得剂量信息，所以EPID可用于加速器的质控工作。非晶硅EPID平板探测器面积一般可达30cm×40cm，可以非常快捷地测量出照射野的平坦度和对称性，比三维水箱扫描操作简便，比一般的二维电离室矩阵面积大，测量得到的信息量也比前两者多。EPID的像素可以达到1 152×1 600，完全可以检测到亚毫米级的差别，所以它是检测MLC参数理想设备。EPID具有超高分辨力优势，且为机载设备，使用方便，所以极大地方便了放射治疗的质控工作。

2. 锥形线束CT影像系统　在患者分次治疗过程中，由于摆位误差、患者体型变化、肿瘤大小和形状变化等，治疗区域都可能发生变化。即使在单次治疗中靶区也可能因为呼吸运动等而发生变化，这就使得患者实际接受的剂量分布不一定是治疗计划设计的剂量分布。由于传统的正交拍片法是二维成像，得到的信息较少，并且基本上只能分辨骨性标志，看不到解剖结构，远远不能满足临床需求，所以需要能够清晰分辨解剖结构和位置信息的三维成像装置应用于临床。

（1）锥形线束CT的原理和组成：由于MV级X线本身不利于软组织的分辨，MV级X线片图像质量始终不及kV级X线图像，所以将kV级X线影像装置集成到加速器上，在垂直于加速器机架平面上的机架两侧分别加装一个kV级X线球管和平板探测器，用以得到kV级X线图像。随着图像处理技术的进步，MV级X线图像的清晰度也越来越高，出现了直接用加速器MV级X线成像的锥形线束CT（CBCT），因此CBCT的辐射源可以是kV级，也可以是MV级，接收装置大都是大面积非晶硅平板探测器。

锥形线束CT（cone beam CT，CBCT）是基于平板探测器的成像技术，其原理是利用X线发生器产生的锥形射线束绕患者旋转一周或半周，采集到不同角度的透视图像，在计算机中重建后获得三维图像。患者治疗前拍摄CBCT图像，利用相应软件，将CBCT图像与TPS中计划CT图像

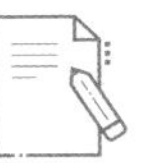

进行配准，并以配准结果为依据，调整治疗床的位置，达到减小摆位误差的目的。

（2）CBCT 的分类：根据放射线能量的不同，CBCT 可分为两种：kV 级 CBCT 和 MV 级 CBCT。kV 级 CBCT 是在加速器机架两侧分别加装一个 kV 级 X 线球管和平板探测器。由于辐射源为 kV 级，所以成像质量高，密度分辨力虽然不及普通 CT，但空间分辨力较普通 CT 更高。缺点是其 CT 值无法与模体的电子密度精确匹配，所以 kV 级 CBCT 图像用作剂量计算时有较大误差和不确定性，因而它不能直接用作剂量验证。为了使 kV 级 CBCT 图像可以用作剂量计算，需要对图像进行必要的处理。

MV 级 CBCT 是利用平板探测器直接接收加速器发射的低能量（2~3MV）MV 级 X 线，重建得到 CT 图像。优点是减少了一套 X 线接收及成像装置，降低了设备成本，减少了误差形成因素；另外，其图像可以直接用于剂量计算。缺点是图像分辨力、信噪比等方面明显不及 kV 级 CBCT。随着图像处理技术的进步，MV 级 CBCT 的图像质量已有很大改进。

CBCT 也可以与定位 CT 一样在扫描过程中加入时间因素，形成 4D-CBCT。

EPID 和 CBCT 均属于加速器的影像系统，最主要的用途是采集患者治疗之前影像，与患者定位影像进行比对，纠正摆位误差，保证患者肿瘤位置准确。

随着加速器 CT 一体机的应用逐渐增多，将诊断级螺旋 CT 与直线加速器进行融合的滚筒式机械结构，实现同轴架构，提高了长期的稳定性；机架旋转角度范围为 362°~182°，允许照射野跨过整个治疗床底部，方便连续治疗，减少停止、回退等操作，提高工作效率；借助诊断级 CT 进行精准模拟定位和高清影像引导，可以进行 CT 在线自适应放疗技术；患者一次性完成即时定位、即时勾画、即时计划、即时治疗与在线剂量检测，缩短了治疗流程。

三、加速器主要技术参数

常见加速器类型有 C 臂加速器、环形加速器、MRI 加速器一体机、CT 加速器一体机。电子直线加速器（C 臂）主要技术参数见表 2-4-1。

表 2-4-1　电子直线加速器（C 臂）主要技术参数

结构名称	功能	主要技术参数
加速管	电子在加速管内通过微波电场进行加速	行波加速管、驻波加速管
电子枪	发射出具有一定能量、一定束流以及速度和角度的电子束	二级、三级电子枪
加速管偏转系统	改变电子束的方向，确保在所有运行模式下射线束的准直特性	滑雪式或 270° 磁偏转系统
微波功率源	提供加速管建立加速场所需的射频功率	磁控管、速调管
剂量监测系统	用于监测剂量、束流准直特性和照射野的对称性	多通道平面型电离室
运动控制系统	机架、治疗头、准直器、治疗床等的运动	顺时针和逆时针方向运动
治疗床	患者治疗支撑系统	床面整体采用全碳纤维结构，可以进行平移和旋转
多叶准直器系统	形成各种大小和形状的照射野，进行三维适形放疗和调强放疗	电动多叶准直器，叶片可以独立运行，也可以越过中线
MV 图像引导系统	位置验证，剂量验证，加速器质控	非晶硅平板型探测器，具有相应的数字化图像采集及图像处理软件
kV 级机载影像系统	肿瘤区位置验证	平板探测器和 kV 级 X 线球管，与功能相匹配的影像引导软件系统

四、临床应用

医用电子直线加速器是最主要的，也是应用最广泛的放疗设备。多数加速器具有两种射线：高能X线和电子线，并且都有多个能量挡、剂量率挡可供选择。

（一）高能X线的临床应用特点

高能X线是目前放疗使用最广泛的放射线，绝大部分的放射治疗都是由高能X线完成。高能X线的优点：①射线穿透力强，临床中最常使用的6MV X线在皮下的最大剂量深度为1.5cm，10cm深度还有67%左右的剂量；②表皮剂量较小，通常只有20%~30%，对皮肤保护非常有利；③旁向散射更小，可以较好地保护肿瘤周边正常组织等。高能X线穿透力强是优点也是缺点，其在人体内的衰减呈指数下降，如果使用单个照射野或两野对穿照射会对照射路径上的正常器官造成较大损伤。随着科技的发展，MLC的应用，三维适形放疗技术出现，从多个方向的多野聚焦式照射在很大程度上弥补了这一不足，大大拓展了放疗适应证。随着调强放疗技术的出现，甚至实现了凹形剂量分布，使得许多包绕着正常器官的肿瘤也可以进行放射治疗，在肿瘤受到足量照射的同时，周围正常器官也受到了很好的保护。

（二）电子线的临床应用特点

电子线与X线相比，有其自身特点：①电子线易于散射，所以表面剂量较高，并随着能量的增加而增加，一般在75%~80%及以上；②随着深度的增加，百分深度剂量很快达到最大点，然后形成高剂量“坪区”，有利于单野治疗；③随着限光筒到患者皮肤表面距离的增加，照射野剂量分布均匀性迅速变差，半影迅速增大；④有确切的射程，射程后几乎没有辐射；⑤组织不均匀性对剂量分布影响较大。正是因为这些特点，决定了电子线更适合治疗比较表浅的肿瘤，在浅部肿瘤受到较高剂量照射的同时肿瘤后面的正常组织剂量极低，而且实现技术简单，治疗费用低廉。电子线也有明显的缺点，在治疗时必须使用限光筒，而且剂量分布受限光筒位置影响较大，所以在颈部和肩部等身体轮廓变化较大的区域不好实施，需要借助于组织填充物或用X线治疗。电子线常用于乳腺癌根治术后的胸壁放疗、表浅部位肿瘤及瘢痕疙瘩的治疗。

五、加速器质量控制与维护

加速器各项参数的准确性直接关系到整个治疗的成败，任何一个参数的偏差都可能给患者造成不可弥补的损失。如果肿瘤剂量偏小造成肿瘤未控和复发，或者周围正常器官超量照射，将造成不必要的放射性损伤。

（一）加速器的质量控制

加速器的质量控制检测分为验收检测、状态检测和稳定性检测。检测项目、周期和技术要求参照表2-4-2。新安装医用电子直线加速器的验收检测结果应符合随机文件中所列产品性能指标、双方合同或协议中技术条款，质量控制检测结果符合或优于本标准中所规定的指标数值为合格。检测用测量仪器应根据有关规定进行检定或校准，检测结果应有溯源性。验收检测和状态检测应委托有资质的服务机构进行，稳定性检测应由医疗机构实施检测或委托有能力的机构进行。使用中的医用电子直线加速器应每年进行状态检测。医用电子直线加速器安装完毕或重大维修后，应进行验收检测。设备状态检测中发现某项指标不符合要求，但无法判断原因时，应采取进一步的验收检测方法进行检测。使用中的医用电子直线加速器，应按标准要求定期进行稳定性检测。

1. 加速器的质量控制检测项目与技术要求 见表2-4-2。

表 2-4-2　加速器质量控制检测项目与技术要求

序号	检测项目		技术要求	验收检测			稳定性检测		
				应检	推荐	状态检测	应检	推荐	周期
1	剂量偏差		≤3%	√	—	√	√	—	1周
2	重复性（剂量）		≤0.5%	√	—	√	√	—	6个月
3	线性	剂量	≤2%	√	—	√	—	√	—
		剂量率	≤2%	√	—	—	—	√	—
4	随设备角度位置的变化（剂量）		≤3%	—	—	—	—	√	—
5	随机架旋转的变化（剂量）	X线	≤3%	—	—	—	—	√	—
		电子线	≤2%	—	—	—	—	√	—
6	日稳定性（剂量）		≤2%	√	—	—	√	—	6个月
7	X射线深度吸收剂量特性		≤3%或≤3mm	√	—	—	√	—	6个月
8	电子线深度吸收剂量特性		≤3%或≤2mm	√	—	—	√	—	6个月
9	X射线方形照射野的均整度	5cm×5cm~30cm×30cm	≤106%	√	—	√	√	—	3个月
		大于30cm×30cm	≤110%	√	—	√	√	—	3个月
10	X射线方形照射野的对称性		≤103%	√	—	—	√	—	6个月
11	电子线照射野的均整度	沿两主轴方向上80%等剂量线	≤15mm	√	—	—	√	—	3个月
		沿两主轴方向上90%等剂量线	≤10mm	√	—	—	√	—	3个月
		两对角线上90%等剂量线	≤20mm	√	—	—	√	—	3个月
12	电子线照射野的对称性		≤105%	√	—	√	√	—	3个月
13	照射野的半影		应符合厂家给出值	—	√	—	—	√	1个月
14	照射野的数字指示（单元限束）	5cm×5cm~20cm×20cm	≤3mm或≤1.5%	√	—	—	√	—	1个月
		大于20cm×20cm	≤5mm或≤1.5%	√	—	—	√	—	1个月
15	照射野的数字指示（多元限束）	10cm×10cm	≤3mm	√	—	—	√	—	1个月
		最大照射野	≤5mm或≤1.5%	√	—	—	√	—	1个月
16	辐射束轴在患者入射表面上的位置指示		≤2mm	√	—	—	√	—	1个月
17	辐射束轴相对于等中心点的偏移		≤2mm	√	—	—	√	—	1个月
18	等中心的指示（激光灯）		≤2mm	√	—	—	√	—	1天
19	旋转运动标尺的零刻度位置	机架旋转轴	≤0.5°	√	—	—	√	—	1个月
		限束系统旋转轴	≤0.5°	√	—	—	√	—	1个月
		治疗床面纵向转动轴	≤0.5°	√	—	—	√	—	1个月
		治疗床面横向转动轴	≤0.5°	√	—	—	√	—	1个月

续表

序号	检测项目		技术要求	验收检测			稳定性检测		
				应检	推荐	状态检测	应检	推荐	周期
20	治疗床的运动精度	垂直	≤2mm	√	—	—	√	—	6个月
		横向	≤2mm	√	—	—	√	—	6个月
		前后	≤2mm	√	—	—	√	—	6个月
21	治疗床的刚度	纵向（高度的变化）	≤5mm	√	—	—	√	—	1年
		横向（侧向倾斜角度）	≤5mm	√	—	—	√	—	1年
		横向（高度的变化）	≤5mm	√	—	—	√	—	1年
22	治疗床的等中心旋转		≤2mm	√	—	—	√	—	1个月

注："√"表示应进行对应项目的检测，"—"表示不进行对应项目的检测。

2. 医用电子直线加速器MLC和影像系统质量控制检测主要内容　见表2-4-3。

表2-4-3　医用电子直线加速器MLC和影像系统质控检测主要内容

序号	检测项目	技术要求	检测周期
1	（MLC）多叶准直器到位准确度	≤1mm	1个月
2	kV/MV二维图像中心与MV照射野中心一致性	≤1mm	1个月
3	kV/MV二维图像几何形变	≤1mm	1个月
4	kV/MV二维图像高对比度分辨力	与基准值一致	1个月
5	kV/MV二维图像低对比度分辨力	与基准值一致	1个月
6	kV/MV二维图像均匀性和噪声	与基准值一致	1个月
7	kV-CBCT图像中心与MV照射野等中心一致性	≤0.5mm	1个月
8	CBCT图像几何形变	≤1mm	1个月
9	CBCT图像高对比度分辨力	与基准值一致	1个月
10	CBCT图像低对比度分辨力	与基准值一致	1个月
11	CBCT图像HU值稳定性	与基准值一致	1个月
12	CBCT图像信噪比	与基准值一致	1个月

（二）加速器的维护

医用电子直线加速器是较复杂的放疗设备之一，正确地使用和维护不但能够延长其寿命，而且可以充分发挥其效能。

设备状态检查是对一些主要机器参数的检查和确认，这些参数很少发生较大范围的变化，一旦检查出某项参数有较大的变化时，要及时进行调整确认，以保证机器的工作和治疗安全性与准确性。加速器中有多种产热部件，如各种大功率电气元件，虽然有些元件加上散热器，但在封闭的电气箱中散热效果不是很好，所以基本上各种电气箱中都装有散热风扇。平时维护时要特别注意这些风扇的运转情况，并及时清理这些风扇的防尘罩，保持空气流通顺畅。日常使用中应严格保持机房的清洁，特别是灰尘，定期做好光学组件的除尘、驱动丝杠的润滑保养。加速器正常工作的安全性和治疗时患者、工作人员的安全，也是维护的一个重要环节。这项检查包括加速器的防碰撞功能的检查，手控盒和控制台的各个功能按钮的检查，防护门的连锁，指示灯的防挤压

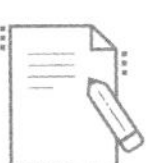

功能的检查以及监视、对讲和广播系统的检查。

1. 加速器的晨检 ①确认加速器控制器、MLC、机载影像设备计算机工作正常；②确认水冷机、空压机工作正常，循环水水位正常；③巡视治疗室，确认加速器主机正常，将机架转至0°；④确认内循环水水位、水温、水压及SF6气压等正常；⑤检查激光灯是否正常；⑥初始化MLC；⑦查看故障记录，了解前一天设备运行状况；⑧预热结束后，按预定程序出束晨检。

2. 加速器一般的操作规程及注意事项 ①打开加速器控制器显示器，确认无异常情况后打开加速器主机；②依次打开机载影像设备、MLC、闭路电视监视系统及其他辅助设备电源；③执行设备晨检程序，晨检完成后开始正常治疗；④每天第一次使用机载影像系统前须按规程预热球管；⑤治疗时确保球管、平板接收器等机载影像设备处于收回位置，以免发生碰撞；⑥安放托盘、限光筒、楔形板和铅块等附件时，应小心谨慎，避免掉落；⑦旋转机架前，应核实治疗床位置及周围情况，避免设备与患者、治疗床或其他物品发生碰撞；⑧发生意外停电等紧急情况时，应尽快放下患者、记录相关治疗信息，并向相关人员报告；⑨全天治疗结束后，将机架、机头旋转至要求的位置；将治疗床降至规定位置。

（郭跃信）

第五节　螺旋断层放射治疗系统

一、概述

螺旋断层放射治疗（helical tomotherapy，HT）系统不同于C臂加速器，它是将6MV的直线加速器安装在孔径为85cm的CT滑环机架上，加速管下方由初级准直器和铅门形成扇形束，铅门的下方安装有64片多叶准直器，准直器的叶片只有“开”和“闭”两种位置状态。当叶片处于“闭合”状态时，该单元不允许射线穿过；当叶片处于“开放”状态时，该照射野单元允许射线穿过，通过叶片开关时间来调制子野强度。治疗时机头随机架绕患者进行360°旋转，同时治疗床缓慢前进，实施全身螺旋断层调强治疗。连续螺旋断层照射消除了层与层相连处可能产生的“冷点”“热点”问题，计划设计时可以产生几万个子野，有更多的调制能力，从而取得了更高的肿瘤剂量适形度，降低正常组织并发症的风险。

螺旋断层放射治疗系统使用固定靶双能直线加速器，治疗射束能量为6MV，图像引导成像时为3.5MV。这种设计，减少了图像引导时候进行非同源设计需要做的位置中心校正质控工作。

二、结构与性能

螺旋断层放射治疗系统一般包括照射执行系统、计划工作站、优化服务器和数据库服务器等（图2-5-1）。其中照射执行系统主要由直线加速器、次级准直器（Jaws）、气动MLC、探测器及照射野挡铅等硬件组成。

1. 直线加速器 外形和普通CT外形基本一样呈环形结构，机架设计为85cm的大孔径。旋转机架是系统的主要部件，内部包含有一台6MV小型固定靶直线加速器（图2-5-2），射束为非均整（flattening filter free，FFF）模式，等中心处剂量率可达850MU/min。该加速器具有两种工作状态，影像引导成像状态时能量为3.5MV、治疗状态时能量为6MV。这种“同源双能”技术加速管使用3.5MV的扇形束X线经螺旋扫描产生MVCT的三维图像，用于摆位误差的校正，从物理学和空间几何原理角度来说，保证了治疗空间坐标和成像空间坐标的一致性，减小了系统误差。

机架内部具有一套数字化控制可变二级准直器（铅门）用于调控层厚。射野宽度有1.0cm、2.5cm和5.0cm三种模式，计划设计时可根据肿瘤的体积和长度进行选择。新式机器为动态铅门

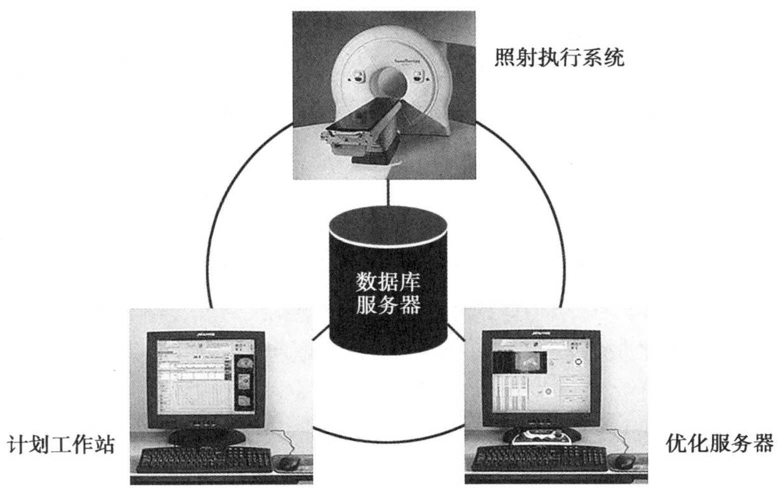

图 2-5-1　螺旋断层放射治疗系统组成

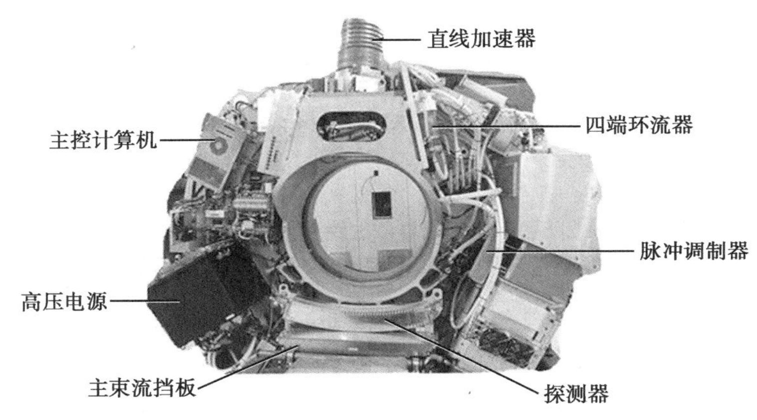

图 2-5-2　螺旋断层放射治疗系统内部结构

设计，出束过程中可动态自动调整铅门开闭宽度。

机头内部有 64 片气动 MLC，每个叶片高 10cm，在等中心的投影宽度为 0.625cm。MLC 的叶片只有“开”和“闭”两种位置状态。当叶片处于“闭合”状态时，该单元不允许射线穿过；当叶片处于“开放”状态时，该照射野单元允许射线穿过，通过开关时间来调制子野强度。气动马达驱动叶片进出，从而形成调制扇形束。叶片一次开闭的时间约为 20ms，时间很短，不会因为叶片运动而产生散射。叶片凹凸状结构使叶片漏射率非常低，叶片间漏射率低于 0.5%，叶片中漏射率低于 0.3%。散射少和漏射率低，能够更好地保护正常组织。

MVCT 探测器可以测量射线穿过人体和治疗床后的出射线剂量。这个数据可以用来产生螺旋断层放射治疗的 MVCT 影像，进行位置验证，验证患者的治疗摆位是否准确；另外，探测器接收到的穿透患者后的剂量信息，可以反推重建当天照射到患者体内的实际剂量分布，与计划 CT 显示的剂量分布对比可提供剂量验证，实现剂量引导放疗功能。

主射野挡铅用于屏蔽主射野射线。主射野挡铅安装在主照射源对侧，机架旋转时主射野挡铅也跟着旋转。因为有主射野挡铅，对射线进行了屏蔽，所以螺旋断层放射治疗设备机房屏蔽设计要求低于 6MV X 射线加速器。

2. 患者治疗床　为碳纤维平板床面，用于支撑和移动患者，当机架旋转时可以使患者按照特定的速度进床，设计最大承重为 200kg。

3. 激光定位系统 包括固定激光灯定位系统(绿色激光灯),用来表示机架虚拟等中心的空间坐标系。其中一套机架等中心激光灯安装在机架孔后面的墙上,在孔径内显示出冠状面和矢状面,是专门为物理师做质控和研究用的。一套虚拟等中心激光灯安装在治疗室的顶上、床的正上方,可以标示出横断面和矢状面。

可移动激光灯定位系统(红色激光灯),其基准坐标与固定激光灯定位系统重合,用于确定患者在床上的初始定位,在断层图像匹配后也可实现修正患者位置。

4. 操作台工作站 位于控制室内,操作人员使用操作台工作站可进行 MVCT 扫描、图像配准和患者治疗,在紧急情况下可立即按下急停键关闭机器。

5. 计划工作站及优化服务器 主要是按照临床处方剂量要求,基于定位 CT 图像数据进行计划设计和计划评估,输出治疗计划。为了获得满足医生放疗处方中不同目标约束条件的最优化调强计划,物理师选择并决定射野宽度、螺距、调制因子和目标函数的约束关系,螺旋断层放射治疗计划系统在优化步骤中自动决定所有机架旋转角度时的多叶准直器位置,床移动的长度和速度,通过不断的优化和迭代,最后获得一个优化的治疗计划。

6. 数据库服务器 用来存储数据,并支持快速查找和恢复。它和优化服务器、计划工作站和操作台工作站相连。机器数据和治疗患者的执行数据也存储在数据服务器上。

三、主要技术参数

螺旋断层放射治疗系统有不同的型号,在照射执行系统、患者治疗床等方面存在差异,主要技术参数见表 2-5-1。

表 2-5-1 螺旋断层放射治疗系统技术参数

结构名称	结构特点	技术参数
照射执行系统	机架系统为环形结构	滑环机架,机架孔径 85cm
	直线加速器采用固定靶同源双能技术	治疗时 6MV X 射线,影像引导时 3.5MV X 射线
	治疗射束剂量率	850MU/min 左右
	准直器可形成不同的射野宽度,或动态自动调整铅门开闭宽度	准直器厚度约为 13.5cm;射野宽度 2.5cm、5cm 和 1cm
	二元气动 MLC,仅有“开”和“闭”两种状态	MLC 数量为 64 片,厚度 100mm,等中心处叶片射野宽度 6.25mm;叶片速度:平均开关时间小于 20ms;最大治疗体积:纵向长度 135cm × 直径 40cm 圆柱体
	探测器,采集 MVCT 数据,用于治疗前患者的摆位验证	空间分辨力:标称 0.5 线对/mm;成像尺寸:视野标准 40cm;软组织对比度:20mm,± 2%;MVCT 患者剂量:<3cGy
	主射野挡铅,用于屏蔽主射野,安装在主照射源对侧,机架旋转时跟着旋转	厚度约为 12.5cm
患者治疗床	碳纤维平板床面外壳系统有两个触摸屏摆位控制面板,可同时控制扫描床以及三维激光定位系统,控制板上有电源控制键	重量:408kg,物理尺寸:长 260cm,宽 53cm;患者治疗床面:碳纤维复合材料
操作台工作站	可以进行 MVCT 扫描、图像配准和患者治疗,紧急情况下可立即关闭机器	硬件配置变化较大,需满足工作需要
治疗计划工作站	可以定义处方剂量,进行计划设计和计划评估,输出治疗计划	硬件配置变化较大,需满足工作需要
激光定位系统	用来治疗摆位、图像匹配后位置修正、物理师质控	包括代表虚拟等中心的静态绿激光灯,以及可移动式红激光灯(用于患者摆位)

四、临床应用

（一）螺旋断层放射治疗系统工作原理

1. 螺旋断层照射方式　把6MV直线加速器安装在CT滑环机架上，在加速器的下方是一套数字化控制可变准直器，调节准直器可形成窄扇形束射线。治疗时机架环绕机械等中心做360°连续旋转照射，在机架旋转的同时，治疗床匀速前进，就形成了一个螺旋形照射通量图。连续的螺旋照射方式解决了层与层衔接处的剂量不均匀及"冷点""热点"问题。

2. 断层径照方式　对于分布连续且体积较大靶区，可使用机架固定点照射方式，通过设计2~12个固定治疗角度，结合二元气动MLC对射线快速调制以及治疗床的快速移动产生高度适形的剂量分布。这种固定机架角度的断层径照方式，计划设计采取三维适形放疗计划，设定射线调制水平，可基于组织补偿进行优化，结果治疗计划的设定和优化效率得到大幅度提高。

3. 气动二元多叶准直器　采用气动二元多叶准直器设计（MLC），64片互锁式MLC组成的射野宽度为40cm，二级准直器控制的最大射野长度为5cm，所以最大射野尺寸为5cm×40cm。二元是指在治疗过程中，叶片只有"开"和"闭"两种状态，通过开关时间来调制子野强度。物理师设计计划时，治疗计划优化程序的结果决定了叶片的运动序列和开闭时间，叶片的运动序列和开闭时间完成了对子野强度的调制，64片叶片的共同作用实现了医生临床剂量分布要求。

（二）螺旋断层放射治疗系统临床应用特点

1. 具有图像引导螺旋断层调强放疗技术　螺旋断层放射治疗系统基于360°的51个射野以及每个射野角度上的快速非均匀的强度调制，可以获得很好的剂量分布。其同源双能加速管，使得照射源和成像源共用同一坐标系，保证了治疗空间坐标和成像空间坐标的一致性、减小了系统误差。3.5MV扇形束在治疗前后进行扫描获得患者摆位影像，与计划CT影像在横断面、矢状面和冠状面对靶区进行配准，调整患者摆位误差，实现图像引导螺旋断层调强放疗，对肿瘤实施高剂量的照射。

2. 具有自适应放疗（adaptive radiation therapy，ART）技术　螺旋断层放射治疗设备MVCT不仅可以进行位置验证，而且可以进行照射剂量验证。将采集后的MVCT图像在自适应计划软件上导入并与原计划中的定位CT图像进行配准融合，两组图像配准融合后，主管医生根据肿瘤体积的变化在融合图像上勾画肿瘤区（GTV）。靶区勾画完成后，进行照射剂量的计算，比较计划剂量和实际照射剂量的差异，在剂量验证结果的基础上，在自适应计划软件上创建一个新的治疗计划后，就可以对新创建的治疗计划进行优化，产生新的计划，在后续的治疗分次中，可以对实际发生的剂量差异进行弥补。

3. 特殊复杂病例的治疗　①解剖结构复杂的肿瘤，如邻近重要器官肿瘤的首程放疗（如鼻咽癌等头颈部肿瘤）或肿瘤复发后的再程放疗；②解剖结构特殊的肿瘤，如双侧乳腺癌、胸膜间皮瘤的放疗及头皮恶性肿瘤的全头皮放疗；③长度与范围较大的肿瘤，如全中枢神经系统（全脑及脊髓）放疗、全骨髓放疗（TMI），全淋巴放疗（TLI）、大范围的腹-盆腔放疗；④多发病灶肿瘤，如对颅内多发转移瘤的放疗，可一次完成治疗，无须因更换靶点而中断放疗，同时也避免了三维适形放疗由于照射野过少导致剂量重叠而造成的"热点"；⑤在肿瘤的放疗过程中，不但肿瘤的体积和位置会发生改变，而且邻近正常器官的体积和位置也会发生变化，从而导致正常器官的实际照射剂量高于原治疗计划。每一次螺旋断层放射治疗前的图像可以计算出每一次治疗的实际剂量分布，从而可以及时调整治疗计划，避免正常器官受到高剂量照射。

螺旋断层放射治疗系统的应用非常广泛，各类肿瘤均可选择。由于其特殊设计和功能，可以治疗包括头、躯干等身体任何部位的肿瘤。

治疗范围包括：

（1）鼻咽癌、上颌窦瘤、喉癌、舌癌等头颈部恶性肿瘤。

（2）胶质瘤、脑转移瘤、脑膜瘤等颅内良恶性肿瘤。

（3）肺癌、乳腺癌、食管癌、纵隔肿瘤等胸部恶性肿瘤。

（4）肝癌、胃癌、胰腺癌、胆道系统、肾脏等腹部恶性肿瘤。

（5）前列腺癌、精原细胞瘤、宫颈癌、子宫内膜癌、直肠癌等盆腔恶性肿瘤。

（6）脂肪肉瘤、骨肉瘤、皮肤鳞癌、黑色素瘤等皮肤和软组织恶性肿瘤。

（7）白血病、恶性淋巴瘤等造血系统病变。

（8）各类恶性肿瘤的转移性病变。

五、质量控制与系统维护

（一）螺旋断层放射治疗系统质量控制

螺旋断层放射治疗系统质量控制检测包括验收检测、状态检测和稳定性检测。新安装、重大维修或更换重要部件后的螺旋断层放射治疗系统，使用前应进行验收检测，运行后应每年进行一次状态检测，在运行期间应进行稳定性检测。对每次质量控制检测情况应及时记录和存档，记录的内容应包括所用检测仪器设备信息、检测时的环境条件、照射条件和检测结果等。

1. 螺旋断层放射治疗系统质控设备的要求 应配备螺旋断层放射治疗系统所需电离室、剂量计、水箱、厂家提供的模体、胶片、读片设备等。电离室、剂量计应按国家计量检定规程要求每年送检国家级检定机构（国家计量科学院），标定校准因子，并出具鉴定报告。

2. 螺旋断层放射治疗系统稳定性检测主要内容 见表 2-5-2。

表 2-5-2 螺旋断层放射治疗系统的检测项目与技术要求

序号	检测项目	评价值	验收检测	状态检测	稳定性检测		
					日检	月检	年检
1	静态输出剂量	± 2.0% 内	√	√	√	√	√
2	旋转输出剂量	± 4.0% 内	√	√	√	√	√
3	射线质（百分深度剂量，PDD）	± 3.0% 内	√	√	—	√	√
4	照射野横向截面剂量分布	± 3.0% 内	√	√	—	—	√
5	照射野纵向截面剂量分布	± 1.0mm 内	√	√	—	—	√
6	多叶准直器（MLC）横向偏移	± 1.5mm 内	√	√	—	—	√
7	绿激光灯指示虚拟等中心的准确性	± 1.0mm 内	√	—	—	√	√
8	红激光灯指示准确性	± 1.0mm 内	√	√	√	√	√
9	治疗床的移动准确性	± 1.0mm 内	√	√	—	√	√
10	床移动和机架旋转同步性	± 1.0mm 内	√	√	—	—	√

螺旋断层放射治疗系统影像系统质控检测项目见表 2-5-3。

表 2-5-3 螺旋断层放射治疗装置 MVCT 影像系统质控检测项目

序号	检测指标	评价标准	日检	周检	月检	季检	年检
1	空间分辨力	1.6mm			√		√
2	低对比度分辨力	目测能看到所有的密度插棒			√		√
3	图像均匀性	≤25HU			√		√
4	图像噪声	中心（50~70HU）/外围（25~35HU）			√		√

续表

序号	检测指标	评价标准	日检	周检	月检	季检	年检
5	几何精度	≤±1mm			√		√
6	CT值线性	水(30HU)/肺、骨(50HU)					√
7	成像剂量	≤3cGy			√		√

(二)螺旋断层放射治疗系统的维护

每天早晨在使用系统之前,应进行晨检工作,项目与技术要求见表2-5-2,确保系统输出剂量的准确性、相关连锁工作正常,所有部件都在正常参数内运行,最大限度地降低患者治疗过程中的中断风险。

工作期间,物理师要按照表2-5-2、表2-5-3的项目和要求完成质量控制检测工作,确保系统的各项指标与设备安装验收时的参数保持一致,确保治疗质量。

螺旋断层放射治疗系统应用维护主要包括以下几个方面:

1. 恒温水循环系统　螺旋断层放射治疗系统通过40℃恒温水循环系统达到所需的工作温度,机器水温>42℃将终止出束,故恒定的水温对保证机器正常工作有重要影响。温度的升高会引起磁控管和加速管膨胀,导致管工作频率发生变动,使机器剂量率产生变动,无法保证精确治疗的实施,因此必须有一套完善的室温控制系统。螺旋断层放射治疗系统的室温控制系统由机架底座下一个出风口及机房室内天花板上多个出风口组成。底座的出风温度要<12.8℃,而室内温度要维持在20℃以下。分析发现:当机房室温>23℃时,机器水温将会升高,在上升到42℃时出束将被迫中断。此外,服务器机房内由于安装了存储服务器和运算工作站阵列,产热量大,温度>20℃可能导致服务器发生故障和数据丢失。因此,螺旋断层放射治疗的系统机房及服务器机房内部要保持在合适的温度,在选择冷却空调配置时,需要选择制冷能力较强的工业用空调设备。

2. 空气压缩系统　包括空压机、储气罐、冷干机及过滤器。空压机产生一定压力的气体经过干燥设备后通过管道输送至机器的多叶准直器(MLC)控制端口,使MLC叶片快速开闭,实现对射束的快速调制,因此空气压缩系统的正常工作是螺旋断层放射治疗系统必不可少的条件。空气压缩系统维护主要有:定期为空气压缩系统排气;每年校验空气减压阀一次,定期更换过滤网和机油等;对冷干机要定期检查排水器,观察压力表是否正常。

3. 数据系统维护　存储服务器中存储着患者的CT图像、治疗计划和执行状态等重要信息,当服务器存储量>90%后,会导致数据库不稳定甚至可能崩溃。为保证机器快速响应和降低服务器的故障率,保养维护应做到:①每日更换备份磁盘;②定期备份和删除结束治疗的计划;③当存储量超过空间总量的75%时,进行磁盘整理。

(郭跃信)

第六节　立体定向放射治疗设备

一、概述

立体定向放射治疗设备,是指利用立体定向装置、CT/MRI等影像设备确定病变组织和邻近重要器官的准确位置及范围,使用X射线或γ射线聚焦在靶点(靶区)进行立体定向放射外科(stereotactic radiosurgery,SRS)或立体定向体部放射治疗(stereotactic body radiation therapy,SBRT)。其中,使用X射线的称为X射线立体定向放射治疗系统,简称X刀;使用γ射线(伽玛

射线)的称为γ射线立体定向放射治疗系统,简称γ刀(伽玛刀)。

γ射线立体定向放射治疗系统是一种融合计算机技术、立体定向技术和放射治疗技术于一体的治疗设备,它将钴-60(^{60}Co 同位素)发出的γ射线经几何会聚后集中于病灶,一次性、致死性地损毁靶点内的组织,靶区外剂量锐减,周围正常组织受量极小,形似手术达到的效果。

1951 年 Leksell 教授提出了立体定向放射外科的设想,经过 1968 年第一台伽玛刀装置、1975 年第二台伽玛刀装置在瑞典 Karolinska 研究所临床试用,形成用布置在半球上的 201 个钴-60 源聚束照射的第三代伽玛刀装置,用于颅脑肿瘤的立体定向放射外科治疗。

我国在 1994 年成功研制第一台具有完全知识产权的旋转式头部γ射线立体定向放射治疗系统装置,有 30 个钴-60 源,通过旋转聚焦方式实现剂量聚焦照射。此后,实现了多次创新与发展,1998 年发展出体部伽玛刀,将伽玛刀的治疗范围从颅脑疾病扩展到全身主要部位的肿瘤;2003 年,开发出头体合一的伽玛刀,兼顾脑部疾病和体部肿瘤治疗;2015 年后,在伽玛刀中加入了图像引导技术,使伽玛刀的精确性又得到了提高;2021 年,实现了医用直线加速器和伽玛刀集成的多模式一体化放疗设备。

X 射线立体定向体部放射治疗,又称 X 射线立体定向消融放射治疗(stereotactic ablative body radiation therapy,SABRT),是在三维成像精准定位的基础上,利用电子直线加速器产生高能 X 线,对肿瘤区进行高剂量、少分次照射的治疗技术,在杀灭肿瘤细胞的同时能最大限度地保护周围正常组织。John R. Adler 教授于 1987 年研发出一种无须立体定位框架的全身肿瘤立体定向放射治疗技术,该治疗系统为机械臂立体定向放射治疗系统,又称为射波刀(cyberknife)。机械臂立体定向放射治疗系统将 6MV 能量的小型直线加速器安装在机器人治疗臂(多自由度机械臂)上,可以在一个预置的工作空间里进行不同平面多方位投照,结合实时的影像监控、追踪技术对治疗过程中的肿瘤运动进行实时的修正及追踪,更加方便地避开正常组织器官,对运动肿瘤区进行精准的追踪照射治疗,它具有更高的精确性和灵活性。

随着肿瘤区的各种追踪技术、运动(呼吸)门控技术、高精度多叶准直器技术、高精度(6 个自由度)治疗床技术等的进步,结合实时的计算机图像配准及影像引导技术,X 射线立体定向放射治疗系统可以实现在线的图像引导放疗(IGRT);结合人工智能技术,可能实现自适应放疗(ART)技术。

二、结构与性能

(一) γ射线立体定向放射治疗系统

γ射线立体定向放射治疗系统有头部伽玛刀、体部伽玛刀和全身伽玛刀之分,头部伽玛刀有静态式伽玛刀(图 2-6-1)和旋转式伽玛刀(图 2-6-2);体部伽玛刀和全身伽玛刀则多为旋转式伽玛刀。

静态式伽玛刀是将多个钴-60 源安装在一个球形头盔内,放射线经准直器后聚焦于颅内的某一点。第一代头部伽玛刀将 179 个钴-60 放射源以不同角度排列成半球形,经过准直器使窄条射线束精确地从不同方向对靶点集中照射,在靶区形成直径 3~5mm 的焦点。第二代头部伽玛刀,是将钴-60 放射源改为 201 个,经过不同准直器可获得照射野处 4mm、8mm、14mm、18mm 的焦点。第三代头部伽玛刀,使用了 CT 定位的立体框架,并配备计算机进行图像分析,设计更为合理先进,使得放射剂量计算、方案选择等免除了人工计算,使治疗更加精确、安全、可靠。

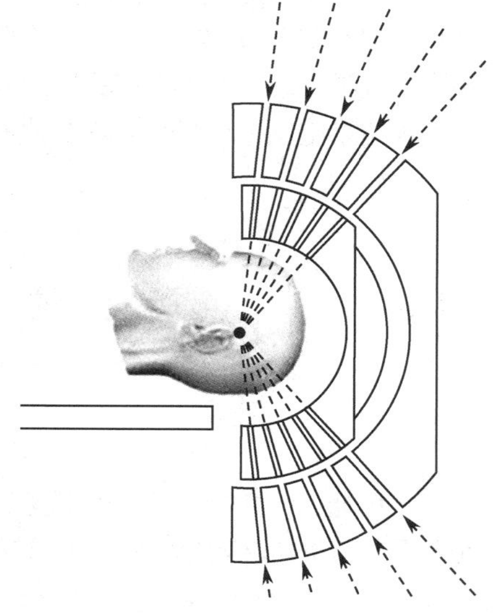

图 2-6-1 静态式伽玛刀原理图

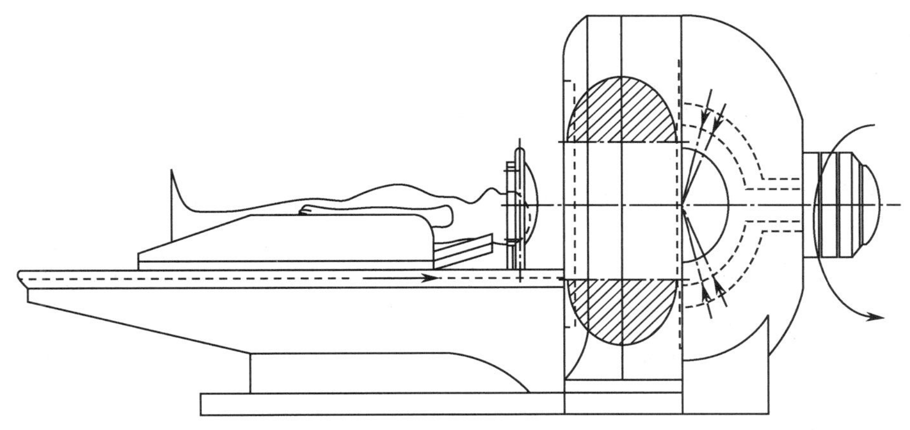

图 2-6-2　旋转式伽玛刀原理图

旋转式伽玛刀采用旋转聚焦的原理，装载数十个（不同型号数量不同）静态聚焦的钴-60 放射源围绕靶区中心做旋转运动（单轴旋转或多轴复合旋转）实现立体动态聚焦，提高了靶区边缘剂量梯度。

除了上述单一模式的伽玛刀，国产医用直线加速器、伽玛刀以及锥形线束 CT（CBCT）进行同机整合的 X/γ 射线多模式一体化放射治疗系统（图 2-6-3），既可实现伽玛刀的高精度非共面多源聚焦立体定向放射治疗，又可实现 X 射线调强放疗等放射治疗技术，还可以将二者组合起来完成复杂的治疗。

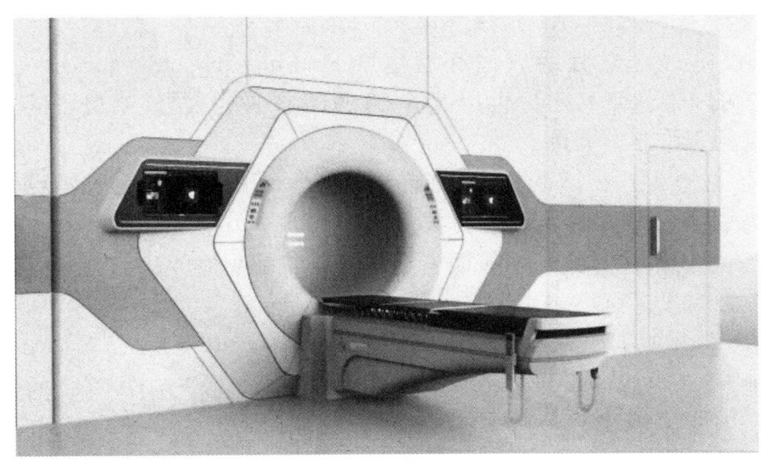

图 2-6-3　X/γ 射线多模式的立体定向与旋转调强一体化放疗系统

γ 射线立体定向放射治疗系统治疗过程包括肿瘤定位、制订治疗计划和实施治疗等主要步骤。治疗前先用立体定位系统对病灶进行定位，即通过 CT/MRI 对病灶进行扫描，以显示病灶和坐标各点的相对位置；将获得的有关病灶和坐标参数图像输入到治疗计划系统，重建出体表、病灶和周围重要器官的三维图像，物理师根据医师给予的处方剂量制订治疗计划，计算出治疗所需的靶点数、靶点坐标及每个靶点使用的准直器型号和照射时间；在接收到治疗计划系统的有关数据后，电气控制系统通过治疗床将患者送到预定的治疗位置，打开预选的相应准直器进行定量照射治疗，全部靶点治疗完成后，关闭屏蔽系统，准直器自动回到安全状态，最后将治疗床退出治疗区。

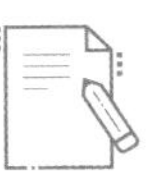

γ 射线立体定向放射治疗系统的基本结构大体相同，主要由射线源装置和屏蔽装置、立体定向系统、治疗计划系统和控制系统等组成。

1. 射线源装置和屏蔽装置

（1）射线源装置：静态式 γ 射线立体定向放射治疗系统放射源装置是一个铸铁的球冠壳，将钴-60 源按一定经纬度安装在预准直器的源腔中；旋转式 γ 射线立体定向放射治疗系统源体进行单轴旋转或多轴复合旋转，使 γ 射线向焦点聚集。

（2）准直器：是限制射线束方向及束径大小的装置，分成预准直器和终准直器，预准直器内孔为直孔，终准直器内孔是锥形孔且内径大小不一，治疗时，根据靶区的大小进行选择。

（3）屏蔽装置：屏蔽装置主要包括屏蔽半球、屏蔽门、屏蔽棒和屏蔽地基等，以确保辐射防护安全。

2. 立体定向系统　目的是建立三维坐标系，以确定器官的空间位置。立体定向系统由立体定位框架、CT/MRI 图框及适配器、定位支架和治疗床组成。

立体定向系统分为有创型（头钉）和无创型（面罩）两种，具有三维坐标定位功能，适配器是立体定位框架与 CT/MRI 定位床相吻合的附件。MRI/CT 图框由特殊材料制成三维刻线，进行 CT/MRI 定位时，立体定位框架通过适配器与 CT/MRI 图框相配合，得到带有定位标志点的 CT/MRI 图像，在治疗计划系统中通过标定 CT/MRI 上的定位标志点建立坐标系，用来确定肿瘤的位置、大小和形状。治疗时，借助立体定向系统以实现对靶点的聚焦照射。

（1）定位支架：是带有万向调定器的支撑装置，治疗时可实现支撑立体定位框架和定位作用。

（2）治疗床：由固定床身和移动床组成，定位支架连接于移动床上，治疗时将患者送入放射源装置内，使预选靶点与射线焦点重合，治疗完毕后退出患者。

3. 治疗计划系统　是 γ 射线立体定向放射治疗系统的重要组成部分，集图像处理和剂量规划为一体，主要功能有图像处理、计划设计和治疗方案输出。

（1）图像处理：通过医学数字成像和通信（digital imaging and communications in medicine，DICOM）标准接口可以输入带有坐标标记点的 CT/MRI 图像，可重建出患者体表轮廓、病变和重要器官及组织结构的三维立体图像。

（2）计划设计：设计照射野入射方向、选择准直器大小和剂量权重及焦点位置等治疗参数，进行剂量计算和剂量评估，制订最佳治疗方案。

（3）治疗方案输出：治疗方案可以按照所要求的格式输出到 γ 射线立体定向放射治疗系统，以进行患者的治疗并可以进行打印。

4. 控制系统　主要包括智能控制系统、声像监视对讲系统。

（1）智能控制系统：可以读取患者治疗数据，监控机器各部分工作状态，有错误报警、紧急状态报警等功能。

（2）声像监视对讲系统：主要是闭路电视监视系统和对讲系统，用于监控治疗过程中的患者状态和患者间的交流，保证患者治疗安全及紧急情况的及时发现和处理。

（二）X 射线立体定向放射治疗系统

X 射线立体定向放射治疗系统目前通常有两种典型的外形结构：机械臂立体定向放射治疗系统（机器人直线加速器系统，robotic linac system）和 C 臂立体定向放射治疗系统（C 臂直线加速器系统，C-arm linac system）。

1. 机械臂立体定向放射治疗系统　采用了六轴机器手臂驱动小型直线加速器，其射线方向可由机器臂控制，机器臂有较高的灵活度，实现类似球面方向的非共面聚焦照射方式，可采用等中心及非等中心的照射方式。

（1）机械臂立体定向放射治疗系统的照射方式

1）等中心照射方式：当临床靶区形状相对规则时，可采用等中心照射方式，一般以靶区几何中心为等中心。计划设计时可以根据靶区的位置及追踪的方法选择合适的照射野，照射野成球面聚焦方式至射束等中心，其剂量分布特点为类似圆形的等剂量线及较陡峭的剂量跌落。

2）非等中心照射方式：当临床靶区形状不规则时，等中心照射的剂量适形度无法满足临床需要，这时可采用非等中心照射方式。计划设计时系统会根据靶区的目标剂量分布选择照射野，照射野方向并非聚焦至一点，其等剂量线并非类似同心圆分布，而是与靶区的形状相似，以达到靶区剂量高度适形的目的。

机械臂立体定向放射治疗系统主要由治疗系统、机器人治疗床、射野准直器、实时图像引导系统和靶区追踪系统构成（图 2-6-4）。

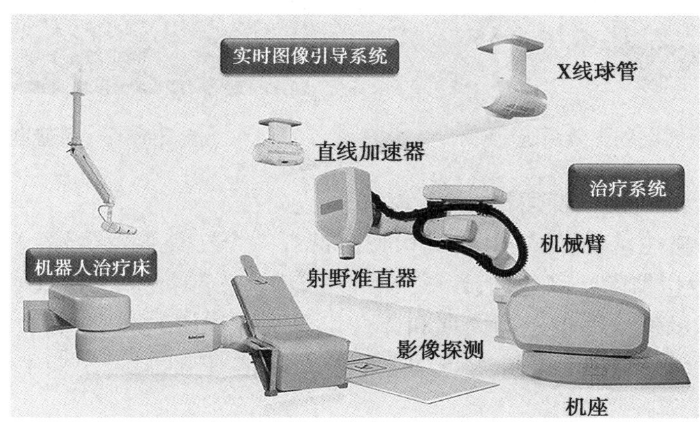

图 2-6-4　机械臂立体定向放射治疗系统

（2）机械臂立体定向放射治疗的系统组成

1）治疗系统：机械臂立体定向放射治疗系统是将小型直线加速器安装在机器人治疗臂上的治疗系统，直线加速器是采用小型化的 X 波段加速管，质量仅有 300kg，输出能量为 6MV 的 X 线，采用非均整技术，在等中心 80cm 处，剂量率可达到 10Gy/min。机器臂系统有 6 个活动关节，由计算机自动控制，把小型直线加速器准确地运送到指定的安全空间位置上进行多方位非共面治疗。在直线加速器机头上带有确保患者安全的接触检测传感器，可触发急停系统所有的运动。

2）机器人治疗床：标准平板治疗床具备 5 个自由度，包括升降，左右、头脚方向平移，左右倾斜及前后倾斜运动，能为用户远程提供灵活的定位操作功能，最大承重 159kg。而机器人治疗床主要由机械臂、平板床、可调座椅及控制系统组成，具有 6 个自由度运动，最大承重 227kg。

3）射野准直器：系统提供 12 个圆形固定准直器，尺寸为 5mm、7.5mm、10mm、12.5mm、15mm、20mm、25mm、30mm、35mm、40mm、50mm 和 60mm（在源-轴距 800mm，等中心平面处尺寸），通过手动或自动方式（图 2-6-5）进行限光筒自动更换，产生不同的射野尺寸。对于不同的限光筒，控制臂的运动路径不同。另外，加速器在任何一个位置时也可以通过可变孔径准直器（图 2-6-6）快速变换射束大小，从而提供多达 12 个射束孔径尺寸，射束特性基本上等同于固定的圆形限光筒，以达到按照治疗计划实施射束照射的目的。

4）实时图像引导系统：系统使用 kV 级 X 线成像，成像系统包含 2 个安装在天花板上的 X 线球管和相对应的 2 个内嵌安装在地面上的影像探测器，探测器的像素数量为 1 024 × 1 024，面积约为 41cm × 41cm；两个 X 线球管的位置保证产生相互正交的射束，实时影像进行数字化重建处理并与患者定位 CT 影像（数字化重建片，DRR）匹配。此技术可以测定分次治疗间的靶区位移，并且可以通过机械臂在治疗执行中自动完成位移补偿，补偿只限于不超过 ± 25mm 的平移运动。

5）靶区追踪系统：根据临床应用部位不同、靶区特点不同，分门别类设计多种不同的专用追踪系统。靶区追踪系统主要有以下 6 种：呼吸追踪系统、自适应成像系统、标记点追踪系统、脊柱

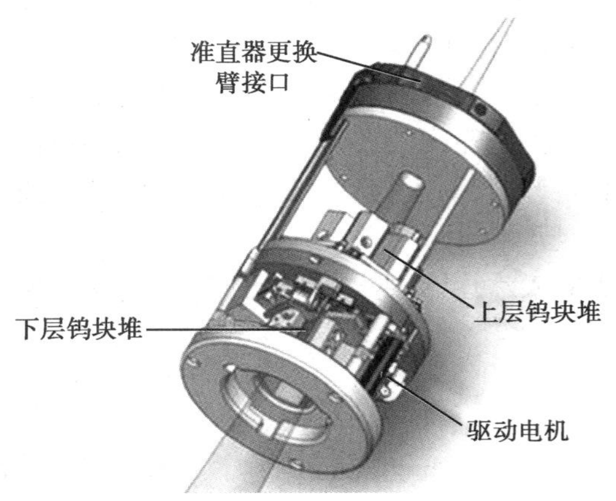

图 2-6-5 准直器自动更换系统

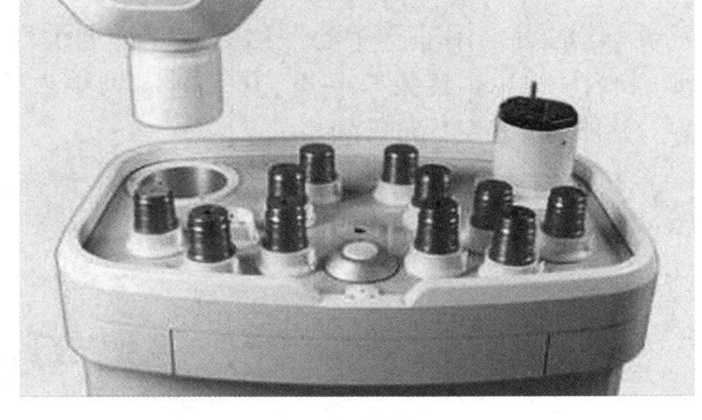
图 2-6-6 可变准直器系统

追踪系统、肺部追踪系统和六维颅骨追踪系统。

A. 呼吸追踪系统：由三部红外摄像机和胸前带有三个二极管发生器的背心组成，红外摄像机拍摄胸壁的红外发生器随呼吸运动，以 32 次/秒的速度记录呼吸周期。X 线机拍摄不同呼吸周期肿瘤的位置，计算机建立呼吸运动周期和影像定位系统拍摄的肿瘤运动轨迹，建立呼吸-肿瘤运动的相关性模型，可以在整个治疗过程中不断比对验证，评估呼吸周期中靶区实时位置，通过反馈系统控制机械臂随呼吸做同步运动。

B. 自适应成像系统：是一个基于时间的运动跟踪技术，用于补偿靶区分次内的非周期运动，是专门针对前列腺放疗中遇到的运动补偿而设计的。

C. 标记点追踪系统：可以用于软组织或脊柱的追踪，适用范围非常广泛，可以用于颅骨外的所有部位的靶区追踪。

D. 脊柱追踪系统：不需要植入标志物，就能够在颈椎、胸椎、腰椎、骶椎区域进行骨骼结构追踪，对患者进行精确定位和实施照射。脊骨追踪系统通过分级网格进行 2D/3D 配准，评估每个网格点的局部位移，对 6 个自由度机械臂提供六维校正，机械臂使用校正后的数据自动将射线束照射到移动后的靶区位置。

E. 肺部追踪系统：不使用标记点，而是利用图像中病变与背景的强度差异直接追踪图像可见的肺部肿瘤。肺部追踪系统和脊柱追踪系统联合使用，追踪病变的平移运动。利用脊柱追踪系统里的脊柱分割功能完成患者位置配准，治疗时，肺部追踪系统跟踪图像可见的肺部肿瘤的平移运动。

F. 六维颅骨追踪系统：可以直接、非侵入式地追踪颅内病变。利用 DRR 和实时图像间的强度、亮度梯度来识别和跟踪刚性颅骨解剖结构，从而完成靶区追踪和运动补偿，而不需要使用刚性头部支架。

2. C 臂立体定向放射治疗系统 性能具有以下特点：

（1）高剂量率：C 臂立体定向放射治疗系统在 FFF 模式下，6MV 能量的 X 射线可达到 1 200MU/min、10MV 能量的 X 射线可达 2 400MU/min 的超高剂量率。超高剂量率可大大提高治疗效率，缩短治疗时间，减小患者自主运动而造成的放疗剂量不准确，从而达到精准治疗的目的。

（2）高精度 MLC：使得靶区剂量调制能力更强，从而获得更好的靶区适形性以及更高的剂量梯度，保障靶区剂量，降低危及器官受量。

（3）图像引导放疗：配备 MV-CBCT 和 kV-CBCT，支持 2D、3D 和 4D 成像以及触发成像（triggered imaging，TI）、自动射束暂停（auto beam hold，ABH）。在治疗过程中验证和校准摆位误差，患者实时位置移动超过预设阈值，射束停止，等待恢复初始位置，继续出束治疗，可完成实时 IGRT。治疗结束行 CBCT，估计每日治疗剂量，根据影像结果调整治疗计划，可完成 ART。

（4）六自由度治疗床：一般的治疗床为三维床，只允许 X、Y、Z 三维方向上的平移。六自由度治疗床还可沿 X、Y、Z 轴旋转，从而实现六个方向的调整。

（5）质量保证工具：包含一整套完善的检测项目与评估标准，检测一次仅需 5 分钟，使得机器检测更加方便快捷地验证机器各项参数是否符合临床要求，为患者放疗实施提供保障。

（6）靶区追踪系统：磁导航系统和光学体表监测系统可以实时动态监测治疗过程中的肿瘤区，结合影像引导技术，以近亚毫米级的精度照射肿瘤组织。

三、主要技术参数

（一）γ 射线立体定向放射治疗系统技术参数

γ 射线立体定向放射治疗系统技术参数见表 2-6-1；医用直线加速器和伽玛刀集成的多模式一体化放疗系统技术参数见表 2-6-2。

表 2-6-1 γ 射线立体定向放射治疗系统的技术参数

技术参数	伽玛刀类型			
	某型号静态式头部伽玛刀	某型号旋转式头部伽玛刀	某型号旋转式体部伽玛刀	某型号旋转式全身伽玛刀
放射源	Co-60	Co-60	Co-60	Co-60
放射源数量/个	201	30	42	54
放射源布置方式	半球状，5 个孔、环形分布	源在纬度 14°~43° 范围、经度 0~360° 范围内分 6 组螺旋排列，每组在经度上间隔 60°	源在平面上 50° 夹角内呈扇形分布	源在纬度 -1°~25.5°、经度 0~360° 范围内呈筒形螺旋分布
单个源标称初装活度	1.1TBq	7.4TBq	10TBq	12.2TBq
准直器尺寸	4mm、8mm、14mm、18mm	4mm、8mm、14mm、18mm	4mm × 4mm、8mm × 8mm、14mm × 14mm、14mm × 20mm、14mm × 40mm、14mm × 60mm	头部：4mm、8mm、14mm、18mm 体部：12mm、18mm、50mm
源-轴距	400mm	395mm	469mm	640mm

表 2-6-2 医用直线加速器和伽玛刀集成的多模式一体化放疗系统技术参数

技术参数	具体情况
放射源	Co-60
放射源数量/个	18
放射源布置方式	18 个源分两排排布，每排 9 颗，两排源之间的夹角为 4°；源在机架轴向最大夹角 -13.3°~+13.3°，整体可在机架轴向摆动 14°
单个源标称初装活度	47TBq
伽玛刀准直器尺寸	Φ6mm、9mm、12mm、16mm、20mm、25mm、35mm
焦点到射线源距离	750mm
加速器源-轴距	1 000mm
加速器能量	6MV X FFF
加速器剂量率	等中心处最大剂量率 1 400cGy/min
图像引导装置	CBCT，最大管电压 150kV，最大管电流 64mA

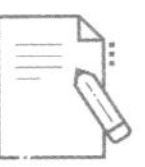

（二）X 射线立体定向放射治疗系统技术参数

X 射线立体定向放射治疗系统技术参数见表 2-6-3。

表 2-6-3　X 射线立体定向放射治疗系统技术参数

技术参数	机械臂立体定向放射治疗系统	C 臂立体定向放射治疗系统
加速器能量	6MV	6MV、10MV
最大剂量率	1 000MU/min	600MU/min； 1 400MU/min（6MV FFF）； 2 400MU/min（10MV FFF）
标称源-轴距	800mm	1 000mm
射野尺寸	圆形 5~60mm MLC：115mm × 100mm	400mm × 220mm
钨门	无	可变
射野形成	MLC 52 片	MLC 60 片
MLC 叶片尺寸	3.85mm	中心区 2.5mm
限光筒	圆形 5~60mm	圆锥形 4~50mm
IGRT	室内成像，2 个正交平面 kV X 线	室内或机架成像，kV-CBCT，MV 成像
门控/追踪	同步呼吸追踪系统	RMP 呼吸门控
治疗床	标准或 6D 机器人治疗床	6D 放射外科治疗床

四、临床应用

（一）γ 射线立体定向放射治疗系统临床应用

γ 射线立体定向放射治疗系统采用小野照射，当射野逐渐变小时，由于射线束的准直，单个小野的离轴剂量分布逐渐接近高斯分布形状，具有以下特点：①剂量分布集中；②靶区周边剂量变化梯度较大；③靶区内及靶区附近的剂量分布不均匀；④靶周边的正常组织剂量很小。这种剂量分布就要求有较好的靶区定位精度和摆位精度，如果采用单次大剂量 γ 射线照射，必须采用刚性的有创固定，以保证治疗时精确确定靶位置和靶体积。

γ 射线立体定向放射治疗系统采用单次大剂量或高分次剂量治疗模式，有别于常规的放疗技术，这种剂量治疗分割模式具有较高的生物效应，大量的研究结果表明可以提高肿瘤的局部控制率。

γ 射线立体定向放射治疗系统发明的初衷是主要用于治疗部位较深的、手术风险较大的和术后并发症严重的功能性神经疾病，如顽固性疼痛、三叉神经痛、帕金森病及癫痫等。目前其已成为某些脑静脉畸形的首选治疗方案，如颅内海绵状血管瘤。近年来，颅内肿瘤已成为 γ 射线立体定向放射治疗系统治疗适应证的第一位，如听神经瘤、脑膜瘤、垂体瘤、颅咽管瘤、脑转移瘤、脑胶质瘤、脊索瘤等。

（二）X 射线立体定向放射治疗系统在肿瘤治疗中的应用

X 射线立体定向放射治疗系统是实现 SBRT 的主要手段，可应用于全身多种疾病的治疗，主要适应证有：早期非小细胞肺癌和早期肝癌、肺转移瘤和肝转移瘤、部分胰腺癌和前列腺癌、选择性脊髓和椎体肿瘤、各种病理来源的脑转移瘤、复发及残存肿瘤的姑息治疗。与常规传统放疗相比，SBRT 在局控率方面具有明显的优势。

SBRT 在早期肺癌治疗中的应用：对于Ⅰ期非小细胞肺癌，SBRT 对比常规放疗显示出较大优

势。对于不能承受手术风险的肺癌患者来说，用 SBRT 进行治疗，给患者另外一种治疗方法。

在肝癌治疗中的应用：SBRT 技术可作为不宜手术切除小肝癌的替代治疗手段，且同样适用于肝内不可切除的肝癌介入栓塞化疗的补充治疗，尤其是对于直径 >5cm 的肿瘤，介入栓塞化疗 +SBRT 可以达到与手术同样的效果。

X 线立体定向放射治疗系统，在临床实践中，与 γ 射线立体定向放射治疗系统及直线加速器的调强技术相比较，具有以下优势：

（1）更高的治疗精度：在实时影像引导下，治疗前、治疗中验证肿瘤位置，保证肿瘤区治疗精确性，并可根据不同解剖部位的特殊结构，选取不同的追踪方式，进一步实现肿瘤更高的治疗精度。

（2）无痛无创：与早期的头部伽玛刀比较，无须安装头部固定架，减少了手术风险及手术并发症的发生，避免了患者在治疗过程中及治疗后的疼痛及不适。

（3）适用范围宽：该系统可用来治疗一些直径达 5cm 的头颈部肿瘤以及更大的体部肿瘤。

（4）治疗疗程短：由于其治疗的精确性，可以提高每次照射的分割剂量，缩短照射时间，一般常见肿瘤仅需 1~5 次的照射。

（5）毒副作用小：X 线立体定向放射治疗精度的提高，可以更加有效并最大限度地保护肿瘤周围正常组织。

（三）X 射线立体定向放射治疗系统在心脏疾病治疗中的应用研究

SBRT 不仅用于肿瘤的治疗，还可用于心脏疾病的治疗，如难治性心律失常、肥厚型梗阻性心肌病（HOCM）。与传统导管消融相比，SBRT 治疗病变所需时间长，对医疗团队的要求较高，需要电生理医师、放疗医师、放疗物理师及治疗师的多学科团队共同参与；对辅助医疗器械的要求较高，需要包括多项医学影像学检查、电生理检查，从而将影像学信息与电生理信息相结合以精确勾画靶区；心脏放射治疗靶点位置随着心脏搏动和呼吸运动而发生移动，同时靶点位置靠近食管、气管、冠状动脉和其他心脏亚结构，治疗技术难度较高。

五、质控与维护

X/γ 射线立体定向放射治疗系统对病灶进行少分次（通常 1~5 次）、分次大剂量照射，因而治疗系统的质量保证与质量控制更加重要，技术要求也更高，除了常规的机器质量保证外，还必须进行特定的质量保证，如自动质量保证（automatic quality assurance，AQA）测试和端到端（end to end，E2E）测试，这些测试一般由厂家提供使用说明及特定软件。

X/γ 射线立体定向放射治疗系统需要检测的主要技术参数，γ 射线立体定向放射治疗系统的主要技术参数有：定位参考点与照射野中心的距离，焦点剂量率，焦点计划剂量与实测剂量的相对偏差，照射野尺寸偏差，照射野半影宽度等；X 射线立体定向放射治疗系统的主要技术参数有：等中心偏差（包括不带落地支架 X 刀和带落地支架 X 刀两种情况），治疗定位偏差，照射野尺寸与标称值最大偏差，照射野半影宽度，等中心处计划剂量与实测剂量相对偏差等。

（一）γ 射线立体定向放射治疗系统质控与维护

1. γ 射线立体定向放射治疗系统质控检测主要内容　见表 2-6-4。

表 2-6-4 γ 射线立体定向放射治疗系统质控检测主要内容

序号	检测项目	验收检测		状态检测		稳定性检测		周期
		检测条件	要求	检测条件	要求	检测条件	要求	
1	定位参考点与照射野中心的距离	最小准直器	≤0.5mm	最小准直器	≤0.5mm	最小准直器	≤0.5mm	1 周
2	焦点剂量率	头部治疗最大准直器[a]	≥2.5Gy/min	头部治疗最大准直器[a]	≥1.5Gy/min	头部治疗最大准直器[a]	≥1.5Gy/min	1 年
		体部治疗最大准直器[b]	≥2.0Gy/min	体部治疗最大准直器[b]	≥1.0Gy/min	体部治疗最大准直器[b]	≥1.0Gy/min	
3	焦点计划剂量与实测剂量的相对偏差	各准直器	±5%	1 挡常用准直器	±5%	各准直器	±5%	6 个月
4	照射野尺寸偏差	头部治疗各准直器	±1.0mm	头部治疗 1 挡常用准直器	±1.0mm	头部治疗各准直器	±1.0mm	6 个月
		体部治疗各准直器	±2.0mm	体部治疗 1 挡常用准直器	±2.0mm	体部治疗各准直器	±2.0mm	
5	照射野半影宽度[c]	照射野尺寸≤10mm	头部治疗,≤6mm;体部治疗,≤标称值	照射野尺寸≤10mm	头部治疗,≤6mm;体部治疗,≤标称值	照射野尺寸≤10mm	头部治疗,≤6mm;体部治疗,≤标称值	6 个月
		10mm< 照射野尺寸≤20mm	头部治疗,≤8mm;体部治疗,≤标称值	10mm< 照射野尺寸≤20mm	头部治疗,≤8mm;体部治疗,≤标称值	10mm< 照射野尺寸≤20mm	头部治疗,≤8mm;体部治疗,≤标称值	
		20mm< 照射野尺寸≤30mm	头部治疗,≤10mm;体部治疗,≤标称值	20mm< 照射野尺寸≤30mm	头部治疗,≤10mm;体部治疗,≤标称值	20mm< 照射野尺寸≤30mm	头部治疗,≤10mm;体部治疗,≤标称值	
		照射野尺寸 >30mm	≤标称值	照射野尺寸 >30mm	≤标称值	照射野尺寸 >30mm	≤标称值	

注:a. 头部治疗最大准直器照射野的标称尺寸不应大于 30mm。

b. 体部治疗最大准直器照射野的标称尺寸不应大于 60mm(特殊形状的照射野可采用等效于直径 60mm 圆面积的尺寸)。

c. 进行照射野半影宽度验收检测和稳定性检测时,应测量所有准直器;进行状态检测时,可测量 1 挡常用准直器。

2. γ射线立体定向放射治疗系统的维护和保养 γ射线立体定向放射治疗系统是大型精密医疗设备，维护与保养比较复杂，也需要有严格的规章制度来保障。γ射线立体定向放射治疗系统的维护与保养主要考虑以下方面。

（1）系统机电设备的维护和保养：做到进入机房要换鞋，机房每日清扫，每天开机房内恒温恒湿机和换气扇，保证机房有恒定的温度和湿度，保证机房内空气新鲜，每周擦拭机器上的灰尘，每个月对床体的各定位、限位开关进行检修，及时发现问题并及时解决。定期对 X、Y、Z 轴定位标尺上的螺丝、螺杆以及床滑道进行润滑，保证定位的精度，每月对γ射线立体定向放射治疗系统进行一次焦点形状和焦点剂量率测试，以保证射线辐照的精度和剂量准确；定期对机房及周边环境进行核物理测试，防止射线外漏。熟悉机电设备正常运转的状态和异常情况处理，治疗前先让设备进行空运转，保证治疗能正常进行；经常检查报警和安全装置，定期检修监视系统、对讲系统，使之处于无故障状态；定期对线路及各接线端子、插头进行检查，观察是否连接可靠，检查电机和手动装置是否松动，如有松动及时调整，对 UPS 电源进行定期充放电，使 UPS 电源能够正常运行。

（2）计算机系统的维护和保养：严格控制机房内的温度和湿度，经常对计算机进行除尘，严格控制计算机联网，一律不得非工作使用，禁止安装未经病毒检查和与工作无关的软件，严格按计算机的操作规程进行操作，定期对计算机的软硬件进行维护，定期对计算机的数据进行整理、备份，对过期无用文件进行删除，使计算机有足够的空间进行数据处理。

（3）立体定位框架、CT/MRI 图框、适配架的保养：这些用于定位的装置要求保证几何的精密，要轻拿轻放，经常消毒，用完后要清除上面遗留的污物，平放玻璃柜内，防止损坏和变形；定期检查 MRI 图框，观察是否有断线，如果发现及时处理；CT/MRI 图框放在固定位置，并且要远离有机溶剂等，防止氧化变形。

（二）X 射线立体定向放射治疗系统质控与维护

1. X 射线立体定向放射治疗系统质控

（1）X 射线立体定向放射治疗系统质控检测项目与技术要求，见表 2-6-5。

表 2-6-5 X 射线立体定向放射治疗系统质控检测项目与技术要求

序号	检测项目	验收检测		状态检测		稳定性检测		周期
		检测条件	要求	检测条件	要求	检测条件	要求	
1	等中心偏差	胶片法	≤1.0mm	胶片法	≤1.0mm	胶片法	≤1.0mm	6个月
2	治疗定位偏差	模体靶点法	≤2.0mm	模体靶点法	≤2.0mm	模体靶点法	≤2.0mm	6个月
3	照射野尺寸与标称值最大偏差	胶片法，各准直器	±1.0mm	胶片法，1挡常用准直器	±1.0mm	胶片法，各准直器	±1.0mm	6个月
4	焦平面上射野半影宽度	胶片法，各准直器	照射野直径≤20mm时，≤4mm；照射野直径>20mm时，≤5mm	胶片法，1挡常用准直器	照射野直径20mm时，≤4mm；照射野直径>20mm时，≤5mm	胶片法，各准直器	照射野直径≤20mm时，≤4mm；照射野直径>20mm时，≤5mm	6个月
5	等中心处计划剂量与实测剂量的相对偏差	模体法，各准直器	±5%	模体法，1挡常用准直器	±5%	模体法，各准直器	±5%	6个月

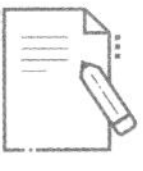

（2）C 臂 SRS-SBRT 加速器和机器人加速器（机械臂放射治疗系统加速器）部分质控项目见表 2-6-6 和表 2-6-7。

表 2-6-6　C 臂 SRS-SBRT 加速器部分质控项目

频次	检查测试项目	容差限 （除非特殊说明，相对基线的绝对精度）
每天	激光定位系统	1mm
	临床使用的准直器尺寸指示	2mm
	射野等中心（有限机架角、治疗床位置）	1.0mm SRS，1.5mm SBRT
	IGRT 位置重复性	1.0mm SRS，2mm SBRT
	影像系统的联锁	功能验证
	立体定向联锁（锥尺寸与备用钨门）	功能验证
	加速器输出一致性	± 3%
每月	射野等中心（完整机架角、治疗床、准直器位置）（MLC 和固定孔径的准直器均需月检）	1.0mm SRS，1.5mm SBRT
	治疗床位置指示	1mm/0.5°
	临床所用的剂量率下的加速器输出一致性	± 2%
每年	SRS 弧旋转模式（若临床使用）	1MU，1°
	MU 线性	± 2%
	加速器输出	± 1.5%
	射野和机械等中心的一致性	± 1mm（偏离靶中心的最大三维位移）
	小野相对输出因子稳定性（相对基线）	± 2%（>10mm 孔径的） ± 5%（≤10mm 孔径的）
	端到端（E2E）定位测试	1.0mm
	端到端（E2E）剂量测试	± 5%（计算值 *vs* 测量值）

表 2-6-7　机械臂放射治疗系统加速器部分质控项目

频次	检查测试项目	容差限 （除非特殊说明，相对基线的绝对精度）
每天	机头激光定位系统	1.0mm
	自动质量保证	1.0mm（相对基线），不超过厂家标称值
	安全联锁	功能验证
	加速器输出一致性	± 3%
每月	能量一致性	± 2%
	射束对称性	± 3%（40mm 野）；± 4%（60mm 野）
	影像系统	1.0mm 或中心处 2 个像素
	可变孔径准直器（需包含 3 个 10mm 以上的射野尺寸）	0.5mm
	Picket fence for MLC	视觉检查
每季度	端到端（E2E）定位测试	1.0mm（静态靶），1.5mm（动态追踪靶）
每年	急停按钮、安全联锁	功能验证
	加速器输出	± 2.0%
	MU 线性（>10MU 到临床使用的最大 MU）	± 2%

续表

频次	检查测试项目	容差限（除非特殊说明，相对基线的绝对精度）
每年	路径校准	≤0.5mm（每个节点），≤0.3mm（平均）
	影像装置 kVp 准确度，mAs-曝光量线性度，中心像素准直	±10%，±20%，1mm
	锥孔、Iris 以及 MLC 的射束激光指示、射束准直	偏离基线不超过 0.5mm
	自动质量保证基线	重新检验自动质量保证基线
	小野相对输出因子稳定性（相对基线）	±2%（>10mm 孔径的） ±5%（≤10mm 孔径的）

2. X 射线立体定向放射治疗系统的维护　X 射线立体定向放射治疗系统是一种结构复杂的高精度大型医疗设备，它的维护涉及物理、电子、供水、真空等多学科，其维修保障与其他医疗设备相比有其特殊性，也有其共性。维护保养按设备分系统分述如下：

（1）脉冲调制器和速调管：脉冲调制器是将工作电源（感应交流电源）调制成频率、幅值、宽度、波形能达到要求的脉冲电压，以满足速调管放大微波功率的需要。脉冲调制器部分的特点是高功率、高电压、大电流。其基本参数有脉冲宽度、脉冲功率、平均功率、重复频率、负载阻抗和脉冲幅度稳定度等。

当闸流管老化和高压绝缘出现问题时，体现为脉冲高压幅度不够或关断不彻底，造成微波功率不足，解决方法：首先是更换闸流管；其次是要经常检查这部分的水路，防止泄漏，以免引起高压打火。

微波输送波导要经常检查气压（一般采用氟利昂或 SF6 气体）。气压不足时易引起微波打火。

（2）加速管系统和水循环系统：加速管系统的作用是将电子枪发射的低速电子加速到接近光速，其关键性能决定于电子枪发射电子的能力、加速管恒温保持能力等。恒温是由恒温水循环系统来保持的，由此常带来水泄漏问题。由于漏水还可引发其他故障，如靶漏水引起电离室损坏等，因此应经常检查循环水系统，更换老化水管以防止引起更多故障。

（3）剂量控制系统：是稳定剂量率、控制射线能量、对称度、平坦度等指标，在加速器中起到重要作用。首先应与放射物理师一起确定射线的各项指标满足要求，还应每周检查校准，这就需要工程师根据机器状况经常调节。由于机器的老化和参数变化等原因，也需经常调整一些参数，如某型号加速器经常调整的参数有 PFNE（脉冲高压）、PRF（脉冲重复频率）、INJE（电子枪高压）和 INJI（电子枪电流）。

（4）其他辅助系统：治疗床主要在于保障其旋转精度，由于其经常运动，一些运动件如电机、传动链条等属易损件。外部冷却机组由于其处于 24 小时运行状态，也易发生故障，故障时可用自来水和水箱供水暂时代用，修复后应及时投入使用。联锁系统检测机器的各种部件良好状况，发现联锁时应检查修复相应部件的故障，不能随便短接联锁。数码显示系统一般故障率较低。

为确保系统的正常运转，提高使用率，需要进行科学管理、正确使用、合理维护及保养，其中采取主动方式进行预防性维护保养是非常重要和有效的措施。预防性维护保养是在故障发生前对设备的性能、安全性等进行检查维护，防止故障发生，保证仪器高效运行的一种预见性维修方式。

（刘金锋）

第七节　磁共振引导放射治疗设备

一、概述

磁共振引导放射治疗设备是基于集成在系统上的磁共振成像（MRI）设备实现图像引导放疗（IGRT）技术的系统。MRI 具有软组织对比度高、分辨力高、多参数成像、多对比度成像，可获取多种不同加权特性的图像优势，无骨性伪影，能提供肿瘤和周围组织生物学特征的功能性和定量技术，具有分辨肿瘤和评估放疗效果等诸多优势，利于提高靶区勾画和治疗的精准度；且 MRI 无放射性，利于降低放射治疗患者的放射防护风险。这些优点使磁共振引导放射治疗（magnetic resonance guided radiation therapy，MRgRT）成为图像引导放疗的最佳候选者。MRgRT 将直线加速器与磁共振一体化融合，在放射治疗过程中可以实时获得靶区及周围组织的解剖和生理信息，这使得在治疗过程中监测靶区运动成为可能。结合人工智能治疗计划系统，快速制订、修改放疗计划，从而实现每次分次治疗在线剂量优化以及自适应再计划，在线自适应放疗（online adaptive radiation therapy，Online-ART），实现精准的实时在线的个性化放射治疗。

2008 年，阿尔伯塔大学交叉癌症研究所开发了磁共振图像引导放疗原型机，由一个双平面的 0.2T MRI 系统和 6MV 直线加速器构成；2014 年加拿大安装了第一台 0.6T 磁共振引导加速器机器。

2016 年，全球首个结合 0.35T MRI 和直线加速器（6MV FFF 紧凑型直线加速器）的系统商业化，目前已在日本国立癌症研究中心中央医院、美国亨利福特肿瘤研究所、德国哈勒大学医院（UKH）等安装使用。

2018 年，7MV 直线加速器与 1.5T 的高场 MRI 组合的全球第二款磁共振图像引导放疗设备商业化。

二、结构与性能

磁共振图像引导放疗设备主要由 MR 扫描仪、放射治疗机以及自适应放疗计划系统组成。放射束流与磁场之间的几何关系通常分为平行模式和垂直模式（图 2-7-1）。

0.35T 磁共振引导直线加速器系统，它将 6MV 直线加速器的高压源、磁控管、加速管等分散布置在环形机架上（图 2-7-2 和图 2-7-3），并对加速器各重要部件进行磁屏蔽，实现零磁场，做到不干扰加速器正常工作。

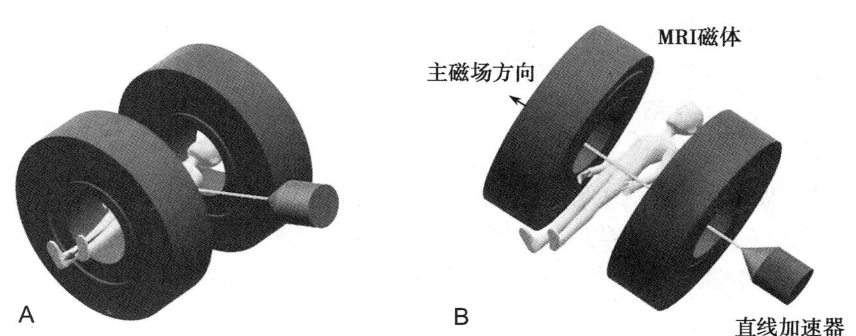

图 2-7-1　MRgRT 系统放射束流与磁场配置方式示意图

A. 从射线源发出的束流与 MRI 主磁场的方向垂直，为垂直模式；B. 从射线源发出的束流与 MRI 主磁场的方向平行，为平行配置模式。

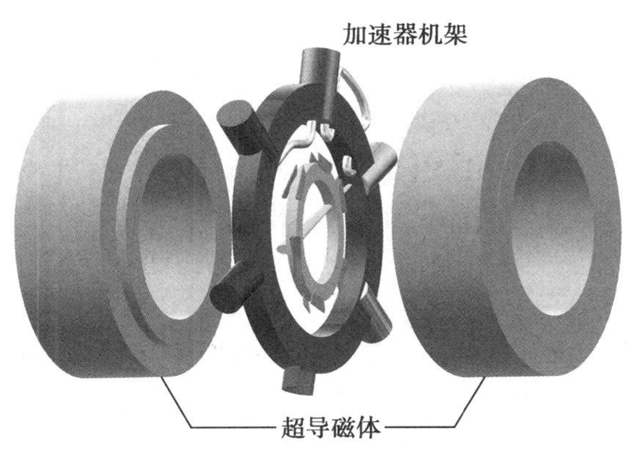

图 2-7-2　0.35T 磁共振引导直线加速器系统组成示意图（1）

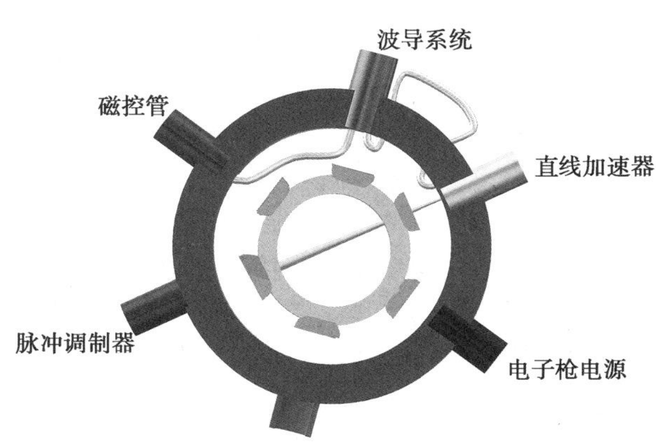

图 2-7-3　0.35T 磁共振引导直线加速器系统组成示意图（2）

1.5T 高场磁共振引导直线加速器设计为 MRI 系统在内、加速器系统在外的同轴结构。接收线圈经过特殊设计可以承受高能 X 射线直接照射，并采用与人体非接触式设计，防止线圈对人体挤压造成治疗位置改变。加速器系统为 7MV 高能 X 射线直线加速器，加速管安装在磁体外的滑环机架上，通过旋转机架实现调强放射治疗。由于该特殊设计，其源-轴距相比传统加速器系统较长，其结构示意图及外形如图 2-7-4 所示。

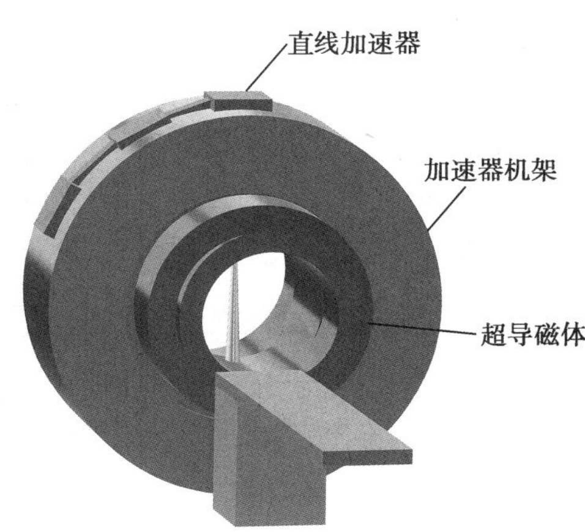

图 2-7-4　1.5T 磁共振引导直线加速器示意图
中间环形部分为 MR 扫描部分，外围环形部分为直线加速器旋转机架，外侧方块表示直线加速器辐射头。

为解决加速器系统和 MRI 系统间的磁场干扰和射频干扰问题，1.5T 磁共振引导直线加速器系统做了以下电磁兼容设计：①采用 MRI 主动磁屏蔽，在横向中央平面产生一个低环向场；②将铝制低温恒温器壁设计为法拉第筒的一部分，加速器位于法拉第筒外部，MRI 放置在法拉第筒的内部。测试表明，加速器的电子枪所在位置磁场强度 <1mT，达到了加速器的磁屏蔽要求。另外，机房需要同时满足 X 射线辐射屏蔽和电磁屏蔽双重标准要求。

三、主要技术参数

（一）磁共振引导放射治疗系统的设计难点

（1）MRI 和直线加速器（Linac）部件之间的耦合与干扰：由于磁共振系统有强磁场，加速器系统有强电离辐射场，二者在技术原理、结构设计、环境要求等方面存在各自的技术特点并相互干扰，如 MLC 电机产生的射频噪声会干扰射频线圈信号，同时 MLC 钨合金叶片会影响 MRI 磁场的均匀性，从而降低 MRI 的成像质量；MRI 边缘磁场也会引起 MLC 的电机故障。此外，由于洛伦兹力的作用，MRI 磁场还可使加速器电子枪和加速管中的电子束发生偏转。此外，MRI 磁体系统通常体积较大，在空间上与加速器系统存在一定的冲突。

（2）磁场对治疗中剂量分布的影响：光子线束进入人体后主要发生康普顿效应，由于 MRI 磁场的存在，因康普顿效应产生的次级电子在洛伦兹力的作用下发生偏转。在射线束进入和离开人体的时候，能量沉淀与没有磁场情况下的剂量分布不一样。磁场对次级电子的影响主要表现在：①入射方向，在磁场作用下，建成区更靠近体表；②出射方向，次级电子在洛伦兹力的作用下

发生偏转，在模体-空气边界处回转再射入模体，导致在模体-空气边界处的剂量增加显著，称为电子返回效应（electron return effect），如射线在皮肤出口处、体内空气腔（如口鼻腔、气管、肺、直肠等）等部位的剂量会增加。

（3）快速在线治疗计划优化或在线自适应再计划：实时图像引导需要快速的在线治疗计划和在线自适应再计划策略，在线自适应放疗应完全或部分自动，以提高计算速度，剂量计算方法必须能解决电子密度不能直接从 MRI 获取的问题。理想的在线 MRI 序列应足够快，且图像几何失真应尽可能小。

（4）加速器与磁共振的兼容问题：MRgRT 系统须经过复杂的工程学设计，才能满足磁场与辐射场的兼容要求，并符合相关的国家标准、行业标准要求；同时还要整合自动射束门控、磁场下的精准剂量计算与测量、快速自动化计划优化或再计划等先进技术，MRgRT 系统的实现存在不小的挑战。

（二）磁共振引导放射治疗系统的主要技术参数

MRgRT 系统主要技术参数见表 2-7-1。

表 2-7-1　MRgRT 系统主要技术参数

型号	主磁场强度	磁体类型	治疗单元	束流与磁场方向	孔径	源-轴距
0.35MRI-Linac	0.35T	分体超导	6MV Linac	垂直	70cm	90cm
0.6MRI-Linac	0.6T	分体超导	6MV Linac	平行	110cm	
1.5MRI-Linac	1.5T	单体超导	7MV Linac	垂直	70cm	143.5cm

四、临床应用

MRgRT 系统可以实现真正的在线自适应放疗，因而比较适用于以下两种情况：①大小和形状发生变化的肿瘤，如前列腺癌、肠癌、膀胱癌、宫颈癌和肺癌，特别是腹部肿瘤；②部位靠近要害器官和生理结构的肿瘤，这些正常器官和生理结构的保护非常重要。

在腹部肿瘤治疗方面，磁共振图像引导放疗具有无可比拟的优势。腹部器官受到呼吸运动、肠道蠕动、膀胱充盈度等因素影响，移动度大而且“无规律”，对精确放疗提出了很大的挑战。MRgRT 系统在放疗照射同时可以提供清晰的磁共振图像；在放疗期间可以获取患者特定的肿瘤和正常组织生物学特性的变化，并根据患者的治疗反应进行调整。从这个意义上讲，MRgRT 系统不仅是一种新的 IGRT 机器，也达到了解剖学与生物学上“真正”的实时图像引导的自适应放疗，可提供更为精确以及高度个性化的放疗。

MRgRT 具有其独特的三个临床优势：①磁共振引导摆位与在线剂量预测：每次摆位时，MRI 影像下直接配准当前患者肿瘤与治疗计划系统中的计划靶区（PTV），并在线预测此次放疗将要投射的剂量；②在线自适应：分次放疗根据肿瘤退缩或周围器官变化做在线自适应计划优化（仅需几分钟）；③自动 MRI 影像门控与靶区追踪：MRI 影像对肿瘤及周围组织具有更高的组织分辨力，能实时在线 MRI 影像门控追踪运动的肿瘤。

MRgRT 系统可以实现实时在线的影像门控与追踪，提高了治疗精度，可以通过优化治疗次数和照射剂量，实现单次大剂量、少分次的大分割治疗，提升治疗效果和治疗效率。

五、质控与维护

（一）MRgRT 系统质控

MRgRT 系统的质量保证，除了需要达到通用的放射治疗的质控和 MRI 的质控要求外，还需要考虑磁场中的剂量测定和质量保证设备与 MRI 磁场的兼容性。用于机器剂量测定的质量保证

设备须考虑磁场对用于绝对剂量测定的电离室中次级电子的影响，以及磁场安全的问题。因此，MRgRT 系统需要临床专用的质量保证设备和质控模体。

（二）MRgRT 系统维护

MRgRT 系统作为一种大型、高精密医疗设备，具有系统复杂、软硬件环节多、技术含量高的特点。科学、细致的使用和精心到位的维护与保养，对确保 MRgRT 系统性能完好、提高治疗质量和效率具有重要意义。下面从三个方面简述 MRgRT 系统的维护。

1. 硬件的维护与保养

（1）制冷系统的维护：MRI 的制冷系统是仪器内部的重要组成部分，一般采用三级联冷系统，即将水冷、氦冷以及冷头三者相互结合的冷却方式。

冷头压缩机是磁体内液氦降温的重要部件，水冷机组则是压缩机冷却工作的保障。一般情况下水冷机组有两台，一台工作，一台备用。每月要用蒸馏水更换箱内存水，每次换水时切换工作机组，保证两台机器都能正常运行。

制冷系统维护时应该注意水量的控制，水冷机中的水量供给主要采用循环系统，因此在水循环过程中必然出现水量下降的情况，在水量下降时应该及时补充蒸馏水。另外，须保证制冷系统中整洁的环境，避免异物进入，定期清理。

制冷系统需要传感器设备的支持，传感器设备容易受到环境腐蚀，因此必须提高传感器工作环境的稳定性。当制冷系统出现故障时，首先应该观察水循环系统中的水量是否处于合理位置，及时补充水量；其次应及时清洁制冷系统中的异物，并检查传感器是否失灵，采取针对性的维修措施。

（2）电源及电路连接的维护：为保证供电系统的稳定性，降低故障率，MRgRT 系统往往会设置不间断供电电源。在日常维护及维修中应该检验不间断供电电源的电路是否正常工作，线路连接是否有效。

接地装置是为了保证 MRgRT 系统上面电流及电磁场的稳定性而设置的，虽然属于附属设备，但却对 MRgRT 系统的检测结果具有重要影响。在进行日常维护及维修时应该注意观察接地装置的电阻变化，当阻值异于正常时应予以处理。

（3）系统柜的维护：系统柜的后盖上有很多金属滤网，对进入设备内部的空气起一定的净化作用。要定期清洁金属滤网，每 1~2 个月更换 1 次。对进风口的灰尘可在停机后用细毛刷清洁或用大功率吸尘器吸除。

（4）恒温恒湿机的维护：恒温恒湿机的主要功能是给设备间和磁体间提供合适的温度和湿度，同时过滤环境中的灰尘。如果过滤网被灰尘堵塞，会造成恒温恒湿机工作效率下降，严重时会造成压缩机低压报警而停止工作。因此，要定期更换滤网，一般 1~2 个月更换 1 次。

2. 软件维护　MRgRT 系统的软件比较庞大，在运行过程中难免出现各种错误和死机现象，如果系统出现报警或错误信息时，应先用系统的自诊断程序（系统报告）确定错误发生的原因和部位。通常情况下，可以通过重新启动使系统恢复正常。如果不能解决问题，联系厂家工程师进行故障排除与性能恢复。

3. 日常维护与保养

（1）做好治疗前的宣讲和检查工作：金属物品在强磁场下具有机械伤害危险或热伤害危险；而且金属进入磁体腔会破坏磁场的均匀性，导致扫描失败或图像发生严重畸变或伪影。因此，要做好治疗前的宣传和检查工作，严禁患者及家属携带各种金属物进入 MRgRT 系统机房。

（2）经常查看工作状态：经常查看不间断电源工作状态、报警控制盒指示状态以及机柜内的重要指示灯。若遇异常红灯报警，要及时查找原因，及时排除。

（3）定期做好清洁工作：对机柜内的空气过滤器、各种线圈、治疗床及操作台等多个场所都要定期清洁，治疗床、机架的运动机构要定期润滑。

（4）遇到故障及时处理：MRgRT 系统尤其是其中磁共振设备的维修时效性非常强，遇到故障要及时处理，如不能处理应及时与专业工程师联系，以得到快速、准确的判断和处理。

另外，还应请有资质的专业单位定期进行质量保证测试，以确保图像、治疗的各项指标均能达标。

（刘金锋）

第八节　质子和重离子治疗设备

一、概述

由于高能光子束的剂量指数衰减缺陷，在杀死癌细胞的同时，周围健康组织也受到不同程度的伤害。而质子和重离子束与光子射线不同，是带电粒子。具有一定能量的质子或重离子射线穿过物质时有“确定的射程”，在射程末端处的能量损失最大，即出现布拉格峰（Bragg peak）（图 2-8-1）。利用质子或重离子能量集中损失于射程末端的特性，在肿瘤治疗时，可以通过调节它们的能量使质子和重离子射程末端落在指定的肿瘤部位，达到对肿瘤的最大杀伤，而在肿瘤前方的正常组织，受到的损伤较小。肿瘤后方的正常组织，因为质子和重离子能量损失集中在肿瘤部位而不受影响。

传能线密度（linear energy transfer，LET）是指各类电离辐射作用于物质时，以产生电离和激发的形式传递能量，LET 是单位长度上的能量转换。按照 LET 值大小，可大致将不同辐射分为两类，一类称为低 LET 射线，包括 X 线、γ 射线和 β 射线，LET 值通常小于 10keV/μm；另一类为高 LET 射线，包括快中子和重离子，LET 值一般大于 100keV/μm。相对生物效应（relative biological effectiveness，RBE）是指某一特定的射线引起某一特定生物效应所需剂量与所观察的辐射引起同样生物效应所需剂量的比值。质子的 RBE 值假定为常数 1.1。质子治疗物理特点显著，剂量分布好、旁散射少、穿透性强，局部剂量高。重离子束（如碳离子）为高 LET 射线，除了具有质子的物理特点外，还具有较高的 RBE（图 2-8-2），主要通过直接作用的方式作用于生物大分子，氧浓度依赖小，氧增强比小，因此能一定程度上减少乏氧带来的放射抵抗，可以诱导复杂 DNA 损伤，并且杀伤效应不受细胞周期影响。

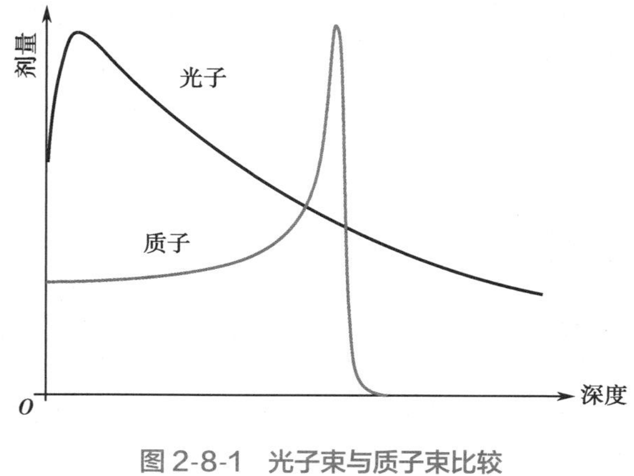

图 2-8-1　光子束与质子束比较

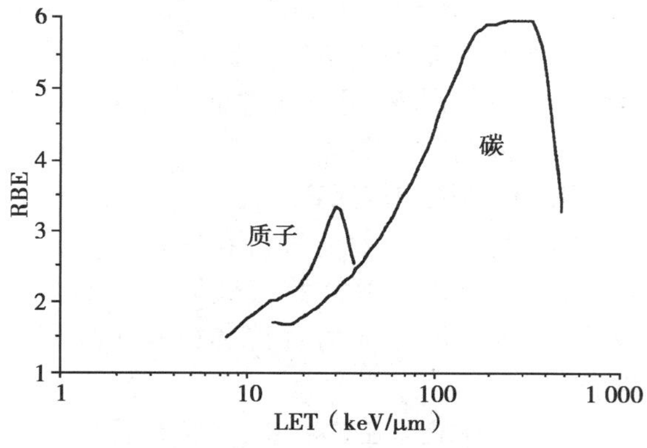

图 2-8-2　RBE 与 LET 的关系

二、结构与性能

质子和重离子放射治疗系统主要由加速器、能量选择系统、束流传输系统、束流照射系统、定位系统、图像引导系统、治疗控制系统、治疗安全系统、治疗计划系统，同时还需要其他辅助系统如肿瘤信息系统、呼吸门控系统、剂量验证和质量保障系统等来共同完成完整治疗过程（图 2-8-3）。

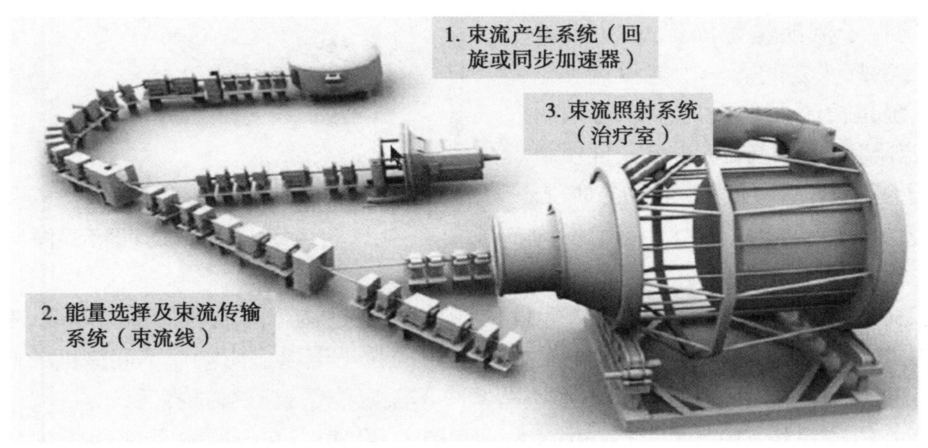

图 2-8-3 质子和重离子放射治疗系统结构

1. 加速器 粒子治疗主要有三种不同类型的加速器系统，一种是直线加速器，一种是回旋加速器，另外一种是同步加速器。重离子治疗均采用同步加速器。加速器是粒子治疗系统中至关重要的组成部分，质子直线加速器目前在市场上比较少见。回旋加速器从垂直方向分离成两个半圆盒，半圆盒的形状像英文字母 D，故常称作 D 形盒。两个半圆盒的间隙中加上一个交变的电场，上下加上一个二极磁场。束流先入射到中心，然后束流每次穿过电场时就加速一次，束流离开电场区进入磁场区又被偏转 180°，在一个特定的精确时刻又重新进入电场区，电场的极性以精确的时间间隔进行切换，以确保当束流到达间隙时，束流总是被加速。由于磁场几乎是常数值，束流轨迹的半径随能量增大而增大，有效的束流轨迹类似于一个螺旋线。当束流在回旋加速器的边缘到达最高能量时，束流就从回旋加速器的边缘向治疗室的方向引出。粒子治疗用的回旋加速器产生的是连续束流（图 2-8-4）。

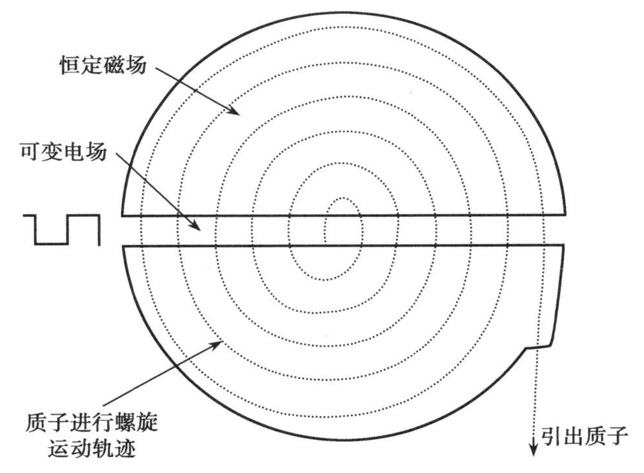

图 2-8-4 回旋加速器示意图

同步加速器是一个带磁铁的狭窄真空管道组成的环，束流从同步加速器环外的一个 3~7MeV 直线加速器或者回旋加速器入射。束流连续地在环内循环，反复通过置于环上的加速装置而获得加速。为了使束流保持在闭合环内，磁铁的磁场强度必须随着束流能量的增加而同步增强，也因此而获得同步加速器之名。当束流能量增加时，束流在环内的轨道保持不变。一旦束流达到治疗所需的能量，就引出到束流传输线，通过一系列聚焦和偏转磁铁引导到治疗室（图 2-8-5）。

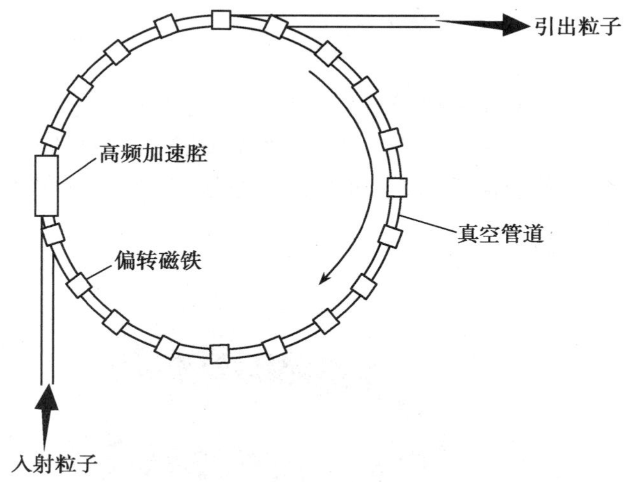

图 2-8-5 同步加速器示意图

回旋加速器磁场是恒定的，是连续的束流，输出的能量是恒定的；而同步加速器磁场是动态的，是脉冲束流，输出的能量是可调的。

2. 能量选择系统（energy selection system，ESS） 治疗时要根据肿瘤所处的位置深度选用不同能量的粒子，回旋加速器引出的粒子流能量是固定的，因此要在加速器与治疗头之间有一个能量选择系统，这个系统是由不同厚度的组织等效材料石墨降能器和各种磁铁与测量元件所组成。当粒子通过不同厚度的石墨层时，石墨厚度越大则降低的能量越大，使用不同厚度就可以得到不同的降能。当回旋加速器引出的 230MeV 固定能量的粒子进入能量选择系统，通过调节降能器的不同厚度，就可以在输出端得到从 70MeV 到 230MeV 连续可调的不同能量的粒子流以适应治疗不同深度的肿瘤。同步加速器产生能量可变的束流，因此同步加速器系统不需要能量衰减和选择系统。

3. 束流传输系统（beam transport system，BTS） 束流运输系统的任务是将加速器产生的粒子束送到患者治疗部位的附近。从加速器引出的粒子束先进入主束线，然后根据需要转入不同的支束线进入治疗室。束流传输系统有一系列偶极磁铁（偏转与控制）和四极磁铁（聚焦），通过其真空管道将加速器的粒子束传输到治疗室。通过控制束流传输系统偶极磁铁偏转单元，实现从一个治疗室到另一个治疗室的束流切换。

4. 束流照射系统（beam delivery system，BDS） 主要包括各种类型机架与治疗头。

从加速器引出的粒子束通过传输线进入治疗室，治疗室分为固定束治疗室和旋转束治疗室。固定束治疗室可有一个水平固定野或水平固定野与其他角度固定野，以减少治疗室大小和总体成本。旋转机架可提供 360° 全旋转或 0°~220° 有限范围角度旋转治疗。旋转机架设计能够治疗大多数需要不同射束角度的复杂病例。

治疗头实际上是一个束流性能转换装置，安装在旋转机架上面或固定束的一端，它主要通过被动散射法（passive scattering，PS）和笔形线束扫描（pencil beam scanning，PBS）法，把输入到治疗头的窄的束流适形于三维靶区的剂量分布进行治疗。相应的治疗头主要有两种类型：一种是用于 PS 技术的治疗头，另一种是用于 PBS 技术的治疗头。

PS 治疗头包含第一散射体、射程调制轮第二散射体、剂量和射野监测电离室、患者特定限束设备或者其他准直部件和补偿器（图 2-8-6）。

PBS 治疗头包含束流离轴监视器、扫描磁铁、剂量监视器、点位置监视器、能量滤过器和射程变换器（能量吸收器），以及可能在束流路径上的真空装置或氦气电离室（图 2-8-7）。

除了专用于 PS 或 PBS 的治疗头之外，还有同时具有散射和扫描功能的治疗头，如通用治疗头。

5. 定位系统（patient-positioning system） 患者定位系统是在治疗过程中为患者提供精确定位和支撑的装置。定位系统为治疗床提供 6 个自由度的运动，以确保患者靶区在等中心处的定位。6 个自由度的运动包括 3 个方向的平移运动（横向、纵向、垂直）和 3 个方向的旋转运动（旋转、俯仰、翻转），以实现精确定位。

6. 图像引导系统（image guided system，IGS） 通过 2D 和 3D 的 X 射线影像验证患者位置，保证患者的精确定位。影像系统采集的影像与患者肿瘤定位时的影像作比对，验证肿瘤位置。一般采用正交数字 X 射线成像和锥形线束 CT 两种方式。数字 X 射线成像采用两个正交

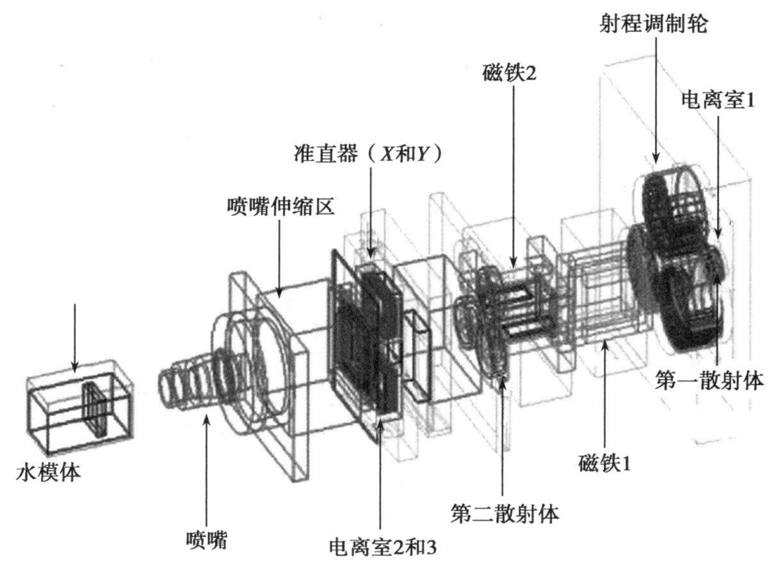

图 2-8-6 散射束治疗头示意图

影像系统，其中一个球管位于质子束流方向上，形成束流方向视图，另外一个球管位于治疗头 90° 方向。三维锥形线束 CT 采用一个单独的二维影像设备围绕成像区域旋转，采集到二维影像，然后利用获得的二维图像重建三维图像。锥形线束 CT 在软组织成像方面，较传统方式可以提供更多的信息，从而使治疗更精准，三维锥形线束 CT 可进行影像引导质子治疗（IGPT）。

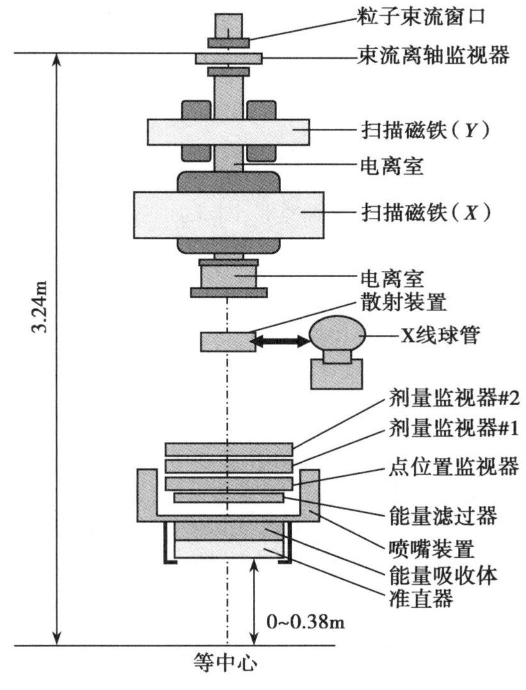

图 2-8-7 笔形线束治疗头示意图

7. 治疗控制系统（treatment control system，TCS） 将质子治疗系统中各个独立完成某一特定功能的设备相互连接在一起，通过专用应用软件按治疗要求使所有设备协调地进行工作。

8. 治疗安全系统（treatment safe system，TSS） 是一个全面的安全管理系统，它保护患者及工作人员的安全。避免受到不必要的照射、机械碰伤及电气损伤风险。

9. 治疗计划系统（treatment planning system，TPS） 辅助医生完成治疗计划和治疗过程，是粒子治疗中必不可少的软件系统。目前设计的 TPS 主要由图像处理模块和剂量计算模块组成。图像处理模块主要实现对 CT、MRI、PET 融合或者融合图像的读取、三维重建、自动或手动分割，勾画出肿瘤区、危及器官以及正常组织。物理师根据图像数据确定治疗参数，如照射剂量、次数、方向等，通过剂量运算确定剂量分布图。

质子和重离子放射治疗系统除了上述本身主要的子系统外，还需要其他辅助系统来共同完成完整的治疗过程，如肿瘤信息系统、呼吸门控系统、激光定位系统、剂量验证和质量保障系统等。

三、主要技术参数

（一）基本术语

1. 深度剂量分布曲线（depth dose distribution curve） 离子束在穿过介质的过程中，其在辐射束轴上产生的吸收剂量随介质深度而变化的关系曲线。一般情况下采用水作为介质来表征深度。

2. 束斑（beam spot） 为窄离子束在垂直于离子束参考轴平面上的分布。束流在垂直于束流参考轴平面上剂量分布峰值50%的宽度为束斑大小，束流在垂直于束流参考轴平面上剂量分布的中心位置为束斑位置。

3. 设备参考点（equipment reference point，ERP） 用于设备尺寸和剂量学测量参考的空间中的点，通常设备参考点与等中心一致。

4. 被动散射（passive scattering） 使用散射体增加窄离子束的横向展宽，生成宽束照射的模式。

5. 均匀扫描（uniform scanning） 辐射束在横向以预定义的方式扫描，产生足够大的射野覆盖治疗靶区，射野内最终的剂量分布是均匀的，横向扫描过程中不刻意改变辐射束的通量。

6. 调制扫描（modulated scanning） 通过小直径的离子辐射束对靶区的扫描，产生一个足够大、能够覆盖靶区的射野，实现在不同的横向位置上，给予不同的计划照射剂量。

（二）质子和重离子治疗系统主要技术参数

质子和重离子治疗系统主要技术参数见表2-8-1。

表2-8-1　质子和重离子放射治疗设备技术参数

加速器类型	临床束流射程	束流类型
直线加速器、回旋加速器、同步加速器	3.6~4.0g/cm^2	连续或脉冲
机架类型	图像引导系统	束流配送方式
固定机架、旋转机架（360°全旋转或有限范围角度旋转）	两维正交X线成像、轨道CT或锥形线束CT	散射技术、笔形线束扫描技术
患者支撑系统	束流传输系统	治疗计划系统
3个方向的平移运动和3个方向的旋转运动，碳纤维治疗床板，床面不影响剂量分布和建成深度，对kV级X线成像不形成伪影	具备束流传输所需的磁铁、真空及其他附属装备，加速器固定射束能量具备降能器。不同治疗机房切换出束时间满足治疗需求	具备患者计划和治疗设备数据管理、加速器建模、粒子计划设计、剂量计算、计划评估和质量保证、报告及输出等功能，用于粒子放射治疗计划的设计和分析
呼吸门控/运动追踪系统	计算机控制系统	监控管理和束流触发
具有监测呼吸运动和呼吸控制信号产生的软硬件模块，能实现呼吸门控功能	具有临床应用模式；特殊治疗应用模式；物理模式和维修模式。具有DICOM RT接口，可与第三方放射治疗产品相连接	支持第三方呼吸监测/体表位置监控触发系统与控制系统连接；支持主流肿瘤信息系统的接入；支持外接剂量验证和质量保证系统功能

质子笔形线束扫描技术常用参数见表2-8-2。

表2-8-2　质子笔形线束扫描技术常用参数

参数	临床意义	常规数值
能量范围	荷能带电粒子穿越水等效模体的深度	≥230MeV
照射野范围	不使用多中心射野技术所能治疗靶区的最大侧向尺寸	从20cm×24cm到30cm×40cm

续表

参数	临床意义	常规数值
剂量率	给予 1L 等效组织靶区 2Gy 均匀剂量所需时间	1.0~4.0Gy/(L·min)
半影宽度	侧向剂量分布曲线同侧 80% 和 20% 剂量点之间的宽度	± 2mm 以内
束斑大小	束流在垂直于束流参考轴平面上剂量分布峰值 50% 的宽度	32g/cm^2 处 2.2~4.4mm
束斑对称性	所有治疗角度和能量下，粒子束流束斑的稳定性	< ± 10%
束斑位置精度	束流在垂直于束流参考轴平面上剂量分布的中心位置	1mm

四、临床应用

(一) 质子和重离子治疗系统临床应用原理

质子和重离子的布拉格峰特性表明，只需将其峰值对准肿瘤病灶，肿瘤就能接受最大剂量的照射，而肿瘤前的正常组织器官只接受到相应 1/3~1/2 的剂量，且肿瘤后沿正常组织器官几乎不受辐射伤害。重离子束具有布拉格峰放射物理学特性，又具有高 LET 射线的高 RBE 特性，它可使肿瘤 DNA 分子双链断裂而无法修复或再生，对肿瘤细胞形成致命性损伤。对放射抗拒的肿瘤细胞、乏氧肿瘤细胞同样具有很好的治疗效果。

(二) 质子和重离子治疗技术

单一能量束流穿透一定厚度介质，深度曲线布拉格峰呈高斯形状分布，截面只有数毫米。肿瘤具有一定体积，为了使具有数厘米厚度的肿瘤区获得均匀的剂量分布，需要将布拉格峰展宽至覆盖肿瘤厚度的范围。因此，必须对束流进行纵向能量调制，将多个布拉格峰进行叠加形成扩展布拉格峰（spread out bragg peak，SOBP），SOBP 是指由不同能量离子束产生的布拉格峰优化叠加，从而形成深度剂量分布曲线上的扩展剂量区。SOBP 与被照射肿瘤厚度相适应才可进行临床应用。

除束流纵向能量调制外，通常也需要对束流进行横向扩展。因为从加速器引出的束流截面仅有几个毫米，不足以覆盖肿瘤的最大横向尺寸，难以用于临床治疗。

1. 束流纵向能量调制方法　临床上肿瘤深度处均匀剂量的照射是通过构造扩展布拉格峰实现。一系列不同强度及能量的原始布拉格峰组成扩展布拉格峰。

用来形成 SOBP 的专用装置称为能量调制器（或量程调制器）。能量调制分成主动调制与被动调制两种。不用介质阻挡方式来改变能量，而用直接改变加速器引出质子能量的方法来实现能量调制是主动能量调制法。主动能量调制只有在同步加速器中才能实现，回旋加速器必须采用被动能量调制法。被动能量调制法的 SOBP 由一系列强度和能量调制后的原始布拉格峰组成，该系统通过射程调制轮或脊形过滤器实现。调制轮是由低原子序数材料制成的一系列高度及宽度各不相同的台阶，当其以恒定速度旋转时，加速器引出的具有一定能量的粒子束流按顺序通过台阶，从而使束流能量降低，最终产生具有所需能量和强度的布拉格峰组来构建 SOBP。脊形过滤器则通过优化相互间的脊的厚度和宽度来获得适宜的 SOBP。笔形线束主动扫描系统则无须能量调制轮，主要依靠从能量选择系统引出的粒子流，通过多层扫描来实现。

2. 束流横向扩展方法　不同的束流横向扩展形成了不同的粒子治疗技术。目前临床上常用的有被动散射及笔形线束扫描两种束流治疗技术。

（1）被动散射技术：作为一种传统的束流治疗技术，利用加速器输出的聚焦束流，通过 1~2 个散射体散射，最终获得经扩展后临床可用的较大照射野。单散射技术仅利用束流线中的一个散射体进行射束横向扩展，该散射体通常由铅等高原子序数金属箔制成。单散射系统对射线利用率较低，形成的照射野较小且剂量分布平坦度不高，常用于眼睛或脑部肿瘤的小靶区治疗。双

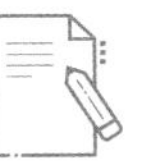

散射系统通过两级散射进行束流扩展，首先粒子束通过第一散射体形成高斯形强度分布，然后通过第二散射体使得横向剂量分布更为平坦，最终可形成直径达 40cm 的均匀强度剂量分布。被动散射技术采用治疗机头安装的限束器或 MLC 及补偿器以实现适形治疗。

均匀扫描技术(摆动扫描法)：是利用第一散射体将束流散射到稍大的光斑，在下游束流线上前后放置两个二极磁铁，它们所产生的磁场相互正交又与束流方向相互垂直。两个磁铁都用正弦型交流电供电，频率相同，但相位差 90°，适当地选择水平和垂直方向磁场的大小，则通过磁铁沿中轴方向前进的离子因受到磁力而在中轴上下、左右来回摆动，形成一个圆环形的剂量分布。环形剂量分布的直径可通过调节水平和垂直方向磁场的大小来改变。如果用几个直径不同的同心环状剂量分布相互叠加，就可以获得一个较大面积的均匀照射(实为先散射后扫描)。在深度方向上，使用调制轮或薄的射程移位改变束流能量来逐层覆盖目标靶区。与被动散射类似，该技术虽不需第二散射体，但仍需患者个体化限束器/MLC 和补偿器。

(2) 笔形线束扫描技术：是采用两对正交偶极磁铁(扫描磁铁)横向引导加速器引出的窄的粒子束，将具有一定强度的小尺寸粒子笔形线束引至预定位置，因此整个肿瘤的剂量是由多个笔形线束叠加而成。最终使束流与肿瘤形状相适应。该技术的横向强度调制与调强放射治疗相似。然而在深度方向上它还通过改变 IMRT 无法提供的能量来提供深度调制。因此，PBS IMPT 能够实现真正的 3D 剂量适形，实现真正的 3D 剂量绘制。笔形线束扫描技术具有一系列的优点：减少束流路上的介质材料，不改变束流的射程与方向，提高束流的利用效率，减少照射在患者身体上的辐射本底。PBS 通常无须被动散射中使用的限束器和补偿器，但当笔形线束斑尺寸太大而无法在目标体积和附近器官之间产生所需的剂量梯度时，限束器仍可用来锐化束流的侧向半影。

(三) 质子和重离子治疗系统临床应用特点

1. 质子和重离子治疗的特点 ①穿透性能强：可根据病灶的部位及深度调节束流能量，使束流到达人体的任意深度；②靶区内高剂量：通过布拉格峰展宽得到 SOBP，使病灶位于 SOBP 峰区，从而获得靶区内高剂量；③正常组织损伤小：病灶前面的剂量较低，其后方剂量为零，正常组织受量小；④旁向散射少：由于质子和重离子的质量大，在物质内散射少，因此减少了周边正常组织的照射剂量。

与常规光子放射治疗方式比较，质子和重离子放疗具有以下优势：①明显提高对肿瘤的局部控制能力；②明显减轻肿瘤周边正常组织的损害及副作用；③降低放疗和化疗同时应用对正常组织造成的毒性；④通过提高日照射剂量而明显缩短疗程；⑤减少第二原发肿瘤的发生率。

2. 质子和重离子治疗的临床适应证 ①外科手术困难的肿瘤；②局部晚期、分化高、增殖慢的肿瘤，或对低 LET 射线放疗抗拒的难治性肿瘤；③青少年患者，由于正常组织处于发育期，一旦放疗受损就会产生畸变、致残、停滞发育等严重后果的；④高龄患者或脏器功能衰退的患者；⑤肿瘤邻近的重要组织器官；⑥常规放疗复发、无效的患者。主要包括以下几类肿瘤：

中枢神经系统癌症(包括脊索瘤、软骨肉瘤、恶性脑膜瘤)、眼癌(包括葡萄膜黑色素瘤或脉络膜黑色素瘤)、头颈癌(包括鼻腔与鼻旁窦癌以及一些类型的鼻咽癌)、肺癌、肝癌、前列腺癌、脊柱与盆腔肉瘤(发生于软组织与骨骼的癌症)、某些发生于脑部的良性肿瘤也可能会从中获益。

(1) 脑和脊髓良恶性肿瘤：包括脑(脊)膜瘤、脑转移瘤、垂体瘤、脑胶质瘤、听神经瘤、颅咽管瘤等。颅底：脊索瘤和软骨肉瘤；脑血管疾病：脑动静脉畸形、海绵状血管瘤等；其他脑部疾病：癫痫、帕金森病、三叉神经痛。

(2) 眼部病变：脉络膜黑色素瘤、视网膜黄斑变性、眼眶肿瘤。

(3) 头颈部肿瘤：鼻咽癌(原发、复发或转移病灶)、口咽癌。

(4) 胸腹部肿瘤：肺癌、肝癌、胰腺癌、食管癌、纵隔肿瘤及位于腹膜后肿瘤等。

(5) 盆腔肿瘤：前列腺癌、子宫肿瘤、卵巢癌、脊索瘤、软骨瘤。

（6）儿科肿瘤：髓母细胞瘤、神经母细胞瘤及其他脑脊髓肿瘤。眼及眼眶肿瘤、颅底和脊柱肉瘤、淋巴瘤、腹盆腔肿瘤。

3. 质子和重离子治疗和手术、化疗的联合应用　①质子和重离子布拉格峰后正常组织的吸收剂量大大降低了，因此可以更好地配合使用化疗，可以降低骨髓的吸收剂量，降低中性粒细胞减少症的发生，因此可以联合使用强效化疗方案；②对于较大体积肿瘤，手术和放射治疗的配合问题，放疗前选择性的手术治疗可以减轻瘤负荷，同时加大了肿瘤组织和危及器官之间的间隙；体积较大的肿瘤可能是质子治疗的一个很好的适应证，因为传统射线很难给肿瘤很高的剂量。

五、质量控制与系统维护

（一）质子和重离子治疗系统质量控制

质子和重离子治疗系统质量控制检测分为验收检测、状态检测和稳定性检测。新设备安装后、在设备重大维修后，应进行验收检测，检测结果应符合随机文件中所列产品性能指标。使用中的医用质子/重离子加速器应每年进行状态检测，检测结果要等于或优于日常质量控制检测结果。状态检测和稳定性检测委托有资质的服务机构进行。

1. 质子和重离子治疗系统质控检测设备的要求　适用于测量深度剂量分布的仪器主要包括二维电离室阵列、多层电离室、电离室和水箱；适用于束斑位置和大小测量仪器有胶片、平面闪烁体探测器或固体核径迹探测器等。检测用测量仪器应根据有关规定进行检定或校准，检测结果应有溯源性。

2. 质子和重离子治疗系统稳定性质控检测主要内容　见表 2-8-3。

表 2-8-3　质子和重离子治疗系统稳定性质控检测主要内容

序号	检测类别	检测项目	技术要求	验收检测	状态检测	稳定性检测	
						应检	周期
1	剂量学部分	输出剂量偏差[a]	± 3% 内	√	√	√	1 天
2		剂量重复性	≤2%	√	√	√	6 个月
3		剂量线性	≤2%	√	√	√	1 个月
4		射程准确性	单能：± 1mm 内；调制射程，调制扫描：± 2mm 内 散射或均匀扫描模式：± 2mm 内	√	√	√	1 年
5		束斑位置偏差[b]	± 1.5mm 内	√	√	√	1 个月
6		束斑大小偏差[b]	± 15% 内	√	√	√	1 个月
7		束斑形状的一致性	± 2mm 内	√	√	√	1 个月
8		射野均整度和对称性[c]	质子： 均整度：≤2% 对称性：± 2% 内 重离子： 均整度：≤5%； 对称性：± 5% 内	√	√	√	1 个月
9		横向半影宽度偏差	散射模式和均匀扫描模式：± 2mm 内	√	√	√	1 个月
10		SOBP 展宽宽度偏差[d]	散射模式或均匀扫描模式：质子束：≤2%/2mm；重离子束：≤3%/3mm	√	√	√	1 年
11		虚拟源-轴距偏差[a]	± 1.0 % 内	√	√	√	1 年

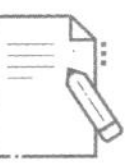

续表

序号	检测类别	检测项目	技术要求	验收检测	状态检测	稳定性检测	
						应检	周期
12	机械部分	辐射束等中心偏差	± 1mm 内	√	√	√	1 个月
13		影像等中心偏差	± 1mm 内	√	√	√	1 个月
14		床旋转中心偏差	± 1mm 内	√	√	√	1 个月
15		床位移和旋转精度偏差	± 1mm/1° 内	√	√	√	1 个月
16		图像引导校正偏差	± 1.5mm 内	√	√	√	1 天
17	安全部分	治疗床及影像系统机械臂急停、碰撞功能	符合随机文件要求	√	√	√	1 天
18		脊型滤波器、射程位移器表面完整度	表面完整性	√	√	√	1 天
19		紧急救护按钮	功能正常	√	√	√	1 天
20		安全联锁功能	功能正常	√	√	√	1 周
21		各区域束流急停功能	符合随机文件要求	√	√	√	1 周
22		机房对讲和监视系统	功能正常	√	√	√	1 天
23		机头感生放射性防护要求	在最后一次照射终止后的 30 秒内开始测量，累积 5 分钟，测量机头的周围剂量当量值应不超过下列值：①离任意外壳表面 5cm 容易接近处：10μSv；②离任意外壳表面 100cm 处：1μSv	√	√	√	6 个月

注：验收检测应覆盖高能量区、中能量区和低能量；状态检测可选择临床常用能量区进行检测。“√”表示应进行对应项目的检测。

a. 被动散射模式或均匀扫描模式条件，因 MLC 叶片尺寸无法形成 5cm × 5cm 等整数尺寸照射野时，可选大于 5cm × 5cm 的照射野进行检测。

b. 若同挡能量存在不同束斑大小，应予以分别测量，以临床使用的能量和束斑的频次选择测量。

c. 仅散射模式和均匀扫描模式检测。

d. 只适用于质子和重离子的散射模式和均匀扫描模式检测。

（二）质子和重离子治疗设备维护

每天早晨在使用系统之前，应进行晨检工作，确保系统所有部件都在正常参数内运行，最大限度地降低患者治疗过程中的中断风险。

每天治疗结束后，应安全关闭系统，并为夜间可能进行的维护工作做好准备。

在质子和重离子治疗系统使用期间，所有操作中断和部件故障都会被记录在日志文件中，每天应有专人负责查看这些日志文件，分析、识别影响患者照射安全性和精确性的故障。

物理师要按照表 2-8-3 的项目和要求完成质量控制检测工作，确保系统的各项指标与设备安装验收时的参数保持一致，确保治疗质量。

工程师要做好预防性维护，主要包括以下内容：根据系统维护手册指定的时间表更换需要更换的部件，修复出现或检测到的故障，做好修复性维护工作，定期更新系统软件和硬件，以避免设备性能的显著下降，确保患者安全，减少停机对临床造成的影响。

（郭跃信）

第九节　后装放射治疗设备

一、概述

近距离治疗（brachytherapy）是放射治疗的主要手段之一，迄今已经有100余年的历史。与外照射治疗相比，近距离治疗是将体积小且封装的放射源，通过输源管道（catheter）和施源器（source applicator）将放射源送到肿瘤内或贴近肿瘤部位，对肿瘤在一定时间内实施照射，或将放射源植入肿瘤部位，在放射源完全衰变的整个活性期内（永久性植入）实施连续照射；前者称为近距离后装治疗（after loading brachytherapy），后者称为放射性粒子植入（radioactive particle implantation）。后装放射治疗（after-load radiotherapy）是预先在患者需要治疗的部位正确地放置施源器，然后采用自动或手动控制，将储源罐（store container）内的放射源置入施源器内实施治疗的技术。随着放射源、后装治疗机和治疗计划系统的发展，近距离照射治疗范围已发展到全身各部位，如宫颈癌、鼻咽癌、食管癌、支气管癌、直肠癌和膀胱癌等。

二、近距离后装治疗机基本结构与性能

（一）主机及治疗系统

近距离后装治疗机主要由专用微机控制系统、步进电机、放射源、储源灌、真假源传输系统、治疗通道、治疗通道分度头、紧急回源装置和计时器等组成（图2-9-1）。储源罐是储存后装治疗放射源的容器。

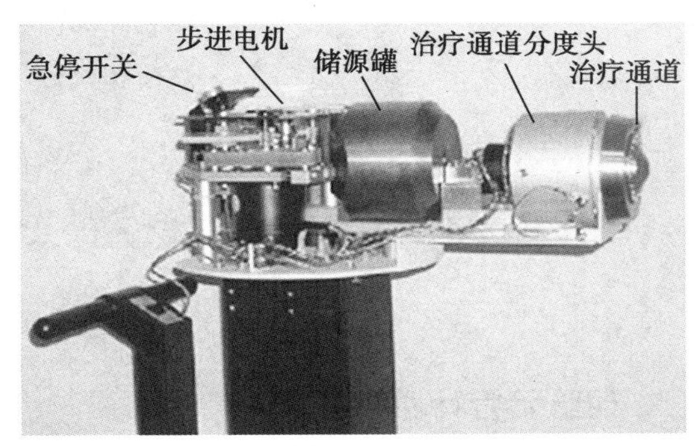

图2-9-1　后装治疗机结构示意图

（二）放射源

近距离后装治疗放射源必须满足：①在组织间有足够的穿透力；②易于放射防护；③半衰期不宜过长；④易制成微型源。在临床中用于后装治疗的放射源有铯-137（^{137}Cs）、钴-60（^{60}Co）、铱-192（^{192}Ir）等（表2-9-1）。铯-137源有多种形状，如针状、管状和丸状。铱-192源为丝状圆柱体（6~10Ci，物理尺寸直径1.1mm长度7.5mm，活性部分尺寸直径1.1mm长度3.5mm）（图2-9-2），活性芯为铱-铂合金，外壳是0.1mm厚的铂材料。铱-192源也有籽粒状，外有双层不锈钢壳，制成串形尼龙丝带状，标准活度为370GBq（10Ci）。钴-60后装治疗源为丸状，标准活度为18.5GBq（0.5Ci）。一般近距离放射源制成密封式放射源，为了足以屏蔽放射源辐射的α射线和β射线，以及防止放射性材料的泄漏，通常放射源都有双层密封壳。

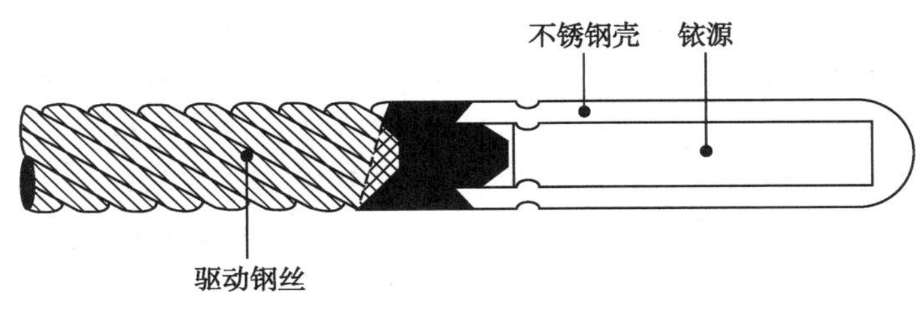

图2-9-2　铱-192放射源结构图

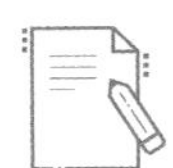

表 2-9-1　近距离后装治疗使用的放射性同位素特点

同位素	光子平均能量/MeV	半衰期	HVL 铅/mm	Γ_{AKR}/[Rm^2/(h·GBq)]
钴-60	1.25	5.26 年	11	309
铯-137	0.66	33 年	6.5	77.3
铱-192	0.38	73.8 天	3	111

（三）施源器

施源器是预先放入人体腔、管道或组织间，供放射源驻留或运动，并实施治疗的特殊容器。有插植针、施源管或具有其他特殊形状的施源器，如妇科施源器、鼻咽施源器、直肠施源器、乳房施源器、食管施源器、肺施源器及不同长度的组织间插植针等（图 2-9-3）。

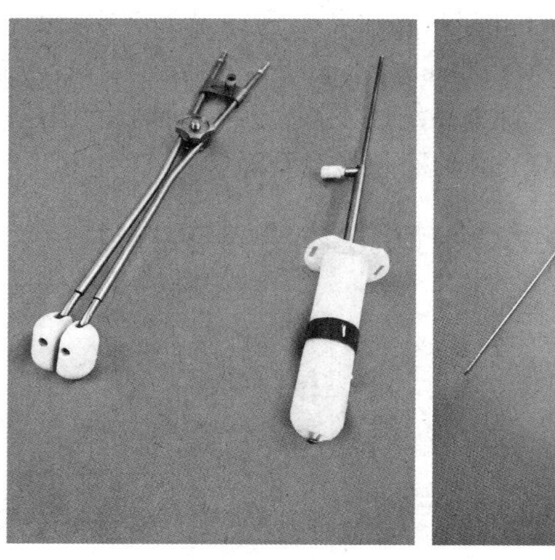

图 2-9-3　不同种类施源器

（四）治疗计划系统

治疗计划系统可以接收正侧位及正交、变角 X 线影像，或 CT、MRI 图像，利用三维重建功能，显示解剖结构，自动进行放射源衰减修正，根据放射源驻留位置、病灶大小及治疗参数进行剂量优化计算，显示剂量分布，设计最佳的治疗计划，打印图文计划报告及数据文件。

（五）操作系统

操作系统是治疗计划系统运行的载体，可以接受治疗计划指令信息，从而控制后装治疗机将放射源通过输源管道送到指定的驻留位置，并根据治疗计划设计的驻留时间实施治疗，使治疗剂量分布达到计划设计要求。

三、主要技术参数

后装治疗机系统组成包括后装治疗机、近距离治疗计划系统和施源器等。治疗计划系统能完成二维和三维近距离治疗计划的设计和实施。操作系统必须能准确地控制照射条件，应有放射源启动、传输、驻留及返回储源罐源位、治疗日期、治疗通道、照射总时间及倒计时等的显示；实施治疗期间，当发生停电或意外中断照射时，放射源必须能自动返回储源罐；必须同时显示和记录已照射的时间和剂量，保存所有治疗历史和资料，恢复供电后可继续完成未治疗部分；能够检测放射源每次进出，显示放射源由工作储源罐内输出和返回储存位置的状态。放射源在每个驻留点，应有两个独立的计时器核实治疗时间，控制照射时间计时误差必须小于 1%，放射源有足够的驻留时间。当自动回源装置功能失效时，必须有强制回源措施进行应急处理。放射源传输到

施源器内驻留位置的偏差小于 ±1mm。放射源最大治疗长度应满足临床要求，放射源步进长度应有 2.5mm、5.0mm、10mm 等步长，输源精度 ±1mm。

四、临床应用特点

（一）近距离后装治疗特点

近距离后装治疗在计算机控制下，将放射源送入治疗部位的施源器内实施照射。与外照射治疗相比，近距离后装治疗临床应用具有以下特点：①可以直接把放射源放到肿瘤附近或插植到肿瘤组织内，放射源距离治疗部位非常近，绝大部分辐射能量被患者的肿瘤组织吸收，肿瘤组织剂量高，可最大限度地杀灭肿瘤细胞；②肿瘤深度剂量和距离的平方成反比，距离稍微改变，深度剂量就会有较大的改变，这样距放射源一定距离的正常组织及敏感器官可以得到很好的保护；③肿瘤内剂量不均匀；④照射时间短；⑤可以连续照射或分次照射。

近距离治疗先将导管或施源器置于治疗部位，之后拍定位片或 CT 扫描定位，医生勾画靶区进行计划设计，确认计算剂量分布符合要求，通过操作系统将放射源运送到施源器内进行照射。治疗结束后，放射源自动回到储源罐中处于屏蔽状态。

（二）近距离后装治疗照射方式

1. 腔内照射　是对宫颈癌、鼻咽癌、食管癌、主支气管肺癌等肿瘤，利用人体的天然体腔和管道（如子宫腔、阴道、鼻咽腔、气管及直肠等），根据肿瘤部位、腔道特点选择合适的施源器，计算出放射源驻留点、驻留时间长短和剂量后实施的照射。

2. 组织间插植照射　是指预先将空心插植针植入靶区瘤体后，再导入步进源进行照射，其剂量分布直接受针管阵列的影响。若使用模板规则布阵，可获得较均匀的剂量分布，用于乳腺癌、软组织肉瘤等插植治疗；亦可采用徒手操作的非规则布阵，用于舌癌、口底癌等解剖结构较复杂、无法使用模板的部位。

3. 手术中置管术后照射　主要用于受限要害器官，手术切缘不净，亚临床灶范围不清的情况。这时可在瘤床范围预埋数根塑管，术后导入步进源做补充照射。用于脑肿瘤、胰腺癌、胆管癌及膀胱癌等手术，有利于提高肿瘤控制率、减少复发及便于分次多程照射。实施过程中需要做好瘤床金属标记，理顺软塑管排布次序和走向，避免扭曲、折损和交错，使用有硬芯的塑料管，这是保证术后顺利施治的前提。

4. 敷贴治疗　用施源器将放射源按一定规律放置在体表病灶上，达到治疗表浅病变的目的。需根据不同部位不同情况制作模板，恰到好处地固定在病灶上面。利用治疗计划系统进行剂量分布优化，实施近距离照射，为降低靶区剂量变化梯度，需避免直接将塑管贴敷在皮肤表面，可用组织等效材料、蜡块或凡士林纱布隔开。另外，切忌用于深层（≥1cm）肿瘤的治疗，因为梯度落差可能导致肿瘤在达到控制剂量之前，皮肤剂量已经远远超出其耐受水平，而产生严重的皮肤损伤。

五、后装治疗机质控与维护

（一）后装治疗机验收

后装治疗机的验收应符合行业标准《自动控制式近距离治疗后装设备》（YY/T 1308—2016），新安装或检修后的后装治疗机在正式投入使用前，必须进行验收检测，具体验收项目如下：

1. 随机文件　应提供以下内容：①后装治疗机可以使用的治疗通道数目；②放射源最大传送距离；③放射源源线（辫）的长度；④驻留点之间距离的可调节范围；⑤最大的驻留点数目以及相应驻留点之间的距离；⑥放射源至驻留点的最大传送时间；⑦放射源在驻留点可驻留的时间范围；⑧后装治疗机机头的可升降范围；⑨后装治疗机放射源所允许通过的最小曲率半径，以及相

应施源器的内径；⑩后装治疗机可以使用的施源器的配置（包括名称、型号、数目、材料、结构、适用部位、寿命、消毒方法、连接方式）；⑪可重复使用的施源器及其他附件的清洗、消毒、灭菌方法；⑫施源器成像的方法；⑬换源之后修改治疗计划系统及后装治疗机控制台软件中有关放射源活度和校准时间的建议和操作方法。

2. 放射源最大传送距离 后装治疗机放射源实际的最大传送距离与随机文件规定的距离之间的差值不应超过 1.0mm。

3. 放射源定位误差 对所有可调节的驻留位置，后装治疗机定位放射源至驻留位置的误差不应超过 1.0mm。

4. 放射源定位重复性 后装治疗机重复定位放射源至驻留位置的精度不应超过 1.0mm。

5. 放射源累计定位误差 后装治疗机在运行多个驻留点后，最后一个驻留点实际驻留位置和预设驻留位置之间的误差不应超过 2.0mm。

6. 传送时间 放射源至驻留点的最大传送时间（包括出源时间和回源时间）测量值不应超过随机文件规定的数值。

7. 驻留时间范围 后装治疗机可以设置的驻留时间范围应符合随机文件的规定。

8. 机头升降范围 后装治疗机机头的可升降范围不应小于随机文件所规定的范围。

9. 最小曲率半径施源器组合 后装治疗机在连接所允许通过的最小曲率半径对应的施源器和连接管的内径组合时，应能够正常传送放射源到指定位置。

10. 手动回源工具（通常为手摇柄）；应配备应急储源罐。

（二）后装治疗计划系统的验收

后装治疗计划系统的验收应符合行业标准《自动控制式近距离后装设备放射治疗计划系统性能和试验方法》（YY/T 0973—2016）要求，具体验收项目包括：

1. 长度重建偏差 治疗计划系统的长度重建偏差应不大于 1mm。

2. 体积重建偏差 治疗计划系统的体积重建偏差应不大于 5%。

3. 施源器重建精度 选择不同的施源器，施源器中源运行轨迹符合施源器形状，重建精度应不大于 1.0mm。

4. 剂量计算偏差 治疗计划系统的剂量计算值与理论值之间的偏差应不大于 5%。

5. 剂量分布准确性 治疗计划系统计算的特定等剂量曲线所包围的面积与测量相应等剂量曲线所包围的面积重叠率应不小于 90%。

（三）施源器的验收

1. 检查施源器的配置文件信息，包括名称、型号、数目、材料、结构、适用部位、寿命、消毒方式、连接方式等。

2. 检测施源器与连接管连锁是否正常。

3. 检测施源器与连接管的长度，误差不超过 1mm。

4. 检查施源器表面是否有破损、污染，施源器的形状是否与说明书一致。

5. 制造商规定为无菌的施源器及相关附件应符合无菌要求。

（四）后装治疗机的质量控制与质量保证

1. 后装治疗机的日常质控 检查后装治疗机是否正常开机，有自检功能的后装治疗机开机自检是否正常；检查后装治疗机控制系统显示的放射源强度、日期、时间是否准确；检测监视系统、对讲机、打印机是否正常工作；检测后装治疗机房辐射监测仪、辐射指示灯是否正常；检查应急设备是否正常、警示标志是否完整。

2. 后装治疗机的季度质控 检测放射源活度，实测放射源活度与计划系统和控制系统显示的放射源活度之间的偏差应不超过 5%，铱-192 放射源活度，只需在每次更换放射源后进行检测，钴-60 放射源半衰期比较长（5.27 年），活度每 6 个月检测一次；检测放射源定位误差，实测放射源

位置与计划驻留位置之间的偏差应不超过 1mm；检测放射源在单个驻留位置的驻留时间，实测驻留时间与计划驻留时间的偏差应不超过 0.1 秒；对源可单独选择的多放射源后装治疗机，应分别测量每个放射源的等效活度及其相对偏差，以最大的相对偏差为检定结果；检测后装治疗机房门联锁是否正常；检测急停和治疗中断装置是否正常工作；在断电情况下，检测后装治疗机能否收回放射源，并正确记录治疗信息，如有备用电池，检测备用电池能否正常工作。

3. 后装治疗机的年度质控　检测施源器与连接管长度，误差不超过 1mm；放射源收回时，测量距离后装治疗机储源器 5cm 和 100cm 处的辐射水平，5cm 处剂量当量率不大于 50μSv/h，100cm 处剂量当量率不大于 5μSv/h；检查电缆、后装治疗机表面是否存在放射污染；检查手动放射源收回曲柄的功能；检查应急措施是否合理，举行应急演练，如有必要对应急措施进行修改和完善。

（五）后装治疗机维护

1. 放射源安全管理　后装治疗机使用的放射源，应符合国家标准《密封放射源一般要求和分级》（GB 4075—2009）的规定，放射源应有生产厂家提供的说明书及检验证书，说明书应载明放射源编号、核素名称、化学符号、等效活度与标定日期、表面污染与泄漏检测结果和生产单位名称等。后装治疗控制室需放置安装更换放射源规范化操作手册及应急预案，放射源的更换应由专业技术人员进行，在换源过程中应加强操作人员的放射防护措施和辐射剂量监测，专业技术人员需具备相应的安全防护措施，进入机房前要佩戴个人剂量报警仪。

放射源的运输应符合《放射性物品安全运输规程》（GB 11806—2019）的规定，退役放射源应退还生产厂家或送交指定的放射性废物库统一处理，放射源的安装更换应有放射源安装更换记录。

2. 放射源校准检测　安装更换放射源后，需要检测的项目与技术要求包括以下三项：①检测放射源活度，放射源证书中的活度值与检测值的相对偏差不超过 5%。②检测放射源定位误差，实测放射源位置与计划驻留位置之间的偏差不超过 1mm。③检测放射源在单个驻留位置的驻留时间，实测驻留时间与计划驻留时间的偏差不超过 0.1 秒。安装更换放射源后，应及时更改治疗控制台和治疗计划系统中的放射源参数。

3. 后装治疗机的维修　必须由专业技术人员操作，专业技术人员需具备相应的安全防护措施，进入机房前要佩戴个人剂量报警仪。后装治疗机维修后，物理师和维修工程师应对设备是否需要检测进行评估。对于需要定期、定次更换的部件，要严格按照要求更换，避免过度使用。

（马隆波）

第三章　放射治疗计划设计及计划评估

放射治疗计划设计与计划评估在放射治疗过程中起着至关重要的作用。放射治疗计划设计主要依据高能X(γ)射线、高能电子线、质子、重离子束、放射性粒子的临床剂量学特性、临床剂量学原则及放射物理学和放射生物学等原理,利用治疗计划系统具有的设备数据与影像资料、治疗计划设计和评估等功能,设计三维适形放疗、调强放疗、图像引导自适应放疗、立体定向放疗计划、近距离后装治疗计划和放射性粒子植入治疗计划。

第一节　放射治疗剂量学基础

一、高能光子束剂量学特性

(一)射野中心轴百分深度剂量

1. 照射野　在无特别说明情况下,射线源通常指放射源的前表面中心,或产生射线的靶面中心。射线束经准直器准直后垂直通过模体,与模体表面的截面即是照射野(r)的面积(图3-1-1)。临床剂量学规定模体内给定的等剂量曲线(如50%等剂量曲线)的延长线交于模体表面的区域为照射野的大小。射线源中心和照射野中心的连线称为射野中心轴。

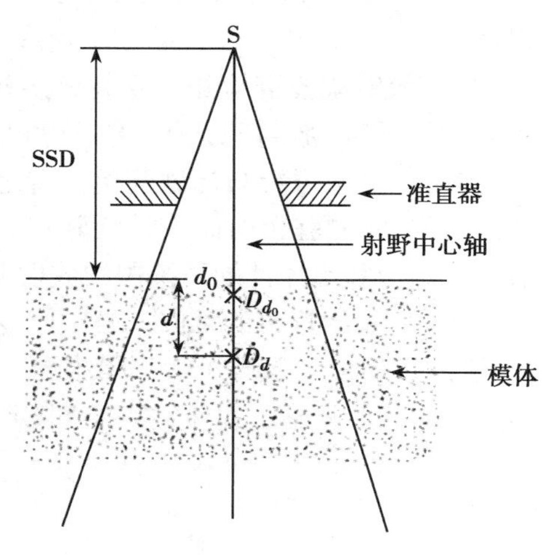

图3-1-1　照射野定义

射线源沿射野中心轴到模体表面照射野中心的距离,称为源-皮距(source skin distance,SSD)。射线源沿射野中心轴到机架旋转轴或机器等中心的距离,称为源-轴距(source-axis distance,SAD)。射线源沿射野中心轴到肿瘤内所考虑点的距离,称为源-瘤距(source tumor distance,STD)。

模体表面下射野中心轴上作为剂量计算或测量的点称为参考点,模体表面到参考点的深度为参考深度,记为d_0。对高能X(γ)射线,参考点取在模体表面下射野中心轴上最大剂量点的位置($d_0=d_m$)。

2. 高能X(γ)射线百分深度剂量　百分深度剂量(percentage depth dose,PDD)定义为射野中心轴上深度d处的吸收剂量率与射野中心轴上参考深度d_0处的吸收剂量率之比:

$$\mathrm{PDD}=\frac{\dot{D}_d}{\dot{D}_{d_0}}\times 100\% \tag{3-1-1}$$

对于中低能X射线,参考深度通常在表面($d_0=0$);对于高能X射线,参考深度一般取在最大吸收剂量点($d_0=d_m$)。

3. 高能 X(γ)射线射野中心轴 PDD 曲线特点

(1) 剂量建成区:PDD 曲线从表面到最大剂量深度区域称为剂量建成区(图 3-1-2),该区域内 PDD 随深度增加而增加。过最大剂量点之后,PDD 随深度增加而减少。剂量建成区的物理原因是:当高能光子入射到人体或模体时,在体表和皮下组织产生次级电子,产生的次级电子要穿过一定深度至其能量耗尽才停止。因此,造成在最大电子射程内由次级电子产生的吸收剂量随深度增加而增加,并在最大射程附近达到最大。随着深度的增加,光子衰减的影响不可忽略,其衰减遵循指数衰减和距离平方反比定律,产生的次级电子数量随深度增加而减少。入射的 X(γ)射线能量越高,剂量建成效应越明显,建成深度越大。

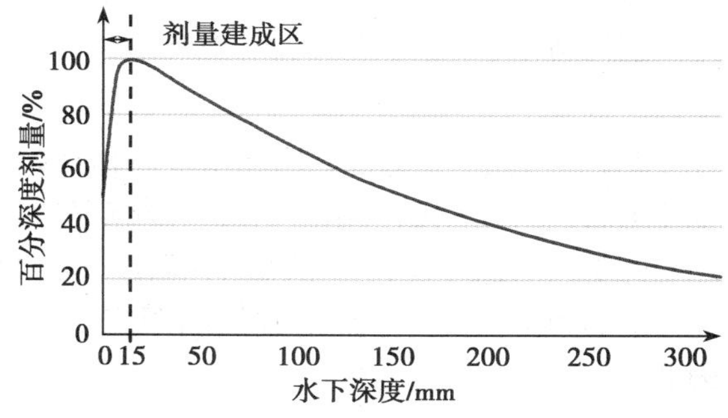

图 3-1-2　6MV X 射线的百分深度剂量曲线

(2) 射线能量对 PDD 的影响:①对剂量建成的影响:随着射线能量的增加,建成区就会越发明显。对于中低能射线,剂量建成区在入射表面或者入射表面附近;对于高能射线,射线能量越高,最大剂量点的深度越深。因此产生了临床上的皮肤保护效应,即在使用高能 X(γ)线时,因为射线的最高剂量点在皮肤下,位于组织深处的肿瘤得到较高剂量,而同时皮肤剂量不会过高。②对深部剂量分布的影响:剂量达到最大剂量点之后(即剂量建成区后),PDD 随射线能量的增加而增加(图 3-1-3)。

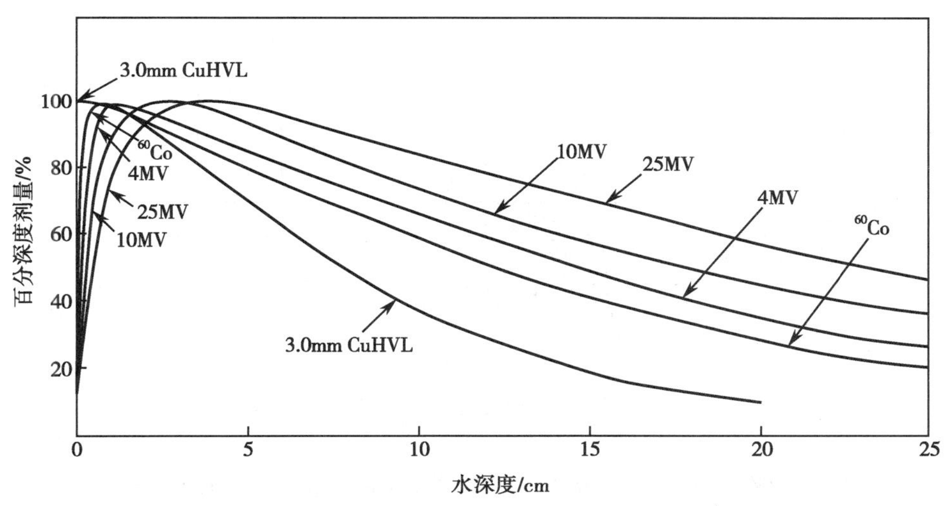

图 3-1-3　不同能量 X(γ)射线的百分深度剂量曲线

(3) 射野大小对 PDD 的影响:当射野尺寸足够小时,光子穿过介质而没有相互作用,在这种情况下散射光子对剂量贡献可以近似忽略,即认为其深度剂量仅是由原射线造成。随着射野尺寸的增加,射野内任何一点的剂量由原射线剂量和散射线剂量共同组成。随着射野尺寸的增加,散射光子的剂量贡献增加,PDD 随之增加。射野增大初始时 PDD 随射野尺寸增加变化快,而当射野足够大后,PDD 随射野尺寸增加变化缓慢。

PDD 分布不仅与射野尺寸大小相关,也受到射线能量大小的影响,因为随着射线能量的增加,散射光子越趋于射束方向,即同等深度处其截面内散射光子随射线能量的增加而减少,因此高能射线的 PDD 对射野尺寸的依赖性要低于低能射线。

（4）射野形状对 PDD 的影响：临床治疗中，如果使用矩形射野或不规则射野时，其射野中心轴的 PDD 与某一个正方形射野的 PDD 相同，则称该正方形射野为矩形野或不规则射野的等效方野。临床上经常使用简单的经验计算法则，即当矩形野和一个方形野的面积周长比相同时，认为两个射野等效。设矩形野的长、宽分别为 a 和 b，其等效方野的边长为 s，则有：

$$s = 2ab/(a+b) \tag{3-1-2}$$

需注意，该方法仅适用于矩形野和方形野的等效转换，对于圆形野和不规则射野，则可通过基于 Clarkson 法则的通用方法进行计算（见第三章第二节）。

（5）源-皮距对 PDD 的影响：如图 3-1-4A 和 3-1-4B 中，在源-皮距不同，而其他照射条件完全相同情况下，由于照射剂量随深度变化，主要由平方反比定律、指数衰减定律和散射决定，因此：

$$\mathrm{PDD}(d, r, f) = 100\% \cdot \left(\frac{f+d_{\mathrm{m}}}{f+d}\right)^2 \cdot e^{-\mu(d-d_{\mathrm{m}})} \cdot K_{\mathrm{s}} \tag{3-1-3}$$

$\mathrm{PDD}(d,r,f)$ 是源-皮距为 f，射野大小为 r，照射深度为 d 的 PDD，μ 是原射线的线性衰减系数，K_{s} 是散射因子。当忽略 K_{s} 的变化时，图中 A 和 B 两个 PDD 之比则称为 F 因子：

$$\frac{\mathrm{PDD}(d, r, f_2)}{\mathrm{PDD}(d, r, f_1)} = \left(\frac{f_2+d_{\mathrm{m}}}{f_1+d_{\mathrm{m}}}\right)^2 \cdot \left(\frac{f_1+d}{f_2+d}\right)^2 = F \tag{3-1-4}$$

由计算可以得到，对于 $d>d_{\mathrm{m}}$，当 $f_2>f_1$ 时，$F>1$；反之，当 $f_2<f_1$ 时，$F<1$，即 PDD 随源-皮距的增加而增加。

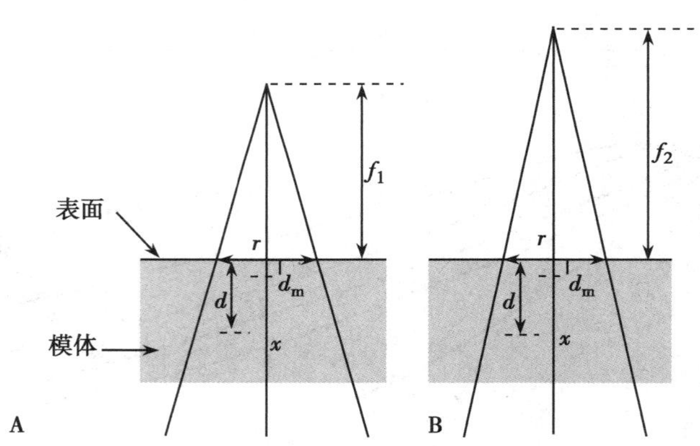

图 3-1-4　射野相同源-皮距不同示意图

临床放射治疗中，放射源具有有限大小的尺寸，与通常大于 80cm 的源-皮距相比，放射源的尺寸相对不再重要，因此该计算方法中认为当源-皮距足够大时，放射源可以看作点源。一般情况下，治疗时选择在标准源-皮距下进行治疗和剂量计算，但有时在特定的治疗条件下选择的源-皮距与标准源-皮距不同，因此标准条件下的 PDD 须转换为实际治疗选择的源-皮距时的 PDD。

（二）物理半影

物理半影分为几何半影、穿射半影和散射半影（图 3-1-5）。

1. 几何半影　是指由于放射源具有一定尺寸，从放射源不同部位发射出的射线，在射野边缘形成渐变的剂量分布区域称为几何半影。与放射源的大小、放射源至准直器的距离有关，使用点状源可消除几何半影的影响。距离体表任何深度（d）的半影（DE）通过考虑两相似三角形 $\triangle ABC$ 和 $\triangle DEC$ 确定（图 3-1-5A）。

$$\frac{DE}{AB}=\frac{CE}{CA}=\frac{CD}{CB}=\frac{MN}{OM}=\frac{OF+FN-OM}{OM} \tag{3-1-5}$$

令 $AB=s$（放射源的直径）；OM=SDD（放射源至准直器的距离）；OF=SSD（源-皮距）；$FN=d$（皮下组织深度）；从而得到深度 d 的半影（DE）是：

$$DE=\frac{s\left(\mathrm{SSD}+d-\mathrm{SDD}\right)}{\mathrm{SDD}} \tag{3-1-6}$$

对钴-60 的 γ 射线来说（受几何半影影响最大），放射源大小、放射源至准直器的距离都会影响几何半影的大小。高能 X 射线由于电子撞击的靶区很小，几何半影几乎为零。

2. 穿射半影　是指准直器的内表面与射线束中心轴平行，射线穿过准直器，形成渐变的剂量分布区域称为穿射半影（图 3-1-5B）。准直器的开口越大，半影范围越大，因为准直器边缘射线束倾斜度更大。球面准直器可消除穿射半影的影响。

3. 散射半影　即射野边缘的散射线产生的剂量分布，主要由射野内的散射线造成，射野边缘离射野中心越远，散射线越少（图 3-1-5C）。散射半影无法消除，其大小主要取决于射线质。高能 X（γ）射线，侧向散射线份额少，所以散射半影小，低能 X 射线的散射线各向同性，因此散射半影比较大。

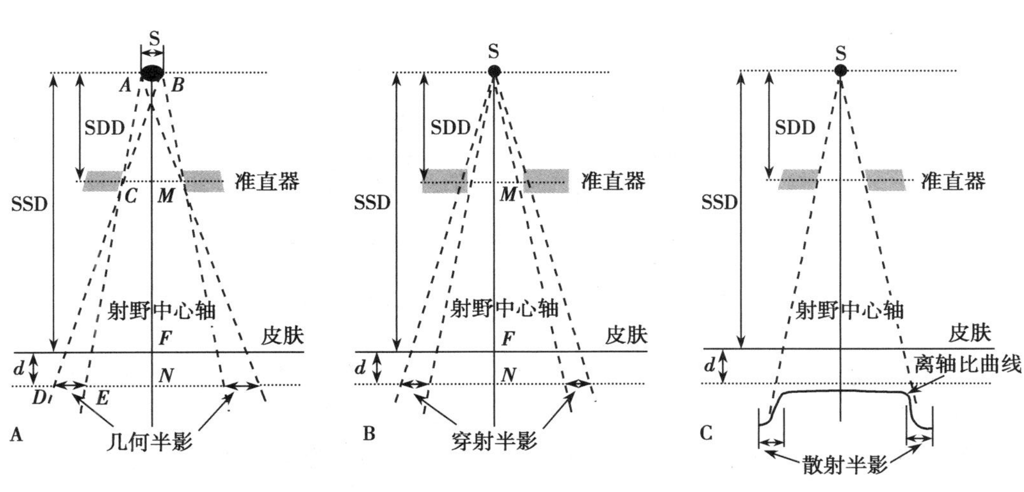

图 3-1-5　物理半影示意图

（三）散射线和散射因子

1. 散射线　介质中任一点剂量是原射线和散射线剂量之和，原射线主要由放射源发出的光子组成，散射线则分为准直器散射和模体散射。准直器散射对输出剂量的影响类似于原射线，应当将其作为原射线能量的一部分，因此定义有效原射线剂量，应包括放射源发出的光子和准直器散射。

2. 散射因子　包括准直器散射因子和模体散射因子。

（1）准直器散射因子（S_c）：通常称为射野输出因子（OUF），是指空气中某个射野与参考射野（10cm × 10cm）的输出剂量率之比。准直器散射因子可以用带有建成套的电离室在空气中直接测定。

（2）模体散射因子（S_p）：是描述当射野尺寸变化时，模体内某一参考深度处的散射产生的变化。定义为参考深度处（如最大剂量深度）某一射野的剂量率与相同深度准直器开口不变时参考射野（10cm × 10cm）的剂量率之比。

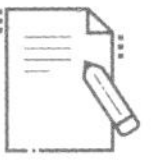

直接测量模体散射因子需要在模体表面附加额外挡铅，在保持准直器开口相同时构成不同大小的射野，测量比较困难，需要根据下式计算：

$$S_p = \frac{S_{c,\ p}}{S_c} \tag{3-1-7}$$

式中，$S_{c,p}$ 是准直器和模体的散射造成的总散射校正因子，定义为某射野与参考射野（10cm×10cm）在模体中的输出剂量率之比。

以上准直器散射因子 S_c 和模体散射因子 S_p（通过总散射因子 $S_{c,p}$ 校正）的测量适用于方形野，矩形野的 S_c 和 S_p 需转换为等效方野的 S_c 和 S_p。

（四）组织空气比和散射空气比

1. 组织空气比（tissue-air ratio，TAR） 定义为在模体中某点的剂量（D_d）与空间中同一点空气的剂量（D_{fs}）的比值：

$$\text{TAR}\ (d,\ r_d) = \frac{D_d}{D_{fs}} \tag{3-1-8}$$

组织空气比取决于深度 d 和该深度下的射野大小 r_d（图 3-1-6）。

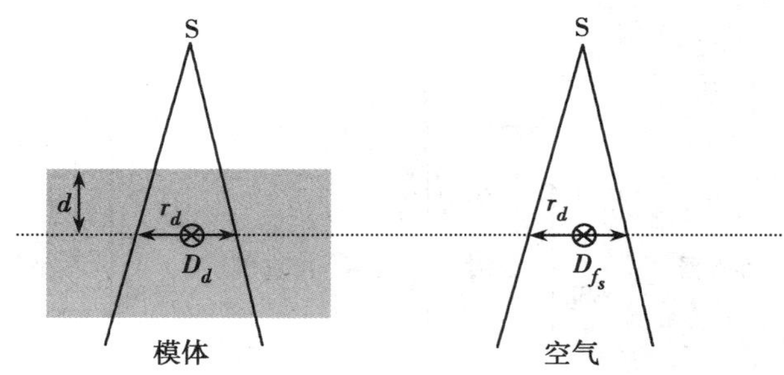

图 3-1-6 组织空气比 TAR 定义示意图

射线能量、深度、射野大小对组织空气比的影响与 PDD 相似，由其定义可知，组织空气比与源-皮距无关。

反散因子（backscatter factor，BSF）是指在射野中心轴上最大剂量深度处的组织空气比：

$$\text{BSF} = \text{TAR}\ (d_m,\ r_{d_m}) \tag{3-1-9}$$

式中，r_{d_m} 为最大剂量深度 d_m 处的射野大小，反向散射取决于患者身体厚度、射线能量、射野面积和形状，但与源-皮距无关。

组织空气比可由百分深度剂量推导得出：

$$\text{TAR}\ (d,\ r_d) = \text{PDD}\ (d,\ r,\ f) \cdot \text{BSF}\ (r) \cdot \left[(f+d)/(f+d_m)\right]^2 \tag{3-1-10}$$

式中，r_d、r 分别为深度 d 和皮肤表面处的射野大小，f 为源-皮距。

2. 散射空气比（scatter-air ratio，SAR） 组织中任何一点的剂量来源可以分成原射线贡献和散射线贡献。散射空气比定义为模体内某一点的散射线贡献的吸收剂量率和该点空气中的吸收剂量率之比。与组织空气比相似，散射空气比与源-皮距无关，但受射线能量、深度及射野大小影响。

（五）组织模体比、组织最大剂量比和散射最大剂量比

百分深度剂量用于患者体内吸收剂量计算时，由于其对源-皮距的依赖性，使之不能用于等中心照射的计算；而组织空气比和散射空气比虽然可以用于等中心照射的计算，但当射线能量高于钴-60 γ 射线能量时，剂量计算结果有很大误差，因此引入了组织最大剂量比（TMR）的概念。

1. 组织模体比（tissue-phantom ratio，TPR） 定义为模体中射野中心轴上任一点的剂量率和空间同一点在模体中射野中心轴上参考深度 t_0 处同一射野的剂量率之比：

$$\text{TPR}(d, r_d)=\frac{D_d}{D_{t_0}} \tag{3-1-11}$$

式中，D_d 为模体射野中心轴上深度为 d 处的剂量率；D_{t_0} 为空间同一位置参考深度处的剂量率，参考深度 t_0 通常为 5cm 或 10cm，r_d 是中心轴模体深度 d 处的射野大小（图 3-1-7）。

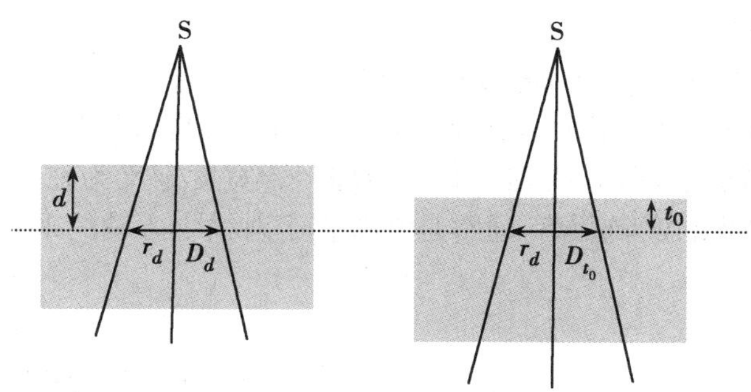

图 3-1-7　组织模体比和组织最大剂量比定义示意图

2. 组织最大剂量比（tissue-maximum ratio，TMR） 是组织模体比的一种特殊情况，定义为模体中某点的剂量与该点在最大剂量点深度处的剂量之比，即 $t_0=d_m$：

$$\text{TMR}(d, r_d)=\frac{D_d}{D_m} \tag{3-1-12}$$

式中，D_m 为空间同一位置最大剂量点深度处的剂量。

TRM 的计算基于射野对某点的散射剂量贡献仅与该点的射野大小和组织深度有关。零野的 TMR（d,0）主要由有效原射线造成，对于兆伏级射线有：

$$\text{TMR}(d, 0)=e^{-\mu(d-d_m)} \tag{3-1-13}$$

式中，μ 为有效线性衰减系数。

TMR 与百分深度剂量（PDD）的关系是：

$$\text{TMR}(d, r_d)=\left(\frac{\text{PDD}(d, r, f)}{100}\right)\left(\frac{f+d}{f+d_m}\right)^2\left(\frac{S_p(r_{d_m})}{S_p(r_d)}\right) \tag{3-1-14}$$

式中，f=SSD，$r_d=r\cdot\left(\frac{f+d}{f}\right)$，$r_{d_m}=r\cdot\left(\frac{f+d_m}{f}\right)$。

3. 散射最大剂量比（scatter-maximum ratio，SMR） 和 SAR 类似，用于计算介质中散射剂量，定义为模体中射野中心轴上任一点的散射剂量率和空间同一模体中射野中心轴上最大剂量点处有效原射线剂量率之比：

$$\text{SMR}(d, r_d)=\text{TMR}(d, r_d)\left(\frac{S_p(r_d)}{S_p(0)}\right)-\text{TMR}(d, 0) \tag{3-1-15}$$

对于钴-60 的 γ 射线，SMR 与 SAR 近似相等，对于高能 X 射线，SMR 需用上式计算得到。

（六）等剂量分布和射野离轴比

1. 等剂量分布 将模体内百分深度剂量相同的点连接起来的曲线，称为等剂量曲线。这些不同的百分深度剂量等剂量曲线按百分比增量刻画，则形成了射野的等剂量分布（图 3-1-8）。通过等剂量曲线可以了解射野中心轴以外的剂量分布。

2. 射野离轴比 在指定深度处射野内的剂量变化,用射野离轴比描述。射野离轴比是某一深度处与射野中心轴垂直的平面内,射野中任意一点处的剂量率与射野中心轴上的剂量率之比,反映了射野中心轴垂直的射野截面的剂量分布情况(图 3-1-9)。

另一种描绘射野中剂量变化的方法是在垂直于射野中心轴的平面上绘制等剂量曲线(图 3-1-10),等剂量值在射野中心归一为 100%,不同的等剂量曲线表示其相对剂量。

3. 等剂量分布特性

(1)同一深度处,射野中心轴上剂量最高,向射野边缘逐渐减小(图 3-1-11)。

(2)在射野边缘附近,剂量率迅速衰减。衰减原因主要是由于几何半影、准直器漏射和侧向散射减弱引起,即物理半影。物理半影宽度定义为在指定深度处两个指定的等剂量曲线的横向距离,通常是在垂直于射线中心轴的平面内,以该平面射线中心

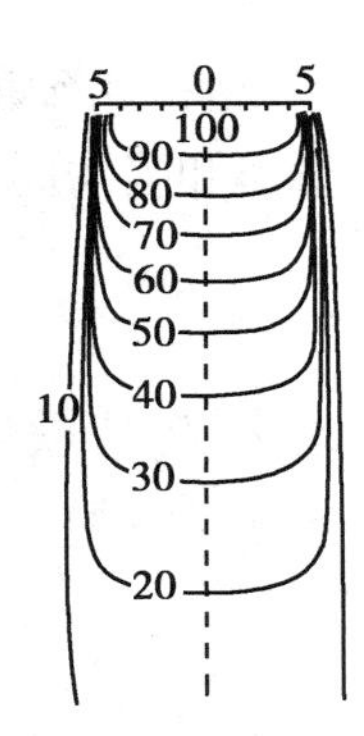

图 3-1-8 等剂量分布曲线

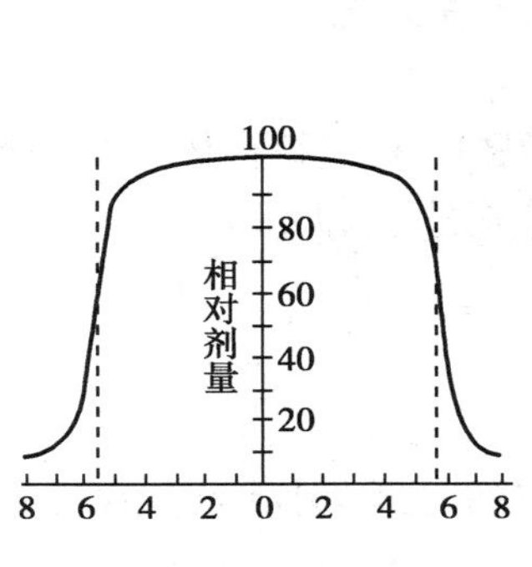

图 3-1-9 离轴比示意图

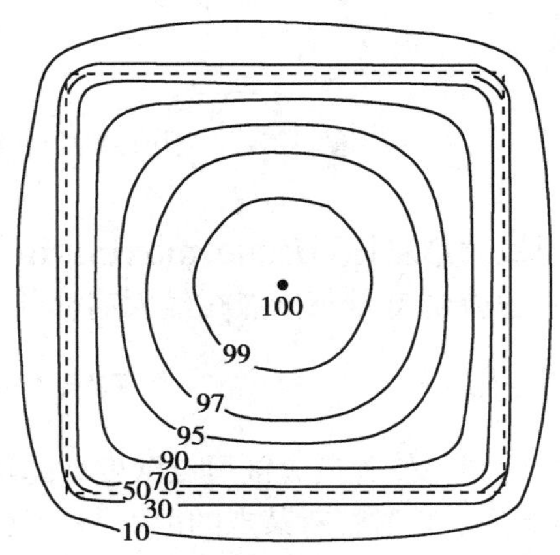

图 3-1-10 垂直于射束中心轴平面的等剂量分布

虚线表示射野几何边界。

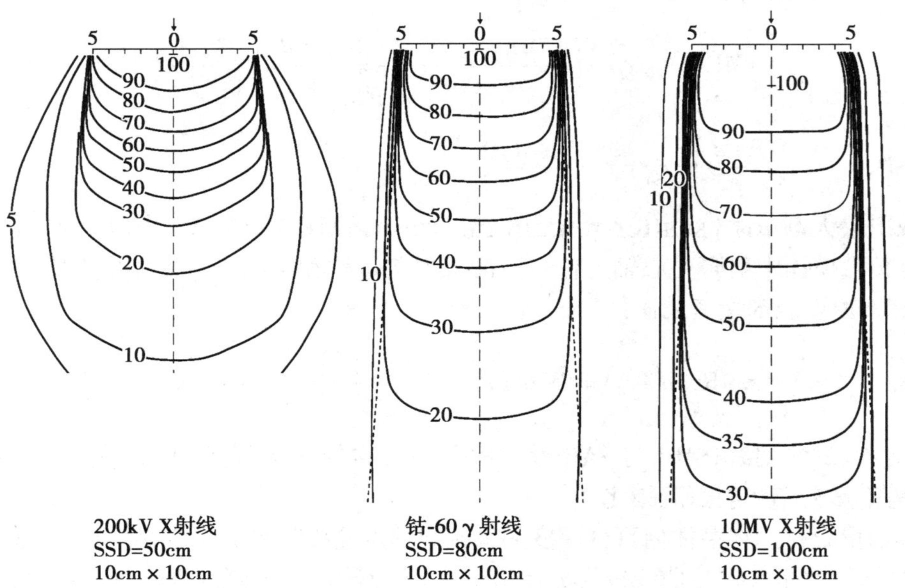

图 3-1-11 不同能量射线的等剂量分布曲线

轴交点处剂量为 100%，在此平面内 20%~80% 等剂量线所包围的范围。物理半影越大，射野边缘等剂量曲线的弯曲越明显。

（3）射线能量不仅影响百分深度剂量的大小，而且也影响等剂量分布的形状和物理半影的宽度。低能 X 射线准直器能够吸收几乎全部能量，造成边缘剂量不连续；因此，等剂量曲线在边缘突然中断，低能 X 射线散射线各个方向都有，横向散射较多，使其射野外的等剂量曲线凸起，并随射野的增大而增加。钴-60 γ 射线和高能 X 射线无法被准直器全部吸收，总有部分射线穿过准直器。高能射线的散射主要向前，边缘散射少，随射野变化不明显。随着能量的升高，射野中心部分等剂量曲线由弯曲逐步变得平直。

4. 射野平坦度和射野对称性

（1）射野平坦度：依照射野的几何大小，由射野边缘向射野中心等比缩小为原大小的 80%，在该范围内，最大剂量点与最小剂量点的剂量值之差与两者平均值之比。

（2）射野对称性（均匀性）：由射野等比缩小的 80% 的范围内，偏离射野中心轴等距离的两个点的最大和最小剂量值之差与射野中心轴上的剂量之比。

射野平坦度和对称性是描述射野剂量分布特性的一个重要指标，按国际电子委员会（IEC）标准，在等中心处（位于 10cm 模体深度下）或标称源-皮距下 10cm 模体深度处，射野平坦度和对称性均应好于 ±3%。

（七）处方剂量计算

1. 处方剂量定义　对已确认的射野安排，欲达到一定的靶区（或肿瘤）剂量 D_T，换算到标准水模体内每个射野的射野中心轴上最大剂量点处的剂量 D_m，单位为 cGy。当射野最大剂量点处的剂量 D_m 是以参考射野 10cm × 10cm 的剂量 D_m 标定时，一般使用参考射野在标称源-皮距（SSD）或标称源-轴距（SAD）处标定成 1cGy=1MU，MU 为加速器剂量仪的监测跳数。此时，处方剂量使用 MU 为单位表示的剂量。

2. SSD 照射时的剂量计算　使用 SSD 照射技术时，通常应用百分深度剂量（PDD）进行剂量计算。放射治疗的机器通常被校准在参考深度 d_0，射野大小为 10cm × 10cm 时，每 MU 产生 1cGy 的剂量。对于某一肿瘤剂量 D_T，在深度 d，射野大小为 r，机器所产生的机器跳数：

$$\mathrm{MU}=\frac{D_{\mathrm{T}}}{K\cdot \mathrm{PDD}\cdot S_{\mathrm{c}}(r_{\mathrm{c}})\cdot S_{\mathrm{p}}(r)\cdot(\mathrm{SSD\ factor})} \tag{3-1-16}$$

式中，K 值为 1cGy/1MU，r 为模体表面射野大小，r_c 为等中心处的射野大小，因此有：

$$r_{\mathrm{c}}=r\cdot\frac{SAD}{SDD} \tag{3-1-17}$$

需要注意的是，S_c 的射野大小定义在等中心处，S_p 则与照射野大小有关。

SSD 因子表示为：

$$\mathrm{SSD\ factor}=\left(\frac{\mathrm{SCD}}{\mathrm{SSD}+d_{\mathrm{m}}}\right)^2 \tag{3-1-18}$$

式中，SCD 为校准测量时源到测量中心的距离，所以如果测量是在标称源-皮距处进行，则 SSD 因子 =1。

例 3-1-1：电子直线加速器 6MV X 射线在 SSD=100cm，射野大小为 10cm × 10cm，校准在参考深度为 1.5cm（最大剂量深度）时 1cGy=1MU，计算 SSD=100cm，剂量为 200cGy，深度 10cm，射野大小为 15cm × 15cm 时的 MU。

解：根据已知条件查表得：S_c（15 × 15）=1.02，S_p（15 × 15）=1.01，PDD（10，15 × 15）=65.1%，

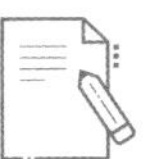

$$\mathrm{MU}=\frac{200}{65.1\%\times1.02\times1.01\times1}=298 \tag{3-1-19}$$

例 3-1-2：电子直线加速器 6MV X 射线在 SSD=100cm，射野大小为 10cm×10cm，校准在参考深度为 1.5cm（最大剂量深度）时，1cGy=1MU，计算 SSD=120cm，剂量为 200cGy，深度为 10cm，射野大小为 15cm×15cm 时的 MU。

解：在等中心处照射野大小为：$r_c=15\times\dfrac{100}{120}=12.5\text{cm}$，$S_c$（12.5×12.5）=1.01，$S_p$（15×15）=1.01，

$\text{SSD factor}=\left(\dfrac{100+1}{120+1}\right)^2=0.697$，$PDD_{120}$=66.7%，

$$\text{MU}=\frac{200}{66.7\%\times1.01\times1.01\times0.697}=422 \tag{3-1-20}$$

3. SAD 照射时的剂量计算 使用 SAD 照射技术时，通常应用 TMR 进行剂量计算。放射治疗的机器通常被校准在参考深度 d_0，射野大小为 10cm×10cm 时，每 MU 产生 1cGy 的剂量。

在等中心处剂量为 D_T，在深度 d，射野大小为 r，机器所产生的机器跳数：

$$\text{MU}=\frac{D_T}{K\cdot\text{TMR}(d,\ r_d)\cdot S_c(r_c)\cdot S_p(r_d)\cdot(\text{SAD factor})} \tag{3-1-21}$$

式中：

$$\text{SAD factor}=\left(\frac{\text{SCD}}{\text{SAD}}\right)^2$$

例 3-1-3：加速器 6MV X 射线，机器校准在 SCD=100cm，最大剂量深度 1.5cm 处。等中心照射，肿瘤剂量为 200cGy，深度 8cm，等中心处射野大小为 6cm×6cm，求加速器 MU。

解：查表，S_c（6×6）=0.97，S_p（6×6）=0.99，TMR（8，6×6）=0.787，因为校准点选在 SAD，所以 SAD 因子为 1，

$$\text{MU}=\frac{200}{0.787\times0.97\times0.99\times1}=265 \tag{3-1-22}$$

二、高能电子束剂量学特性

（一）中心轴百分深度剂量曲线

1. 百分深度剂量曲线 电子线百分深度剂量为射野中心轴上某一深度 d 处的吸收剂量率 D_d 与参考剂量深度 d_0 处的剂量率 D_{d0} 的百分比：

$$\text{PDD}=\frac{\dot{D}_d}{\dot{D}_{d_0}}\times100\% \tag{3-1-23}$$

2. 电子束百分深度剂量曲线相关参数

D_S：入射或表面剂量，以表面下 0.5mm 处的剂量表示。

D_{max}：最大剂量点剂量。

R_{100}：最大剂量点深度。

D_X：电子束中 X 射线剂量。

R_t（R_{85}）：有效治疗深度，即治疗剂量规定值（如 85%D_{max}）处的深度。

R_{50}：50% D_{max} 或半峰值处的深度（HVD）。

R_p：电子束的射程；指 PDD 最为陡峭点的切线同韧致辐射形成的本底的外推线相交处所对应的深度。能量越高，R_p 越大。

R_q：百分深度剂量曲线上，过剂量跌落最陡点的切线与 D_{max} 水平线交点所对应的深度。

3. 高能电子线的百分深度剂量曲线特点（图 3-1-12）

（1）剂量建成区：从表面到 D_{max} 深度为剂量建成区，其宽度随射线能量增加而增大。相比于

高能 X(γ)射线,高能电子线的表面百分剂量值更高,且随能量的增加而增加,其原因是电子束更易散射且散射角更大,可以在更短的距离内快速形成剂量建成区,也导致其剂量建成效应不明显。

(2)高剂量坪区:电子束随深度的增加,过最大剂量深度后,可形成相对均匀分布的高剂量坪区,剂量变化梯度较小。能量越高,高剂量坪区越宽。

(3)剂量跌落区:高剂量坪区之后剂量陡然降低称为剂量跌落区,用剂量梯度 G 来度量剂量跌落,定义为 $G=R_p/(R_p-R_q)$,G 值一般在 2~2.5 之间。电子线能量越低,剂量跌落越快,G 值越大,因为低能量的电子能以较大的散射角度从原始轨迹散射出去。

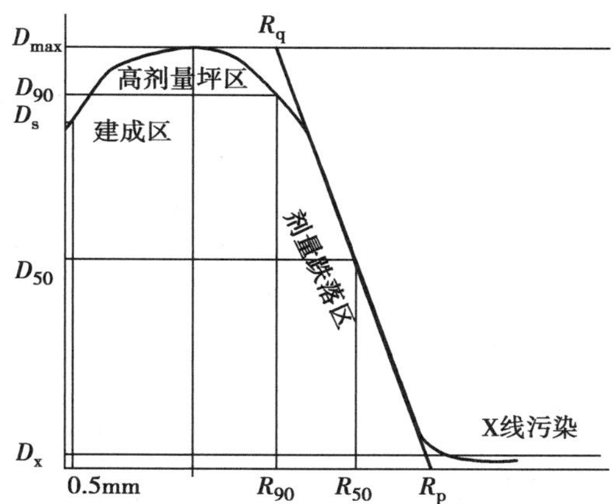

图 3-1-12　电子束百分深度剂量曲线

(4)X 射线污染区:电子线在引出过程中经过散射箔、监测电离室、X 射线准直器和电子限光筒时与之相互作用产生的 X 射线。电子线到达最大射程 R_p 之后,剂量曲线上会出现一条拖尾,即为 X 射线的污染。X 线污染会增加治疗区后正常组织的剂量。医用直线加速器电子线中 X 射线的污染水平与机器的设计和电子线的能量大小有关:6~12MeV 约为 0.5%~1.0%;12~15MeV 约为 1%~2%;15~20MeV 约为 2%~5%。在实施电子线全身照射时,由于 X 射线污染的存在,全身接受了低剂量的 X 射线照射,应充分考虑并精确测定全身的累积剂量。

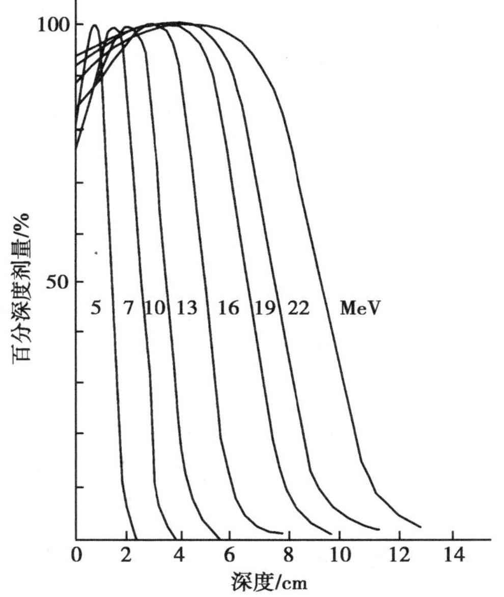

图 3-1-13　不同能量电子束的百分深度剂量曲线

(二)影响电子线百分深度剂量的因素

1. 能量对百分深度剂量的影响　电子线百分深度剂量分布随着电子线能量的增加而变化(图 3-1-13),其分布的变化表现在以下几个方面:

(1)随着电子线能量的增加,表面剂量 D_s 增加,如 4MeV 电子线的表面剂量约为 75%,20~25MeV 电子线在 90% 以上(图 3-1-14)。

(2)在能量较低时,电子线百分深度剂量 d_{max} 随着能量增加而增加,但能量较高时并没有随能量增加呈现出一个明显的趋势。

(3)随着电子线能量的增加,高剂量坪区变宽。

(4)随着电子线能量的增加,剂量跌落梯度越来越平坦。

(5)随着电子线能量的增加,X 线污染增加。

为充分发挥高能电子束的临床剂量学优点,临床中应用的高能电子束,能量范围应在 4~25MeV。

2. 射野大小对百分深度剂量的影响　低能时,因射程较短,射野大小对百分深度剂量的影响较小;对较高能量的电子束,因射程较长,使用较小的照射野时,百分深度剂量变化较大,相当数量的电子被散射出照射野,导致百分深度剂量随深度增加而减小。当照射野增大时,最初由于散射损失的电子被逐渐增加的射野周边散射电子补偿,中心轴百分深度剂量明显增加,一旦侧向散射平衡建立,百分深度剂量不再随射野的增加而变化。一般条件下,当照射野的直径大于电子束射程的 1/2 时,百分深度剂量随照射野增大而变化极微。

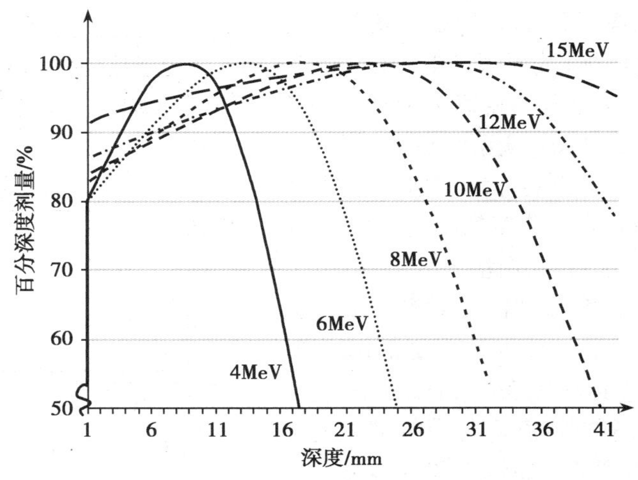

图 3-1-14　不同能量电子束的表面剂量

3. 源-皮距对百分深度剂量的影响　随着限光筒到皮肤表面的距离增加，其对百分深度剂量的影响主要表现在以下四方面：①表面剂量 D_s 降低；②剂量最大深度 d_{max} 变深；③剂量梯度变陡；④X 线污染稍有增加。

为保持电子线的剂量分布特点，加速器厂家设计电子线限光筒紧贴患者皮肤表面或仅留有 5cm 左右的间隙。在某些特殊情况下，如患者照射部位体表的弯曲或使用大照射野时，都会改变限光筒到皮肤之间的距离，从而造成源-皮距的变化，这种变化会直接影响到百分深度剂量及剂量分布，而且高能电子线较低能电子线变化更为显著。一般来说，如果源-皮距变化不是很大，剂量的计算可以通过有效源-皮距的计算得出；若源-皮距变化很大，如电子线全身照射，就要根据实际情况，具体测量出百分深度剂量相关参数的变化。

（三）电子束的等剂量线分布

电子束的等剂量线分布随照射深度的增加和电子束能量变化而变化，其显著特点为：低值等剂量线向外侧扩张，高值等剂量线向内侧收缩。

照射野大小也对高值等剂量线的形状有所影响。如 12MeV 的电子线照射野从 3cm × 3cm 增大到 20cm × 20cm 等剂量线变化情况：90% 等剂量线的底部形状，由弧形逐渐变为平直（图 3-1-15）。其原因主要是由于电子束易于散射。

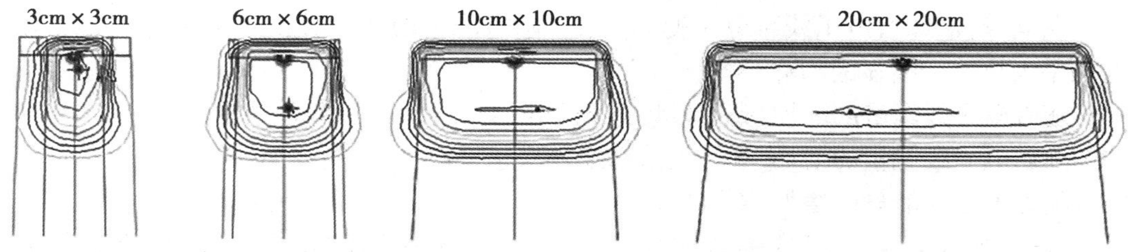

图 3-1-15　射野大小对电子线等剂量线的影响

（四）电子束射野均匀性及半影

垂直于电子束射野中心平面的剂量分布可以用射野的均匀性、平坦度及半影等参数来描述。在通过半 R_{85} 深度与射野中心轴垂直的特定平面上定义和描述电子束照射野均匀性、平坦度和半影（图 3-1-16）。

电子束射野均匀性定义为：均匀性指数 $U_{90/50}$（国际辐射单位和测量委员会建议），其数值等

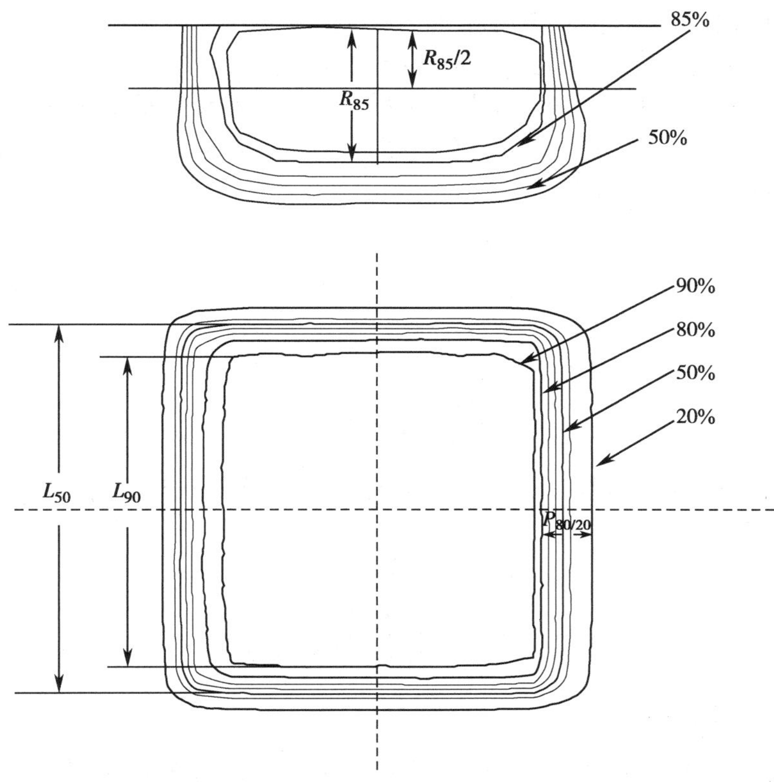

图 3-1-16　电子束射野均匀性和半影示意图

于特定平面内 90% 与 50% 等剂量分布曲线所包括的面积之比。对于 100cm^2 以上的照射野，此比值应大于 0.70，即沿射野边和对角线方向 90%、50% 等剂量线的边长之比 $L_{90}/L_{50} \geq 0.85$，同时必须避免在该平面内出现峰值剂量超过中心剂量 103% 的剂量“热点”，其所包含面积的直径应小于 2cm。

电子束的物理半影即 $P_{80/20}$，由特定平面内 80% 与 20% 等剂量曲线之间的距离确定。一般条件下，当限光筒到表面距离在 5cm 以内，能量低于 10MeV 的电子束，半影为 10~12mm；能量为 10~20MeV 的电子束，半影为 8~10mm；而当限光筒到表面距离超过 10cm 时，半影可能会超过 15mm。

（五）电子束的“虚源”及有效源-皮距

电子束的“虚源”定义：加速管中一窄束加速的电子束，经偏转穿过出射窗、散射箔、监测电离室、限束系统等而扩展成一宽束电子束，好像从某一位置（或点）发射出来，此位置（或点）称为电子束的“虚源”位置（图 3-1-17）。

影响虚源位置的因素很多，对同一能量的电子束，射野大小亦会影响它的位置。因此，不能用虚源到皮肤表面的距离按平方反比定律去准确校正延长源-皮距后输出剂量的变化。实际临床上，用的是电子束有效源-皮距，电子束有效源-皮距是指虚源到标称 SSD

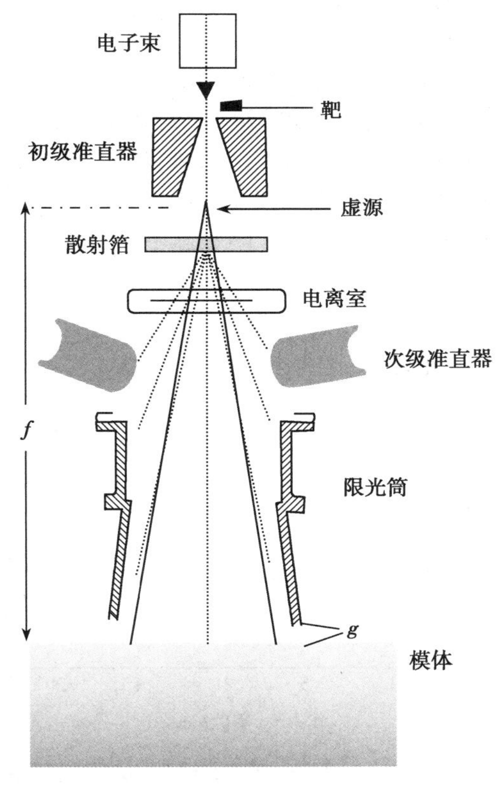

图 3-1-17　电子束虚源位置确定方法示意图

点(通常是直线加速器的等中心)的距离。

测量电子束有效源-皮距的方法:将电离室置于水模体中射野中心轴上最大剂量点 d_m 深度处。首先使电子束限光筒接触水表面,测得电离室读数 I_0,然后不断改变限光筒与水表面之间的空气间隙 g,至约 20cm,得到相对不同空气间隙 g 的一组数据 I_g,如果电子束的输出剂量率随源-皮距的变化遵循平方反比规律,则有:

$$\frac{I_0}{I_g}=\left(\frac{f+d_m+g}{f+d_m}\right)^2 \tag{3-1-24}$$

或

$$\sqrt{\frac{I_0}{I_g}}=\frac{g}{f+d_m}+1 \tag{3-1-25}$$

由 $\sqrt{\frac{I_0}{I_g}}$ 相对于 g 可作一直线(图 3-1-18),则有效源-皮距 f 等于:

$$f=\frac{1}{\text{直线斜率}}-d_m \tag{3-1-26}$$

由于不同能量和照射野条件下,电子束散射不同的缘故,电子束有效源-皮距随着辐射能量和射野大小而变化。

(六) 电子线的输出因子

电子线的输出因子定义为电子线的不同限光筒条件下 d_m 处剂量率与 10cm × 10cm 限光筒条件下 d_m 处剂量率的比值。典型的限光筒尺寸为:6cm × 6cm、10cm × 10cm、14cm × 14cm、20cm × 20cm 和 25cm × 25cm。对比加速器不同能量下多个限光筒电子束输出因子,可以看出,电子线输出剂量的变化不仅幅度大于 X 射线输出量的变化,同时变化也不像高能 X 线那样呈明显的规律性(图 3-1-19)。因此在临床应用时,应对本单位加速器配置的每个电子线限光筒进行实际测量。

影响电子线输出剂量率的一个重要因素是次级准直器打开的尺寸。对于高能 X 线,射野输出剂量率随射野的增大呈规律增加。电子线由于其本身的物理特点,如具有一定的射程、易于散射等,加上射束系统的影响,使得电子线输出剂量率随射野变化的规律十分复杂。对应每一个电子线限光筒,准直器打开的尺寸也是确定的,一般要大于限光筒的尺寸。如果改变了准直器尺寸的设定,即使电子线限光筒不变,电子线的输出剂量率也会有较大的变化,特别是对低能电子线。

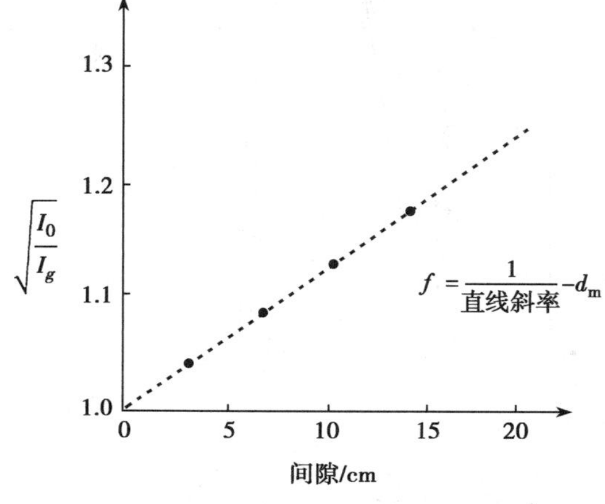

图 3-1-18 确定电子束有效源-皮距的示意图

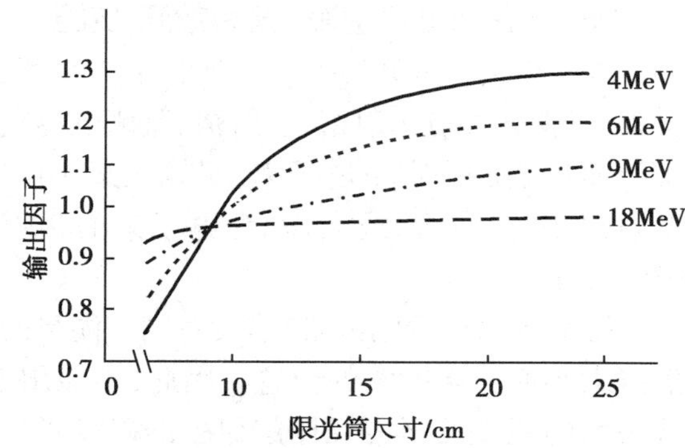

图 3-1-19 不同能量电子束输出因子随限光筒大小的变化

电子线治疗模式下，均采用X射线治疗准直器射野跟随系统，即随电子限光筒的插入，自动选定相应的X射线治疗准直器的开口大小，以获得最佳的电子线射野平坦度和对称性，并使输出剂量率更加稳定。

限光筒距患者或模体表面的距离对输出剂量也有影响：当限光筒与模体表面的距离增大，即有效源-皮距增大时，低能、小照射野的输出剂量受其影响较大；高能、大照射野的输出剂量其受影响较小。

在对患者做电子线照射时，根据治疗野形态及大小，在限光筒的底端插入由低熔点铅制成有一定厚度的挡板进行遮挡，以保护周围正常组织、形成规则或不规则的照射野。这些更小射野输出因子需要实际测量，特别是不规则射野形状与限光筒标准野差别很大时。对于小尺寸照射野，侧向散射的份额明显减少，百分深度剂量分布和输出因子的大小及 d_m 位置都会变化，这些变化在测量电子线小野输出因子时都应该予以充分考虑。

三、质子、重离子束剂量学特性

质子、重离子和电子一样属于带电粒子，当带电粒子穿透组织时，其能量沉积基本保持不变，当带电粒子达到一定射程后会突然停止。质子、重离子束与电子束不同的是当其到达径迹末端时，沉积能量会增加，这种剂量的增加就是著名的布拉格峰。此外，由于质子、重离子的质量远远大于电子（质子质量约是电子的1 836倍），散射远远小于电子，在超出质子、重离子束射程后几乎没有能量沉积，质子、重离子束的这些特性使其成为理想的放射治疗射线。

（一）质子、重离子束剂量分布特征

1. 布拉格峰　是指单能质子或重离子入射束流穿过介质时，在入射处吸收剂量较低，在质子或重离子束射程的末端吸收剂量迅速增加，形成一个尖锐的能量峰。与X射线不同，质子、重离子在穿透物质时，主要通过直接电离过程失去动能而减慢速度。每路径长度的能量损失（以keV/μm表示）随着粒子能量的降低而增加。

2. 扩展布拉格峰　临床治疗实际工作中，根据肿瘤的大小、深度，可通过微型的脊形过滤器或射程调制轮将质子、重离子束尖锐的单能布拉格峰展宽叠加形成扩展布拉格峰（spread-out Bragg peak，SOBP）（图3-1-20）。与光子相比，重带电粒子治疗癌症的SOBP物理特性有显著的优势：①提高了肿瘤沉积剂量；②布拉格峰的后端剂量跌落快，使肿瘤远端正常组织受到很小的照射剂量；③质子、重离子的质量比较大，使得质子、重离子束的横向半影较小，临床治疗邻近危及器官的肿瘤时，可以很好地保护正常组织器官。

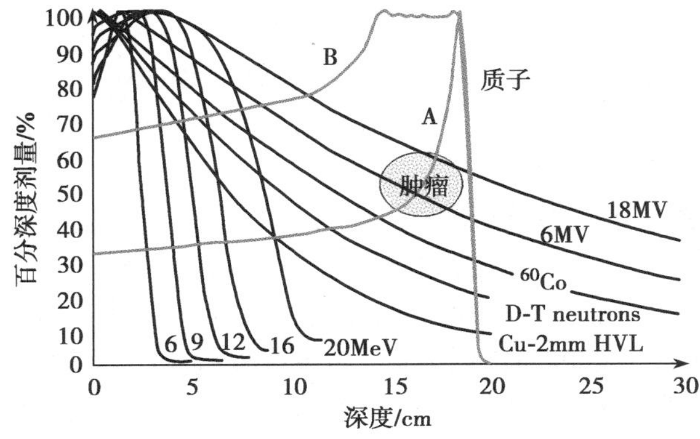

图3-1-20　碳离子和X射线及电子束剂量分布的比较

A. 单能250MeV碳离子束流穿过介质的吸收剂量-深度分布；B. 多个微小布拉格峰叠加而成的展宽峰。

3. 穿透深度(射程) 为物质中一半质子处于静止状态时的深度。射程本质上是一个平均量,为一束质子而不是单个质子定义。重离子的射程定义与上述质子的射程定义类似。射入物质中的质子、重离子束与原子或原子核的相互作用有以下几种机制:与原子核外电子的库仑相互作用、与原子核的库仑相互作用、核反应和韧致辐射,其中最主要的是与原子核外电子的库仑相互作用。

4. 远端剂量跌落 为沿束流中心轴在水中测量的剂量(吸收剂量或相对生物效应加权剂量)从最大剂量值的 80% 减少到 20% 的距离。

5. 射野大小 为空气中等中心处,垂直于束流中心轴平面上 50% 等剂量线包绕的区域。

6. 横向半影 为在模体或空气中给定深度处,垂直于束流中心轴的平面上,最大剂量值的 80% 减少到 20% 的距离。

7. 横向平坦度(百分比) 横向平坦度(百分比)定义为:

$$F_{lp}=\left[\frac{d_{max}-d_{min}}{d_{max}+d_{min}}\right]\times 100 \qquad (3\text{-}1\text{-}27)$$

式中,F_{lp} 为横向平坦度指数,d_{max} 为均整区域内的最大吸收剂量(Gy),d_{min} 为均整区域内的最小吸收剂量(Gy)。

8. 横向对称性(百分比) 横向对称性(百分比)定义为:

$$S=\left[\frac{A_1-A_2}{A_1+A_2}\right]\times 100 \qquad (3\text{-}1\text{-}28)$$

式中,A_1 和 A_2 是相对于中心轴对称两点的积分剂量。该量仅适用于对称射野(如用于剂量测定和质量保证)。

(二)不同能量射束的产生和选择

质子、重离子束都是由加速器产生的,其原理和结构基本相似,以质子加速器为例,质子加速器主要包括两类:回旋加速器和同步加速器。二者的区别主要在于回旋加速器产生连续线束,而同步加速器产生的质子束是脉冲束。回旋加速器产生的质子束能量单一且稳定,通过射程调制器调整布拉格峰的位置,而同步加速器其能量可调节。回旋加速器产生连续单能射束,通过射程调制器快速调节射线能量,以满足临床治疗的需要。同步加速器采用随时间变化的磁场,与粒子束动能的增加同步变化,质子在同步加速器中加速,直至达到所需的能量,便被引出加以利用。

一般而言,从加速器引出的质子束能量是单一的,为了生成一个扩展布拉格峰,必须具备若干调节射束的方法,这些方法一般通过改变入射束的能量来实现。回旋加速器产生的射束能量单一,当质子束从加速器引出后,才对其能量进行调制,这一过程称作正向能量调制,射程调制器可以发挥该作用。射程调制器是厚度变化的转动轮,通过特定厚度的吸收体后,质子会减少一定的能量。同步加速器是可产生多种射束能量的设备,可以在质子引出加速器前改变质子的能量,这一过程称作逆变能量调制。

(三)质子侧面射束的扩展和射野形成

1. 被动散射 加速器生成的束流是单能笔形线束,侧向剂量分布和轴向剂量分布均狭窄且陡峭,因此必须对这两种剂量分布进行扩展,以便射束可以应用于临床。将射程调制与被动散射相结合或采用扫描射束,可以侧向扩展射束。一些装置通过被动散射来生成空间上均匀分布的较宽质子束,高原子序数材料(铅或钽)的单级散射箔可以将射束扩展成高斯峰。将更多中心区域的射束散射到边缘,可以提高效率,采用中心厚、边缘薄的波状外形散射箔,可以实现此差别散射。

双箔散射机制的应用则更加广泛,初级散射箔生成高斯形射束,然后射束到达次级波状散射箔,该散射箔可以对射束进行均整。次级散射箔包括阻挡高斯峰中心质子的挡块,图 3-1-21A 展

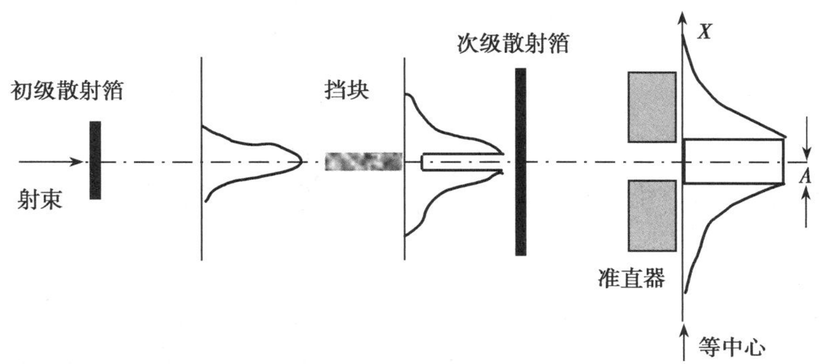

图 3-1-21　质子束流传输的被动散射物理过程

示了质子束流传输的被动散射物理过程。

依据靶区及靶区末端位置，生成置于患者皮肤表面附近的补偿块，使质子束末端剂量降落区域得到调整。补偿块选择性地降低质子能量，生成空间上射程变化的射束。利用补偿块调整射束末端剂量降落区域，如图 3-1-21B 所示。值得注意的是，补偿块可以保护远端人体结构，但无法保护靶区之前的结构。

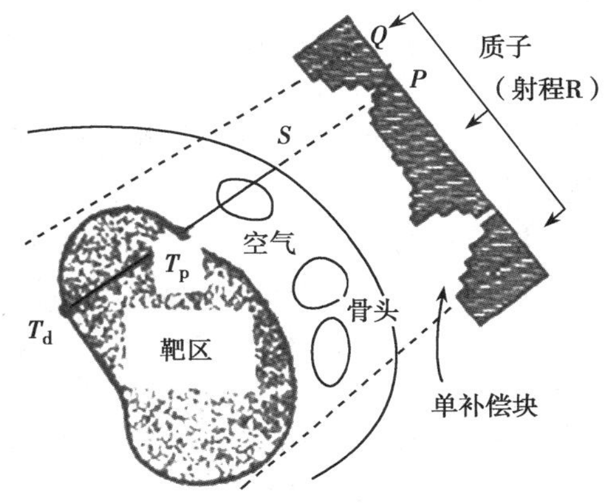

图 3-1-22　利用补偿块调整末端剂量降落

2. 主动扫描　主动扫描模式是利用笔形线束扫描生成临床用剂量分布，在点扫描模式下，可以发射出不同能量的射束，质子束可以利用动态变化的扫描磁铁对靶区进行笔形线束扫描，改变能量，则射程发生变化，射束末端覆盖整个靶区如图 3-1-22 所示。由于同步加速器引出的质子束是脉冲束，笔形线束和布拉格峰联合起来以小点的形式实现靶区接受辐照剂量，因此，这种技术通常被称为点扫描。表 3-1-1 给出了被动散射和主动扫描模式的区别。

表 3-1-1　被动散射和主动扫描模式对比

被动散射	主动扫描
射野专用硬件(准直器)	无射野专用硬件
患者专用孔径	扫描定义射束侧向范围
缺少近端剂量均匀度	近端和末端剂量均匀度
机架较大	机架小
对器官运动不敏感	对器官运动的敏感度更高
质子损耗率高	有效使用质子
射程调制器和散射箔产生中子污染	中子污染少

四、射线束修整

根据临床需求不同，往往需要对射线束在空间和人体内剂量分布进行人为修整，常用的射线束修整方法有射野挡块、多叶准直器、组织补偿物和楔形板等。

（一）射野挡块

临床治疗中，为了使射野形状与靶区形状的投影一致，或是为了保护射野内某一重要组织或器官，经常需要将方形野和矩形野改变为不规则射野，这种不规则射野是通过在方形野或矩形野

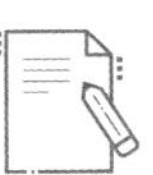

基础上加射野挡块实现的。射野挡块制作是首先用热丝切割泡沫塑料，再浇铸低熔点铅加工成不规则射野挡块。

（二）多叶准直器

应用加速器内置多叶准直器（multileaf collimator，MLC）可以省去费时费工的射野挡块的制作工作，根据临床需要，可以快速确定 MLC 每个叶片的坐标位置，形成不规则射野，叶片厚度越薄射野拟合效果越好。

（三）等效组织补偿物

1. 等效组织填充物（bolus） 人体外轮廓的不规则导致组织内剂量分布的畸变或靶区剂量不均匀，为此可在皮肤表面及组织欠缺的位置填入组织等效物，达到改善剂量分布、提高皮肤剂量的作用。组织等效物包括水袋、石蜡、硅胶等。

2. 组织补偿板 尽管等效组织填充物可以改善剂量分布，但破坏了皮肤保护效应，组织补偿板是在等效组织填充物基础上将其长度和宽度按比例缩小，放置在加速器附件架上，通常组织补偿板的材料使用金属如铜、铝、铅等，以替代等效组织填充物，其作用：①可修正身体表面的弯曲；②可修正射线束的倾斜照射；③可修正组织不均匀性的影响；④可改善调整射线束强度和剂量分布。

（四）楔形板

楔形板就是一块楔形金属块，其本身构造的楔形板角为 δ 角（图 3-1-23），此角对临床应用意义不大，只是在制作楔形板时考虑，与射线能量和制作楔形板所用的材料有关，一般常用铅或铜制成。其作用是可以改变射线剂量分布，对剂量起着修正的作用，使剂量曲线倾斜；另外身体曲面不平时，可用不同角度的楔形板校正，起到组织补偿作用，如乳腺癌切线照射、食管癌颈部照射等都可以使用楔形板替代等效组织填充物，使得照射靶区得到较均匀的剂量分布。

1. 楔形角 是表示当射线通过楔形板后，等剂量曲线改变倾斜的角度，即射野中心轴特定深度处，等剂量曲线与中心轴之间夹角的余角称为楔形角，该角与楔形板角 δ 角不同（图 3-1-24）。

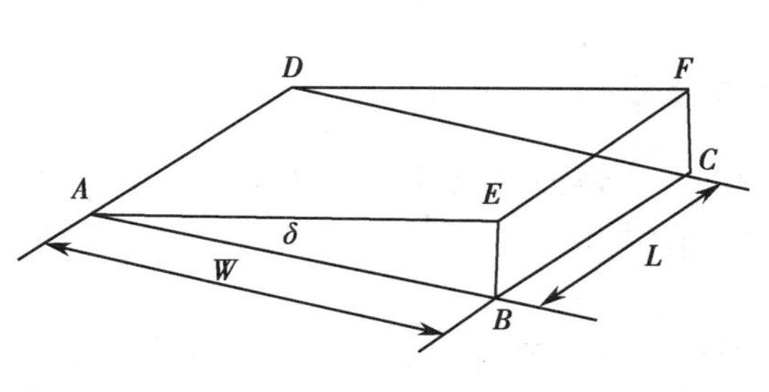

图 3-1-23 楔形板示意图

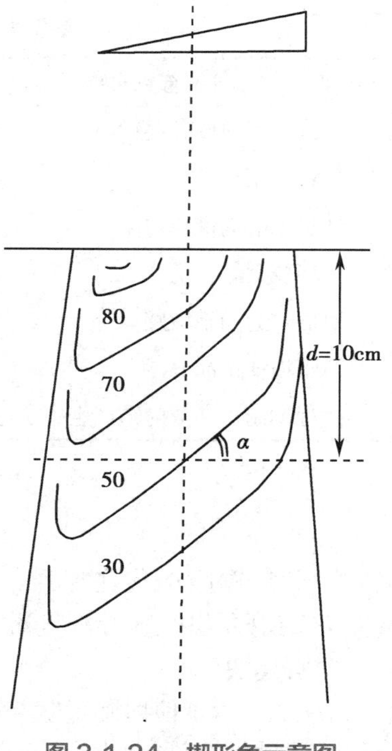

图 3-1-24 楔形角示意图

2. 楔形因子（F_W） 为射野中心轴上深度 d 处有楔形板和无楔形板时的吸收剂量之比，即 $F_W = \frac{\dot{D}_{dW}}{\dot{D}_d}$。

楔形因子一般通过测量方法获得，测量深度随所使用射线的能量不同而不同，钴-60 γ 射线取 d=5cm，对高能 X 线取 d=10cm。使用楔形板时，百分深度剂量定义为：模体中楔形照射中心轴上某一深度处吸收剂量 D_{dW} 与参考点处吸收剂量之比。

两楔形野交角照射时，楔形板应厚端相邻，两野交角 θ，应选楔形角 α 为：

$$\alpha = 90° - \frac{\theta}{2} \tag{3-1-29}$$

3. 楔形板的类型 楔形板分为三类，一是常用的 15°、30°、45° 和 60° 标准固定楔形角的物理楔形板。二是动态楔形板，是利用独立准直器逐次移动到不同位置且停留不同时间来调节射野内射线强度形成楔形板的效果。三是一楔多用，在机头里安装一个 60° 楔形板，在每次照射剂量中，用 60° 楔形板照射一定剂量后，自动收回楔形板，再用无楔形板照射，将有楔形板与无楔形板按一定比例照射，便可合成小于 60° 楔形板以内的任何角度的楔形角，这样就不局限在 15°、30°、45° 和 60° 四种楔形板。

第二节　治疗计划系统

治疗计划系统（treatment planning system，TPS）是通过计算机对放疗计划进行模拟设计和计算，得到患者体内虚拟剂量分布的计算机系统。放射治疗从简单的普通放射治疗，发展到三维调强放疗，放射治疗计划设计也从单纯的手工计算到二维平面计算、三维适形、逆向调强计划设计。应用计算机计算剂量分布，减轻了手工计算工作量，提高了计算精度，具有三维图像重建功能、可显示平面和三维剂量分布、剂量-体积直方图（DVH）、逆向计算及预测肿瘤控制概率和正常组织并发症发生概率生物效应等功能。

一、治疗计划系统硬件配置

（一）工作站和网络系统

治疗计划系统是工作站级计算机，一般分为物理师工作站和医生工作站，通常用网络连接起来。要求具有较高的运算速度、较大的存储容量、高分辨力图像显示等指标。TPS 可与其他设备如 CT、MRI 等模拟定位设备联网，获取患者的图像资料，与加速器等治疗设备联网完成治疗数据传输、实施治疗及验证等；利用彩色打印机输出设备，打印治疗计划参数、文字及图形报告；利用具有大容量的资料存储设备存储患者治疗参数和图像资料等数据（图 3-2-1）。

（二）治疗计划系统硬件配置

治疗计划系统基本硬件包括中央处理器、图形显示器、存储媒介、输出装置、存储和网络通信装置等。

1. 中央处理器 治疗计划系统具有一个或多个高性能的中央处理器（central processing unit，CPU）。CPU 在内存和处理速度上要达到操作系统和治疗计划软件的要求，特别应考虑系统速度、随机访问数据存储器、可用内存和网络能力等。

2. 图形显示器 一般要满足患者横断面解剖图能按照 1∶1 比例显示，典型的尺寸是 17~21 英寸（43~53cm）或以上，分辨力至少要亚毫米级别，以避免图像失真。图像处理速度可通过显卡和硬件驱动来增强。

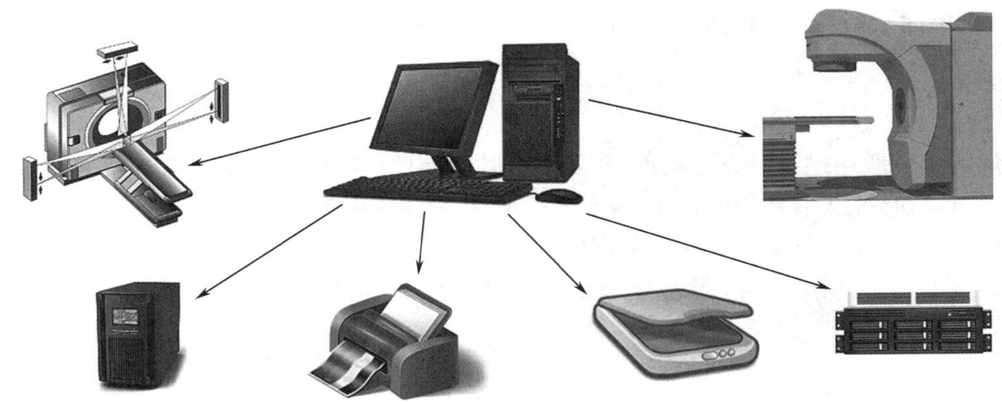

图 3-2-1　治疗计划及网络系统

3. 存储媒介　记忆和存储功能可通过可移动式媒体或网络来实现，可移动式媒体包括可写硬盘、光盘或数字视频磁碟（digital video disk，DVD），大多数存档使用读取速度较低的数字音频磁带（digital audio tape，DAT），这些装置的长期稳定性不好。也可以通过网络在远程计算机或服务器上存储，这些存储操作可以在闲时自动执行；存档操作包括射野数据和参数、CT 图像及剂量分布等与患者相关的数据，以及传输到记录与验证系统（record and verify system）以及直线加速器上用于患者摆位的数据。

4. 输出装置　包括输出文本和图形的彩色激光打印机或绘图仪，它们可网络共享。硬拷贝输出可以是纸质的或通过激光照相技术产生的胶片。

5. 网络通信装置　通信硬件包括本地工作站的调制解调器、以太网卡和连接不同外围设备及工作站的多路集线器。

简单的治疗计划系统配置可以是一个单机系统，一个 CPU 即可满足处理各项功能和通信的要求。多台治疗计划系统组成的"云"治疗计划系统通常在医院宽带网络内部运行，也可以利用基于互联网的通信系统。很多治疗计划系统管理和访问的设备并不是直接连接，而是必须通过一系列的网络交换机，使用诸如传输控制协议/网际协议（TCP/IP）等通信协议进行访问的。这些系统还需具有一个远程服务器，用于处理与患者数据、数字影像、射束数据和剂量计算等相关的任务。具有多用户和远程工作站的区域治疗计划系统配置可能需要有网络管理员来处理安全维护、用户权限、网络、备份、存档等任务。

二、治疗计划系统软件配置及功能

治疗计划系统通常包括计算机操作系统、数据库及治疗计划设计软件等模块。操作系统包括 Microsoft Windows、Linus、UNIX、MAC 等；治疗计划系统软件是一个应用软件包，通常在 UNIX 或 Windows 操作系统中运行。治疗计划设计软件一般包括图像处理软件、影像融合软件、计划设计模块（包括三维适形放疗模块、调强放疗计划模块、容积弧形调强放疗计划模块、立体定向放疗软件等）和剂量计算方法、计划评估、网络及接口软件包等。

（一）图像处理软件

治疗计划系统首先需要有患者数据信息，包括患者的临床基本资料如年龄、性别、病种、病变部位、病理等，还需要患者的模拟定位图像，如 CT、MRI、PET 图像等并加以处理。

1. 患者图像进行处理　对每幅患者图像勾画外轮廓、肿瘤轮廓、危及器官轮廓等，并对各组织器官密度进行校正。

2. 患者 CT 图像三维重建　依据 CT 断层图像，重建显示冠状面、矢状面、三维立体轮廓、三

维立体实体及三维立体旋转显示和任意切面显示等。显示射束方向观（beam eye view，BEV）、房间方向观（room eye view，REV）、数字化重建片（digitally reconstructed radiograph，DRR）视图等，应用 BEV 观察射野与靶区、重要器官及正常组织的相互关系。利用 REV 显示患者和治疗设备相对空间位置关系，可提示治疗设备是否与患者发生碰撞。DRR 是利用 CT 断层图像用数学方法重建 X 线图像，用于模拟计划的实施和治疗前患者体位验证。

（二）影像融合功能

临床影像学检查按成像模式可分为两类，即解剖成像和功能成像，前者主要描述人体形态信息，如 X 线成像、CT 成像；而功能成像主要是描述人体内物质代谢功能动态变化信息，如单光子发射计算机断层成像（SPECT）、正电子发射断层成像（PET）。图像融合是充分利用不同模式、不同时间的图像，获得互补信息，使临床诊断和治疗更加准确完善。影像融合方式分为不同模式影像融合和相同模式影像融合。不同模式影像融合称为交互融合（或称为多模融合），是指融合的两幅图像来源于不同的成像原理的图像，如 CT 与 MRI、CT 与 PET 图像融合，利用不同模式图像在靶区显示方面的优势，更精确地确定靶区。相同模式的图像融合（或称单模融合）是指待融合的两幅图像是由同一设备不同时间获取的图像，如患者在治疗过程中肿瘤缩小、水肿区变化、患者体重减轻等因素导致患者的肿瘤大小及肿瘤和正常组织位置关系发生改变，因此在治疗期间重新对患者进行 CT 扫描，两次 CT 的图像融合可以得到重新设计计划需要的信息，方便计划设计。

（三）放射治疗设备数据模块

治疗计划系统要有放射治疗设备信息，如治疗设备的机械数据和剂量数据。

1. 放射治疗机机械数据　包括设备名称、射线类型和能量、治疗设备机架和准直器机械运动数据（运动范围和方向）、治疗床的机械运动数据、楔形板数据、挡块数据、MLC 几何数据等。

2. 放射治疗机剂量数据　不同的剂量计算模型所需要的治疗设备剂量参数不同，通常需要开野的剂量数据如百分深度剂量数据、离轴剂量分布及散射数据、楔形野剂量数据、MLC 射野及挡块射野剂量数据等。

（四）剂量计算模块

剂量计算模块是治疗计划系统软件最关键部分，这些模块负责计算和表达患者体内的剂量分布，并与射束照射时间或机器剂量监测跳数（monitor unit，MU）关联。剂量计算方法已从简单二维模型发展到考虑了感兴趣区内所有原射线和散射线影响的三维模型。剂量计算模块通常分为外照射和近距离照射。外照射剂量计算模块又分为 X 线和电子束计算模块，可以独立计算，也可以相互混合进行剂量计算。近距离照射剂量计算分为腔内、插植、植入等不同治疗方式的剂量计算。外照射和近距离照射各自有不同的剂量计算数学模型。

1. 剂量计算　是在确定射束计算方法和患者模型基础上，进行准确快速的剂量计算。需要有治疗机射线源、射线能量、射线几何参数、准直器、多叶准直器、挡块等参数，计算出治疗机 MU 值或照射时间及患者体内剂量分布。

早期的治疗计划系统通过一系列方形野和矩形野在水中的二维射线束数据来计算剂量分布，这些数据包括中心轴百分深度剂量（PDD）和几个不同深度的射束横向离轴比。为了提高计算速度，中心轴数据被转换为延伸的百分深度剂量数据，将数据叠加到患者的外部轮廓上快速生成剂量分布。这种类型的计算算法可用于光子束和电子束治疗计划，能快速进行剂量计算。然而，通常它不能真正体现不规则射野和患者体内的三维散射情况。

（1）几何近似法：依据中心轴百分深度剂量或离轴剂量，只能简单计算规则射野中心轴上的点剂量或者简单的离轴剂量。对不规则射野采用几何近似法，用一个等效的矩形野来近似计算不规则射野中心轴剂量。

（2）Clarkson 方法：Clarkson 计算方法（图 3-2-2）原理是将组织内任意一点的吸收剂量分解为原射线（零野照射）和周围组织对该点贡献的散射线两部分分别计算，把照射野分割成各个扇形区，对每个扇形区的散射线剂量加权平均后再叠加到原射线剂量上，考虑射束形状、患者几何结构和组织不均匀性变化导致的散射线改变，用于复杂的不规则射野内感兴趣点的剂量计算。

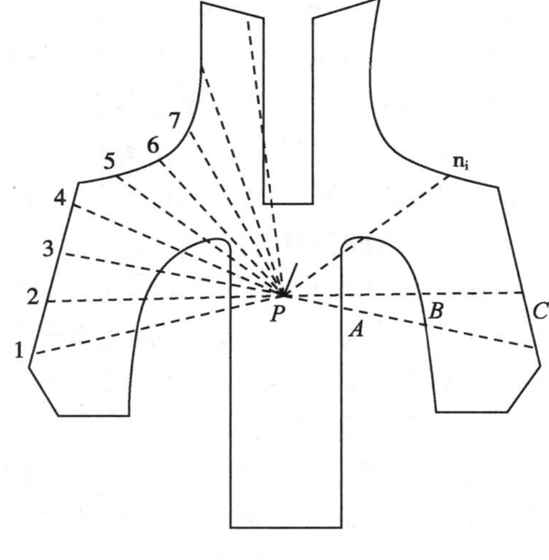

图 3-2-2　Clakson 计算方法

（3）笔形线束计算法：认为大照射野是由小照射野集合而成，小照射野由更细的笔形线束组成，笔形线束是一束很细的束流，把很细的束流产生的剂量分布叠加而成小照射野及大照射野，对不规则射野边界的剂量分布可以计算得更精确。

（4）蒙特卡罗法（Monte Carlo method，MC）：物理学中把粒子与物质相互作用的全过程称为粒子输运过程，蒙特卡罗法是用统计学随机抽样技术模拟大量的单个光子的径迹及与物质间的相互作用，模拟粒子从放射源射出后在患者体外和体内进行的多阶散射相互作用，包括：①通过个体化计算直线加速器的几何结构、射野形成装置（如挡块、多叶准直器），模拟加速器 X 线靶产生的 X 线及一级准直器和均整器产生的散射线组成的原射线能谱及离轴分布；②模拟原射线和散射线在介质中的输运过程，考虑患者的不规则表面和密度不均匀等因素来准确模拟粒子作用的物理特性；③模拟射线与物质相互作用后产生的次级电子的输运和能量沉积过程。蒙特卡罗法具有较高的计算精度。

2. 剂量计算数学模型　用数学语言描述射线剂量计算称为剂量计算数学模型，常用的有经验模型、纯理论计算模型、实测数据计算模型及物理原理与测量数据结合计算模型。

（1）经验模型：在放疗发展初期，基本上依赖于医生的放射治疗经验公式来进行射线剂量计算。通过拍摄正交的 X 线片得到人体解剖结构轮廓图，将人体看成是均匀水模体，所以只能简单计算射野中心轴上的点剂量或者简单的离轴剂量。

（2）纯理论计算模型：依据放射物理学基本原理，用数学参数描述射线剂量计算，如笔形线束计算法及蒙特卡罗法等。

（3）实测数据计算模型：利用某种条件下实测数据，凭借医师的治疗经验，考虑患者具体情况对测量数据修正，进行剂量计算。由于人体差异和肿瘤形态不同，实测数据的使用具有其局限性，需要对测量数据进行内插、外推计算剂量，需要设计者能对测量数据做出正确的处理和分析，如果改变治疗条件，需要重新测量新数据，这是早期常用的方法。

（4）物理原理与测量数据结合计算模型：首先依据物理原理，结合部分测量数据建立剂量计算模型，再与实测剂量数据对比，得到剂量计算模型所需要的各种参数，再根据测量结果验证剂量计算模型的计算结果，从而完成剂量计算数学模型的建立。

3. 等剂量分布显示　在横断面、冠状面、矢状面及三维立体图像上显示等剂量分布，用于评估组织内任意点、线、面的照射剂量。治疗计划系统可计算靶区和危及器官剂量体积，以剂量-体积直方图（DVH）方式显示，评估治疗计划的优劣，并且可以进行不同计划的比较。

（五）治疗计划输出模块

治疗计划确认后，打印治疗报告，并通过网络传输到治疗设备，以备实施治疗。治疗计划输出内容包括治疗计划报告（包括各种治疗参数、肿瘤靶区处方剂量、危及器官受照射剂量等）、基于 CT 解剖图像的等剂量线分布图、DVH 等治疗计划资料。

三、治疗计划系统验收和治疗机数据采集

随着计算机技术、放射物理技术和医学影像技术的发展，TPS 计算模型更完善，运算速度更快、更精确，TPS 的质量控制和质量保证内容也在不断演变中，为了保证 TPS 正常运行，在临床应用之前，一般需要对 TPS 验收测试、治疗机数据采集、临床剂量学测试、输入图像测试、剂量算法测试和治疗计划输出测试等步骤。

（一）治疗计划系统验收

TPS 安装完毕后，验收包括三部分：硬件、系统软件和计划设计软件。检查硬件设备的型号、数量，是否能够正常工作，输入输出及屏幕显示是否正确。是否是系统规格中所要求的版本或升级版，外围设备驱动程序是否完整等。计划设计软件功能是否齐全，且能正常工作，输入标准数据和特殊数据进行计划设计的验证。

（二）治疗机数据采集

TPS 验收后需要配置治疗机的各种机械结构参数，以便 TPS 能够模拟可能的机械运动和限制，精确描述加速器机架、治疗床、准直器的旋转情况及运动限制，几何参数包括等中心、准直器、限光筒等，机架、准直器、多叶准直器、治疗床等运动位置和限位。对于 IMRT 照射，TPS 需要模拟 MLC 位置和运动速率。TPS 还需要提供与补偿器（compensator）的衰减因子相关的物理数据；需要限光筒末端到标称 SSD 的距离及电子限光筒外形尺寸等信息；需要配置与射束剂量相关的参数，包括开野和楔形野的百分深度剂量、离轴剂量、输出因子、楔形因子、托盘因子和其他附件因子等，以及与 MLC 相关数据，包括叶片穿透、相邻叶片间的穿透及当相对叶片合拢时的端面穿透。这些参数的准确性，将直接影响治疗计划结果。

（三）剂量学测试

在机器的基本参数都输入 TPS 后，紧接着应将 TPS 计算的射束剂量与实测剂量相比较，以验证其运算的正确性。TPS 使用了大量的数据，这使得对所有数据进行测试变得非常困难或不可能做到。在临床测试中不必面面俱到，可选择具有代表性的测试方案。

1. 光子线　可使用电离室、胶片等工具及水模体（或固体水）进行测量分析。楔形板及挡铅的测量与开野的方法相同。

（1）深度剂量：首要和最基本的步骤是验证射线中心轴深度剂量的准确性。首先，需要按照数据采集时的条件进行测试，包括日后剂量校准时使用的条件。可以选择几个典型射野尺寸，包括 10cm × 10cm、5cm × 5cm、20cm × 20cm 等。然后测试同一尺寸射野下不同源-模体距离（source phantom distance，SPD）时的深度剂量一致性，同时也应该适当选择非对称射野进行测试。

（2）总散射因子：测量相同 SPD 时模体中同一深度（推荐剂量校正的测量条件）不同尺寸射野时中心点剂量的一致性。

（3）开野离轴剂量：此项条件和总散射因子相同，选择不同尺寸方形野，测量 X 轴、Y 轴上非中心点位置的剂量，以及测量射野四个象限中不同位置的剂量。

（4）MLC：精确放疗与 MLC 的使用密不可分，虽然不同型号的 MLC 的参数都是给定值，但临床测试中应包含 MLC 与剂量学有关的重要参数的测试，主要为端面效应和穿透因子的测量。在一定测量条件下，选择不同 MLC 开野尺寸，注意使准直器退至 MLC 端面外。例如，将准直器大小设为 20cm × 20cm，选择 MLC 开野为 5cm × 5cm、10cm × 10cm、15cm × 15cm，测量比较中心点剂量一致性。然后设计 MLC 开野为类圆形、月牙形及不规则形，进行测量比较，偏心野即 MLC 开野仅在某一象限也是有必要进行测量的。MLC 透射较难测量，推荐使用胶片或小体积电离室。设计 MLC 叶片，使一侧叶片全部超过对侧准直器形成闭野，即叶片对间的缝隙不在准直器开口内，此时出束 1 000MU 并测量。闭野测量值和开野测量值的 10 倍比值即为穿透因子。对于 IMRT 应使用胶片和小体积电离室进行小野测量。

2. 电子线 电子线的临床测试内容和步骤与光子线相似，主要为深度剂量和输出因子的验证。由于电子线射程较短，可不使用非均匀模体验证。需要注意的是，对于较低能量电子线，应选择合适的探头（平板电离室、半导体等）进行测量。

（四）输入图像测试

测试需要输入到计划系统的图像质量，如CT图像和MRI图像均匀度、几何失真度、几何尺寸和空间位置的精确度、CT值的准确性等。

人体是由不同电子密度组织构成的，高能射线在非均匀组织中的衰减和电子平衡情况又比较复杂，因此在临床测试中使用非均匀模体和仿生模体进行测试是非常重要的。将非均匀模体置于CT模拟定位机扫描床上，使用定位扫描条件获取模体的CT图像并导入TPS，使用TPS的非均匀组织校正算法进行计算，然后验证深度剂量、散射因子、开野离轴剂量、MLC等剂量学参数，以检验TPS与加速器实际输出之间的一致性。对于仿生模体，可以移植或模拟病例计划进行复合野的验证测量。

（五）剂量算法测试

在临床测试中，剂量计算验证通常是算法测试的主要内容。设计一组测试例或标准测试包，利用TPS计算测试剂量及剂量分布，特别是体表入射面剂量建成区和出射面剂量跌落区，高剂量梯度区的测试，在治疗机上执行测试例并记录测量结果，将测量结果与计算结果进行比较分析，判断剂量计算的准确性。

测试过程包括流程的设计、实施、数据的分析比较等方面，具体应遵循以下原则：

1. 算法特性测试 需要对临床上使用的剂量学方面的特性进行验证，如通过对同一个射野在不同SSD条件下计算的等剂量线的观察，推断出该算法使用反转方形野计算的是否正确。

2. 精确性 通过对几种临床常用的射野，如10cm×10cm的射野，计算其剂量分布，通过以往经验的比较，可以得知TPS算法所能达到的精度范围。

3. 剂量计算方面的局限性 对于TPS所采用算法的计算能力和适用性，以及在极端情况下计算的正确性，往往是难以验证的，通常只能随着使用经验的不断积累而不断发现。

（六）计划输出

检测治疗计划在传输过程中数据是否丢失，数据打印的准确性测试。

四、治疗计划系统质量控制

定期的TPS质量测试是放射治疗安全实施的重要环节。TPS验收并经过临床测试以后，应建立定期的质量保证程序来验证TPS的计算结果。确保系统性能始终保持在验收水平，定期与验收时测试结果比较，如果有偏差，找出原因，使系统恢复到验收状态，测试不仅验证物理数据，如百分深度剂量、离轴剂量、挡块射野的效果、平方反比定律、衰减和半衰期等，还需要测试输入输出设备空间位置精确度，CT、MRI图像质量等。

第三节　外照射放射治疗计划设计

一、治疗计划设计中的基本概念

（一）肿瘤控制概率和正常组织并发症发生概率

肿瘤控制概率（tumor control probability，TCP）指肿瘤得到控制的概率，是肿瘤所受照射剂量和肿瘤体积的函数。正常组织并发症发生概率（normal tissue complication probability，NTCP）指正常组织经一定剂量照射后一段时间内发生放射并发症的概率，同样也是所受照射剂量和体积的

函数，肿瘤控制概率与正常组织并发症发生概率是相关的，随照射剂量的增加而变化，呈“S”形曲线，两条曲线的斜率、相互间的位置随肿瘤类型、射线种类等因素不同而不同（图 3-3-1）。选择一个好的治疗方案，可使肿瘤控制概率最高而并发症最低。

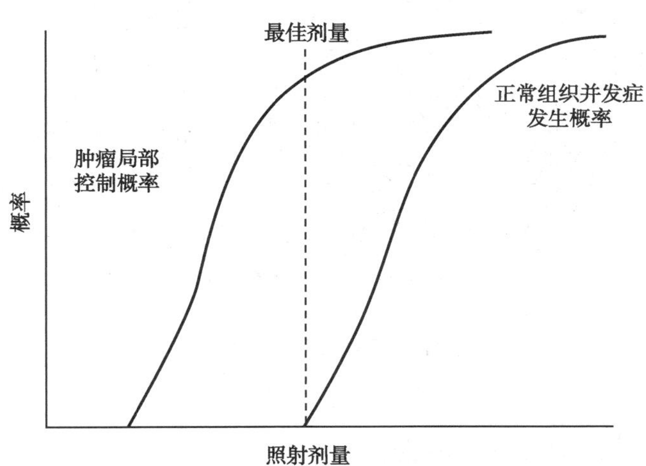

图 3-3-1　肿瘤控制概率和正常组织并发症发生概率与照射剂量的关系

（二）肿瘤致死剂量

肿瘤致死剂量定义为肿瘤控制概率达到 95% 时所需要的剂量，即表示为 TCD_{95}。不同类型、不同病理分级、不同期别、病变体积大小不同的肿瘤，其致死剂量亦不相同。肿瘤致死剂量越高，采用放射线治愈越困难。

（三）正常组织耐受剂量

正常组织耐受剂量分为临床可接受的器官最小损伤剂量（$TD_{5/5}$）和器官最大损伤剂量（$TD_{50/5}$）。$TD_{5/5}$ 是指使用标准治疗条件治疗的肿瘤患者中，治疗 5 年后，因放射治疗造成严重损伤的患者不超过 5% 时的照射剂量。$TD_{50/5}$ 是指使用标准治疗条件治疗的患者中，治疗 5 年后，因放射治疗造成严重损伤的患者不超过 50% 时的照射剂量。最佳的肿瘤照射剂量 $D_T \leqslant TD_{5/5}$。

（四）治疗比

治疗比（therapeutic ratio，TR）是正常组织的耐受剂量与肿瘤致死剂量之比。例如，精原细胞瘤的致死剂量为 35Gy，而照射野内肠管的耐受剂量为 50Gy，治疗比 >1；当治疗比≥1 时，肿瘤才有可能被治愈。当治疗比 <1 时，放射治疗治愈肿瘤的可能性很小，但可以通过精心设计治疗计划，改善肿瘤周围正常组织的受照射剂量，以期达到更好的治疗效果。

（五）靶区和危及器官

1. 靶区（target）　是指放射治疗将要治疗照射的部位（图 3-3-2）。

（1）大体肿瘤区（gross tumor volume，GTV）：指通过临床体检、影像学检查、病理学检查显示的恶性肿瘤的位置和肿瘤范围，包括：①原发肿瘤区（GTV-P）；②局部淋巴结转移肿瘤区（GTV-N）；③远处转移肿瘤区（GTV-M）。如果肿瘤已被切除，则认为没有 GTV。

（2）临床靶区（clinical target volume，CTV）：指包括 GTV、肿瘤周围亚临床灶和可能浸润的区域。亚临床灶分为两种情况，邻近 GTV 的亚临床浸润区域和与 GTV 有一定距离的亚临床浸润区域，因此有些情况下有一个以上的 CTV。由于这两种情况 CTV 的复发危险程度不一致，需要照射的剂量也可能不同。

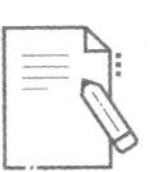

（3）计划靶区（planning target volume，PTV）：指为确保 CTV 能得到既定的处方剂量，考虑到各种不确定因素，在 CTV 基础上外放一定范围所包括的体积。不确定因素包括机器误差、摆位误

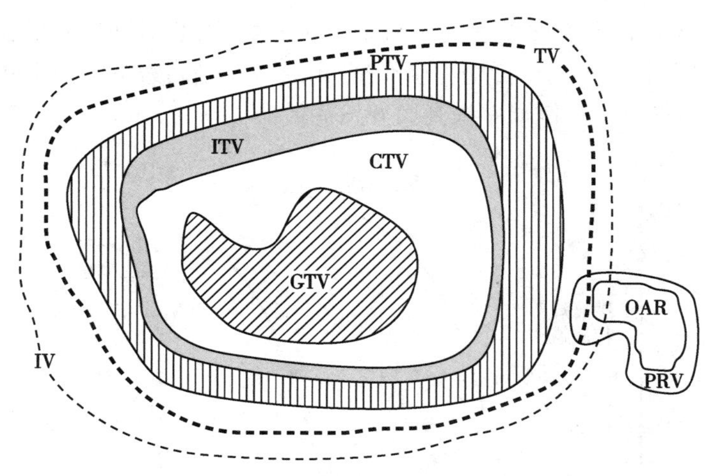

图 3-3-2 靶区及危及器官定义

差、分次治疗间误差及由器官生理运动引起的误差等。

器官生理运动是指呼吸运动、膀胱及直肠充盈状态、吞咽、心脏跳动及小肠蠕动等状况，为了区分人体器官生理运动引起的误差还是其他误差，国际辐射单位和测量委员会（ICRU）62 报告将因器官生理运动而需要外放的边界称为内边界（internal margin，IM），IM 可能是不对称地围绕在 CTV 周围。在 CTV 基础上外放内边界包括的范围成为内靶区（internal target volume，ITV）；因摆位误差、机器误差、多次治疗间的误差等而需要外放的边界称为摆位边界（setup margin，SM）。针对 GTV 提升剂量时，在 GTV 基础上考虑器官生理运动而外放的边界称为内大体肿瘤区（internal gross tumor volume，IGTV）。

PTV 的设定一般是在 CTV 周围根据位置误差均匀或不均匀外放一个区域（margin），治疗计划是根据 PTV 的大小和形状，选择合适的剂量分布来设计的。

（4）治疗体积（treatment volume，TV）：指根据治疗目的选定的等剂量面所包绕的体积，TV=PTV 时最好，但临床应用中，通常 TV 均大于 PTV。

（5）照射区域（irradiated volume，IV）：指在一定照射技术和射野安排下，50% 等剂量线所包括的范围。此区域位于治疗体积外但仍处于射野之内。

2. 危及器官

（1）危及器官（organ at risk，OAR）：指靶区内或靶区附近有可能因照射而损伤的正常器官。这些器官或组织会对治疗计划和处方剂量产生影响。

（2）计划危及器官体积（planning organs at risk volume，PRV）：考虑到器官生理运动、摆位误差、机器误差等，在危及器官基础上外放一定边界所包括的体积称为计划危及器官体积。临床应用中 PTV 与 PRV 之间有可能重叠。

二、临床剂量学原则

根据临床要求，理想的治疗计划应满足以下剂量学原则（图 3-3-3）。

（一）肿瘤剂量要准确

放射治疗给予肿瘤组织准确的照射剂量，以使肿瘤组织受到最大的杀伤，对于三维适形、调强放疗等要求 100% 处方剂量包绕 95% 以上的计划靶区。

（二）肿瘤区域内剂量分布要均匀

肿瘤区域内剂量梯度变化不能超过 ±5%。在考虑提升 GTV 剂量及生物效应等因素时（如立体定向放射治疗和调强放射治疗），不一定要求治疗的肿瘤区域内剂量分布非常均匀。

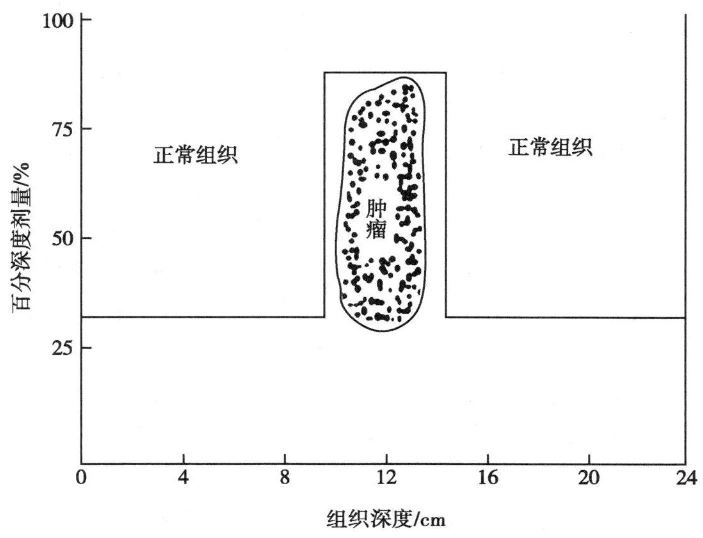

图 3-3-3　理想剂量学曲线

（三）降低肿瘤周围正常组织受量

照射野设计应尽量提高肿瘤区域内剂量，降低肿瘤周围正常组织受量，PTV 边界具有高的剂量跌落梯度。

（四）保护肿瘤周围重要器官

肿瘤周围重要器官的受量不允许超过其耐受剂量，尽量少受照射，如食管癌治疗时对脊髓的屏蔽保护，使其不超过耐受剂量。

三、外照射治疗计划设计流程

（一）获取患者解剖图像资料

通常应用 CT 或 MR 扫描图像确定患者治疗部位的解剖资料，如外轮廓、靶区、重要组织和器官轮廓，图像应包括上下最远射野边界外至少 2cm 的层面，以提供足够的散射体积供剂量计算。重要组织和器官应具有完整的解剖结构，以便用剂量体积评估。按 CT 值对所有组织器官进行相应的组织密度校正。

（二）射线束参数选择

按剂量学原则选择合适的放射源、射线能量、射野方向、楔形板、射野挡块及组织补偿物等。射野方向应选择各射野入口靠近肿瘤，使体内穿射路径最短，入口应尽量分散，以减少剂量叠加的区域，射野叠加时相邻野需要加适当楔形板，可使用共面或非共面射野，并调节射野剂量权重，射野应尽量避开重要器官，减少正常组织受量。为使治疗区的形状与靶区形状一致，必须从三维方向上进行剂量分布控制，通过 BEV 应用 MLC 确定射野形状和大小。

（三）治疗计划剂量计算模式及优化设计

1. 剂量计算模式

（1）一维剂量计算模式：早期剂量计算是把人体看成均匀体，必要时考虑骨、肺等不同组织密度修正，利用水箱中测量有限点的剂量数据，手工计算点剂量或中心轴上某些点的剂量，不能计算剂量分布且精度差、效率低。

（2）二维剂量计算模式：二维剂量计算采用肿瘤中心层面（2D）、肿瘤上界和下界层面，考虑肺、骨、软组织、空腔等不同组织密度校正进行射野剂量计算。由于各断层解剖结构不一样，肿瘤形状不规则，如食管、脊髓等弯曲组织，这种以单一或几个平面为代表的计算结果，与实际剂量分布有 5%~20% 的偏差。

（3）三维剂量计算模式：三维剂量计算采用若干层CT或MRI断层连续扫描图像信息，进行三维图像重建，三维图像重建质量取决于CT图像质量、扫描层厚及层间距。利用三维重建空间内，在直角坐标系、极坐标系或扇形线坐标系中用网格矩阵进行逐点剂量计算，并使网格矩阵剂量计算与患者体内解剖矩阵一致，从而获得患者三维空间内的剂量分布。

2. 治疗计划优化设计

（1）正向计划设计：治疗计划设计是设计者依据自己的经验选择射线种类、射线能量、射野剂量权重等物理参数，计算患者体内剂量分布，根据剂量学四原则对计划进行修改和评估，得到所需要的剂量分布，最后确定治疗方案。正向计划依赖物理师和医师的经验，需要反复调试。

这种人工选择设计计划的方法称为正向计划设计，治疗方案的好坏很大程度上取决于计划设计者的经验，正向设计计划往往是可接受的方案，特别是对于射野数目较多、靶区形状复杂、靶区剂量要求特殊时，人工设计会遇到很多困难，即便是找到一个可接受的方案，也不能肯定是否为最优的计划方案。

（2）逆向计划设计：治疗计划设计就是寻找最好的布野方式，包括射线源、射线能量、射野方向、射野形状、剂量权重及每个射野的强度分布等，目的是使肿瘤得到临床要求的剂量分布，最大可能地控制肿瘤，同时正常组织的放射性损伤最小。根据治疗临床要求的剂量分布反推设计一个治疗方案，称为逆向计划设计。在逆向计划设计中，首先输入既定剂量目标，然后计划系统基于多个固定野或弧形野进行优化来获得所需的剂量分布，在逆向计划中，为了达到调强的目的，每个射野的剂量是不均匀的。

正向计划设计是通过调整所有方向射野的相对权重来获得所需剂量分布，2D、3D、适形弧形野、动态适形弧形野的计划均采用正向计划设计。

正向计划设计与逆向计划设计基本区别在于，前者是先选择射线种类、射线能量等参数，计算出患者体内剂量分布，根据剂量学四原则，观察剂量分布是否满足治疗要求，反复调整射线参数，最后确定治疗方案；后者是根据预期的靶区和靶区周围的三维剂量分布，优化确定出为达到此预期目标所需要的射野入射方向、射线能量、每个射野的形状等参数，以及射野内的射线强度分布。逆向计划只需医生给出计划目标，计划过程由计算机依据一定的剂量计算模型优化计算，最终获得符合预期目标的治疗计划。

（3）目标函数：逆向计划设计中，临床预期目标称为目标函数，有物理目标函数和生物目标函数，物理目标函数是通过限定或规定靶区和危及器官中应达到的物理剂量分布，如靶区最大剂量、最低剂量、平均剂量及危及器官最大限制剂量、体积剂量等，遵从临床剂量学原则。生物目标函数是通过限定应达到临床要求的治疗结果，如肿瘤控制概率和正常组织并发症发生概率等。生物目标函数是描述治疗后患者控制概率和生存质量的量化指标，是治疗的最高原则。

四、放射治疗计划设计

（一）二维治疗计划

利用计算机进行二维（2D）治疗计划始于20世纪50年代末。2D计划系统有许多局限性，一方面是只能借助扫描仪描绘体表轮廓图或拍摄治疗部位的正侧位X线片，获得患者治疗部位有限的靶区和重要器官的几何近似模体图，通常是采用靶区中心层面，在该层面上进行射野的设置，计算后的剂量分布附加在模体图上。由于CT机的出现，治疗部位的CT横截面图为计划设计提供了更多的信息。而仅依据横截面图，设计不规则射野非常难，对于非共面射野的设计几乎不可能。另一方面二维剂量计算也忽略了射野本身线束的三维扩散，由于治疗部位的解剖资料不全，不能计算层间散射等因素对剂量分布的影响，最后的剂量分布只能分层显示，由于没有评估工具，只能通过观察等剂量线与靶区和重要器官间的关系进行计划评估。

1. SSD治疗计划 SSD即固定源-皮距照射技术，是将放射源到皮肤的距离固定，如

100cm、105cm、110cm 等，不论机头在何位置，在标称源-皮距下，即将机架的旋转中心放在皮肤上，而肿瘤或靶区中心放在放射源和皮肤入射点两点连线的延长线上。显然该技术摆位的要点是机架转角一定要准确，同时要注意患者的体位，否则肿瘤中心会移出射野中心甚至射野之外。

高能电子线照射与高能 X（γ）线不同，由于高能电子线百分深度剂量曲线分为 4 个部分：剂量建成区、高剂量坪区、剂量跌落区和 X 线污染区，高能电子线的剂量建成效应不明显，表面剂量一般在 75%~80% 及以上，并随能量的增加而增加（见图 3-1-13）；随深度增加，百分深度剂量很快达到最大点；然后形成高剂量坪区；从这些特点可以看出，如果高能电子线能量选择合适，肿瘤后缘深度（$d_{后}$）在 85% 剂量线深度，单野照射可获得比较满意的剂量分布，电子线能量可以近似为 $E=3\times d_{后}+(2\sim3)$ MeV。由于电子线剂量学特点，可对靶区后侧的正常组织加以保护，随着电子线能量的增加，皮肤剂量和 X 线污染增加，即电子线的优越性逐渐丧失，故临床常用的电子线能量不能太高，一般为 4~25MeV。

电子束 SSD 照射实例：

例 3-3-1：女性，胸部瘢痕疙瘩，最大径长 25cm，行手术切除 + 电子线照射。

处方：剂量分次 15Gy/3F，6MeV 电子线，限光筒 25cm × 25cm（图 3-3-4）。

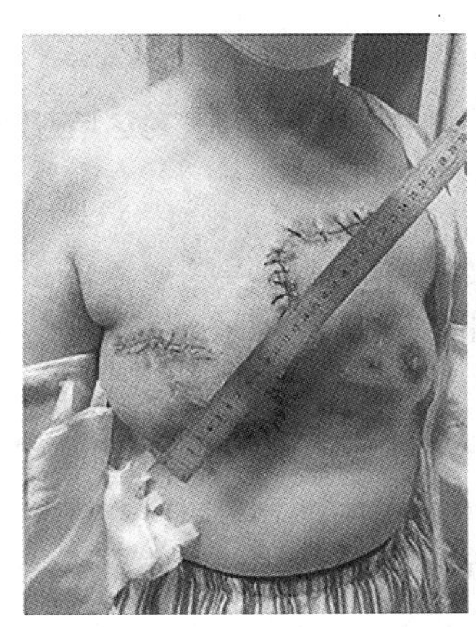
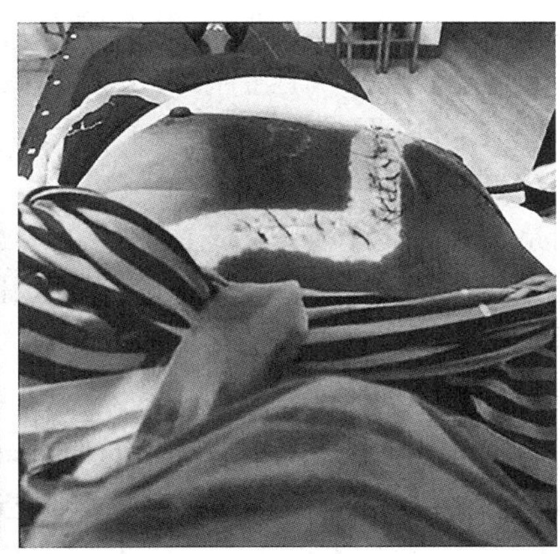

图 3-3-4　瘢痕疙瘩电子线照射

2. SAD 治疗计划　SAD 即等中心定角照射技术，是将机架旋转中心置于肿瘤或靶区中心上，其特点是只要旋转中心在肿瘤或靶区中心上，机架转角的准确性以及患者体位的误差不影响射野中心轴通过肿瘤或靶区中心。因此，该技术的摆位要求是保证升床准确，其升床的具体数字可由模拟定位机定位确定。旋转（ROT）技术与 SAD 技术相同，也是以肿瘤或靶区中心为旋转中心，用机架的旋转运动代替 SAD 技术中机架定角照射。

SAD 技术与 SSD 技术相比较，最主要的优点是变换照射野时，不需要平移患者身体。临床应用时，一旦治疗机等中心精确位于患者的照射中心（各个照射野中心轴的交点），则可通过旋转机架或治疗床的角度，而变换照射野。目前应用 CT 模拟技术等，可以很容易并准确地确定照射中心的位置。考虑到治疗的简便性及效率，大多数现代光子束治疗采用 SAD 照射技术。

3. 多野、楔形野和野中野　根据高能光子束深度剂量分布特点，除靶区范围很小（如治疗颈、锁上淋巴结）时，可使用单野照射外，对靶区较大的病变，应该用二野或三野照射。对偏体位一侧病变，如上颌窦等，两单野夹角照射，此时采用适当角度的楔形滤过板，即楔形野可使靶区剂量均匀。当选用楔形角 α 与两射野中心轴的夹角满足 $\alpha=90°-$交角/2 条件时，可在两野交叉形成的菱形区内得到均匀的剂量分布（图 3-3-5）。三野照射较两野应用更为广泛，如对称分布的一前两后斜野照射，用于治疗胸段食管癌。四野照射多用于盆腔部肿瘤（如直肠、膀胱）的治疗。切

线野应用最为普遍的是乳腺癌的切线野照射，为使靶区剂量均匀分布，多采用楔形野或野中野方式实现，通过手动组合不同强度的野中野可以得到一个简单的强度调节的照射野。

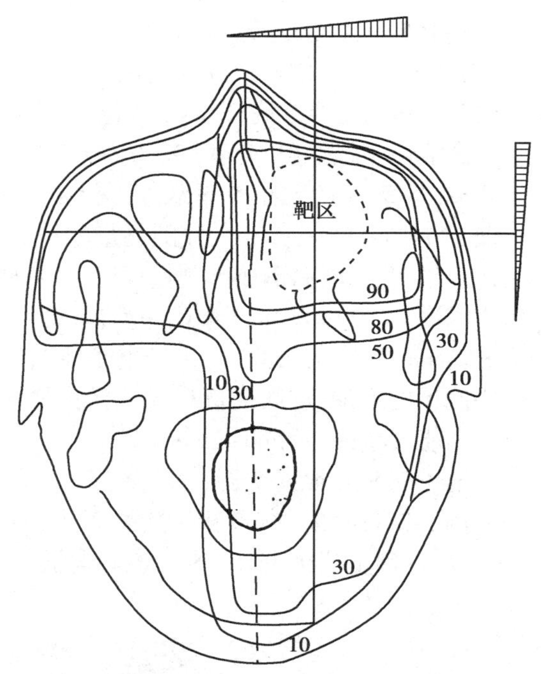

图 3-3-5　上颌窦靶区用两楔形野夹角照射的剂量分布

（二）三维适形治疗计划

为使治疗区的形状与靶区形状一致，必须从三维方向上进行剂量分布控制。三维适形放射治疗（three-dimensional conformal radiation therapy，3D-CRT）是指在照射方向上，照射野的形状必须与靶区的形状一致，而且使靶区内及表面剂量处处相等。所谓 3D-CRT，就是基于 3D 影像，通过对靶区适形的照射野，使高剂量分布与靶区体积高度适形，同时尽可能减少危及器官剂量的放射治疗技术。其基本特征包括：①靶区基于三维影像定义；②多个射束聚焦照射；③每个射野形状适形靶区；④精准治疗实施，包括体位固定、运动管理、图像引导放疗等合理运用。应用直线加速器配备的由计算机控制的 MLC 系统，可以形成多种形状的射野，极大地方便了 3D-CRT 的实施。

3D-CRT 计划是一种正向计划，即先配置射束参数，然后计算得到要求的剂量分布。3D-CRT 计划流程大致包括：体位固定，影像模拟定位，靶区和危及器官勾画，设计射束方向、形状、权重，计算 3D 剂量，评估治疗方案，计划质量保证等。

（三）调强放射治疗计划

调强放射治疗（intensity modulated radiation therapy，IMRT），是指射野内诸点的输出剂量能按要求的方式进行调整，是基于计算机和优化算法，通过调制照射方向、射野形状和射束强度等参数，实现对靶区和正常组织特定吸收剂量要求的放疗技术。为实现三维方向上控制靶区剂量分布，通过 BEV 应用 MLC 确定射野形状和大小，BEV 是指模拟医师或计划设计者站在放射源位置，沿射野中心轴方向观看射野与患者治疗部位间的关系。IMRT 计划是一个逆向优化的过程，即从要求的肿瘤控制概率和正常组织并发症发生概率所需求的剂量分布出发，通过优化得到满足需求的射束参数配置。

1. 静态 IMRT 计划　静态 IMRT（segment MLC，SMLC），利用 MLC 将每个照射野分成若干个子野，并赋予每个子野不同的剂量权重，实现剂量强度分级。治疗时每个射野的子野依次照射，每个子野照射完毕后照射切断，叶片准备照射下一个子野，直到所有子野照射完毕，所有子野的束流强度相加形成计划要求的强度分布。

2. 动态 IMRT 计划　动态 IMRT（dynamic MLC，DMLC），叶片在射野内以变化的速率运动来形成不同的强度分布。在 DMLC 中，每一对叶片以计算好的速率通过射野，同时治疗机连续出束，叶片在不同位置停留的时间长短决定相应位置的剂量强度。

（四）容积弧形调强放射治疗计划

弧形调强放射治疗（intensity-modulated arc therapy，IMAT），这种 IMRT 基于加速器锥形射束和 MLC 来实现，其特点是在机架旋转过程中，MLC 位置连续变化，通常需要多个弧来完成治疗。另一种新的 IMAT，也称容积弧形调强放射治疗（volumetric intensity modulated arc therapy，VMAT），能够在出束的同时，机架、MLC 位置、剂量率在一定范围内变化，单个弧就能获得多种强度分布。

（五）断层放疗计划

断层放疗（tomotherapy），这是一种特殊的旋转 IMRT 技术，其采用的是类似 CT 的薄扇形束旋转照射。二进制准直器是该技术的特点之一，这种准直器能够迅速地在开启和关闭两种状态中切换，准直器开启的时间决定剂量强度。早期的序列断层放疗（serial tomotherapy）中，扇形束旋转照射时治疗床固定，而在新的螺旋放疗（helical tomotherapy，HT）中，扇形束旋转照射的同时治疗床连续移动，即射束以一种螺旋模式照射靶区。

（六）加量序贯和同步放疗计划

根据临床治疗的目的，对原发病灶、淋巴结以及其他靶区给予不同的处方剂量。一般来说，淋巴结和其他靶区的剂量较原发病灶偏低。如需对原发病灶给予更高剂量，可通过序贯或同步加量（simultaneous integrated boost，SIB）的方式来实现。序贯加量方法需要两个或多个放疗计划，主要取决于计划加量的次数，该方法对于原定处方剂量较低的原发病灶和其他靶区，都采用相同的分割剂量照射。SIB 方法只需要一个治疗计划，对不同的治疗靶区同时采用不同的分割剂量进行放疗。一般来说，SIB 方法的剂量分布要比序贯加量法适形度更高，从逻辑上来说，SIB 方法更简单。对不同肿瘤区的既定处方剂量显著不同时，序贯加量方法更具有优势。

五、图像引导自适应放疗计划设计

（一）自适应放疗技术

三维适形放疗、调强放疗等技术可以提高肿瘤的处方剂量并减少危及器官的受照射剂量。但是在治疗期间，由于摆位误差、器官变形等因素，器官的位置和形状在治疗分次间可能发生变化，在高剂量梯度情况下，较小的器官变形或摆位误差将导致靶区遗漏，或使危及器官卷入高剂量区，导致肿瘤局部未控或危及器官受到过量照射。随着图像引导放疗等技术的应用，使得射野照射的位置偏差以及感兴趣区解剖学的变化在治疗过程中得以测量，从而实现对个体患者在治疗过程中适应变化来修正治疗计划，减小疗程中各类变化给治疗计划带来的影响。治疗计划能够对被反馈的测量信息所修正的放射治疗计划称其为自适应放疗（adaptive radiation therapy，ART）技术。

ART 的概念是由 Di Yan 等于 1997 年首次提出，ART 通过在放疗期间获取患者解剖图像信息，如肿瘤的大小、形态及位置变化等，作为反馈信息，分析分次治疗与初始计划之间的差异并对其进行修正，重新优化生成新的放疗计划后再进行治疗。

ART 是在图像引导基础上实现对肿瘤区高剂量高精准照射的同时，最大限度地保护危及器官并降低放射性并发症的发生概率，主要目的是解决放疗分次间的靶区位置和形态变化对实际剂量分布影响的问题。ART 中最为核心的基础就是对分次间和每个分次内，利用患者实际的图像数据、监测受照射剂量以及其他信号作为反馈信息，进行评判患者解剖和生理变化；或利用治疗过程中的反馈信息如肿瘤的大小、形态及位置变化，分析治疗与初始计划设计之间的差异，从而指导修正后续分次治疗计划的重新设计，将放疗的整个过程从医师诊断、处方制订、计划设计、治疗实施到验证作为一个自我修正的动态闭环系统，在每一环节依据相应的反馈信息修正参数，如器官的呼吸运动位移、肿瘤解剖学结构变化、剂量累积等，逐一调整来实现准确的放射治疗。

ART 可以较好地解决放疗分次间和分次内的靶区位置和形态变化问题，适用于各种部位的肿瘤。对于鼻咽癌患者和（或）体重明显下降的头颈部肿瘤患者，采用 ART 可使 PTV 的边界缩小，减少腮腺等危及器官所受剂量，降低放疗毒副作用。对于胸腹部肿瘤，ART 可有效解决分次治疗间的靶区运动问题，在提高肿瘤照射剂量的同时有效降低同侧正常肺组织的受照射剂量，使肺毒性降到最低。对于前列腺癌，由于受膀胱和直肠充盈程度的影响，靶区的变形有时会比较大，采用 ART 可显著降低直肠不良反应发生的概率，也可消除直肠扩张对治疗的影响。而对膀胱癌和

宫颈癌患者进行分次治疗时，采用在线ART技术更新治疗计划，可明显减少肿瘤区周围危及器官的辐射剂量，保护直肠和大肠等危及器官，从而降低放射性直肠炎、放射性膀胱炎等放疗并发症的发生概率。

（二）自适应放疗技术的实现方式

ART方法是利用图像数据、剂量分布信息以及放疗过程中各类信号作为反馈信息修正治疗计划以得到最佳治疗增益比，如器官的呼吸运动位移、肿瘤解剖学结构变化、剂量累积等，逐一修正来实现准确的放射治疗。其中对于射野位置的偏差可以通过相关影像系统设备，电子射野影像装置（electronic portal imaging device，EPID）和锥形线束CT（cone beam-CT，CBCT）等扫描检测出来；而治疗靶区变化的几何分布也可以通过一系列的CT扫描图像通过形变软件或重复勾画比对评估出来。原始计划中的一些要素，如处方剂量、射野边界及形状以及射束的几何参数等，如有需要，均可被修正与整合，后续执行修正后的计划。ART技术的应用以图像引导、剂量验证和计划调整三个主要部分为基础。

1. 图像引导 在放射治疗整个过程中，从病情诊断、器官勾画、计划设计、放射治疗到计划评估，都要利用患者的解剖结构信息。摆位误差等不确定因素将有可能影响其剂量传递的精确性，因此，对这些患者进行位置和剂量分布的校正是十分必要的。将放射治疗设备与成像设备结合在一起，在治疗时采集有关的图像信息，确定治疗靶区和重要结构的位置、运动，可以减少放疗期间靶区位移误差和摆位误差，监测和校正放疗时肿瘤和正常组织运动引起的误差，实时监测肿瘤或其标志物，从而进一步提高剂量传递的精确性，这称为图像引导放疗（IGRT）。

在ART领域，图像引导技术主要提供了两方面的信息：①患者解剖结构数据，用来监视当前患者的解剖结构变化；②确定患者解剖结构之间的差异。因此，图像引导在ART中的应用主要为：3D图像获取和图像配准。患者解剖结构图像获取的方法可以分为：螺旋CT、千伏CBCT、兆伏CBCT、兆伏CT系统和MRI。这些成像系统在不断地完善，利用这些成像系统可以精确确定肿瘤的位置，随着肿瘤放射治疗技术的发展，越来越多的生物和功能信息被用到患者的治疗过程中。物理师和医师对功能成像方式获取的信息越来越感兴趣，如对比度增强的MRI和PET，使用功能成像引导的放射治疗可以进一步改善放射治疗质量。

图像配准技术主要是用来确定患者初始所得数据的解剖结构和分次照射时所得数据的解剖结构之间的差异。图像配准方法可以分为刚性配准和形变配准。刚性配准是通过3D移动，将分次照射时获取的图像对齐到初始图像，如患者初始所得CT数据。刚性配准可以用来确定靶区位移和摆位误差，从而移动患者位置，以使靶目标对准。由于这种将靶目标对齐的方法速度快，因此在IGRT的临床实践中被广泛使用。肿瘤放疗过程中肿瘤和正常组织对于放射线的反应必然带来患者解剖结构的改变，图像引导放疗技术可以监测治疗过程中解剖的变化情况，当靶目标或正常组织发生形变时，刚性配准不能提供足够多的形状和体积变化信息。因此，形变配准被用来确定两组数中体素到体素的映射关系，利用影像评判解剖和生理变化，指导后续的治疗。

2. 剂量验证 在放射治疗过程中，由于解剖的变化可能会导致患者实际接受的剂量分布与计划出现差异，达不到治疗的效果。ART的过程中剂量验证结果作为系统的反馈信息可以分为分次剂量验证和累积剂量验证两类。分次剂量验证主要是针对当前分次照射的剂量分布，来评价该分次照射计划的质量，将分次照射的剂量信息反馈回系统，并根据反馈信息调整初始计划。常用的方法是将当前分次照射的剂量-体积曲线与初始计划的剂量-体积曲线进行比较。分次剂量主要是被用来反馈系统的随机误差。

累积剂量校正主要是针对当前分次照射之前的所有分次照射的累积剂量分布进行评价。由于在放射治疗过程中患者体内的解剖结构在不断地发生变化，患者初始体内的体素位置在随时间进行变化。通过剂量累积方法可以计算得到患者初始体内每个体素在实际治疗过程中接受的剂量，累积剂量验证可以提供两方面的信息：①是否需要在当前分次照射前进行重新规划；②如

果需要重新规划，将累积剂量和理想剂量的差值反馈并根据反馈信息调整计划。累积剂量主要是被用来反馈系统误差。

3. 计划调整　是 ART 技术的重要组成部分之一，利用图像引导获取的图像信息来减少患者实际解剖结构和计划中解剖结构之间的位置偏移及剂量分布的差异，从而增加靶区剂量覆盖和尽可能地保护正常组织不受照射。而根据反馈的不同节点又可将 ART 方案分为离线 ART、在线位移修正和在线 ART。

（1）离线 ART：放射治疗进行一段时间后，初始的计划可能不再满足临床需求，这时需要重新规划，并在随后分次照射中校正之前照射引起的剂量差异（见图 3-3-5）。离线 ART 的实现主要是通过采集最初数次治疗时患者的解剖影像，以离线方式测量摆位误差。然后根据该测量结果调整临床靶区的外扩范围，重新进行计划设计，以调整后续分次照射剂量后再实施后续的治疗。离线 ART 主要是为了解决治疗分次间的系统误差问题。

离线自适应方案是根据之前分次的反馈信息来决定后续分次的计划方案。它适用于渐进的、系统性的变化，如头颈部、肺部、胸部以及宫颈部肿瘤的放疗。通过分析采集到的各种反馈信息及其累积效果，在必要的节点上对放疗计划进行适当的调整，重新评价计划并予以实施。这其中包括对靶区及相关正常组织轮廓的修正以及在此基础上对处方剂量及相关器官的剂量限值的调整，据此重新优化治疗计划。离线自适应方案要求观测并推断渐进性变化，从而合理选择修正计划的节点，适应其变化调整放疗方案，以提高治疗增益比。

（2）在线位移修正：在每次分次照射时，根据获取的患者影像数据对患者的位置进行在线调整。在线位移修正主要用来校正当前患者的靶区相对于计划中靶区的位置偏移。不同类型的标记点被用来对齐靶区的位置。在治疗过程中部分靶区的位置相对于骨骼的位置是不变的，如颅内肿瘤。因此，在大多数的治疗软件中都提供在线骨骼结构勾画功能，用来在线移动患者的位置。但是，也有一些肿瘤相对于骨骼位置的变化比较明显，不适合使用在线移动的方法，如肺部和腹部肿瘤。在线移位方法的效果比较好，而且在临床上广泛使用，但是这种方法不能完全消除由分次照射间靶目标或正常组织形变引起的靶区剂量偏差，如前列腺和头颈部肿瘤的放射治疗。对于靶区或正常组织的形变所引起的剂量误差，需要用重新规划的方法来调整计划。

（3）在线 ART：是在分次放射治疗前获取的患者数据上进行计划修改，校正当前分次放射治疗时由于患者体内解剖结构的变化而引起的放射治疗误差（图 3-3-6）。使用在线 ART 技术时，患者在治疗床上等待物理师实时修改计划并用修改后的计划进行当前的分次放射治疗。因此，在线计划修改需要在较短的时间内完成。

在线 ART 则是指根据当前分次采集的患者解剖结构信息，实时修改治疗计划，并按照修改后的治疗计划实施当前分次治疗。在线 ART 主要是为了消除随机误差及形变误差。对于在线 ART，每分次治疗间获取的患者解剖图像可以是 CT 图像或者是 CBCT 图像。ART 通过比较计划 CT 图像和当次治疗体位的 CT/CBCT 图像来获取器官形变的信息，并消除该形变对患者实际受照射剂量的影响。具体来说，是利用图像变形配准对计划 CT 图像和当次治疗的 CT/CBCT 图像进行变形配准得到变形场，然后将计划 CT 图像及轮廓线映射到当前体位，重新优化后生成新的计划实施放疗；另外，需要通过图像变形配准将各个不同分次间的剂量变换到同一个参考空间，进行剂量叠加，从而监测和评价患者在整个放疗期间的实际受照射总剂量。由此可见，图像变形配准是自适应放疗中的关键技术，其准确性直接影响患者受照射剂量的精确性。

在线 ART 是依据当前已有的各种反馈信息即刻修正治疗计划，并将修正后的治疗计划投入当次的治疗中。它适用于不可预见的、随机性的变化，如前列腺、胰腺、胸部及宫颈部肿瘤的放疗。在线 ART 方案要求依据当前获取的反馈信息对治疗计划做出快速修正，并立即实施于当前的照射治疗中。

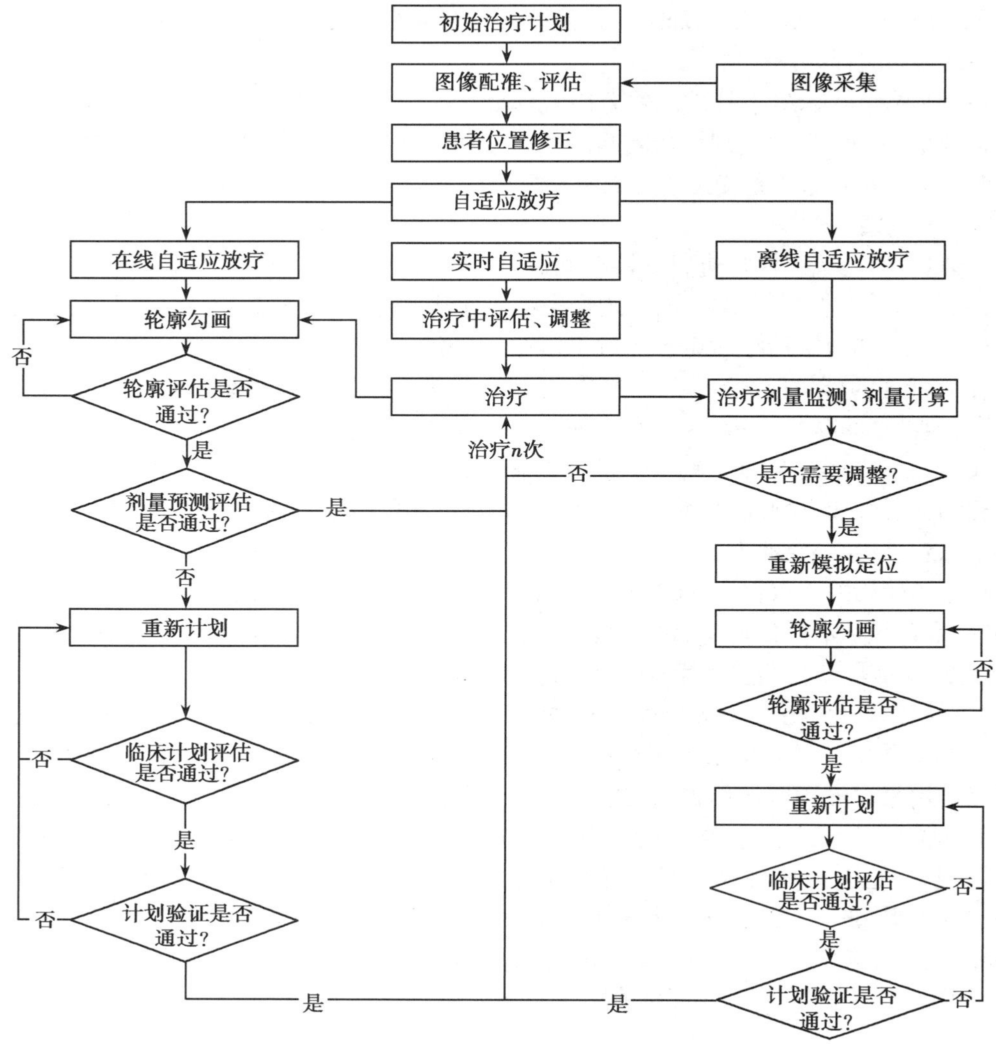

初始治疗计划
图像配准、评估
图像采集
患者位置修正
自适应放疗
在线自适应放疗
实时自适应
离线自适应放疗
轮廓勾画
治疗中评估、调整
否
轮廓评估是否通过?
治疗
治疗剂量监测、剂量计算
是
治疗n次
否
是否需要调整?
剂量预测评估是否通过?
是
是
否
重新模拟定位
重新计划
轮廓勾画
否
轮廓评估是否通过?
否
临床计划评估是否通过?
是
是
重新计划
临床计划评估是否通过?
否
否
计划验证是否通过?
是
计划验证是否通过?
否
是
是

图 3-3-6　离线和在线自适应放射治疗流程图

（三）自动计划设计

常规放疗计划设计是一个耗时耗力的过程，需要在计划优化中不断调整参数来寻找最优计划。此外，计划设计者之间的经验差异、投入计划设计的时间以及医疗机构的执行标准都会影响计划质量，从而影响临床治疗效果以及患者预后。显然常规放疗计划设计不适合应用到自适应放疗技术中，用自动计划（auto-planning）设计能够在保证计划质量的前提下提升计划设计效率。

1. 基于经验的自动计划设计（knowledge-based planning，KBP） 即利用先前知识和经验，如先前临床治疗的优质计划，来指导生成新患者临床可接受计划，或者为计划设计者进一步设计出更优质的计划提供参考。

KBP 方法包含基于图谱和基于模型的方法，前者主要是利用优质计划建立的专家库来选择与新患者结构最匹配的计划，将匹配计划的参数或剂量信息移植到新计划上来实现自动计划。后者指利用以往数据建立特定的模型，随后用于指导新计划的实施。

基于模型 KBP 的概念，即利用以往大量同类优质计划进行模型的训练，之后使用此模型来评估新患者的信息，预测出可能的剂量-体积直方图以及相关目标参数来指导计划优化。KBP 方法不仅可以让计划设计者及时修改计划使其达到临床标准，而且能实现计划设计的自动化，有利于提高临床工作效率。

2. 自动调整优化条件的计划设计　手动优化计划的挑战在于生成一个临床可接受的计划是个耗时的过程，要在尽可能降低危及器官剂量的同时保证靶区不欠量，这就需要计划设计者迭代调整优化条件，直到计划质量无法改进为止。此方法依赖于计划设计者的经验和计划设计的时间。解决此问题的关键在于在迭代过程中自动调整优化条件，计划设计者可从临床可接受的计划模板出发，预设一些固定的优化条件并对其赋予权重，得到一个满足所有优化条件的计划；之后运行一个脚本，迭代的自动调整优化条件，直到计划无法再优化为止，此时可认为得到一个优质的计划。

在靶区形状较为复杂，如在危及器官数量较多的头颈部肿瘤中，使用自动调整优化条件功能可以提高工作效率。相比于 KBP，自动调整优化条件技术不需要建立计划库，能显著提高计划的质量，但是也需要人工的介入。此外，最终计划的质量很大程度上取决于计划设计者初始设定的目标限值，这就要求计划设计者依据经验建立不同部位肿瘤的计划优化函数模板。

3. 人工智能技术在自动计划中的应用

（1）机器学习：主要是使用以往优质计划的数据和机器学习算法建立模型来预测新计划的 DVH、计划优化的目标权重以及剂量分布等。机器学习算法包括支持向量回归（support vector regression，SVR）、Logistic 回归、人工神经网络（artificial neural network，ANN）等。

（2）深度学习：是一种使用深度多层神经网络构建模型，模拟和学习人脑工作原理的机器学习技术。众多深度神经网络算法能很好地预测患者的三维剂量分布并实现自动计划设计。以自动计划功能为代表的自动调整优化条件的方法不需要预先建立模型或者数据库，只需要进行不断的迭代优化就可以实现自动计划。此类方法能减少人工干预，同时提高质量，人工智能技术的进步推动了自动计划的发展。

六、立体定向放射治疗计划设计

（一）立体定向放射治疗

立体定向照射技术分为立体定向放射外科（stereotactic radiosurgery，SRS）和立体定向放射治疗（stereotactic radiation therapy，SRT）。立体定向放射外科是指单次大剂量精准照射颅内相对小体积靶区的技术。立体定向放射治疗是随着立体定向放射外科的发展，使用少分次、大分割的剂量照射模式。立体定向放射治疗技术可应用于颅内和颅外肿瘤的治疗，如肺、肝上的恶性肿瘤，应用于颅外肿瘤又称为立体定向体部放射治疗（stereotactic body radiation therapy，SBRT）。

立体定向照射采用多射束(固定方向和非固定方向)、多弧照射(离散和连续)等聚焦技术在立体空间中以等中心、非等中心、共面、非共面等方式，将预设的处方剂量精准地投照到空间立体精确定位的病变靶区。该技术要求放疗设备具有严格的质量保证/质量控制并保持很高的精度和安全性，计划剂量输送的准确性和剂量分布的一致性至关重要。

（二）立体定向放射治疗特点

立体定向放射治疗对肿瘤区可以产生很高的生物等效剂量（BED），高剂量区与靶区高度适形，且剂量在靶区外能够快速跌落，使正常组织的损伤最小化。SRT 技术仅适用于界线清楚的肿瘤(最大横截面直径为约 5cm 或更小)，要求射束半影边缘很小，对患者固定和呼吸运动管理要求严格，需要通过图像引导进行高频率的患者监测和几何验证。因此，立体定向放射治疗高度依赖于整个治疗过程的精度，参与人员需要接受立体定向放射治疗特殊培训。

与常规分割放疗给予靶区均匀处方剂量不同，立体定向放射治疗处方剂量具有以下两个特点：

1. 处方靶区为小体积病灶组织，单分次给予非常高的剂量。通常靶区内的高剂量点认为是可接受的，靶区内剂量非均匀。

2. 靶区外的正常组织的高剂量照射体积要尽量小，以降低毒副作用的风险。因此，靶区外剂量跌落的梯度应该陡峭。

（三）立体定向放射治疗计划特点

1. 靶区及危及器官勾画 对于立体定向放射治疗的靶区及危及器官勾画，图像扫描层厚不超过 2mm。一般情况下，尤其是转移至肺、肝和脊柱旁病灶，通常认为临床靶区（CTV）与大体肿瘤区（GTV）保持相同，这样可以更好地保护肿瘤邻近的正常组织。呼吸运动或器官充盈导致的 CTV 尺寸和位置的变化，需要将 CTV 扩展到内靶区用于肿瘤运动管理的校正。但直接基于 CTV 的外扩仍存在很多问题，应考虑临床实际情况予以修正。

2. 剂量计算 由于立体定向放射治疗计划中存在高剂量梯度，因此 TPS 中的计算网格分辨力对计算剂量精度的影响显得非常重要。立体定向放射治疗计划应使用 2mm 或更小的各向同性网格间距。推荐使用三维散射校正算法，如卷积叠加，甚至蒙特卡罗法。

3. 处方剂量 立体定向放射治疗处方剂量通常旨在提供比传统分次治疗方案中更大的有效治疗剂量，处方剂量通常包绕靶区 80%~90% 体积，比传统分次放射治疗选择的低。

4. 剂量非均匀性 立体定向放射治疗计划允许 PTV 内存在陡峭的剂量梯度，同时要求在 PTV 外剂量更快速下降，从而保护更多的正常组织。添加更多的射束路径，包括以非共面角度定位的射束，同样有助于增加 PTV 边界处的剂量梯度，使用多个不同方向上聚焦射束是立体定向放射治疗中实现剂量快速降落的主要方式。通常，射束数量越多，靶区剂量适形度越好，靶区外的剂量跌落越快。但是，出于实际治疗效率的原因，计划中会限制射束或拉弧的数量。将单个射束的入射剂量限制在累积剂量的 30% 以下且避免射束重叠，这样能够有效避免皮肤急性反应，并保证剂量梯度的等方向性跌落。

5. 正常组织耐受剂量 立体定向放射治疗的正常组织耐受剂量限值，与传统的放疗有极大的不同，应特别注意分次大小、总剂量、分次时间间隔和总治疗时间等重要放射生物学因素。立体定向放射治疗的正常组织耐受剂量限值，仍不成熟。

6. 剂量报告 任何治疗计划都可以报告许多剂量学指标。由于立体定向放射治疗计划的复杂性，充分报告计划的临床信息非常重要。每个计划应报告以下指标：①处方剂量；②ICRU 参考点或剂量/体积（如“60Gy 至 PTV 的 95%”）；③治疗分次数；④治疗出束时间；⑤靶区覆盖度；⑥计划适形度；⑦目标靶区外的剂量衰减（如 50% 处方等剂量曲线的体积与 PTV 的比值）；⑧非均匀性指数（如 5% 的 PTV 接受的最高剂量与 95% 的 PTV 接受的最低剂量之间的比值）；⑨PTV 外需要关注的高剂量或低剂量区；⑩危及器官的剂量（1% 和 5% 体积的剂量及平均剂量）。

第四节　外照射放射治疗计划评估

放射治疗计划评估需要对靶区剂量覆盖程度、对危及器官（或组织）的受照射剂量是否在限值范围等临床指标进行评价。外照射治疗计划评估包括剂量学评估指标、物理参数评估指标和临床生物学评估指标，用于医师和物理师判断治疗计划的优劣，进行治疗计划的选择。

一、危及器官剂量限值

危及器官（OAR）是指位于靶区附近，若受到超剂量照射或者超剂量体积照射就会发生严重损伤，并可能因此影响治疗计划实施及实施效果的组织或器官。原则上说所有非靶区组织都是危及器官，而被称作危及器官通常取决于与靶区的位置关系和处方剂量。

在放射治疗中，正常组织有不同的耐受剂量，正常组织发生放射性损伤是一个概率问题，接受的照射剂量在一定限值范围内是安全的。根据正常组织的耐受剂量，在计划设计时设定剂量限制，优化计算结束后作为计划质量的评估参考。

从功能角度分析，人体的器官分为串型器官和并型器官。串型器官如脊髓，是由功能单元成

串形成的，当受到的剂量超过某一剂量限值时，某一特定的神经束功能遭到破坏，将会影响损伤部位以下的功能；并型器官为彼此相互独立的功能单元以并联的形式形成的，只有当受到的照射剂量体积达到一个阈值，器官功能才会显著下降。

二、治疗计划剂量学评估指标

（一）靶区剂量评估

1. 靶区剂量　指根治肿瘤的致死剂量或靶区需要的治疗剂量，即处方剂量。

2. 靶区最大剂量（或接近靶区最大剂量 D_{max}）　靶区最大剂量区域≥$2cm^2$ 时，临床上才认为有意义，通常以接近靶区最大剂量 $2cm^3$ 体积 D_{2cm^3} 或 2% 体积 $D_{2\%}$ 来描述。

3. 靶区最小剂量（或接近靶区最小剂量 D_{min}）　靶区最小剂量对面积不作具体规定，通常以靶区 98% 体积接受的剂量 $D_{98\%}$ 为最小剂量，最小剂量应不低于处方剂量。

4. 靶区平均剂量（D_{mean}）　不是最大和最小靶区剂量的算术平均值，而是靶区内被均匀分割的剂量矩阵的剂量平均值。

5. 靶区中位剂量（D_{med}）　是靶区内被均匀分割的剂量矩阵的剂量中间值。

6. 剂量冷点　靶区内低于处方剂量的区域，应该避免靶区内出现剂量冷点。

（二）危及器官（或组织）剂量评估

1. 剂量热点　是靶区以外正常组织接受超过 100% 靶区剂量的区域。靶区外正常组织或器官应避免出现剂量热点，即靶区外应避免出现高于靶区剂量的区域。

2. 组织最大剂量　串型器官或组织如食管、脊髓等需要评估最大剂量 D_{max} 及 $D_{2\%}$，或评估接受接近最大剂量 $1cm^3$ 体积剂量，如脊髓报告 D_{1cm^3}，评估 $D_{2\%}$ 时要求完整勾画器官。

3. 组织平均剂量　并型器官或组织如肺、肝等需要评估平均剂量 D_{mean} 和 V_D（接受一定限制剂量的体积）。

4. 正常组织或器官体积剂量　对于肺、肝等正常组织或器官，有时需要评估体积剂量 V_D，如 V_5、V_{10}、V_{20}、V_{30}、V_{50} 等，表示该器官或组织接受 5Gy、10Gy、20Gy、30Gy、50Gy 的体积。

（三）照射剂量的显示

计算的剂量可以通过插值法显示在网格点之间，以得到等剂量线或等剂量面，可分为二维剂量分布显示和三维等剂量图显示。

1. 二维剂量分布显示　二维剂量分布是在患者横断面及重建的冠状面和矢状面的解剖结构图上，把二维的剂量分布叠加在一起，用等剂量曲线来表示各器官（或组织）的受照射剂量（图 3-4-1）。评估平面剂量分布就是要检查每个层面内规定的等剂量线是否包括靶区、剂量分布是否

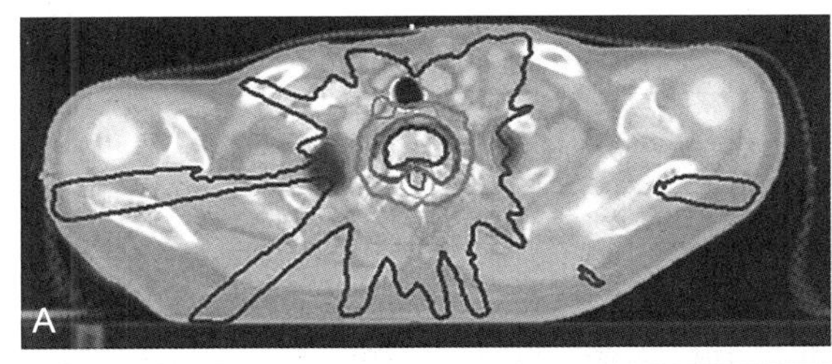

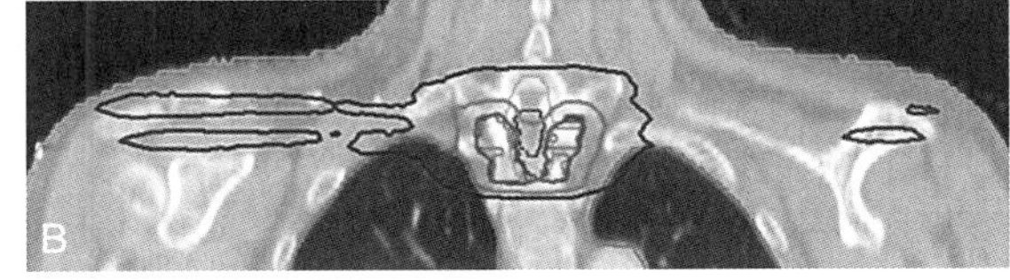

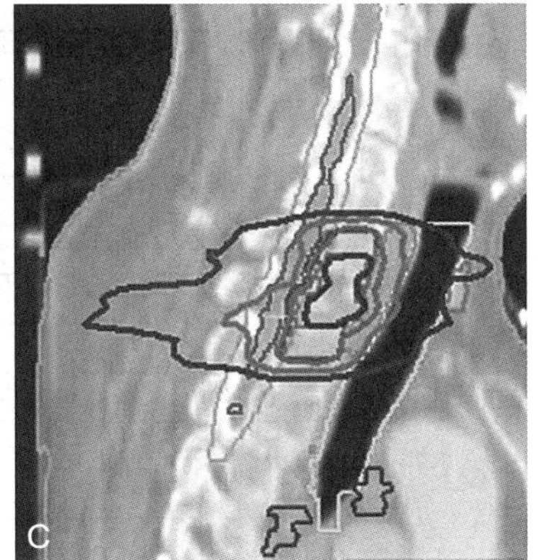

图 3-4-1　二维剂量分布显示
A. 横断位；B. 冠状位；C. 矢状位。

均匀、剂量冷点和热点位置及体积，还有重要器官的受照射剂量等情况。

2. 三维等剂量图显示 三维等剂量图是将三维等剂量线叠加在靶区和解剖结构立体图上，观察等剂量分布与靶区和各器官或组织在三维空间上相互关系。

三、治疗计划物理参数评估指标

治疗计划评估除了需要上述剂量分布图外，还需要进行剂量-体积量化（即使用物理参数评估指标），包括剂量-体积直方图（dose-volume histogram，DVH）、适形度指数（conformal index，CI）、均匀性指数（homogeneity index，HI）等。

（一）剂量-体积直方图

分析剂量分布，除了靶区最大剂量、最小剂量及平均剂量外，体积概念同样是一个重要的评估手段，对于靶区有 $D_{95\%}$（即 95% 靶区得到的照射剂量）、$V_{95\%}$（受到 95% 处方剂量线包绕的靶区），对于肺组织有 V_{20}（肺组织受到 20Gy 以上照射剂量的体积或其占总体积的百分比）。

临床上常用 DVH 描述靶区内剂量-体积关系，通过观察 DVH，就可以看出吸收剂量分布的重要临床特征，如靶区或危及器官接受高或低的吸收剂量体积（但不是位置），但这些数据通常难以根据常规等剂量线进行快速评估。

TPS 可计算靶区、危及器官等感兴趣器官的 DVH，以评估治疗计划的适合性，并可对不同的治疗计划进行比较。DVH 简单明了地显示了靶区或正常组织中剂量与体积的关系（图 3-4-2），横坐标为照射剂量，纵坐标为绝对体积值或体积百分数。DVH 可分为微分 DVH（differential DVH）和积分 DVH（cumulative DVH），微分 DVH 的纵轴代表接受了横轴所指示剂量的体积，对于靶区来说，在处方剂量附近有一个峰值；对于危及器官，DVH 可能有几个峰值，表示器官的不同部分吸收了不同的剂量。常用的积分 DVH 是指在剂量计算的体积范围内，接受大于某剂量值的体积相加结果，或指定的某个器官或靶区具有某剂量值的体积与该器官或靶区总体积之比。

根据 DVH 可以评估治疗计划，如图 3-4-2 所示：对于靶区（右侧曲线），右上肩部越靠右靶区覆盖越好，曲线右下尾部越靠左说明靶区内高剂量点越少。对于正常组织或危及器官（左侧曲线），曲线越靠左下越理想。DVH 也有局限性，即没有空间概念，不能标明靶区内低剂量或危及器官内高剂量区的位置。

（二）适形度指数

适形度指数（CI）是反映处方剂量包绕体积 V_R 形状和大小与肿瘤区 V_T 形状和大小的符合程度，理想的计划是 V_R 和 V_T 完全一致，CI 值为 1，现实中受放疗技术的限制，很难达到两者完全一致，一般 3D-CRT 技术可以获得 CI>0.5，IMRT 技术可以获得更高 CI 值。

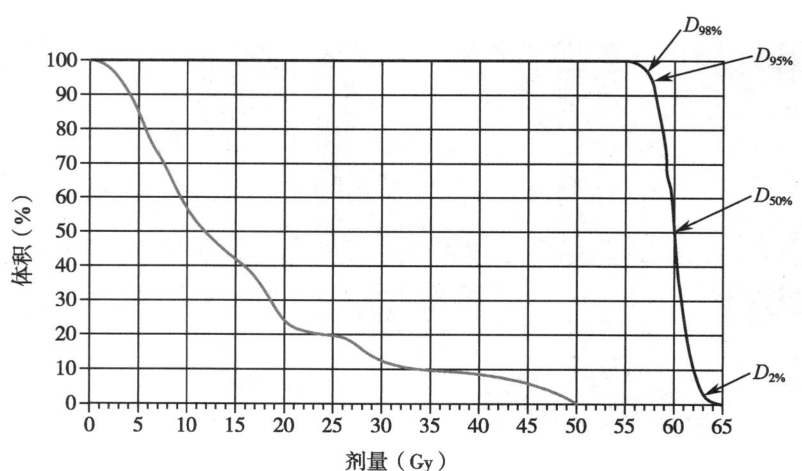

图 3-4-2 剂量-体积直方图

$$CI = \frac{V_{R\text{-}T}}{V_T} \times \frac{V_{R\text{-}T}}{V_R} \qquad (3\text{-}4\text{-}1)$$

式中，$V_{R\text{-}T}$ 为处方剂量包绕的靶区；V_T 为靶区；V_R 为处方剂量包绕体积。

临床中使用 CI 来比较不同治疗计划在靶区覆盖率方面的质量，有助于评估处方等剂量线和计划靶区之间的一致性程度，但这个乘积也会丢失部分评估信息，即两个不同的计划剂量分布有可能产生完全相同的 CI 值。

（三）均匀性指数

均匀性指数（HI）是指靶区内剂量分布的均匀性，反映的是靶内各像素位点剂量的集中性或者离散性，HI 值越大说明超过处方剂量越大，该指数越接近 0，说明靶区内剂量越均匀，剂量分布越合理。

$$HI = \frac{(D_{2\%} - D_{98\%})}{D_{50\%}} \qquad (3\text{-}4\text{-}2)$$

临床上 HI 受靶区、靶位置、处方剂量等诸多因素的影响，同时调强计划优化时高的 CI 也可能导致 HI 升高。HI 局限性跟 CI 和 DVH 一样，没有空间位置信息，不能标明靶区内低剂量或危及器官内高剂量区的位置。

如果低剂量区靠近肿瘤，可导致肿瘤复发，如果高剂量区出现在串型危及器官，危害比出现在并型器官要大，所以要结合等剂量曲线图综合分析评估治疗计划优劣。

四、临床放射生物学评估指标

（一）细胞存活的概念

临床放射治疗的目的是抑制肿瘤的继续生长、阻止肿瘤细胞的繁殖传代，因此，鉴别细胞存活的唯一标准是，受照射后细胞是否保留无限增殖的能力，即是否具有再繁殖完整性。在离体培养细胞实验体系中，细胞群受到照射后，一个存活细胞可分裂繁殖成一个细胞群体（大于 50 个细胞），称为克隆（clone）。这种具有“克隆”能力的原始存活细胞，称为克隆源性细胞。这个定义是针对正处于增殖状态的细胞而言的，对于那些不再增殖的已分化的细胞，只要丧失其特殊功能便是死亡。如果细胞在照射后，形态完整，表面毫无损伤，有能力制造蛋白质或合成 DNA，甚至还能挣扎着进行一次或少数几次有丝分裂，但由于已经失去了无限分裂和产生大量子代细胞的能力，故认为是死亡细胞。

细胞死亡有两种表达形式：增殖性细胞死亡和间期性细胞死亡。增殖性细胞死亡是指细胞受到电离辐射后，在一段时间内仍保持完整形态，甚至可在完成几个细胞分裂周期后再死亡。增殖性细胞死亡是最常见的细胞死亡形式，增殖性细胞死亡与放射剂量呈指数性关系。间期性细胞死亡与细胞周期无关，一般发生于电离辐射后数小时，伴发一系列生化和形态学改变，最终被邻近细胞或巨噬细胞吞噬。间期性细胞死亡在 1.5~5Gy 照射剂量范围内较敏感。

细胞存活可以反映和推测肿瘤放疗后控制的效果，提示临床必须重视这种存活细胞，这种具有无限增殖能力的细胞是在治疗中必须根除的细胞，否则将留下复发和转移的隐患。

（二）细胞存活曲线

细胞存活曲线（cell survival curve）是描述放射线照射剂量和细胞存活分数（surviving fraction）之间的关系，通过测量接受不同剂量照射后，有增殖能力的细胞形成克隆的能力，根据其存活率的变化所绘制的剂量-效应曲线。随着照射剂量的提高，存活细胞的份额越来越低。

细胞存活曲线主要用于研究以下几个放射生物学问题：①研究各种细胞生物效应与照射剂量的定量关系；②比较各种因素对放射敏感性的影响；③观察有氧和乏氧情况下细胞放射敏感性的变化；④比较不同放射分割方案的放射生物效应；⑤观察各种类型放射增敏剂的效用；⑥比较

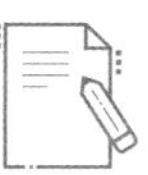

不同 LET 射线的生物效应；⑦研究细胞的各种放射损伤。细胞存活曲线受多种因素影响，如不同的物种、不同的组织等。在此仅介绍临床研究中最常用的细胞存活数学模型。

1. 指数存活曲线 细胞的敏感区被电离粒子击中一次即足以引起细胞的死亡，这就是所谓的单击效应。对于致密电离辐射（如中子、α 粒子等）照射后的哺乳动物细胞的存活，若 S_0 为细胞的原始数，S 为受 D 剂量照射后仍存活的分子数，则尚未被击中的细胞将随照射剂量增加而被击中，单靶单击模型可由下式表示：

$$\mathrm{SF}=S/S_0=\mathrm{e}^{-\alpha D} \tag{3-4-3}$$

式中，SF 为存活分数，e 是自然对数的底，近似等于 2.718；α 是与射线的质和细胞敏感性有关的常数。这个曲线表明单靶单击细胞存活率随照射剂量的增加呈指数下降，也称指数失活。

在半对数坐标系上是一条直线（图 3-4-3A），当细胞受到剂量 D_0（αD_0=1）照射后，平均每靶被击中一次，即 D_0 值通常称为平均致死剂量。它的定义是平均每靶击中一次所给予的剂量：

$$\mathrm{SF}=\mathrm{e}^{-D/D_0} \tag{3-4-4}$$

当 D=D_0 时，e^{-1}=0.37。

这时 SF=0.37。此时剂量称为 D_{37}，也就是说并不是所有细胞都受到打击，实际上只有 63% 的靶细胞受到致死性打击且已经失活，而有 37% 的细胞尚未被击中，仍保留活性。

2. 非指数存活曲线 对于稀疏电离辐射（X 线、γ 射线等）照射后（图 3-4-3B），细胞存活曲线低剂量段在半对数坐标上有一个有限的初斜率（存活分数是照射剂量的指数函数）；在稍高剂量段（肩区）出现弯曲，弯曲部分跨度是几个 Gy。在高剂量段存活曲线又趋于直线（存活分数又变成照射剂量的指数函数）。解释这个现象最常用的数学模型是多靶单击模型和线性二次模型。

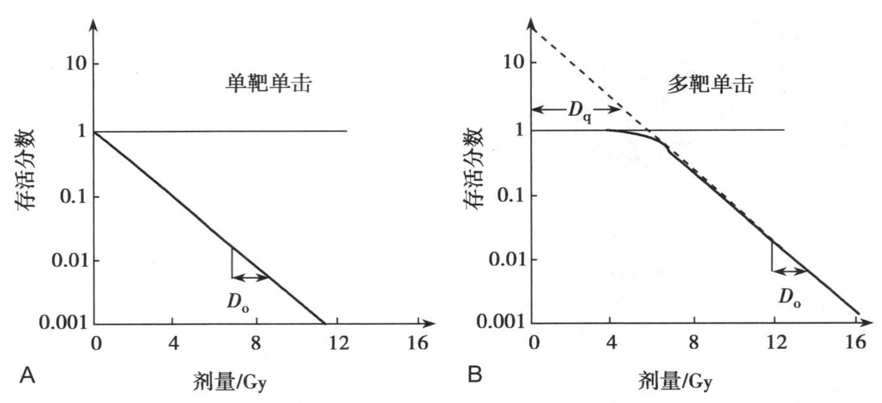

图 3-4-3 单靶单击和多靶单击模型的细胞存活曲线

（1）多靶单击模型：其数学表达式为：

$$\mathrm{SF}=1-(1-\mathrm{e}^{-KD})^N \tag{3-4-5}$$

假设一个细胞内有 N 个相同的靶，只有当所有的靶都失活，细胞才会死亡，而每个靶的失活只需要被放射线击中一次。在这个模型中，存活曲线由以下参数描述：①初始斜率 D_1：由单一事件的细胞杀灭所致。D_1 指在存活曲线初始部分将细胞存活分数从 1.0 降到 0.37 所需的剂量，反映的是细胞在低剂量区的放射敏感性。②终斜率 D_0：由多次事件的细胞杀灭所致。D_0 指存活曲线的直线部分，将细胞存活分数从 0.1 降到 0.037 所需的剂量。③准阈剂量 D_q：是将存活曲线的直线部分向上延伸与通过存活分数为 1.0 的剂量轴相交处的剂量。准阈剂量意味着小于这个剂量将没有放射生物效应，但在射线作用中不存在无效应的剂量，因此称为准阈剂量。它表明了细胞亚致死性损伤修复能力的大小，D_q 值小则细胞修复能力弱，很小的剂量即可使其进入指数性杀灭。④外推数 N：代表存活曲线肩区宽度大小的参数。D_q、D_0、N 三个参数中，任意两个参数便可

在一定程度上反映细胞的放射敏感性。

（2）线性二次模型：假设射线杀灭细胞由两部分组成（图 3-4-4），一部分与照射剂量成比例（αD），另一部分与照射剂量的平方成比例（βD^2）。用线性二次模型（L-Q 模型）描述细胞存活曲线，细胞存活曲线的表达式为：

$$SF=e^{-\alpha D-\beta D^2} \tag{3-4-6}$$

SF 是照射剂量为 D 时的细胞存活率，α 和 β 是常数。当 $D=\alpha/\beta$ 时，照射剂量与细胞杀灭成比例的部分和照射剂量平方成比例的部分相等，即线性和二次细胞杀灭的贡献相等的剂量等于 α/β 的值。系数 α 代表斜率，决定的是低剂量照射条件下的损伤程度；系数 β 代表其放射生物效应的超线性部分，它的贡献随照射剂量的增加而加大。

（3）不同组织分次照射细胞存活曲线：早反应组织及肿瘤组织 α/β 值一般为 10Gy 左右，晚反应组织 α/β 值一般小于 3Gy。依据早反应组织及晚反应组织 α/β 值的不同，剂量-效应曲线见图 3-4-5，相比于早反应组织，晚反应组织的剂量-效应曲线更加弯曲，修复能力大，α/β 值低，在较低剂量时 β 效应作用明显，即在较低剂量时晚反应组织可以得到更好的修复；而肿瘤组织和早反应组织 α/β 值较高，β 效应在较高分次剂量时才开始作用，此时晚反应组织辐射损伤修复减弱，因此增加单次照射剂量会进一步加重晚反应组织的损伤。

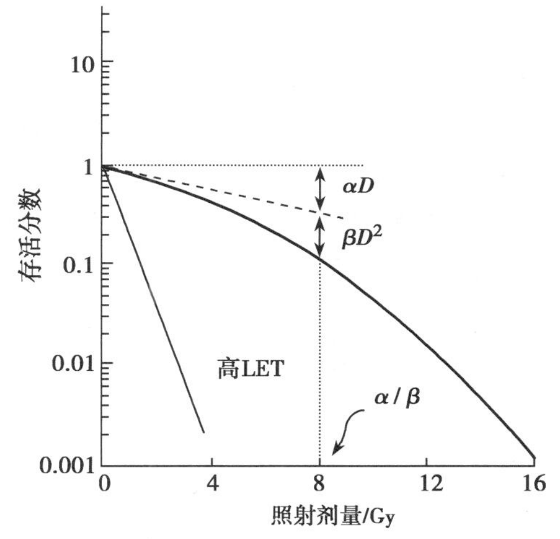

图 3-4-4　线性二次模型的细胞存活曲线

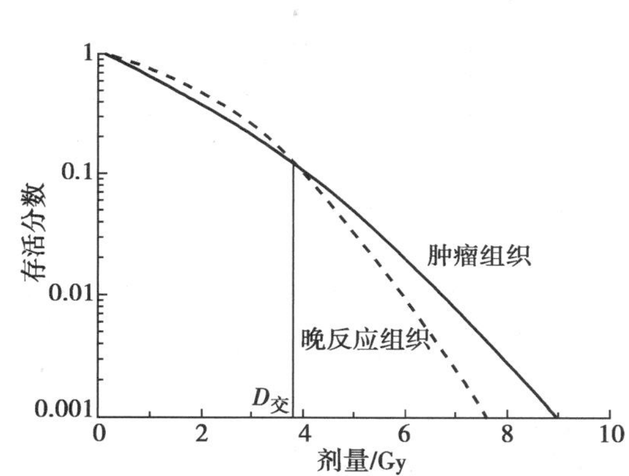

图 3-4-5　早、晚反应组织细胞存活曲线

由于肿瘤组织和早反应组织的细胞存活曲线弯曲程度与晚反应组织不同，因此在某一剂量点处两条细胞存活曲线会出现相交，交点 $D_{交}$的剂量范围一般为 2~5Gy。若想达到有效的肿瘤控制，必须给予很高的照射剂量，但由于晚反应组织在高剂量区修复能力下降，更高的剂量势必会加重晚期不良反应，因此为减轻晚反应组织的辐射损伤，同时达到有效的肿瘤控制，必须选择分次照射的治疗模式。

临床上常用多分次放射治疗方案，当各个同等剂量间隔照射，存活曲线的肩部将被重复很多次，细胞存活曲线见图 3-4-6，分次照射最大的优势是控制肿瘤组织的同时进一步减轻晚反应组织的损伤。

当分次照射的单次剂量小于 $D_{交}$（图 3-4-6A），由于晚反应组织的细胞存活曲线较肿瘤组织更弯曲，单次照射后晚反应组织的存活分数高于肿瘤组织，肿瘤组织的损伤大于晚反应组织，若两次照射时间间隔大于组织修复时间，每个分次照射后得到的细胞存活曲线累加，最终会使肿瘤组织达到致死剂量时的晚反应组织损伤减轻，放射治疗增益比增加，这是临床常用方案。当分次照射的单次剂量约为 $D_{交}/2$，即 $D_{交}$前两条存活曲线斜率的切线间距最大时，该点对应的剂量通常为

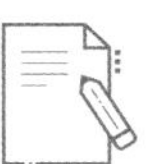

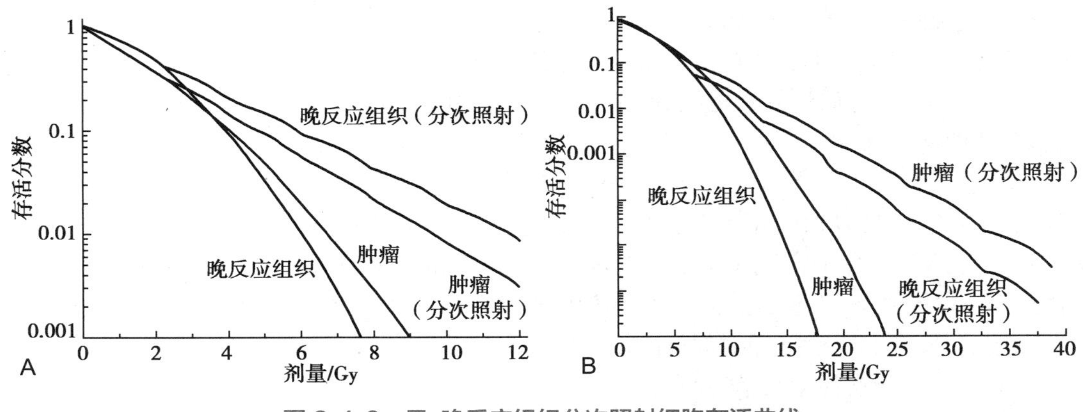

图 3-4-6 早、晚反应组织分次照射细胞存活曲线

分次照射的最佳分次剂量，此时分次照射后肿瘤组织达到致死剂量时晚反应组织损伤最小。但在实际情况中，需要结合肿瘤及周围各正常组织的 L-Q 模型参数，推测得到最佳分割剂量。

当分次照射的单次剂量大于 $D_{交}$（图 3-4-6B）时，照射后肿瘤组织的存活分数高于晚反应组织，晚反应组织的损伤大于肿瘤组织，治疗增益比降低，这在临床上是应该避免的方案。

（三）等效生物剂量换算

1. 生物效应剂量（biological effective dose，BED） 是指生物体辐射响应程度的测量，与物理剂量是两个不同的概念。每次照射剂量越大，其生物效应越大，尤其是晚反应组织；相反也如此。实际生物效应在物理剂量图上无法表现出来。BED 具有剂量的量纲，单位是 Gy。

进行生物效应等效换算的目的主要在于：①对临床中不同分割方案进行比较；②改变原有放疗分割方案或开展新的放疗分割方案时，与常规分割方案进行生物效应等效计算，以使患者获得最佳的治疗效益。

2. 生物效应剂量等效换算 根据 L-Q 模型数学公式可以得出，组织辐射后产生的生物效应 E 等于细胞两种辐射损伤之和，即：

$$E=-\ln(\mathrm{SF})=\alpha d+\beta d^2 \tag{3-4-7}$$

在等式两边同时除以 α 得出：

$$E/\alpha=d+(\beta/\alpha)\,d^2 \tag{3-4-8}$$

式中，E/α 即是生物等效剂量 BED。假设分次剂量是 d，分次照射间隔时间大于 6 小时的分割照射，分割次数是 n，则上式可改写成：

$$\mathrm{BED}=nd\left[1+\frac{d}{\left(\frac{\alpha}{\beta}\right)}\right] \tag{3-4-9}$$

式中，nd 即是照射总剂量 D，特征剂量 α/β 在特定的组织或细胞中具有固定的值。

根据以上公式，临床中若因为特殊原因发生分割剂量或分割次数的改变时，两种不同剂量设置方案的换算公式即为：

$$n_1d_1\left[1+d_1/(\alpha/\beta)\right]=n_2d_2\left[1+d_2/(\alpha/\beta)\right] \tag{3-4-10}$$

临床中有时采用不同的分割模式实施放射治疗，利用上式可以换算成为 2Gy 同等生物效应所需要的不同分割剂量。

（四）肿瘤控制概率和正常组织并发症发生概率模型

1. 肿瘤控制概率模型 临床上一个好的治疗方案应使肿瘤得到最大可能的治愈（高 TCP）

和使正常组织并发症发生概率最小(低 NTCP)。肿瘤控制概率(TCP)模型与肿瘤体积、肿瘤内克隆源性细胞密度、单次剂量、单次剂量照射后细胞存活数及照射次数等因素相关。假设同种肿瘤的放射敏感性均匀一致,分次照射间隔时间大于 6 小时,所有肿瘤细胞均被杀灭,肿瘤才能被完全控制,并且杀灭特征遵循泊松概率分布,则 TCP 的数学模型可表达为:

$$\mathrm{TCP}=\exp\left(-K\times \mathrm{SF}^{N}\right) \tag{3-4-11}$$

式中,SF 为单次照射后细胞的存活数,N 为分割照射次数,K 为肿瘤内克隆源性细胞数。

肿瘤内克隆源性细胞数与肿瘤体积成正比,即:

$$K=\rho V \tag{3-4-12}$$

式中,ρ 为克隆源性细胞数密度,V 是肿瘤的体积。不同体积的肿瘤受到照射后肿瘤控制概率不同,肿瘤体积的增加会使肿瘤控制概率降低。

SF 满足 L-Q 模型表达的细胞存活表达式,将其代入上式:

$$\mathrm{TCP}=\exp\left[-K\exp\left(-\alpha d-\beta d^{2}\right)^{N}\right] \tag{3-4-13}$$

肿瘤控制概率与单次照射剂量 d 以及照射次数 N 正相关,当照射剂量一定时,照射次数越多,肿瘤控制概率越高;照射次数一定时,单次剂量越高,肿瘤控制概率越高。无并发症的肿瘤控制概率是指,肿瘤得到最大可能治愈而正常组织并发症发生概率最小时的肿瘤控制概率。

2. 正常组织并发症发生概率模型　正常组织并发症发生概率(NTCP)模型是建立在剂量-体积关系上的数学模型,可以通过调整模型参数,计算不同正常器官在接受一定照射剂量后出现放疗并发症的概率,从而对放疗毒性反应进行预测,也可据此对不同的治疗方案进行生物效应的量化对比。

目前有多种 NTCP 数学模型,最常用的是 Lyman-Kutcher-Burman(LKB)模型,该模型描述了危及器官的全部或部分体积受到均匀剂量 D 照射后的 NTCP。TCP 是基于细胞杀伤的统计原理,假定只有所有克隆源性肿瘤细胞被杀死,肿瘤才能被完全控制,NTCP 基于类似原理,只有足够的正常细胞被杀死,才能出现正常组织的损伤。

(五) 等效均匀剂量和有效体积

计算 NTCP 的模型中均假设整个器官或组织,或部分器官或组织受到单一剂量的照射,但实际上整个器官或组织,或部分器官或组织总是受到不均匀剂量的照射。等效均匀剂量(equivalent uniform dose,EUD)是指器官或组织的部分体积 V 受到均匀剂量 D 的照射造成的器官或组织损伤,相当于整个器官或组织 $V_{100\%}$ 受到 EUD 照射造成的损伤,即

$$\mathrm{NTCP}(V,D)=\mathrm{NTCP}(V_{100\%},\mathrm{EUD}) \tag{3-4-14}$$

有效体积(effective volume,EV)是指当器官或组织的部分体积 V 受到均匀剂量 D 照射造成的器官或组织损伤,相当于器官或组织的一部分体积 EV 受到最大剂量 D_{max} 照射造成的损伤:

$$\mathrm{NTCP}(V,D)=\mathrm{NTVP}(\mathrm{EV},D_{max}) \tag{3-4-15}$$

第五节　放射治疗计划剂量验证

三维适形放射治疗(3D-CRT)及常规放射治疗计划简单,其照射野内的剂量计算分布比较可靠,只要对直线加速器及其附属放射治疗设备做日常的质量保证,就足以保证放射治疗物理剂量的准确性。然而三维调强放射治疗(IMRT)或容积弧形调强放射治疗(VMAT)计划中每个射野的执行都是一个复杂的过程,为了保证治疗的有效性及准确性,实施调强计划必须有完善的质量控制与质量保证。质量控制内容涉及多叶准直器的位置精度,直线加速器的输出剂量率稳定性、准确性及其机械精度等。放射治疗计划剂量验证是重要的质量控制项目,如果剂量验证没有严

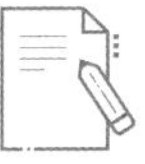

格把控，很有可能存在较大误差。本节着重介绍 IMRT 计划的剂量验证。

由于大部分情形下治疗计划剂量验证难以直接测量患者体内的剂量，目前一般是通过剂量验证设备间接进行分析与验证。验证的方法大多将实际治疗的计划移植到专门的验证模体，由 TPS 计算该计划在模体中的剂量分布，再由加速器对该模体执行计划照射，测量照射形成的剂量分布，并与 TPS 计算的结果进行比较，判定其结果是否在允许的范围内，决定计划是否能对患者执行。

剂量验证分为绝对剂量的验证和相对剂量分布的验证，主要有点剂量验证、二维剂量验证、三维剂量验证及第三方独立计算软件。不同的剂量测量方法需要相应的仪器设备，这些仪器设备的测量精度决定了剂量测量的结果，所以这些测量工具应依据相应规程定期进行校准标定。

一、点剂量验证

点剂量验证设备主要有电离室剂量仪、热释光剂量仪（thermoluminescence dosimeter，TLD）和半导体剂量计。用点剂量设备测量剂量时，通常将点剂量设备置于模体内、体表或自然腔内的感兴趣点。

圆柱形（指形）电离室在剂量线性、能量响应及重复性等方面具有很好稳定性等优点，所以用指形电离室对感兴趣点作绝对剂量的验证。但是电离室必须根据国家标准进行校准后才能进行测量。目前临床剂量验证常用的指形电离室有 3 种灵敏体积，分别是 0.6、0.125 和 0.015cm^3。0.6cm^3 电离室是放射治疗中最常用的一种，加速器绝对剂量的标定都使用这种电离室。

调强计划射野内或射野边缘，剂量分布可能是不均匀的，在做感兴趣点绝对剂量验证时，物理师应选取剂量变化相对平缓的区域，因为在剂量分布陡峭之处，进行点剂量验证要选择体积合适的电离室，0.6cm^3 收集体积的电离室长度超过 2cm、体积大，此时感兴趣点测量结果显然不能代表某一点的剂量，而是一个小区域的平均剂量，所以应考虑电离室体积效应造成的验证误差。使用 0.015cm^3 的电离室在体积上是非常符合照射野内点剂量验证，可认为是点剂量的测量，但是有效收集体积太小，收集到的电荷量很少，以至于漏电流及静电计电子线路的噪声可能对测量结果产生较大的影响；另外，由于体积小，中心电极大多采用铁类的高原子序数材料，这类材料容易使电离室对低能散射光子产生过度反应，导致测量结果存在一定的误差。应用 0.125cm^3 电离室，有效灵敏体积收集电荷量适中，漏电流及静电计电子线路的噪声对测量结果的影响相对较小，其测量结果也受到广大业内人士的认可，可作为照射野绝对剂量验证的标准电离室。

IMRT 绝对点剂量的测量方法如下：在 CT 模拟定位机下扫描体积为 30cm × 30cm × 30cm 的等效固体水模体，将带有相应电离室（如 0.125cm^3 电离室）适配孔的等效固体水放置于中间层面，国际原子能机构（IAEA）277 号报告中要求测量模体横向及纵向尺寸至少等于照射野外放 5cm 的边界，这样才能保证剂量测量点有足够的侧向散射和反向散射体积。对 TPS 中等效固体水模体的 CT 图像，逐层勾画出电离室的有效测量体积（图 3-5-1），将 IMRT 的计划移植于该模体中进行剂量计算，取该计算体积的平均剂量与相同条件下电离室测量的结果进行绝对剂量的对比，两者误差应小于 5%。同时注意在测量时应该避免治疗床对吸收剂量的影响，当适当考虑了治疗床对射线的影响后，旋转调强计划同样可以进行点剂量验证。

总之，IMRT 点剂量验证时，很小的位置偏差可能对剂量有较大的影响，在剂量梯度变化较大处，1mm 的位置偏差导致的剂量变化可达到 5% 以上。因此，靶区外危及器官、半影区等低剂量、高梯度位置的剂量验证不建议使用点剂量验证，应使用二维剂量验证工具（如胶片等）。由于 IMRT 照射野内剂量强度的不均匀性，点剂量验证只能作为 IMRT 计划的一种辅助验证方式。

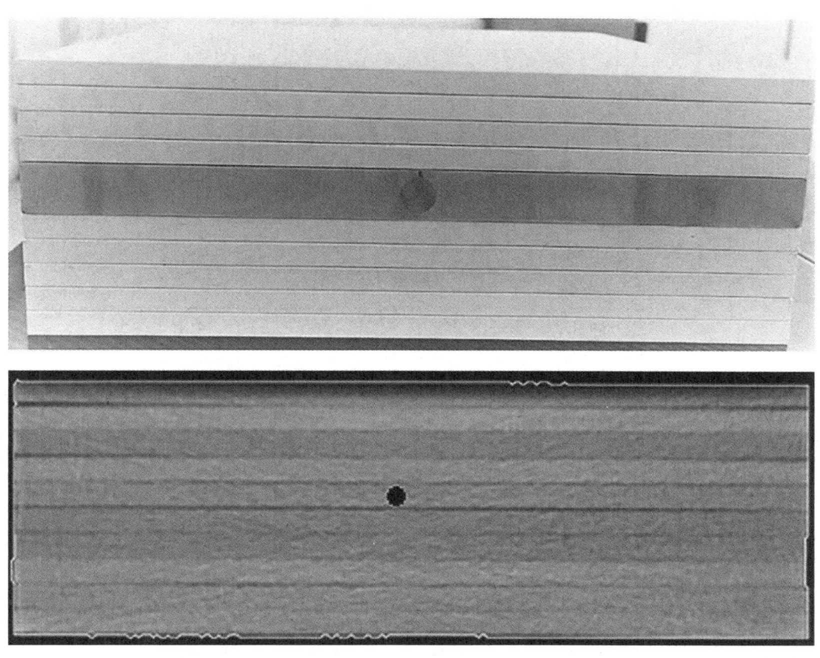

图 3-5-1　等效固体水模体和 CT 图像（中间为电离室的有效测量靶区）

二、二维剂量验证

放射治疗计划剂量在感兴趣平面或参考平面（冠状面、横断面及矢状面）的剂量分布的验证，弥补了只对一个点或几个点做绝对剂量验证的不足。目前用于测量 IMRT 计划平面剂量分布的二维平面剂量检测工具如下。

（一）胶片剂量测量

胶片剂量测量属于连续测量，具有极高的空间分辨力。最常用的新一代胶片为免冲洗自显影胶片，具有以下特点：胶片经辐照后不需要化学处理即可以直接显色，对可见光不敏感，并可在日常室内光线下操作，无须冲洗胶片，免去了暗室操作和显影定影等过程造成的误差，可放在水中进行剂量测量；可以裁剪任意大小尺寸进行测量，具有近似组织等效及较高的能量响应，主要用于相对剂量的测量。免冲洗自显影胶片剂量验证系统由三部分构成：免冲洗自显影胶片、彩色平板扫描仪及胶片剂量分析软件。

首先将免冲洗自显影胶片水平居中放置于等效固体水模体中（图 3-5-2），胶片中心与射野中心一致，即能量为 6MV、深度为 5cm 处，SSD（源到固体水表面距离）为 100cm，照射野大小为 10cm×10cm，分别照射 0MU、100MU、200MU 及 500MU 的机器跳数，按顺序依次照射胶片。利用胶片分析软件把曝光后的免冲洗胶片进行扫描分析，并输入对应的剂量，形成红、绿、蓝三色模式下胶片剂量响应曲线（图 3-5-3）。

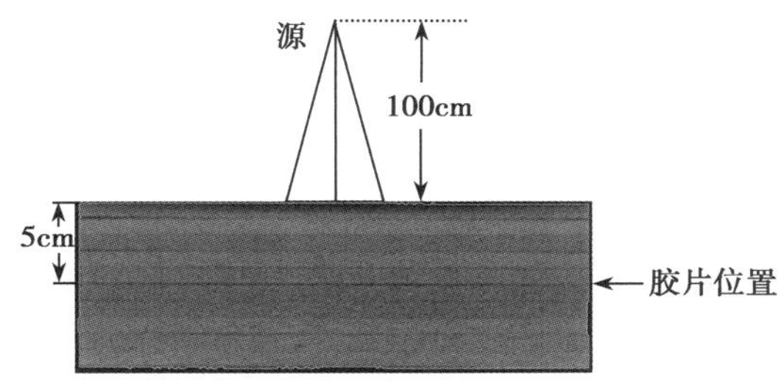

图 3-5-2　胶片置于固体水中示意图

随照射剂量的增加，胶片颜色变深，响应值降低；且随剂量的增大，响应值趋于常数。利用免冲洗自显影胶片可以测量指定横断面的剂量分布，可以测量单个照射野，也可以测量计划的全部照射野。把免洗胶片置于模体（图 3-5-2）中，在加速器上根据验证计划进行照射，照射 2 小时达到稳定显色后，在红绿蓝三色模式下将胶片扫描到计算机中，经软件处理后得到相应的等剂量

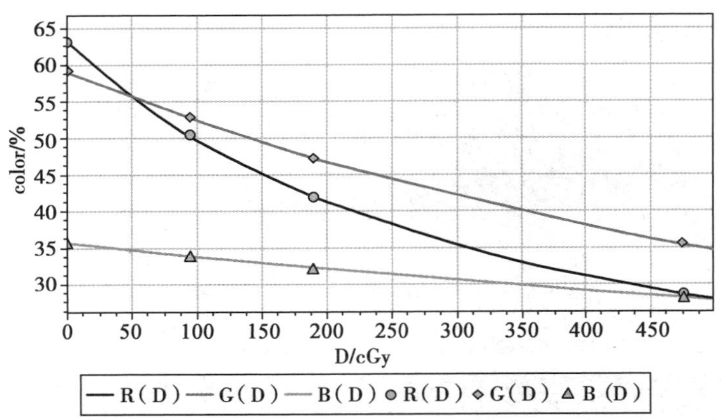

图 3-5-3　胶片剂量响应曲线

分布并进行剂量分析比较，判定验证结果是否在允许范围以内。

（二）二维平面阵列式探测器

二维平面阵列式探测器是基于二极管或电离室探测器组成的二维阵列，每个探测器的位置是固定的，有限分布的探测器数量导致其空间分辨力明显低于胶片测量。其优点在于校准方便，可以进行实时测量，几乎没有时间延迟，并可以直接作为绝对值的测量。商用的二维平面阵列式探测器（图 3-5-4）主要区别为探测器的性质、数量、间距及最大的测量面积，在测量时特别要注意其各自探测器前方建成区等效水的厚度，以免测量深度不同造成剂量误差。

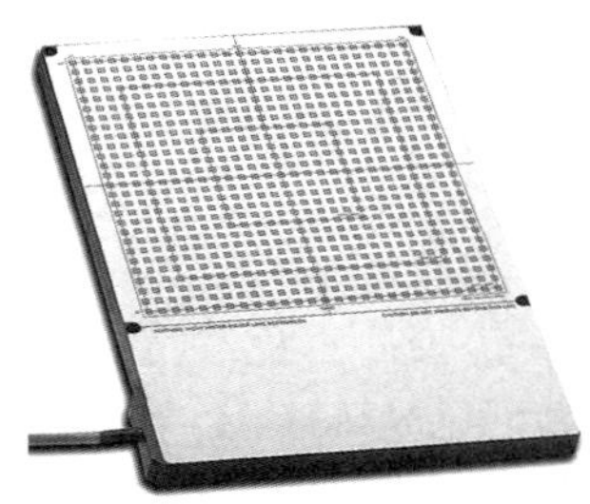
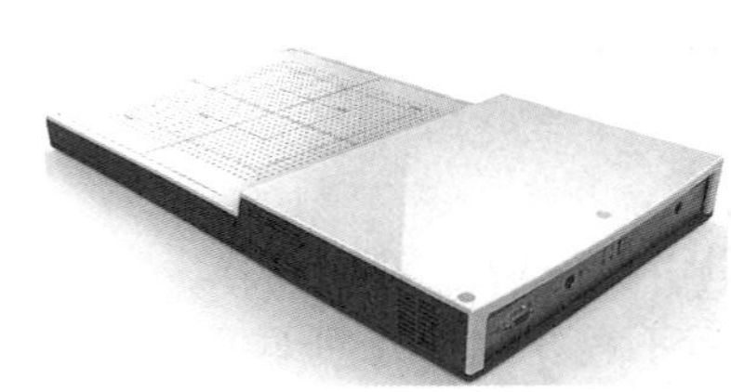
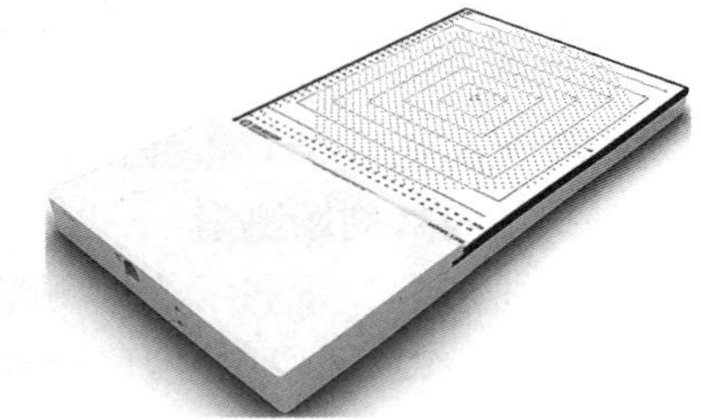

图 3-5-4　二维矩阵探测器

加速器机载的电子射野影像装置（EPID）亦属于二维平面阵列探测器，EPID 最初是用来进行位置验证的，现今越来越多地被用作调强放疗质量保证的剂量验证工具。由于是加速器机载的，其数据采集简便，无须数据导出，大大提高了工作效率，降低了物理师的工作负荷。目前一些新开发的实时在线的剂量验证软件也应运而生，为实施精确放射治疗提供了更加可靠的剂量保证。

进行剂量验证时，探测器阵列方向依赖性可以忽略或能够修正时，应按实际治疗计划机架角度照射固定的探测器阵列，分析多野合成剂量。如果探测器阵列方向依赖性不能忽略且不能修正时，由于多野合成剂量分布可能造成不同射野剂量误差的相互抵消，可以将探测器阵列置于治疗床上，将治疗计划中不同射野机架角度全部归零，或将探测器阵列悬挂在机头上，使射线垂直于探测器阵列照射，分析单野剂量分布。

胶片测量、半导体测量及电离室测量均需要专门的附件，其数据采集、处理和分析耗时费力；相比之下，EPID 安装在加速器上，不需购买第三方设备，EPID 的分辨力为 0.784mm × 0.784mm，射野尺寸为 40cm × 30cm，有 512 × 384 个像素阵列，因此其分辨力比探测器阵列更高。由于 EPID 具有良好的物理和高分辨力特性，可对其采集到的影像进行绝对剂量刻度建模，得到一个从影像

值到绝对剂量的对应模型，这样就能将 EPID 采集到的影像转换为接受的绝对剂量，从而重建模体或者患者体内的二维剂量分布。

三、三维剂量验证

目前 IMRT 和 VMAT 在临床上得到广泛应用，特别是 VMAT 计划在设计和执行过程中具有很多动态变化的参数，如执行时其剂量-机架角度/速率-剂量率互为耦合关系，均为连续变化状态，增加了计划实施的不确定性。因此，需要对 VMAT 技术的质量保证工作提出更高的要求。二维平面阵列探测器是所有射束叠加在某一特定层面的剂量分布，无法获得三维空间上剂量分布的信息，这是它的局限性。商用的三维矩阵探测器（图 3-5-5）制作采用的工艺不同，主要有分布在圆筒壁上的探测器、垂直交叉的平板探测器及旋转平板探测器等方式。在圆筒壁上的探测器一般由半导体组成，以螺旋状排布于圆形模体表面，当机架旋转至任一探头正上方时，探头都垂直于射束，这样就极大地减少了半导体的角度依赖性，可以在三维方向上进行 IMRT 的剂量测量。机载的 EPID 及悬挂加速器机头的二维探测器与加速器同步旋转运动，使之始终垂直于射束，可实时采集患者治疗过程中的射线信息，将测量的射线信息根据计量算法在患者计划 CT 中进行重建，来计算患者体内特定平面实时的剂量分布并与 TPS 计算结果进行比较，为精确的放射治疗提供实时剂量验证方法。

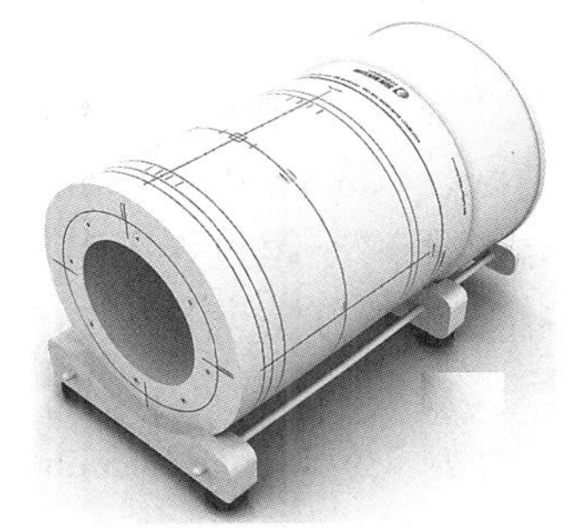
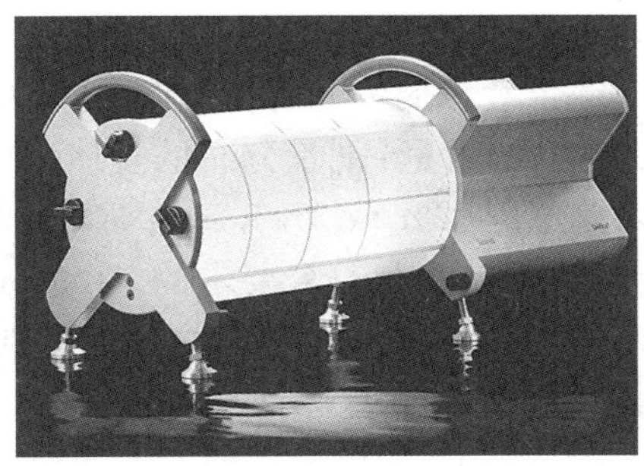
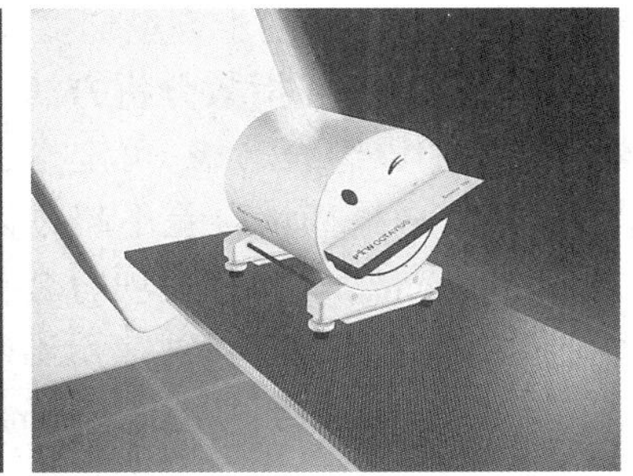

图 3-5-5 三维矩阵探测器

由于三维剂量测量的硬件设备存在价格较昂贵且工作效率不高等缺点，IMRT 剂量验证不仅要花费大量时间，还需要验证设备，因而有些医学物理学家认为可以通过计算的方法加以验证。

1. 基于 EPID 的剂量学验证 该方法通过利用 EPID 测量射线束的透射剂量，再用反向投影算法在模体或者患者原始 CT 上重建出三维剂量分布。因为该方法只是一个软件操作和处理过程，无须借助于额外模体，因此 EPID 的剂量学验证方法也可以用于患者在治疗时的在线验证。

2. 基于控制系统产生的日志文件的剂量验证 加速器出束时，治疗控制系统以一定的时间间隔采集每对多叶准直器叶片的位置信息，并储存成日志文件，而且机架的角度信息和每个子野的剂量率信息也都被记录在加速器的控制系统上，存为另一个独立的日志文件。将控制系统记录的这些日志文件回传到 TPS，并在患者原始的 CT 图像上重建剂量，重建出实际治疗的三维剂量分布，进而结合患者的解剖结构分别从点剂量、面剂量或者剂量-体积直方图来比较肿瘤和危及器官的受照射剂量和计算剂量之间的偏差。该方法不要求任何的模体和探测设备，完全是软件操作过程，因此验证流程快捷便利。

3. 基于蒙特卡罗法的独立剂量验证 该方法通过 TPS 的 DICOM 数据库建立射线束模型和患者模型，模拟粒子输运、碰撞和剂量沉积的过程，从而得到相应剂量分布，然后再以 DICOM 的格式导回 TPS，在患者的原始 CT 图像上，结合解剖结构，可以很直观地与原计划作剂量分布的比较。蒙特卡罗法在放射治疗的三维剂量验证中被认为具有较高的剂量学精度。

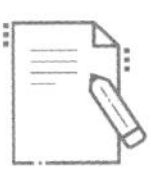

剂量验证是获得准确放疗剂量的重要质量保证措施。近年来，随着大数据分析与人工智能技术的发展，机器学习可以预测计划质量及剂量验证结果。目前所进行的都是治疗前剂量验证，但在放射治疗中，影响患者实际接受剂量的因素很多，不仅与实际治疗时放射治疗设备的状况有关，还与实际治疗时患者位置的一致性及器官的内部运动有关。有相当数量的放射治疗差错在治疗前模体验证中并不能被发现，为准确评估患者的实际接受剂量，在体剂量验证近年来成为热门的研究方向，在体剂量验证等新技术不断取得进展。

四、相对剂量分布的评估分析

临床上为了保证 IMRT 或 VMAT 计划输出剂量的准确性，必须对三维 TPS 输出的剂量进行剂量学的验证，但是用什么方法来分析验证剂量的准确性，这也是一个值得研究的课题。目前最常用的是 Gamma 指数分析方法。

1. 剂量偏差分析（dose deviation） 模体中某点剂量验证值与该点计算的剂量值的偏差，为剂量偏差。在剂量相对平缓的区域，即使剂量差别不大，等剂量线距离也可能很远，所以剂量偏差分析适用于剂量梯度平缓区。

2. 等剂量距离偏差（distance to agreement，DTA）分析方法 是指某一点上剂量测量值与计算的剂量值偏差超出指定的误差范围时，考虑以该点半径为 r（指定的误差距离）的球内寻找满足误差范围内的测量点。对在高剂量梯度区域，因为微小的位置偏差可以导致较大的绝对剂量误差，DTA 适用于剂量梯度陡峭区。

3. Gamma 指数分析方法 综合考虑剂量偏差与 DTA 分析方法，对剂量陡峭的区域及平滑区域均加以综合考虑，可定量、快速比较两种剂量分布的整体偏差情况。Gamma 指数标准包含两部分，一是剂量误差不超过误差范围（2% 或 3%），二是等剂量线偏差距离不超过误差范围（2mm 或 3mm），只要有一项符合要求，即认为是符合要求的。Gamma 指数分析方法就是把这个误差控制标准用数学形式表示出来，全面反映测量和计算之间的差别。

无论是 DTA 方法还是 Gamma 指数分析，均有对应的差别允许范围，如 2%/2mm、2%/3mm、3%/2mm 和 3%/3mm 等。对于同一验证结果，应该分别使用不同允许范围进行分析。另外，可以采用变换允许范围组合来分析影响结果的因素，如使用 2%/3mm 的结果好于使用 3%/2mm，那么说明剂量的位置偏差影响较大。每个医疗单位还要建立自己的干预阈值（针对不同部位、不同大小的肿瘤可以设有不同的干预阈值）。一般来说，当验证结果较差时，二维阵列探测器的摆位及刻度误差为主要影响因素，其次可能为多叶准直器到位精度、透射因子、叶片对间隙原因，以及剂量学方面的变化。建议对于验证结果差的计划有必要再次测量和验证，以排除随机性误差和使用不当的影响。IMRT 的质量保证计划推荐采用患者计划执行时相同剂量率与 MU 数，反之则失去了质量保证的临床意义，这一点对于动态调强尤为重要。

第六节　近距离射放射治疗计划设计

一、近距离后装治疗计划设计

（一）近距离后装治疗放射源

后装治疗放射源通常选择高比活度、能量合适的 γ 放射源，一般使用放射源铱-192（^{192}Ir）。铱-192 是一种人工放射性同位素，是由铱-192 的原子反应堆中经热中子轰击而产生的不稳定的放射性同位素。半衰期为 74.2 天，衰变过程中产生 γ 射线，γ 射线的平均能量为 380keV（最高 670keV），γ 常数为 4.8R·cm^2/（mCi·h）（裸源），放射性活度 10~12Ci，可制成多种形状，如籽粒、丝

状等，便于临床使用。铱-192 放射源外包有铂或不锈钢壳（0.1~0.2mm 厚），国产的放射源长度为 6.5mm，直径为 1.1mm，进口的体积略小，长度为 4.5mm，直径为 0.9mm，焊接在钢丝一端，与之相连接的钢丝长 100~150cm。

铱-192 放射源于非工作状态时在储源器中存放，储源器由铅或铅铀合金制成。放射源由步进马达驱动，步长一般设置 2.5mm 或 5mm 为一个间隔。现代后装治疗机设置了一个与放射源同样几何结构的非活性假源，真、假放射源的运动由相互独立的两组步进马达驱动。假源可模拟真源运动，它的作用是实施治疗之前，自动检验每一输源通道是否通畅，特别是在输源导管弯曲度较大的情况下。只有假源检验完成后，系统才允许真源输出实施治疗。为防止治疗中发生意外情况，有一组后备电池提供在电源故障时作临时电源，并配备了手动退源装置。后装治疗机一般可切换 10~20 个输源通道，以备施源器置放较多时方便使用。

（二）近距离后装治疗剂量计算

近距离后装治疗是通过施源器把密封放射源输送到肿瘤内或肿瘤附近，利用计算机控制点源在施源器内按照一定的时间间隔步进位移，以得到治疗所需要的剂量及剂量分布，对肿瘤区进行放射治疗。使用插植针插植入肿瘤内，应用线源按照一定的排列规则进行近距离放疗，同样可以得到满足治疗需要的剂量分布。近距离后装治疗使用特定的剂量学系统计算治疗时间和治疗剂量。

1. 有效活度　放射源周围剂量分布计算，在考虑到与距离平方成反比定律的同时，还应考虑源的自吸收、源内的多次散射和源的几何形状、放射源封套的吸收和滤过效应等诸多因素。由于放射源封装材料的滤过吸收和散射效应，直接测量放射源的活度比较困难，常用有效活度来表示放射源的强度。有效活度定义为近距离放射源在空气中沿着过放射源中点的垂线上参考距离处（通常为 1m），产生的照射量率与同种未滤过的放射性核素产生的照射量率之比。

$$A_{\text{app}} = \frac{\dot{X} \times r^2}{\Gamma_X}$$

式中，A_{app} 为放射源有效活度，$\dot{X}$ 为点源周围某一点处照射量率，r 为某一点距离点源的距离，Γ_X 为放射性核素的照射量率常数。

2. 点源照射量率　近距离放射源可认为是各向同性的点源，点源周围某一点处照射量率 $\dot{X}$ 与其距源的距离平方成反比。

$$\dot{X} = \frac{A \times \Gamma_X}{r^2} \tag{3-6-1}$$

式中，Γ_X 为放射性核素的照射量率常数。不同放射性核素的照射量率常数可以通过查表获得；A 为放射性活度（Bq），r 为某一点到点源的距离。

3. 点源比释动能率　空气中距放射源距离为 r 的 P 点空气比释动能率为 $K_{\text{air}}(r)$。

$$K_{\text{air}}(r) = \frac{A \times \Gamma_{\text{AKR}}}{r^2} \tag{3-6-2}$$

式中，Γ_{AKR} 为特定放射源的空气比释动能率常数，单位为 μGy/(m^2·GBq·h)。

4. 基于空气比释动能的线源剂量计算　近距离后装微型柱状放射源附近的剂量，应按线源进行剂量计算，可以把线源看成连续的点源，空间一点 P 的剂量是由每个点源对 P 点剂量贡献之和，即组成线源的无数个点源在 P 点形成的剂量积分（图 3-6-1）。长度为 L 的线源，总活度为 A，相距为 r 处 P 点的比释动能率为：

$$K_{\text{air}}(r) = \int_a^{a+L} \frac{A \times \Gamma_{\text{AKR}}}{L \times r^2} \times e^{-\mu \times \frac{t}{\cos\theta}} \times dx = \frac{A\Gamma_{\text{AKR}}}{Lh} \times \int_{\theta_1}^{\theta_2} e^{-\mu \times \frac{t}{\cos\theta}} \times d\theta \tag{3-6-3}$$

5. 近距离后装治疗剂量率　近距离后装治疗处方剂量参考点或参考面的剂量率分为：①高

剂量率 >12Gy/h，高剂量率后装治疗时间短，可在几分钟至十几分钟内完成一次治疗；②中剂量率 2~12Gy/h；③低剂量率 <2Gy/h。

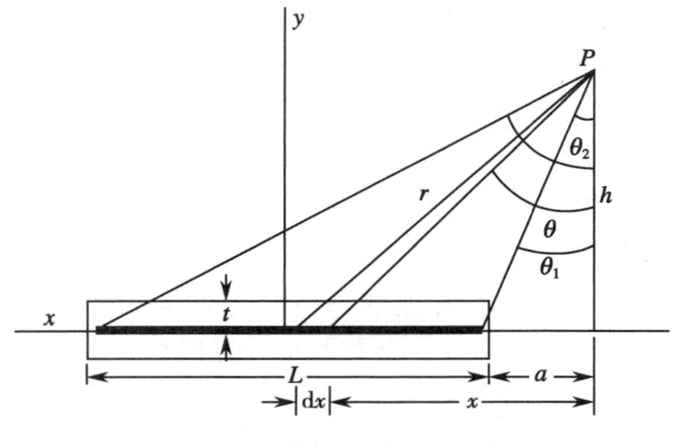

图 3-6-1　线源剂量计算示意图

（三）近距离后装治疗计划设计

近距离后装治疗一般分三步：第一，将带有定位标记（假源）的施源器按一定规则送入或插入治疗区域，拍摄 X 线定位片或 CT、MRI 扫描；第二，重建出施源器或假源的几何位置，并根据临床要求，设计治疗计划；第三，根据治疗计划，通过假源试模拟运行正常后，运行放射源实施治疗。

1. 模拟定位　准确计算剂量分布的前提是准确地确定放射源位置。近距离后装治疗模拟定位，首先选用合适的施源器，通过腔道或组织间植入的方法将施源器放入或紧贴病变部位，再将定位所需的金属标志串（俗称假源，间距 10mm）送入施源器内，然后获取模拟定位图像，通常有两种方法：

（1）在模拟定位机或 X 线机或 C 臂下拍摄两张不同角度的 X 线定位片，拍片方法有正交法、等中心法、交角法等。正交法是拍摄正侧位片各一张，两片线束中心轴线垂直通过等中心，类似拍正侧位诊断片，但要求两片严格垂直。等中心法用于回旋式模拟定位机或旋转式 X 线诊断机，先确定焦点到中心点的垂直距离，然后左右旋转相同角度，拍摄两张 X 线定位片。交角法类似于等中心法，但拍摄左右两定位片的角度不相等，焦点至等中心的距离也可不同。

（2）应用 CT 或 MRI 扫描获取断层图像，根据肿瘤位置确定扫描范围，将扫描图像传输至计划系统（TPS）。

2. 施源器空间位置重建　利用 TPS 软件，给出相关参数后（焦点到中心的距离、中心到 X 线片的距离、对称角度、所用管道数、步数及起始终止点），将 X 线定位图像或 CT、MRI 断层图像信息输入 TPS 内，完成施源器和假源空间重建，TPS 可在不同平面内显示施源器和假源的位置。

3. 治疗计划优化　施源器和假源空间位置重建完成后，设置好的剂量参考点与参考剂量，如食管、气管癌剂量参考点设在距源轴 10mm 处，直肠癌、阴道癌设在黏膜下，参考点剂量多为每次 5~10Gy，每周 1~2 次，照射剂量为 20~30Gy，总剂量根据病情及外照射剂量综合考虑。计划优化处理是指通过计算机进行复杂的数学运算，使距离放射源相同或不同距离的参考点达到相同的剂量，这需要将放射源在各驻留点设置不同的驻留时间来完成。优化是巧妙调整放射源的驻留位置和相对的驻留时间，以得到预期的结果。目前应用的优化方法是解析方法，通过求解系列方程式得到解决方案，还有随机寻优技术，以达到临床目标的要求。

4. 剂量分布显示　两维平面剂量分布，包含或接近多数放射源中心的中心平面或任意平面的剂量分布，显示靶区和放射源的位置。三维剂量计算提供靶区的适形度和正常组织的接受剂量，可显示等剂量面及剂量-体积直方图（DVH）。剂量分布三维显示的最主要优点是，可实现在三维任意方向观察覆盖靶区剂量。检查不同平面的剂量分布图，如果剂量分布欠佳，可再行调整，通过增减某些驻留点的时间或重新优化，直到满意为止。治疗计划完成、确认后，则可操作控制系统，按制订的计划进行治疗。

（四）近距离后装治疗剂量学定义

1. 腔内治疗剂量学　腔内近距离治疗是把放射源置于自然管腔内治疗肿瘤，广泛用于子宫颈、子宫体和阴道肿瘤的治疗。

（1）斯德哥尔摩系统：是将不同长度的宫腔管和不同宽度的阴道容器包绕子宫颈，使用较高强度的源，60~80mgRa（毫克镭当量），每次治疗 27~30 小时，间隔 3 周，治疗 2~3 次，称为大剂量、

短时间分次治疗。

（2）巴黎系统：使用3个独立的球形容器，中间容器对准宫颈口，两侧容器贴在阴道穹，所有源总强度为40~70mgRa，总治疗时间为6~8天，低强度源、低剂量率、长时间连续治疗。

（3）曼彻斯特系统：使用中等强度的放射源，阴道容器为卵形容器，系统设置了*A*点和*B*点作为剂量参考点（图3-6-2），*A*点位于宫颈口上方2cm，宫腔轴线旁开2cm的位置；*B*点位于过*A*点横截面并距宫腔轴线旁5cm的位置，临床上相当于闭孔淋巴结区域，代表盆腔淋巴结接受的照射剂量。

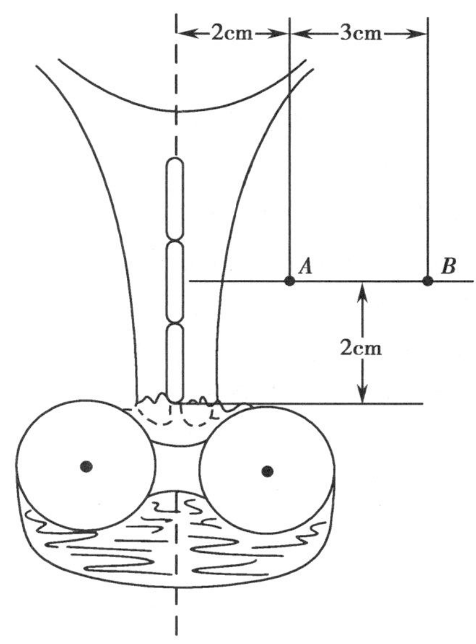

图3-6-2 妇科近距离治疗曼彻斯特系统示意图

近距离放射治疗与外照射不同，剂量分布均匀性差，在靶区获得处方剂量照射的同时，必须保护重要的相邻器官，避免出现严重并发症。宫颈癌腔内放射治疗最常发生的并发症，是直肠和膀胱局部受到高剂量照射。为使得这些敏感器官接受的剂量尽可能少，施源器相对于直肠和膀胱的位置就特别重要。宫颈癌后装治疗时常需使用填塞棉纱隔离的方法，减少直肠及膀胱敏感器官受量。同时，由于近距离治疗选用射线能量低，需保证放射源固定准确，保证靶区获得较高的治疗剂量。

2. 组织间插植剂量系统 组织间插植治疗是根据靶区的形状和范围，用钢针或施源器，将一定规格的放射源，按特定的排列法则，直接插植到肿瘤部位，在肿瘤区域产生高剂量照射。

（1）坤贝（Quimber）系统：是将相等线活度的密封源按一定规则均匀分布在一个平面上，源间距为1cm，构成一个面治疗施源器，多个这样的面作插植治疗，得到立体施源器。均匀分布的放射源使治疗体积中心剂量要高于周边剂量，产生非均匀的剂量分布。

（2）曼彻斯特系统（或称Paterson-Parker系统）：目标是使得治疗体积接受均匀剂量（±10%处方剂量）。将相等线活度的密封源，基于靶区的大小，按一定规则不均匀地分布在一个平面内，构成平面施源器，由于放射源的分布是不均匀的，获得平面中心附近组织受量与边缘组织受量接近，不均匀度小于10%，多个这样的平面施源器，构成均匀的立体施源器。

（3）巴黎系统：使用线源且相互平行，所有放射源的中心必须位于同一平面（中心平面），所有线源的强度（活度）需均匀和等值，相邻放射源的间距必须相等，在垂直于线源的平面内各源可呈直线、等边三角形或正方形排布。

3. 步进源剂量学系统 近距离后装治疗机是采用一个微型放射源，由微机控制，以步进驻留方式模拟线源照射，该系统基于巴黎系统布源规则，根据靶区的形状大小确定放射源的排列方式和间距，剂量计算采用对每一步进驻留位驻留时间优化处理的剂量学系统，通常是等间距步长，优化驻留时间，满足临床剂量分布要求。

4. ICRU推荐近距离治疗剂量学系统 ICRU 38号报告对腔内近距离治疗推荐剂量学参数包括治疗技术（放射源、施源器）、时间剂量模式、参考体积、参考点剂量（膀胱、直肠、淋巴引流区、盆壁）等。如果进行了外照射治疗，近距离治疗总参考等剂量不包括外照射的贡献。

ICRU 58号报告对组织间插植治疗，推荐的剂量学参数包括临床靶区、放射源、植入技术和治疗时间、处方点/面、处方剂量、中心平面的参考剂量、平均中心剂量和周边剂量、高/低剂量区和均匀性及剂量-体积直方图（DVH）。最小剂量在肿瘤控制中很重要，因此需要记录周边剂量及高剂量区（大于150%处方剂量区域）和低剂量区（小于90%周边剂量区域）。

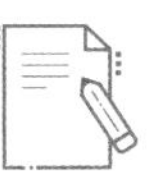

二、放射性粒子植入计划设计

（一）放射性粒子组织间近距离治疗特点

放射性粒子植入也称为粒子组织间插植，属于近距离治疗范畴，粒子植入多为立体定向组织间插植，是经导管或植入将放射性同位素碘-125（^{125}I）针植入到人体组织内部，对肿瘤组织进行相对永久性的放射治疗，达到治疗肿瘤的目的。碘-125 半衰期为 59.6 天，衰变时释放出 5keV 的 X 线和 35.5keV 的 γ 射线，辐射距离短。碘-125 源采用钛合金封闭式（图 3-6-3），制成 0.8mm × 4.5mm 的圆柱体粒子状放射源。植入患者体内作持续定向放射，似手术切除病灶一样达到控制肿瘤的目的。植入有三种方式：模板植入、术中植入、B 超或 CT 引导下植入。

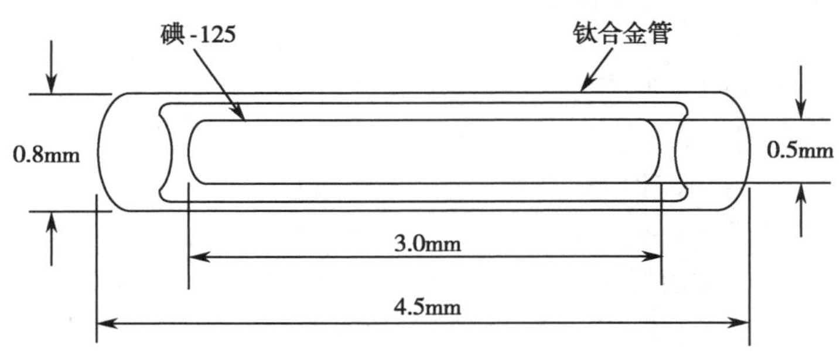

图 3-6-3　碘-125 粒子源结构图

放射性粒子植入和外照射治疗相比具有以下特点：①粒子源活度小，通常是 0.4~1.0mCi；治疗距离短（5~50mm），易于防护；②无须特殊防护，大部分能量能被肿瘤组织吸收；③治疗靶点局部剂量高，粒子源植入肿瘤组织直接照射，局部照射剂量远比正常组织高得多；④持续性照射远比反复照射好，生物效应明显提高；⑤高度适形，降低了晚反应组织损伤的发生率；⑥由于在不均匀剂量率下照射，靶区剂量分布均匀性较差，必须慎重划分处方剂量归一点。放射性粒子植入治疗适用于前列腺癌、鼻咽癌、胰腺癌、肺癌、乳腺癌和肝癌等实体肿瘤，已经成为一种成熟的治疗技术。

（二）放射性粒子组织间近距离治疗剂量计算

近距离插植治疗放射源剂量计算方法，放射源周围一点 $P(r,\theta)$ 的剂量率 $\dot{D}(r,\theta)$（图 3-6-4）为：

$$\dot{D}(r,\theta)=S_K\times\Lambda\times\frac{G_L(r,\theta)}{G_L(r_0,\theta_0)}\times G_L(r)\times F(r,\theta) \tag{3-6-4}$$

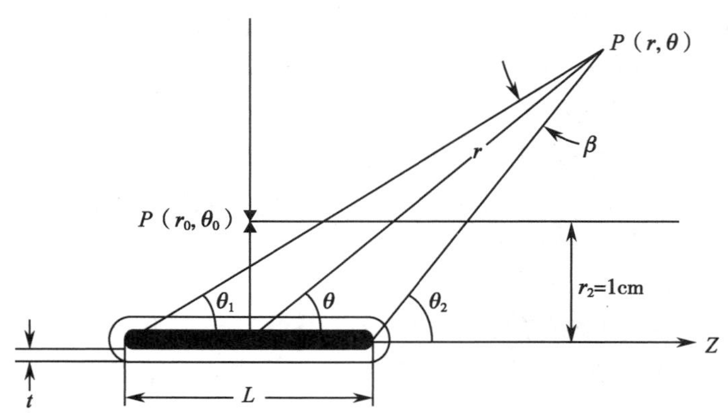

图 3-6-4　碘-125 粒子源剂量计算示意图

式中，S_K 为源的空气比释动能强度；Λ 为剂量率常数；$G_L(r,\theta)$ 为几何结构函数，其中 r 为空间任一点到放射源中心点的距离，θ 为空间中任一点与放射源中心轴（即放射源长轴方向）的夹角，r_0 和 θ_0 分别表示参考距离和参考角度，其值为 1cm 和 90°；$G_L(r)$ 为径向剂量函数；$F(r,\theta)$ 为各向异性函数。

由于相同核素不同的物理结构，式中参数也不相同，放射源的相关参数需要经过测量或利用蒙特卡罗法计算得到。

近距离插植，经过 t 时间后累积剂量 D_c 应为：

$$D_c = D_0 \times \left(1.44 \times T_{\frac{1}{2}}\right) \times \left(1 - e^{\frac{-0.693 \times t}{T_{\frac{1}{2}}}}\right) \tag{3-6-5}$$

式中，D_0 为初始剂量率；$T_{1/2}$ 为半衰期；$1.44T_{1/2}$ 为该核素的平均寿命。

永久插植接受的总剂量应是放射源完全衰变后的辐射剂量，即 $t>>T_{1/2}$，则

$$D_c = D_0 \left(1.44 \times T_{\frac{1}{2}}\right)$$

（三）放射性粒子近距离治疗基本设备

1. 植入设备及防护用品　定位装置有模板、头架、体架等，植入装置有植入器、植入针、机械手等，防护用品有铅眼镜、铅围脖、铅衣等。植入器配有粒子储存仓，通过植入针推送将粒子植入体内。植入针内设计有针芯，外有套管，针芯略长于套管，确保粒子能够推出。植入针末端根据植入器种类设计成不同类型，主要是便于连接，治疗时保证不脱落。植入针套管设计有刻度，方便使用。针的长度有长针和短针两种，长针适于体内深部肿瘤治疗，短针适于人体浅表肿瘤治疗。

2. 治疗计划系统（TPS）　三维 TPS 是根据肿瘤病灶大小、形状、瘤灶周围重要器官和组织范围等情况，以及放射源的表面活度、处方剂量等参数，计算出肿瘤区和其周围组织的空间剂量分布、粒子分布图和绘出等剂量曲线，应用三维治疗计划可以精确重建肿瘤的三维形态，准确设计植入粒子的位置、数量、活度及施入路径，满足靶区剂量的具体化、个体化的优化设计要求，以指导医师作合理的植入。粒子植入计划设计包括植入术前计划设计、植入术中计划优化和植入术后计划评估。计划系统软件包括操作系统、算法模型、图像显示、治疗计划四个方面，算法模型为三维数学模型，如蒙特卡罗、笔束、卷积等充分考虑散射线影响等；图像显示可进行立体显示，以及 BEV、DRR 等；DVH 评估为任意斜切面和空间剂量分布的评估。

（四）放射性粒子近距离治疗基本术式

1. 术前准备　包括患者术前的常规检查准备。

2. 植入术前计划　植入术前对患者病变部位进行 CT 扫描，层厚 3~5mm，或获取超声图像，将图像传送到 TPS 进行术前计划，首先勾画靶区及邻近重要器官和正常组织，选择植入导针数、导针位置、粒子数及位置、粒子种类及单个粒子活度，计算预期靶区剂量，包括肿瘤及正常组织的剂量分布。处方剂量应包绕整个靶区，同时周围正常组织和敏感器官的剂量应在可接受的水平，控制靶区内剂量不均匀程度，设计植入方式要简单，植入术前计划应在 1 周内完成，以避免时间过长，靶区发生变化。

3. 粒子植入　①按外科手术要求，术前禁食，清肠备皮，使用镇静剂、麻醉等，常规局部皮肤消毒，消毒好粒子及粒子装载器备用。②在超声和 CT 等引导下进行粒子植入，根据术前或实时计划的剂量分布要求进行粒子植入操作（图 3-6-5）。③应用模板将粒子植入导针插植完成，缩短粒子植入时间，减少粒子植入时靶区结构和位置的改变，尽量减少 CT 扫描次数，减少术者受照射剂量。④验证植入针的位置，推注粒子。

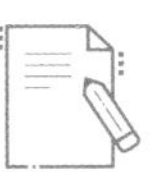

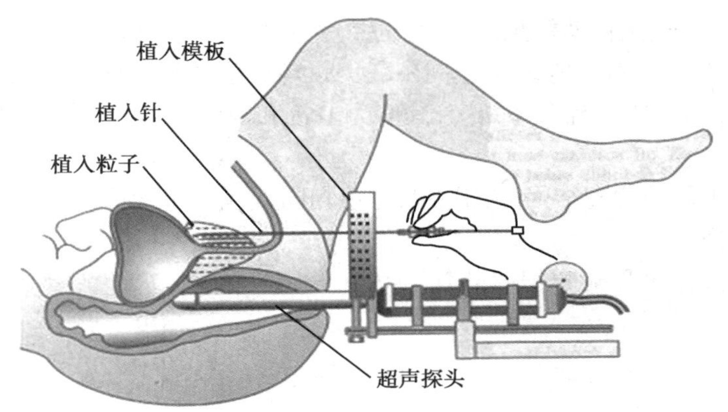

图 3-6-5　碘-125 粒子植入示意图

4. 植入中计划　粒子植入过程中需要实时进行治疗计划剂量优化，因为治疗中患者体位很难完全保持与植入术前计划一致，植入前的麻醉可能会引起局部肌肉的收缩，植入针的插入等因素均会导致肿瘤靶区的相对改变，因此不能盲目植入，应使用适当的影像引导设备优化剂量。要求：①正确勾画实际肿瘤区；②计算植入针数及粒子数；③计算靶区照射剂量；④调整粒子位置，纠正不均匀度，保护靶区相邻的重要器官。

5. 植入术后工作　粒子植入术后取出植入针体，并消毒包扎局部创面。检查手术台面，检测工作环境。

6. 植入术后计划验证和质量评估　粒子治疗后由于人体活动和器官的相对运动，需要通过平片和(或)CT 扫描来验证粒子植入质量，分析植入后的粒子空间分布是否与植入前的治疗计划相吻合，剂量分布是否有变异和植入的粒子是否发生移位。在这一点上，粒子植入治疗与外照射治疗不同。

(1) 粒子植入术后，要尽快拍摄靶区正、侧位 X 线片，进行粒子和剂量重建，确认植入的粒子数目，粒子植入术后可以即刻验证，植入 30 天后可再行 CT 检查。

(2) 依据 CT 检查的影像资料，对植入的每颗粒子进行定位，用 TPS 计算三维空间剂量分布，对靶区及相邻正常组织剂量进行评价，必要时做补充治疗。

(3) 评估参数及评估方法：植入到体内的每一颗粒子源周围剂量梯度是不一样的，源表面的剂量最高，离开放射源的剂量将迅速减少，梯度落差将逐步减缓，因此，在治疗范围内，剂量不可能均匀。根据粒子植入的数量及位置，依据等剂量曲线，最主要的是 90%、95%、100%、150% 处方剂量线评估靶区和重要器官的剂量分布；计算靶区适形度指数，根据 DVH 评估 D_{100}、D_{95}、D_{90} 和 D_{80} 及 V_{200}、V_{150}、V_{100}、V_{80} 和 V_{50} 等参数。根据质量评估结果，必要时确定是否补充其他治疗。

放射性粒子植入治疗是一个复杂的治疗技术，要有必要的防护设备，应进行放射性粒子校准，粒子源的包装、消毒、装载操作应在 >0.025mm 的铅屏蔽后进行，操作时避免粒子源破损，应进行环境污染监测，提前制订周密的植入计划，严格操作规程，所有步骤应以减少操作人员和周围人群的射线照射为准，缩短在环境中的暴露时间，减少操作时间，建立完善的操作流程和技术规范等质量保证体系。

(翟福山　包超恩)

第四章　放射治疗体位固定技术

体位固定是肿瘤放射治疗过程中的重要环节之一，直接关系到靶区是否能得到精确照射，危及器官是否能得到有效保护，所以在制订放疗计划之前，要结合临床实际情况进行精确的体位固定。

第一节　体位固定技术概述

（一）体位固定目的和要求

体位固定的目的首先就是要限制患者在治疗过程的移动，减少摆位误差，提高治疗精确度；其次是减少每天治疗摆位时间，减少患者对治疗的忧虑，增加对治疗的信心；另外有助于增加体表标记与体内靶区相对位置的一致性。在放射治疗的发展过程中，不同时期有不同固定方法，随着技术的进步，精确度也越来越高，从过去使用沙包、尼龙搭带及头颅固定钉等有创性固定过渡到现在使用真空负压垫、热塑膜、发泡胶及各种体架固定。

体位固定器材选取要遵循以下原则：①穿透性好：材料要有较好的穿透性，对射线的衰减较小。②固定效果明确：能够明显减少患者的位移，提高放疗部位的固定效果。③重复性（稳定性）：选用的固定器材使患者在整个治疗流程中能保证固定效果的稳定性，尽量减少分次间的误差。④舒适性：尽可能保证患者在体位固定状态下的舒适性，这可以使患者保持良好的治疗体验，也避免由于患者处于强迫体位带来的误差。⑤操作简单，经久耐用，价格合理，成本可控。

在体位固定的临床实践中，要注意处理好标准化流程和个体化操作的关系。对于常见的病种要形成标准的操作流程，在标准流程规范的指导下进行固定装置的制作，做到优质高效。而对于特殊部位的病种和特殊的患者，则以个体化原则为主，尽可能根据患者的实际情况选择个性化的固定方式，如年老体弱者、儿童、畸形等患者。

体位固定申请单除了要有患者一般信息之外，还要求提供治疗方式、肿瘤部位、分期、选用的器材、对误差范围的要求、单一固定还是综合固定等，有特殊要求的要在备注中标注清楚。治疗师在实施固定之前要认真阅读申请单内容，有疑问及时与医生沟通。

（二）体位固定装置和辅助设备简介

对于不同病种、不同部位采取不同治疗方法的患者，需要各种各样的固定方式才能满足其临床需要。现将临床常用的固定装置和辅助设备介绍如下。

一、热塑膜

热塑膜是由高分子材料组成的聚酯，常温下呈坚硬的片状，在 65~70℃热水里浸泡 5~10 分钟后变得柔软，可以按患者形状进行塑造成型，常温下 10~20 分钟后变硬成型。可按临床需要切割成各种形状，分为头部、头颈肩、体部，简称为头膜、头颈肩膜、体膜。将热塑膜的边缘固定在塑料边框上，通过边框上的卡扣固定到与治疗床相匹配的碳纤维底板上。

(一) 热塑材料特性

1. 可塑性强 放进 70℃恒温水箱中 5 分钟左右即可完全透明软化,可随意适当拉伸、塑型,达到个体化体位固定效果。热塑膜厚度一般为 2.0~4.0mm,有很高的韧性,不易破损,一旦冷却塑型,形状可长时间保持不变。

2. 可重复使用 在塑型不满意时,可重新放进 70℃热水箱中,由于有记忆功能,可以恢复到原来的网格状态,再次软化,重新塑型。

3. 透气性好 热塑膜上留有网眼,网眼的大小和密度可按需要制作,以便患者自由呼吸,增加皮肤通气、散热、排汗功能。

4. 射线穿透性好 治疗时不会影响或减弱 X 线的穿透,不会影响拍片效果。

5. 安全性好、无污染 热塑膜是采用环保材料制作的医疗器械类用品,极少使患者皮肤出现过敏反应。废弃后掩埋土壤中,8~16 个月后可自行降解。

6. 方便、美观 热塑膜质量轻、厚度薄、使用方便;同时,定位点标记在热塑膜上,不需要标记在患者皮肤上,保证了患者的美观,减少了反复划线带来的误差。对于儿童患者,还可以在其面膜上绘画图案,减少患儿的恐惧感。

(二) 操作步骤

1. 将低温热塑材料放于 70℃恒温水箱中,静置 4~5 分钟,观察到它完全透明软化后,随即取出。

2. 将热塑材料置于铺放毛巾的台面,表面用毛巾轻拭,擦干正反表面的水分。

3. 将完全透明软化的材料置于患者需要固定的位置,匀速拉伸并将边框固定在固定架上,然后按人体轮廓塑型,塑型操作时间为 3~5 分钟。

4. 塑型完成后,静置 10~15 分钟即可完全硬化定型。若室内温度过高,定型时间过长时,可用冷风机或冷湿毛巾擦拭以强行冷却硬化定型。

(三) 注意事项

1. 恒温水箱的水温应保持在 70℃,当材料透明时表示完全软化,即可取出塑型。

2. 材料在加热软化过程中,未完全透明不可取出,以免影响塑型效果。

3. 塑型时拉伸要均匀,以免冷却硬化时材料自身轻微的收缩,导致患者不适。

4. 热塑材料成型后请放置在专用的存放架上,不可挤压,不可置于温度较高的地方,也不可置于太阳光直射的地方。

5. 不同厂家的产品在浸泡软化时对温度和时间的要求略有不同,软化成型后冷却时间的长短也有所差异,需要区别对待。

二、真空负压垫

真空负压垫简称真空垫或真空袋,由具有隔水、耐磨、不透气等特点的特殊布料制作成的带气嘴的密封囊状袋,里面填充微小的泡沫粒。可以按临床需要做成各种形状和规格,常见的形状有矩形、方形、靶形和半圆形,规格从 20cm × 10cm × 4cm 到 220cm × 80cm × 6cm 不等,可用于头、胸、腹、四肢等部位肿瘤放疗的体位固定。

(一) 真空负压垫特性

利用真空负压垫对体部肿瘤进行固定,很大程度上能够达到个体化体位固定的要求,根据每位患者的体型特点进行塑型,患者的舒适度得到提高,治疗摆位的重复性较好。

(二) 操作步骤

1. 在固定室床面上放置辅助底板,然后将真空垫放置在底板上,用气阀放气,使真空垫内部充入适量空气,泡沫粒流动性增强,将泡沫粒尽量摊平。

2. 按医嘱要求摆布患者体位,将要固定的部位进行基本的塑型,然后用抽气泵适当抽气。

3. 适当放气，使真空垫内部泡沫粒可以流动，达到塑型的目的，利用真空垫将患者的体部轮廓呈现出来，特别是头顶、颈部两侧、骶胯、手臂等位置要尽量突出，增强限位效果。

4. 将患者轮廓塑型后用真空泵抽气，直至真空垫塑型坚硬。

5. 将患者姓名、住院号、体位固定方式、固定日期等信息标记于真空垫外侧作为标识。

（三）注意事项

在治疗期间一定要设置专门的位置存放真空垫，并定期检查是否漏气，及时抽气，防止变形，以免影响固定效果。如果真空垫在使用时不经意间被划破，或者气阀发生漏气，只能重新进行固定、扫描、计划设计及验证，所以要注意小心轻放。

三、发泡胶

发泡胶分A料和B料，A料是棕色的异氰酸酯，B料是透明的复合聚醚类多元醇，主要用于各类物体的发泡塑型和填充定位。使用时按质量1∶1比例混合，机械搅拌10~20秒，搅拌均匀后立即浇注模具中熟化，发泡过程温度可达35~45℃。

由于发泡胶具有可塑型性和可填充等特点，临床上应用非常广泛。可以用于全身单一部位或多个部位的固定，可以作为固定材料单独使用，也可以联合碳纤维板及热塑膜一起使用。在鼻咽癌、食管癌、肺癌、直肠癌的调强放疗，以及需要个体化体位固定、多发转移的多个治疗靶区的固定中效果更加显著。

（一）发泡胶特性

医用发泡胶纯度较高，流动性好，密度分布均匀，成型后化学性质稳定，结构牢固，抗压强度好。具有质量轻、持久耐用、免维护、无毒、无刺激性气味等特点，对周围环境不构成污染。医用发泡胶可根据人体结构自动塑型，操作非常简单，自动塑型可以恰当填充身体各个部位的空隙，更好地实现体位的个体化固定。

（二）操作步骤

使用时先将A、B两种液体均匀混合后倒在平铺布袋或塑料薄膜袋内，然后将需要固定的身体部位置于布袋之上，操作者用手铺平布袋里面的发泡胶，使混合液充分包裹人体，尽可能让发泡胶包裹患者需要固定的部位，避免存在间隙，直至混合液完全发泡，发热膨胀并冷却固定成型，整个过程操作时间为5~10分钟。

（三）注意事项

1. 发泡胶的A、B两种液体分别储存于干燥密封的塑料容器内，避免直接暴晒，储存温度为13~43℃。

2. A组成分含有胺类助剂，避免接触眼睛或皮肤，B组成分虽然无毒性，也要避免接触皮肤及眼睛，操作时请戴手套及穿工作服，如不慎接触到眼睛，请用大量清水冲洗，并立即请医生处理。

3. 发泡胶A、B两种液体均匀混合后温度将达到40℃以上，人体基本可以耐受。但在固定开始前要向患者解释，特别是儿童，以免患者紧张，影响固定效果。

4. 发泡胶为一次成型，要求操作者技术熟练，否则容易产生浪费的情况，不可以重复循环使用，因此成本较真空垫稍高，但是其单次使用可以有效地防止二次感染，也不像真空垫那样会发生漏气的情况。

5. 利用发泡胶制作的固定器成型后，应置于干燥的环境中，尽量避免阳光暴晒。

四、体位固定装置

固定体架通常由碳纤维材料制作而成，按固定部位不同可以分为头部固定架、组合固定架、乳腺托架等，可以单独固定或者配合真空垫、发泡胶、热塑膜进行综合固定。通过特殊设计、调

整，获得更有利于计划设计及治疗实施的体位。

1. 头部固定架 主要用于头颈部的固定，用热塑膜将患者塑型并固定在头部固定架上。

2. 组合固定架 主要由碳纤维底板＋高密度泡沫组合垫＋热塑膜的方式进行固定，有多种组合方式，患者可以采用仰卧位或俯卧位的方式。固定体架配合专用的体膜对胸部、腹部、盆腔等部位进行固定，主要用于乳腺癌、肺癌、食管癌、前列腺癌、直肠癌等肿瘤放疗固定。

3. 乳腺托架 专用于乳腺肿瘤的放疗，可分为仰卧位乳腺托架和俯卧位乳腺托架。

仰卧位乳腺托架特点为高度可调节的楔形托架，能将患者肩背部抬高一定角度，使胸壁接近水平状态。这样行保乳术的患者其乳腺可以保持在自然下垂相对稳定的位置，同时对于根治术后行电子线胸壁治疗时，剂量分布更加均匀。乳腺托架有碳纤维和高密度泡沫两种材质。碳纤维托架硬度高，对射线衰减小，背部为网格结构，以保证两侧“治疗窗”射线的穿透性，可根据刻度对不同患者进行个体化调整，并且可以配合热塑膜进行组合固定。高密度泡沫材质托架具有不同的斜度，根据不同患者调整其头部及腰部的位置，患者手臂上举，保持胸壁水平，靶区充分暴露，摆位简单，患者舒适度高。

俯卧位乳腺托架为全身体位固定组合系统的一种，适用于乳腺较大的保乳术患者的放疗，乳腺受重力作用下垂，增加乳腺与胸壁及心脏的距离，从而减少心肺的受量。该托架对乳腺无压迫，乳腺呈自然下垂状态，能保证较好的重复性。摆位时将患侧乳腺整置于镂空位置，调整头枕及腿部的位置让患者处于舒适状态，利用激光系统校对碳纤维底板两侧的刻度至同一数值，记录数据并利用激光线在患者身体进行画线标记。最后制作特殊形状的热塑膜。

4. 俯卧腹板 采用俯卧位，在腹部相对应的位置有大小可调节的孔洞，可以使患者的腹部自然下垂，有效地减少小肠的受照射剂量，最大限度地保护正常组织。这种固定方式主要用于直肠癌、宫颈癌的放射治疗。

五、热软化塑型垫

由特殊的热塑膜包裹，中间装满特制的小泡沫粒，外套一层柔软的布料。使用时先将它放在烤箱加热变软，再按患者形状进行塑型，冷却后成型。它的特点是操作简单、容易普及，一般适用于较小部位的固定或填充。

六、水活化塑型垫

由一种特殊的化学物质组成，外套一层柔软的布料，用锡膜密封包装。使用时去除包装的锡膜，将水喷洒到表面让其渗透进去与里面的特殊物质相互作用，然后马上按照患者形状进行塑型，水被吸收后干燥成型。操作与热软化塑型垫相似。水活化塑型垫存放时要注意锡膜包装密封，如果不密封，则潮湿空气进入会与里面的特殊物质发生反应而变成硬块，不能再使用。

七、膀胱容量测量仪

膀胱的充盈可以影响小肠、前列腺、子宫、直肠等盆腔器官的位置，对放射治疗产生不良影响。因此，在盆腔肿瘤放射治疗中应保证膀胱充盈的一致性。但研究发现，即使对患者进行详细的口头或书面形式的膀胱充盈训练，从定位到整个放疗过程的每天治疗中，仍难以得到始终如一的、可重复的膀胱充盈体积。利用膀胱容量测量仪可以进行非侵入性的定量探查，直观地掌握患者尿量变化情况及膀胱充盈情况，临床应用中一般要求膀胱充盈在300~400ml。

膀胱容量测量仪是便携式非侵入性测量膀胱容量的专用设备，采用三维超声技术，配合旋转

式探头，接收来自膀胱12个切面的反射，瞬间数字显示膀胱容量，可在电脑上自动生成6幅不同切面的影像学膀胱图像及检测报告。把探头放于耻骨联合上2cm处，轻按扫描按钮，膀胱容量测量仪就会在5秒内通过微处理器自动计算并在液晶屏上显示出膀胱容量数值。该设备具有质量轻、操作方便、结果准确的特点。

（一）操作步骤

1. 首先让患者将膀胱排空，然后用膀胱容量测量仪测定残余尿量。

2. 让患者饮水500ml，主诉有尿意时测量尿量，如果未达到300ml，继续涨尿，直到300ml或以上时进行体位固定。记录患者涨尿所用时间及尿量，要求患者下次治疗时也要保持相同的尿量。

（二）注意事项

1. 膀胱充盈是一个动态过程，排尿反射因人而异，受多种因素影响，如时间长短、饮食习惯、代谢功能、泌尿系统功能、手术、用药情况等。所以，须对患者进行多次检测，指导其形成较好的尿感。

2. 在放射治疗过程中，由于放射治疗会引起膀胱炎，患者的憋尿能力有所下降，应用测量仪让患者的尿量接近体位固定时的尿量，但有时不一定能达到体位固定时的尿量。

3. 应用膀胱测量仪时，应站在患者右侧，右手持探测头，患者双腿微曲，探头均匀完整地涂满耦合剂，在耻骨联合上2cm处斜向脚的方向探查，保证数据准确。

第二节　头颈部肿瘤放疗体位固定技术

常见头颈部肿瘤有鼻咽癌、喉癌、舌癌、颅内肿瘤等，大部分属于放射敏感类型，由于头颈部解剖结构复杂，危及器官剂量要求严格，而且颈部活动度大，因此体位固定的准确性、重复性尤其重要。

一、鼻咽癌放疗体位固定技术

（一）患者及固定器材的准备

首先向患者讲解为何要进行体位固定、如何固定，热塑膜在体表塑型过程中会有灼热的感觉，应取得患者配合；其次要求患者将头发剪短，穿无领、质地柔软、较薄的棉质上衣，颈部和肩部充分暴露，如果有义齿要取出。准备好头颈肩部固定架、发泡胶、头颈肩膜等材料，将水箱的温度调到70℃。

（二）体位固定实施

鼻咽癌体位固定采用头颈肩热塑膜固定的方式，固定范围从头顶到肩部及胸廓上半部。在塑型时除了头面部之外，要特别注意下颌到颈部过渡区间热塑膜要紧贴体表。由于颈部活动度较大，即使选用高度合适的枕头，对于剂量要求较严格的鼻咽癌，在治疗过程中也难以确保体位的重复性。为了解决这个问题，可以采用靶形的真空垫或者发泡胶塑造成型来代替标准枕头，这样可以将患者头颈肩背面的轮廓进行个体化的塑型，提高了患者的舒适度，患者正面用热塑面膜进行面部轮廓塑型。这种“阴阳”组合式的固定方式具有体位记忆的功能，提高了颈部的适形度，减少了颈部的位移，有利于脊髓部位剂量的稳定分布，可以最大限度地解决患者的舒适性和重复性，如图4-2-1~图4-2-3所示。有部分医院采取热塑膜联合口腔支架固定的方法来提高体位固定的效果。放疗专用口腔支架是一种在治疗期间用于保护口腔组织和增强固定效果的装置，其原理是通过人工装置将正常健康的口腔组织推离靶区，避免不必要的照射。口腔支架还可减少口腔黏膜和牙龈的损伤，缓解患者的疼痛和不适。目前最常见的是个体化

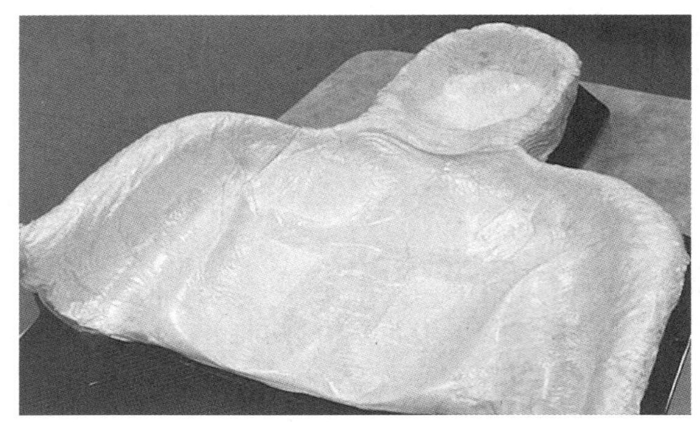

图 4-2-1　按照患者体型制作的个体化泡沫垫

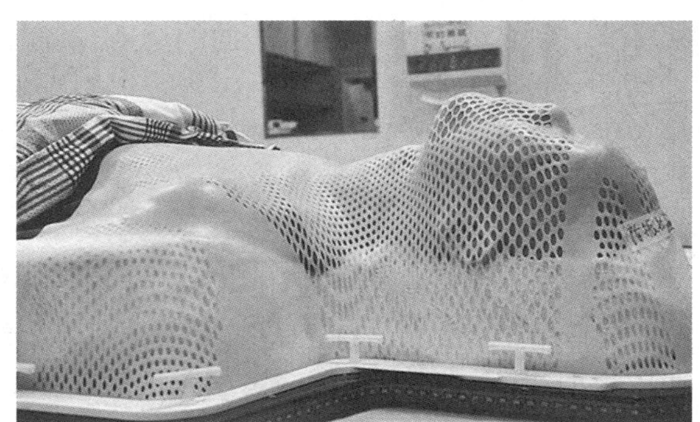

图 4-2-2　泡沫垫和头颈肩膜的组合固定

口腔支架，一般由医用硅胶或其他材料制成，无毒、可塑性强，可以定制成适合患者的口腔形状、大小和厚度，带呼吸孔道，可单人重复多次使用。也有商品化的口腔支架供患者选择，但难以做到个体化。下面简单介绍中山大学肿瘤防治中心放疗科使用的一款个体化口腔支架。

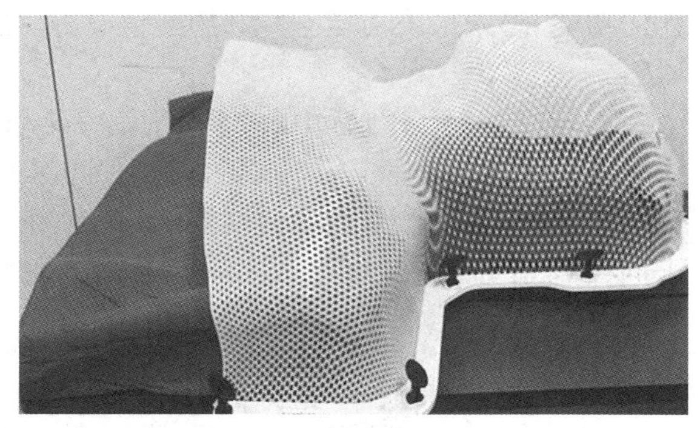

图 4-2-3　发泡胶联合头颈肩热塑膜示意图

口腔支架制作步骤：根据每位患者的牙齿轮廓独立制作，其限位呼吸孔贯穿口腔牙托并且延伸至另一侧形成开放式呼吸通道，用于强化固定的同时辅助患者呼吸。支架较浅的一侧为上，较深的一侧为下（人体下颌牙齿体积小，需要更大的塑型空间用于限位），取适量的口腔硅橡胶印模材料 A、B 两种按比例 1∶1 混合并置于填充槽内，两侧填充槽填充足量的印模材料，患者张口，将均匀填充好硅橡胶印模材料的口腔咬合器置于患者上下牙之间，上下牙轻轻咬合至两侧填充槽底部塑型 1 分钟，印模材料固化后形成上下牙的固定槽，如图 4-2-4~图 4-2-5 所示。

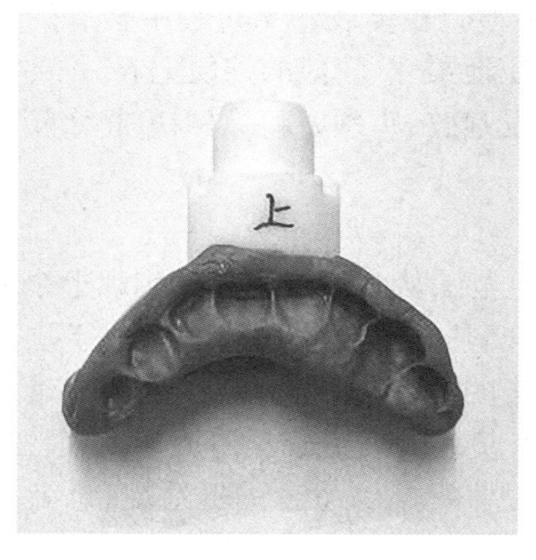

图 4-2-4　个体化口腔支架

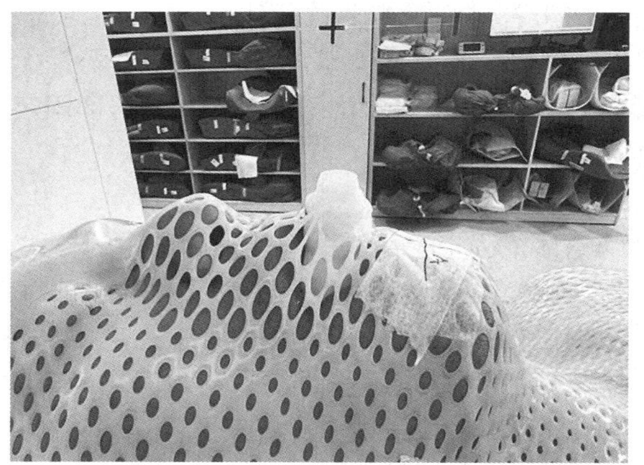

图 4-2-5　热塑膜与口腔支架联合固定

实施流程步骤如下：

（1）放置固定板：碳纤维板的头部及背部安装有定位泡沫垫的限位装置。

（2）在固定架上放置限位边框。

（3）在限位边框内放置固定塑料薄膜袋：让泡沫材料有充足的膨胀空间并且防止外泄。

（4）固定泡沫头枕及泡沫垫：泡沫头枕及泡沫垫用于垫高头部及背部，使液态发泡胶成型后更加稳固。

（5）摆布体位：调整患者体位，使其舒适、自然。肩部顶住固定框架，调整好位置后，嘱患者保持原来位置。

（6）混合液体：将 B 料匀速倒入 A 料中，密封后，均匀摇晃 10 秒，反应剂与催化剂的比例保持 1∶1。

（7）混合物的投放：将混合好的液体倒入薄膜袋中，并将发泡混合剂慢慢抹均匀。

（8）塑型：待发泡剂膨胀、塑型、固化，然后修整、切除周围多余的边角料，最后患者躺在成型的发泡胶垫上，再用头颈肩热塑膜进行综合固定。

（9）注意事项：固定时注意体位接近自然状态，下颌稍微上仰即可，如果下颌上仰过度，会增加小脑的照射量，也会使 CT 和 MRI 层面相差太大，不利于靶区的勾画。对于体型较胖、颈部较短的患者每次治疗时重复性较差，采用发泡胶个体化的体位固定方式效果会更好；做完面膜固定在等待硬化过程中，可让患者手持求救电铃，如感不适及时按电铃求救。治疗师要注意观察，特别是对于同期放化疗患者，常有咳嗽、呕吐等情况，容易引起呼吸困难，一旦发生马上取下面膜，安抚患者；最后，交代患者要注意保管好固定面膜，它要伴随整个治疗过程，注意标记是否清晰并防止受热挤压变形、丢失等。

二、喉癌放疗体位固定技术

（一）患者及固定器材的准备

准备要求参考“鼻咽癌放疗体位固定技术”。

（二）体位固定实施

喉癌体位固定采用真空垫或者发泡胶 + 头颈肩热塑膜固定的方式，固定范围从头顶到肩部及胸廓上半部，喉癌患者照射时需要充分暴露颈部，所以枕头不要太高，下颌充分上仰，使颈部充分暴露。同时在塑型时要特别注意气管切开的位置，如有需要可以将该部分面罩剪开，充分暴露，便于患者呼吸，如图 4-2-6~图 4-2-7 所示。实施流程步骤类似于鼻咽癌。

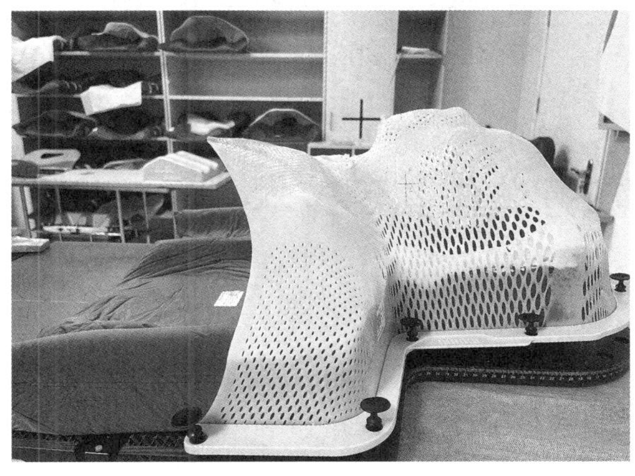

图 4-2-6 泡沫垫和头颈肩膜的组合固定

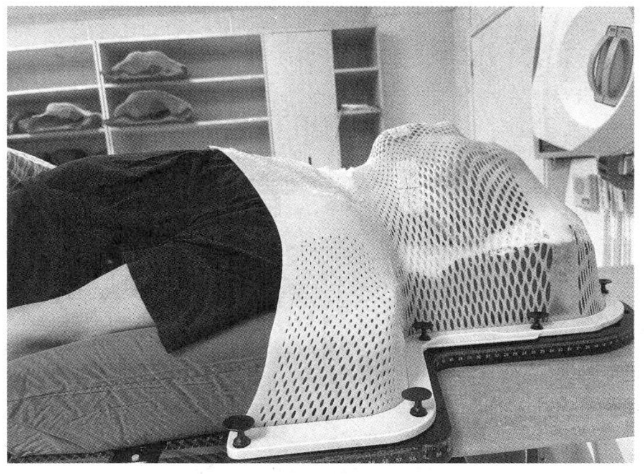

图 4-2-7 发泡胶联合头颈肩热塑膜示意图

三、脑瘤放疗体位固定技术

（一）患者及固定器材的准备

准备要求参考“鼻咽癌放疗体位固定技术”。

（二）体位固定实施

对于颅内肿瘤，如果只照射颅脑，可以采用热塑膜单独固定头部。先将固定架置于治疗床上，患者仰卧，选取合适高度的枕头，治疗师站在头顶方向，两手握着浸泡至透明软化的热塑膜慢慢地、均匀地向两侧拉伸，并将它置于患者头面部，紧接着将锁扣锁在固定架上，然后依照患者的外轮廓塑型，特别注意眉弓、鼻梁、下颌、头顶部位，成型后大约要等待15分钟，让热塑膜完全冷却收缩成型后才能取下。用标记纸标注患者信息并贴在热塑膜上，如图4-2-8~图4-2-10所示。

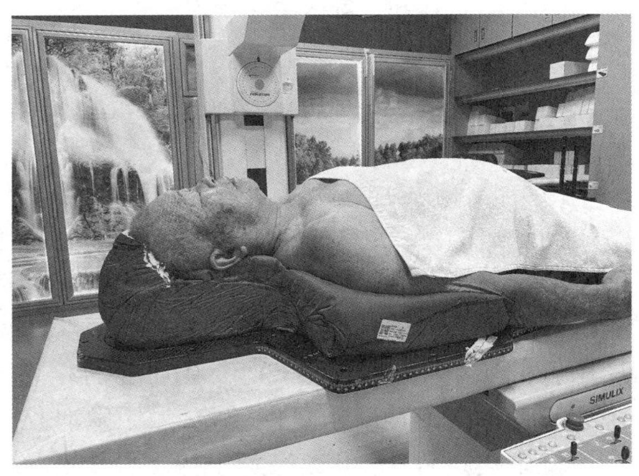

图4-2-8 按照患者体型制作的个体化泡沫垫

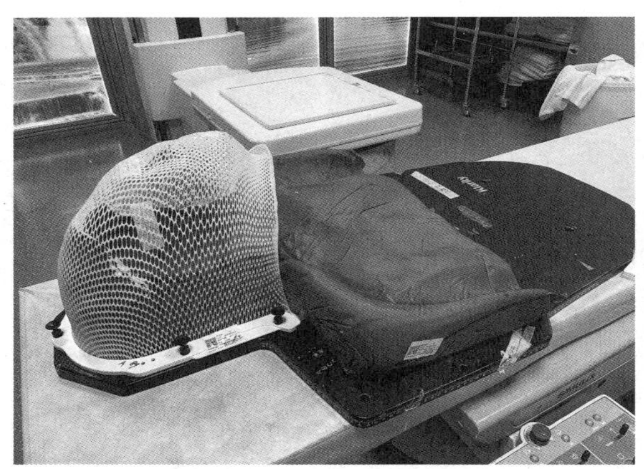

图4-2-9 泡沫垫和头膜的组合固定

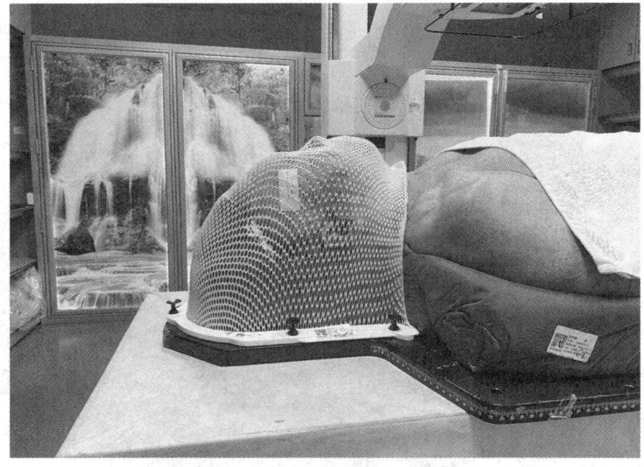

图4-2-10 发泡胶联合头膜示意图

第三节 胸腹部肿瘤放疗体位固定技术

放射治疗是治疗胸腹部肿瘤的有效手段之一，对于肺癌、食管癌、乳腺癌、肝癌等都具有一定的疗效。

一、肺癌放疗体位固定技术

（一）患者及固定器材的准备

先向患者介绍体位固定的重要性，嘱其平缓呼吸，取下身上佩戴的金属饰品和义齿，脱去上衣，裸露上半身，同时注意保暖，对于年轻女性患者，最好有一位女治疗师在场。按需要准备好热塑膜、发泡胶、真空垫、辅助框架。如果是采用真空垫和热塑膜的综合固定，真空垫固定高度接近腋中线，注意两者的匹配。为了减少头脚方向的位移，可以采用1.8~2.0m长的真空垫从头顶到脚跟进行固定。

（二）体位固定实施

1. 单独真空垫固定　将辅助框架置于床上，把真空垫置于框架上，向袋里充气，把里面的泡沫粒拨向两侧成凹形，嘱患者仰卧在上面，双手上举抱头，将真空垫包裹身体左右、头颈部、双肩、上臂，然后一边抽气一边整理真空垫，使它与人体适形，待固化变硬时停止抽气。对于精确度要求较高的治疗技术，可以采用2m长的真空垫来固定，将头顶和脚跟都包括进去，髋部和双下肢部位都凹凸成型，减少头脚方向的移动，缺点是存放时占用空间较多，如图4-3-1所示。

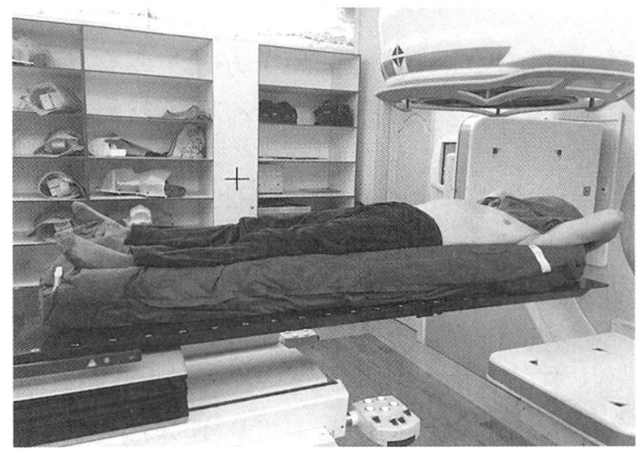

图4-3-1　胸部肿瘤采用真空垫从头顶到脚跟全包裹

2. 单独热塑膜固定　患者平卧于固定架上，双手上举抱头，摆正体位使人体正中矢状线与纵向激光线重合。将加热软化的体膜从热水箱中取出吸干后置于患者胸部上面，用力均匀向两侧拉伸，边框卡条（或锁扣）卡在固定架的两侧，按压体膜使它与人体胸部外轮廓吻合，等待体膜充分冷却后即可取出。体膜形状和大小可以按临床不同需要来决定。

3. 综合固定　对于精确度要求较高的治疗技术，可以采用体膜加真空垫或者发泡胶的方法。由于真空垫只是固定人体的后半部，而热塑膜只固定人体的前半部，采用综合固定会提高身体腹背方向的吻合度。将大小合适的真空垫置于扣膜的固定架上，按上面的方法进行塑型固定；或者采用发泡胶塑造成型并修剪，再加上热塑膜组合固定，这种“阴阳”配合的固定方式能确保治疗的重复性。

4. 单次大剂量放疗　可以先将长2m的真空垫固定在床板上，再按上面介绍的方法从头顶到脚跟塑型固定，然后在人体上面披上一层特殊塑料薄膜，薄膜与人体之间放一根抽气管，接上抽气泵进行抽气，可以根据人体的容忍度设置固定的压力。整个人体被真空垫和塑料薄膜包裹，并且有一定的压力限制，既能达到很好的固定效果，也能限制患者的呼吸动度，如图4-3-2所示。

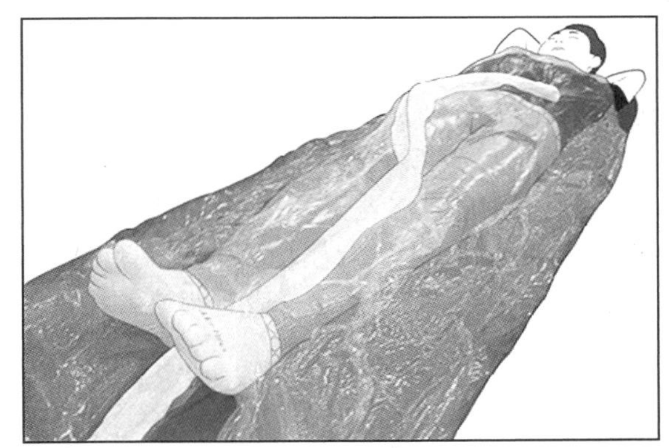

图4-3-2　真空垫加塑料薄膜抽真空固定

5. 注意事项　患者裸露上半身容易着凉，对于年老体弱者要注意保暖；由于人体胸部轮廓凹凸不明显，单用体膜塑型固定重复性不是很理想，有条件的可以采用综合固定；双手上举的目的是避免上肢受到照射，属于强迫体位，对于前后对穿照射的上肢可以置于身体两侧。

二、食管癌放疗体位固定技术

（一）患者及固定器材的准备

准备要求参考“肺癌放疗体位固定技术”。

（二）体位固定实施

固定实施过程参考“肺癌放疗体位固定技术”。

三、乳腺癌放疗体位固定技术

乳腺癌放疗的体位固定方式主要有乳腺托架、真空垫、发泡胶、头颈肩热塑膜、乳腺托架 + 真空垫、翼型板 + 真空垫、头颈肩架 + 发泡胶、体架 + 真空垫 + 热塑膜、俯卧位乳腺托架 + 热塑膜固定等。

乳腺托架作为最常见的体位固定装置，托架上有各种体位限度辅助装置可以满足不同体型患者的要求，目前依然有很多医院在使用。虽然使用方便，但对颈部和锁骨区固定效果欠佳，且部分患者受体型因素影响，导致背部与托架表面贴合欠佳，影响固定效果，各医院探讨了在托架基础上进行多种乳腺体位固定方式的改良。

采用乳腺托架 + 热塑膜或体架 + 真空垫 + 热塑膜固定，热塑膜完全覆盖患者的胸部，按照乳房形状进行塑型。研究发现乳腺癌患者进行热塑膜固定时对乳房造成挤压，导致乳腺组织发生变形，冷却后患者体位发生移动，重复摆位困难，此种模式比单用乳腺托架误差更大。但当热塑膜不包裹乳腺，膜上界在乳腺皱襞下缘或膜下界在乳房上缘，固定效果优于单纯的托架固定模式。头颈肩热塑膜旋转误差小，摆位重复性、稳定性更高，特别是对肥胖患者能起到更好的塑型作用。单纯使用真空垫固定体位效果优于头颈肩热塑膜固定，加入楔形垫的真空垫承托和包围着患者的身体，限制体位活动，使患者胸壁保持水平，患者的头颈部、手臂、腰部、臀部得到支撑，加强身体记忆从而提高摆位重复性。但储存真空垫需要较大的存放空间，且存在漏气风险，楔形板易导致身体下滑，若固定时加上翼型板，可有效克服因为皮下脂肪的松弛度以及紧张度带来的误差，提高摆位精准度。发泡胶是在真空垫基础上改良的，重量轻，可主动塑型，手臂及手指在发泡胶上有限位，可提高手部的重复性，舒适性更高，且不存在漏气风险，固定效果比乳腺托架好。俯卧位常见固定方式是乳腺托架加热塑膜，特别是对于体型高大且乳房比较丰满的患者，采用俯卧位可减少其皮肤皱褶处的放射性损伤，同时可以减少心脏和肺的受照射剂量，缺点是摆位时间较长。

经过不断改进固定精度，目前主要使用两种固定方式：①头颈肩架 + 加长版发泡胶。②乳腺托架 + 真空垫。发泡剂充分包裹固定袋，患者的头颈部、手臂、肩部、乳腺位置和大腿部有明显的轮廓，患者不易产生体位滑动，贴合度高，从而减少因手臂牵拉、旋转移动带来的误差。乳腺托架通过调整支撑杆的高度以确定较合理的倾斜度，保证胸壁的水平，调整头垫位置、上臂托高度与外展度、腕托位置与倾斜度，使上臂充分上举并外展，从而充分暴露胸壁与锁骨上淋巴结区域，患者躺在真空垫上调整臀托位置使患者位置固定不易下滑，舒适度优，如图 4-3-3~图 4-3-7 所示。

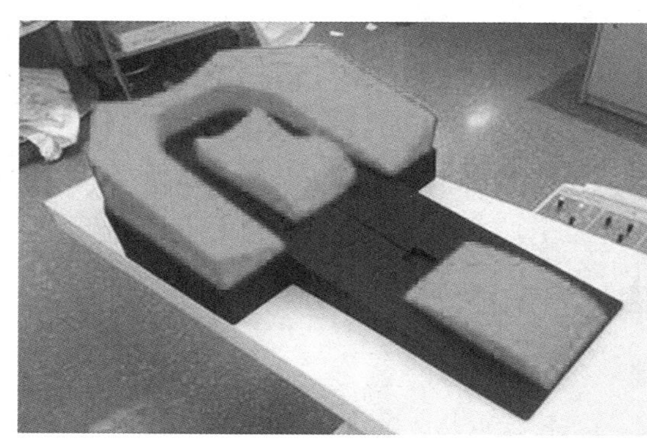

图 4-3-3　乳腺仰卧位简易泡沫托架

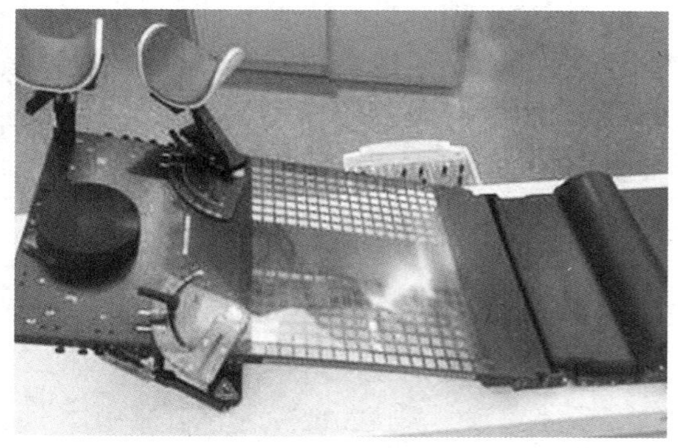

图 4-3-4　乳腺仰卧位碳纤维托架

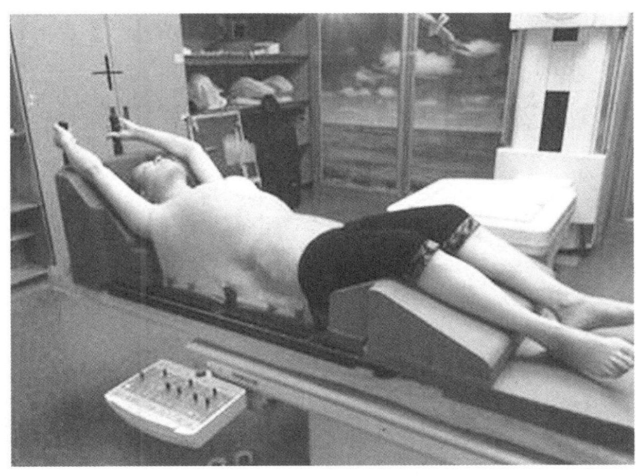

图 4-3-5　乳腺仰卧位组合固定

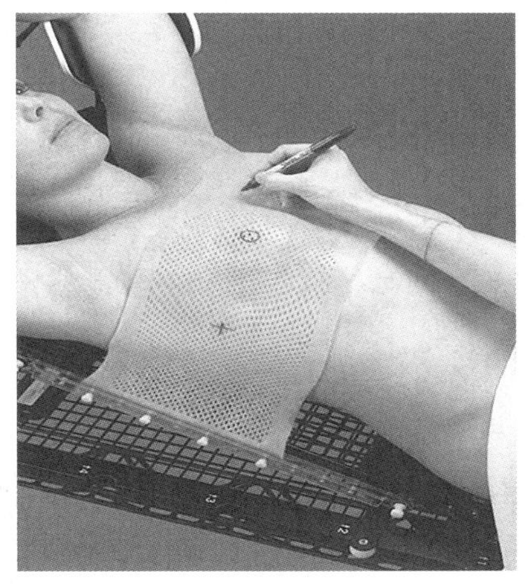

图 4-3-6　仰卧位乳腺托架加热塑膜固定

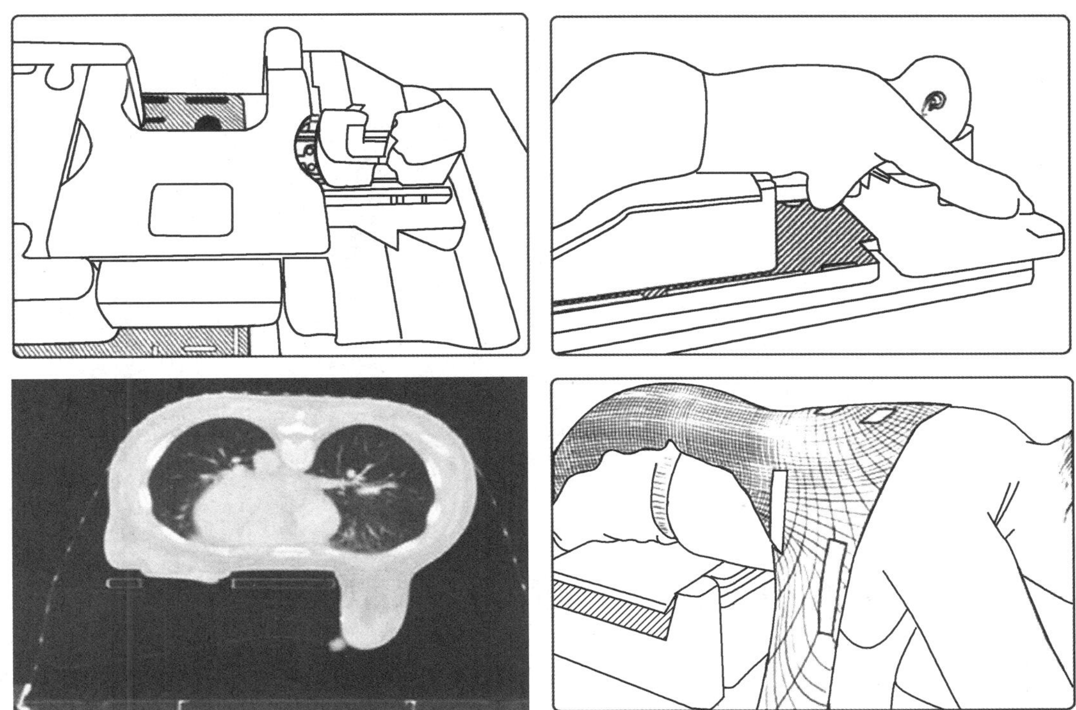

图 4-3-7　乳腺俯卧组合固定及 CT 扫描图像

四、肝癌放疗体位固定技术

肝癌放射治疗的体位固定方式应确保患者在治疗过程中保持稳定的体位，以确保放射剂量准确传递到肿瘤区域，同时最大限度地减少对周围正常组织的损伤。腹压板（abdominal compression plate）是一种常用的装置，用于在放射治疗中限制患者的呼吸幅度和减少膈肌的运动，从而提高放疗精度和准确性。腹压板的使用可以通过以下方式限制患者的呼吸幅度：

（1）限制膈肌运动：腹压板的压力可以压迫患者的腹部，限制膈肌的运动，从而减少患者的呼吸幅度。

（2）稳定肿瘤位置：腹压板的压力还可以帮助稳定患者的肿瘤位置，从而提高放疗的精确性和准确性。

（3）减少周围组织受影响：通过限制患者的呼吸幅度和稳定肿瘤位置，腹压板可以减少周围正常组织受影响，最大限度地保护正常组织。

（一）患者及固定器材的准备

先向患者介绍体位固定的重要性，嘱其平缓呼吸，脱去上衣，裸露上半身，同时注意保暖，对于年轻女性患者，最好有一位女治疗师在场。按需要准备好腹压板、翼型真空定位垫、翼型板、可倾斜平移高低调节桥架、膝部固定器等。

（二）体位固定实施

1. 翼型真空定位垫固定 患者被要求躺在翼型真空定位垫上，真空泵会逐渐抽出定位垫内部的空气，使其收缩。在抽气过程中，医护人员会不断调整定位垫的形状，以确保它贴合患者的身体曲线，并提供稳定的支撑。患者可能需要通过调整体位或肢体位置来确保定位垫完全贴合，并使得治疗区域暴露。翼型板整合到头盖手臂架上，确保手臂放置的舒适性和摆位可重复性。

2. 膝部固定器 膝部使用膝部和脚部固定器时，患者在仰卧位或俯卧位治疗时腰部保持水平，降低腰部受力，感觉舒适，提高重复摆位精确度。可将两者一前一后摆放，也可单独固定使用。

3. 腹部桥架加压 安装腹部桥架，医护人员会将桥架放置在患者的腹部区域上，并根据需要进行调整。桥架具有可调节的参数，左右两边可分开独立调节倾斜度；呼吸板位置可左右自由调节，而不是非要定位在中心；高度可调，调节范围 21.6~46.4cm；一旦桥架安装好，医护人员会进行必要的调整，以确保桥架的紧固程度适中，既能够稳定腹部，又不给患者带来不适，如图 4-3-8 所示。

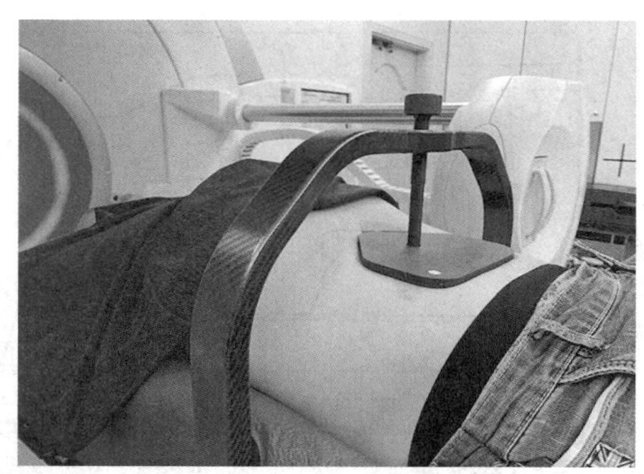

图 4-3-8 肝癌腹压板组合固定

第四节 盆部肿瘤放疗体位固定技术

盆腔肿瘤放疗以直肠癌、宫颈癌、前列腺癌为主，其放疗精确度受很多因素影响，如体位选择仰卧还是俯卧、膀胱充盈与否、直肠是否胀气、小肠蠕动等。研究表明，在靶区剂量相同的情况下，采用俯卧位、保持膀胱充盈状态及直肠排空能更好地保护小肠。因此，对于盆腔肿瘤建议最好采用俯卧位，从体位固定到 CT 扫描和每天实施治疗都要保持直肠排空、膀胱在相同的充盈状态。

1. 憋尿训练 对患者进行憋尿训练，让其排空膀胱，然后喝一定量的水（一般是 500ml），等到患者主观上有尿急的感觉时，用膀胱容量测量仪检测尿量，假如达到 300ml 或以上即可给予体位固定，并记录从排空到尿急的时间和尿量。如果患者有尿急感觉而实际测量的尿量还小于 200ml，则可让其继续等待和再次测量。大部分患者经过训练都能达到憋尿 300ml 的要求，对于实在没有办法达到要求的个别患者只能放弃。告知患者憋尿的重要性，让其主动配合也是重要一环。在 CT 扫描及每次治疗时也采取排空、喝水、等待尿急感觉、测量，符合要求后实施治疗。

2. 直肠排空 治疗过程中患者需充分排便排气，饮食上以营养易消化食物为主，如粥、粉、蔬菜、水果等；尽量避免进食易产气食物，如牛奶、豆制品、番薯等；嘱咐患者适当走动促进排气；

日常可服用陈皮水（每次 100ml，每日 3 次）、益生菌等；定位和放疗前可使用开塞露辅助排便。

3. 注意事项　一定要详细地告知患者为何要进行憋尿训练，患者配合才能取得好效果。盆腔汗腺分泌多，标记点易模糊，要注意保护。让患者穿着宽松的、薄的纸尿裤，预防交叉感染。

一、直肠癌放疗体位固定技术

（一）患者及固定器材的准备

经过直肠排空和憋尿训练符合体位固定要求后，对患者进行体位固定。

（二）体位固定实施

在憋尿训练合格后实施固定，患者俯卧于有泡沫垫的碳纤维板上，将腹部置入泡沫垫中间的凹槽里，人体正中线与纵向激光线重合，会阴部尽量贴紧固定架中间的卡柱，通过卡柱将两下肢分至两侧，在踝关节处放一软垫支撑，通过激光线调整碳纤维板两侧刻度一致，在患者身体两侧标记水平摆位点和中线摆位点，最后扣上准备好的热塑膜，范围从腰部到膝关节和髋关节中间，依照身体外轮廓塑型。如果对于精确度要求较高的或者患者体型较特殊的，可以在盆腔位置采用真空垫或发泡胶个体化成型，然后再加上热塑膜固定效果会更加理想，如图 4-4-1~图 4-4-2 所示。

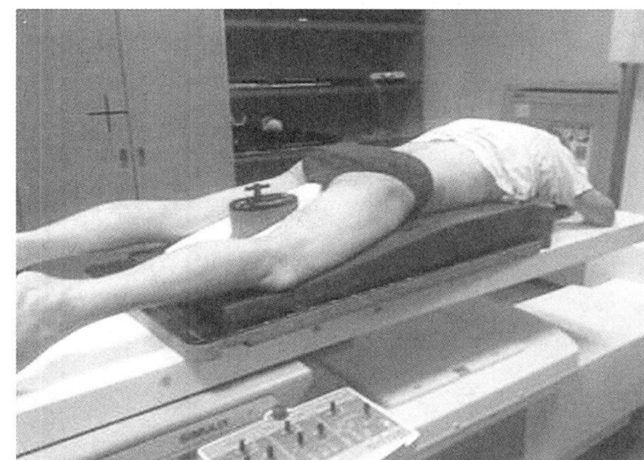

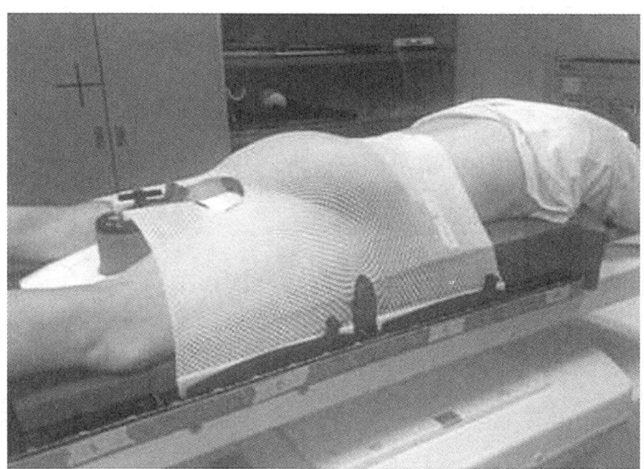

图 4-4-1　直肠癌俯卧位组合固定

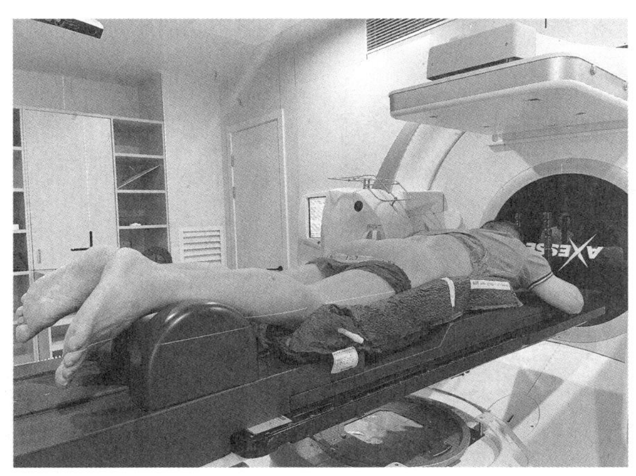

图 4-4-2　直肠癌个体化俯卧板固定

二、宫颈癌放疗体位固定技术

（一）患者及固定器材的准备

经过憋尿训练符合体位固定要求后，对患者进行体位固定。

（二）体位固定实施

宫颈癌可以采用真空垫仰卧位进行固定，一般用长 1.2m 的真空垫，固定范围从胸部到膝关节，特别注意在会阴部位置将真空垫凸起分开包裹大腿两侧。对于宫颈癌仰卧位放疗，双下肢是影响固定效果的主要因素，将膝关节背面的腘窝置于双弧形的脚垫的顶点，两侧大腿和小腿分别落入双弧形脚垫的凹槽，这是一种最简单易行的固定方法，每次治疗之前用 B 超引导验证靶区准确性，如图 4-4-3~图 4-4-4 所示。

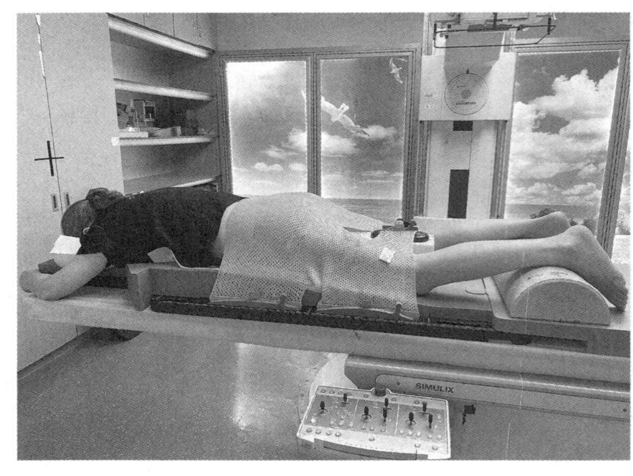

图 4-4-3　宫颈癌俯卧位组合固定

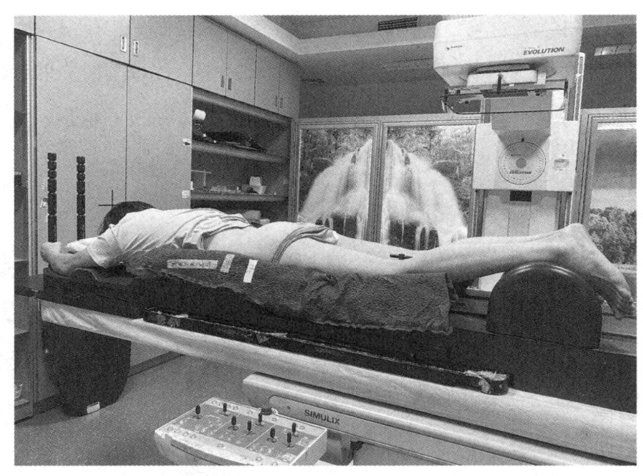

图 4-4-4　宫颈癌个体化俯卧板固定

三、前列腺癌放疗体位固定技术

（一）患者及固定器材的准备

经过直肠排空和憋尿训练后符合体位固定要求后，对患者进行体位固定。

（二）体位固定实施

实施过程参考“直肠癌放疗体位固定技术”，如图 4-4-5~图 4-4-6 所示。

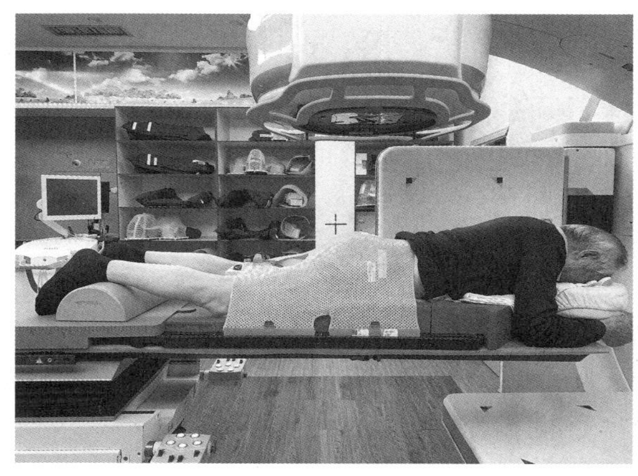

图 4-4-5　前列腺癌俯卧位组合固定

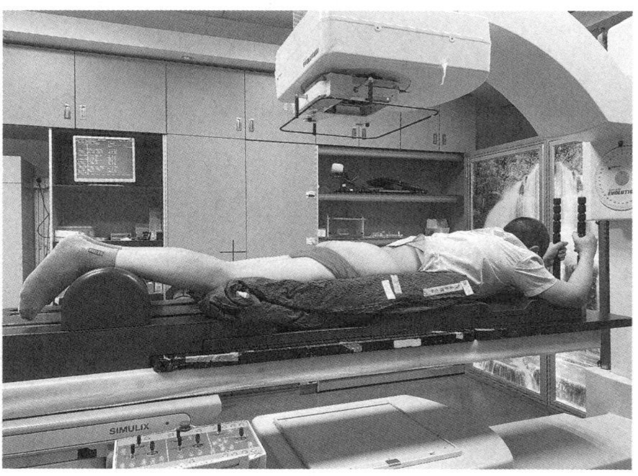

图 4-4-6　前列腺癌个体化俯卧板固定

第五节　全中枢、全骨髓、全皮肤肿瘤放疗体位固定技术

一、全中枢肿瘤放疗体位固定技术

（一）患者及固定器材的准备

先向患者介绍体位固定的重要性及所需时长，嘱其平缓呼吸，脱去全身衣服，同时注意保暖，对于年轻女性患者，最好有一位女治疗师在场。按需要准备好体位固定架、热塑膜、真空垫、辅助材料。

（二）体位固定实施

全中枢放疗体位固定，患者采用俯卧位，体部用真空垫固定塑型，双手置于身体两侧，头部用简易架、俯卧枕联合热塑膜进行固定。固定时在X线模拟定位机中透视，摆布患者体位，使鼻中隔及胸椎、腰椎棘突连线在一条直线上。根据医师计划设计的要求，头部为左右对穿照射野，胸段脊柱采用下半野技术，体表衔接左右对穿照射野下界，腰段转床、转臂架体表衔接半野下界。然后利用激光定位系统在患者身上、真空垫、固定面罩上进行画线标记，如图4-5-1所示。

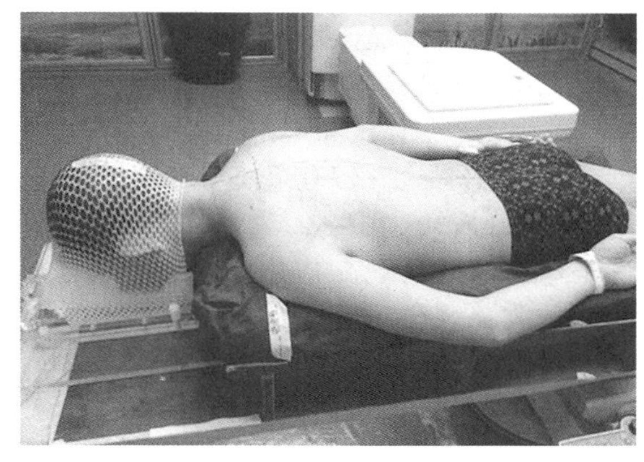

图4-5-1　全中枢放疗患者固定方式

二、全骨髓肿瘤放疗体位固定技术

全骨髓照射（total marrow irradiation，TMI）是骨髓造血干细胞移植术前预处理方案，与传统的全身照射（total body irradiation，TBI）相比，TMI靶区剂量分布均匀，高剂量集中，正常组织保护效果显著，不良反应大幅降低，临床应用更加广泛。TMI靶区涉及全身，靶区结构复杂，多采用螺旋断层放射治疗机进行治疗，治疗时间长。鉴于螺旋断层放射治疗（HT）单次治疗长度上限为160cm，因此采用两个计划分段治疗患者，上段采用头先进仰卧位，下段采用脚先进仰卧位，两段计划在股骨中段进行衔接。

（一）患者及固定器材的准备

准备要求参考“全中枢放疗体位固定技术”。

（二）体位固定实施

体位固定时患者采用仰卧位，头部用头颈肩热塑膜进行固定。体部用真空垫包裹全身，双手置于身体两侧，近贴躯干。固定时在X线模拟定位机中透视，摆布患者体位，使鼻中隔及胸椎、腰椎棘突连线在一条直线上。然后利用激光定位系统在固定面罩、患者身上、真空垫上进行画线标记。

三、全皮肤肿瘤放疗体位固定技术

全身皮肤照射主要运用于蕈样肉芽肿（蕈样霉菌病）（起源于T细胞的低度恶性皮肤细胞淋巴瘤）的治疗。该病初期为多种形态的红斑和浸润性损害，后期发展成肿瘤。蕈样肉芽肿的常用治疗方法为激素治疗联合光治疗，局部病变也常使用电子线照射治疗，晚期患者使用化疗联合全身皮肤电子线照射治疗。随着断层螺旋放射治疗技术的应用，全身皮肤光子线照射技术也渐渐应用于蕈样肉芽肿的治疗。

全皮肤照射的放疗体位有站立位和仰卧位。站立位是电子线照射常用的放疗体位，仰卧位是断层螺旋放射治疗技术光子线治疗的放疗体位。

（一）患者及固定器材的准备

向患者讲述体位固定的目的和过程，嘱咐患者平缓呼吸并除去外衣（可保留贴身内裤）。电子线照射方法为站立位，需准备好带有角度的转盘（每 60° 为一照射野方向），铅眼罩和手指、脚趾铅套。光子线照射则为仰卧位，可采用定制潜水衣作为全身皮肤组织补偿膜，需要提前定制好潜水衣，潜水衣定制时应采用塑料拉链及拉链头，材料厚度为 3~5mm，除上衣和裤子外，还需包括头套、手套和脚套；另外需准备好全身型负压真空垫。

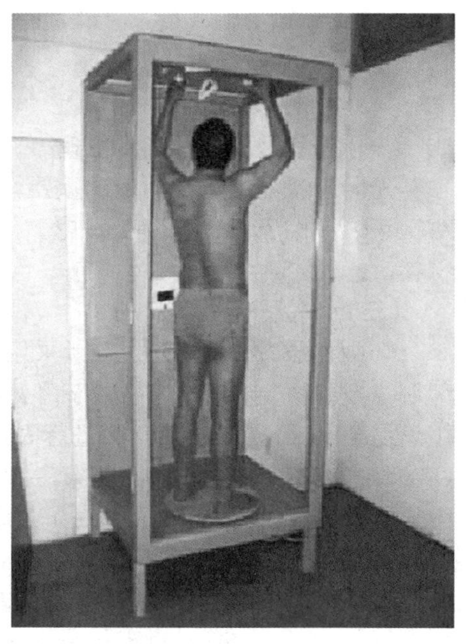

图 4-5-2　全皮肤肿瘤放疗患者电子线照射体位固定

（二）体位固定实施

电子线照射体位固定：双手上举抓住固定杆（或固定绳）双腿岔开站立在带有角度的转盘上（每 60° 为一照射野方向），分为六个照射方向，体位保持站立位不变。同时准备好铅眼罩保护晶状体，使用 1mm 铅皮保护手指甲、脚趾甲，如图 4-5-2 所示。

光子线照射体位固定：协助患者穿戴定制潜水衣后躺在抽真空至适宜硬度的全身型真空负压垫上，调整患者体位，使患者体中线与纵轴激光线一致，两侧外耳孔等高，肩部放松，双臂自然伸直紧贴于身体两侧，手心向内，双腿自然伸直。治疗师在对负压真空垫抽真空的同时进行塑型，在外侧推挤真空垫使负压垫与患者的身体轮廓贴合，直至真空垫两侧包裹患者身体，两侧真空垫高度在腋中线以下，抽真空压力至 0.05~0.08MPa 之间，如图 4-5-3 所示。

制作完成后打印患者信息标签（包括姓名、病历号、制作日期等），张贴在全身型真空负压垫显眼处。

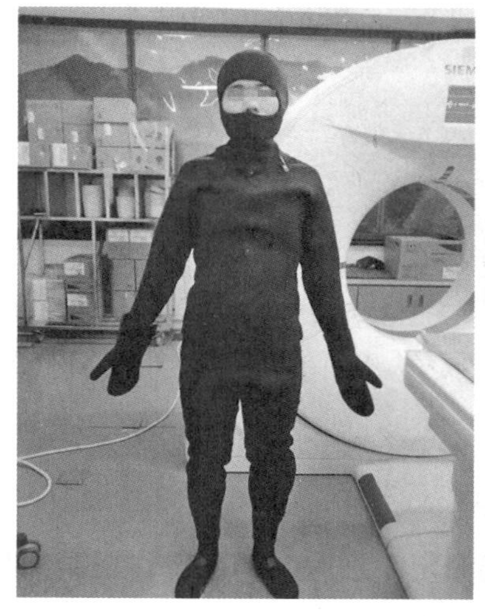

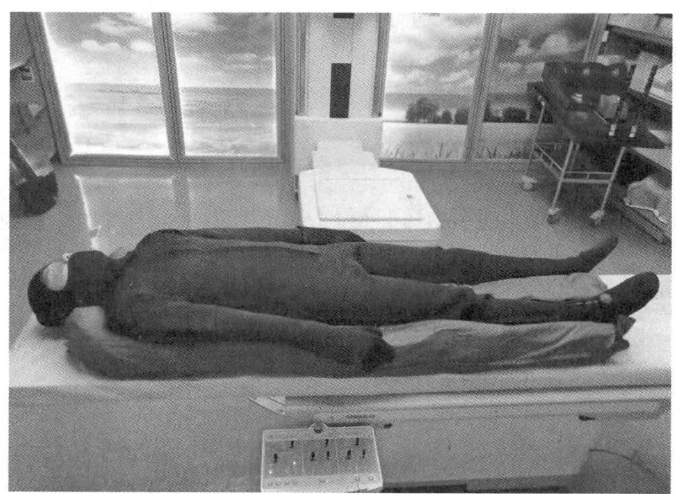

图 4-5-3　全皮肤肿瘤放疗患者光子线照射体位固定

第六节　立体定向放疗体位固定技术

随着技术的进步，大剂量单次或分次的治疗越来越多，由于靶区周边的剂量落差大，在治疗过程对体位固定要求较高。

一、SRS 体位固定技术

立体定向放射手术（stereotactic radiosurgery，SRS）俗称 γ 刀、X 刀，即利用立体定向技术进行病变定位，用小野集束单次大剂量非共面旋转照射靶区，致使病变组织坏死的一种技术。由于高剂量集中在靶区，周围正常组织受照射剂量很小，射线可起到类似手术刀的作用，故称立体定向放射手术。

SRS 固定：对于 γ 刀治疗，采用在头部左侧前后和右侧前后 4 个点打骨钉的方法，头环固定在 4 个骨钉上面，头罩连接在头环上。而对于 X 刀治疗，早期采用有创性的头环固定，由于有创伤，现在已经很少使用，目前多数采用头架加热塑膜综合固定，头架还可以在鼻梁根部增加固定点，也可以增加口腔咬合器（图 4-6-1~图 4-6-3），这样兼有舒

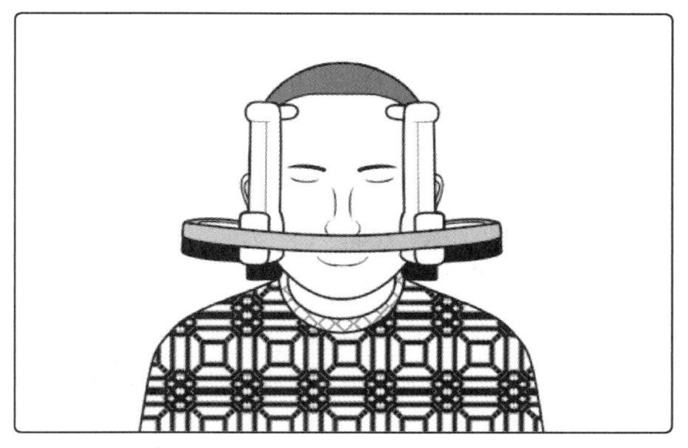

图 4-6-1　SRS 的有创固定头环

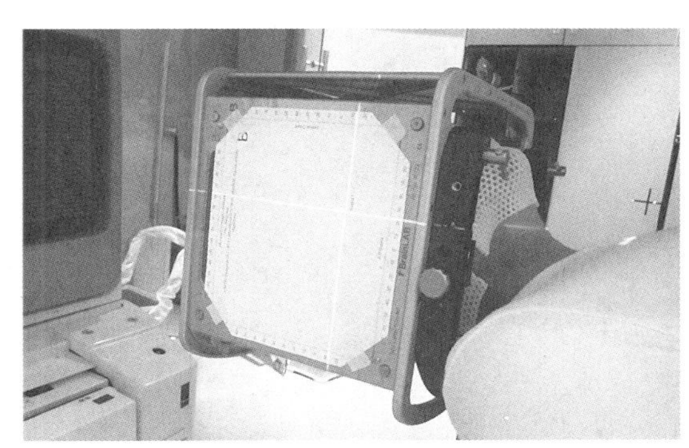

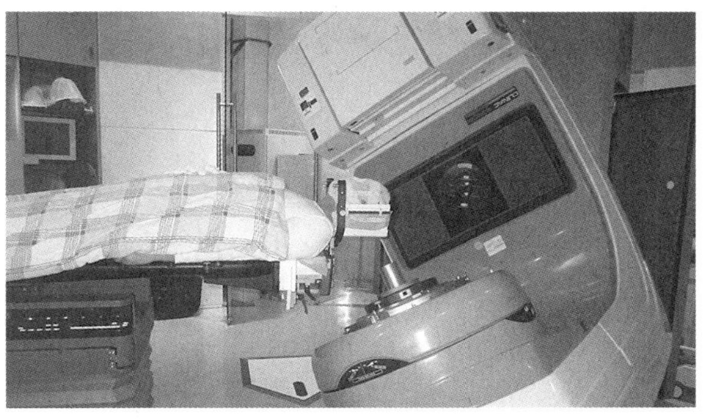

图 4-6-2　SRS 无创性面膜综合固定

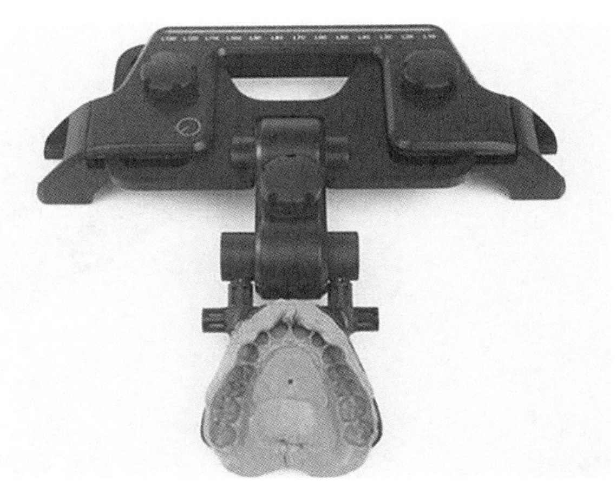

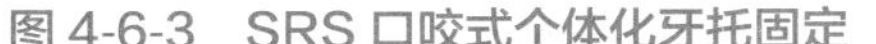

图 4-6-3　SRS 口咬式个体化牙托固定

适和稳定的特点，能满足高精度立体定向放射治疗（SBRT）的需要，又不需要在患者头上打骨钉，不受单次分割的限制。

二、SBRT 体位固定技术

立体定向放射治疗（SBRT）是将放射治疗的高剂量精确投照到体部肿瘤病灶上，从而使肿瘤受到高剂量和肿瘤周围正常组织受到低剂量照射的一种特殊放疗技术。

SBRT 固定：体部 SBRT 一般以治疗肺、肝、腹部转移瘤为主，体位固定一般采用体部综合固定框架，或者采用真空垫加特制的塑料薄膜抽气固定。通过适配框用气囊或者压板对腹部施压，减少膈肌上下移动幅度（图 4-6-4~图 4-6-6）。固定之前要对患者进行呼吸训练，减少腹式呼吸的幅度。

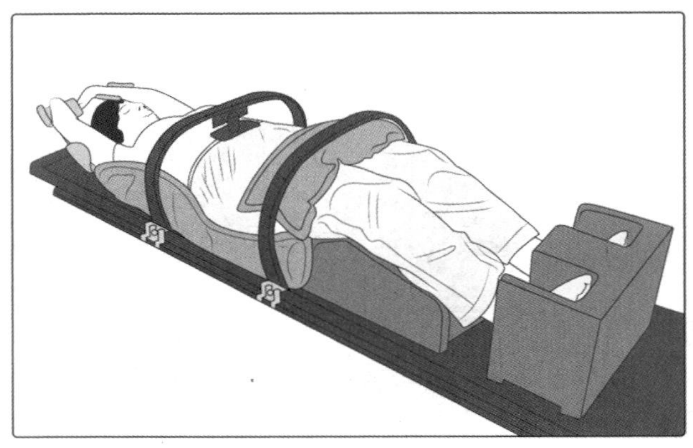

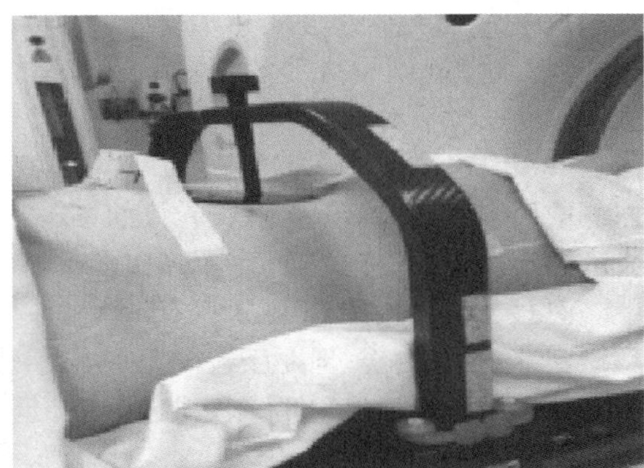

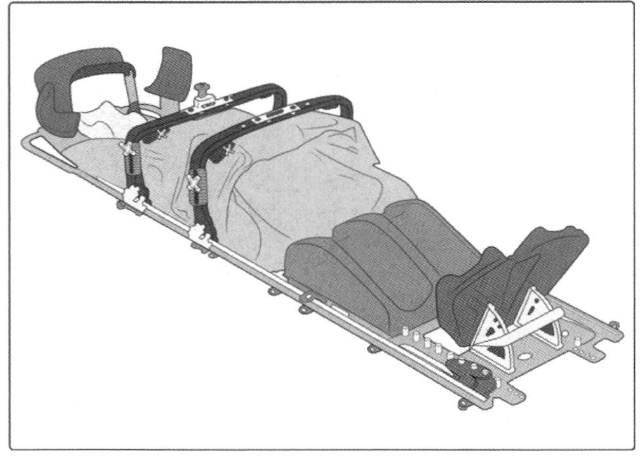

图 4-6-4　SBRT 固定及腹部加压示意图

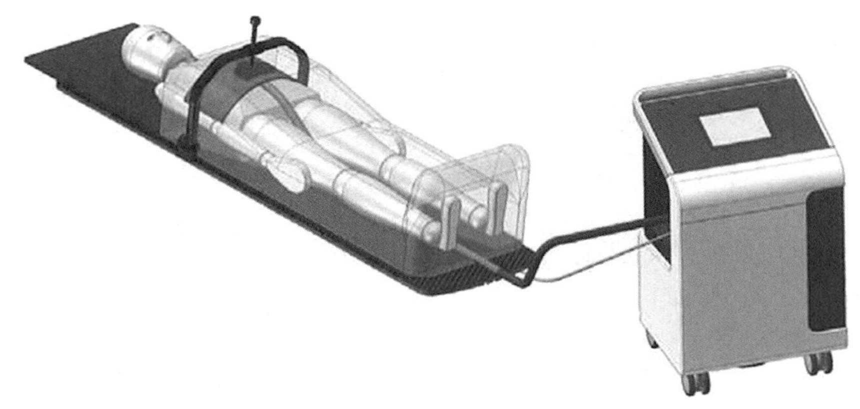

图 4-6-5　体部 SBRT 固定方式示意图

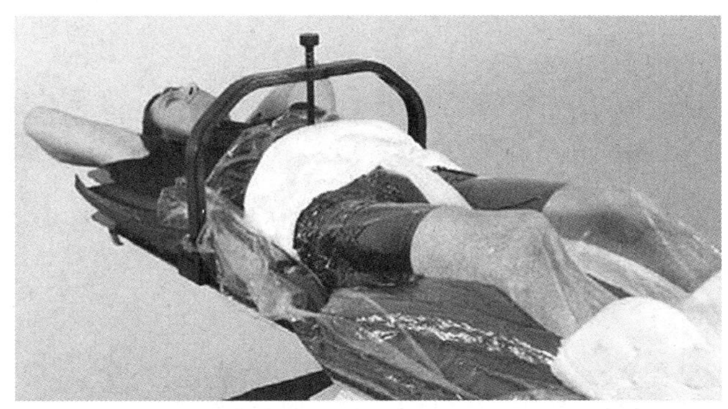

图 4-6-6　体部 SBRT 固定法

第七节　特殊病种和特殊部位肿瘤放疗体位固定技术

临床情况千差万别，有些特殊情况需要采用多种固定材料、多种固定技术进行综合固定，才能满足临床需要。

一、照射部位特殊的患者体位固定

（一）手脚肢体部位的特殊固定

下面介绍手脚部位 4 种比较特殊的照射固定方式。

第 1 种方式：手掌位置横纹肌肉瘤的患者术后进行电子线照射（图 4-7-1），是使用负压真空垫进行固定，患者采用站立位，将手置于治疗床上进行照射。固定时要求患者的手掌背面手术切口位置尽量保持水平，保证电子线的垂直入射，整个手掌握住一部分真空垫突出的部分，患者手掌握住后进行抽真空塑型，得到与患者手掌吻合的固定把手。然后利用激光系统进行画线标记。

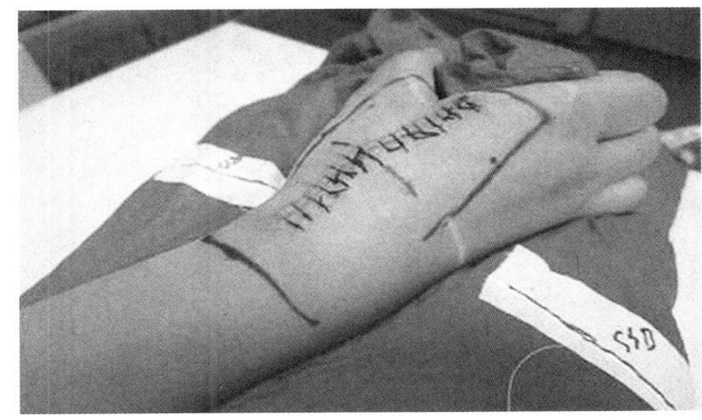

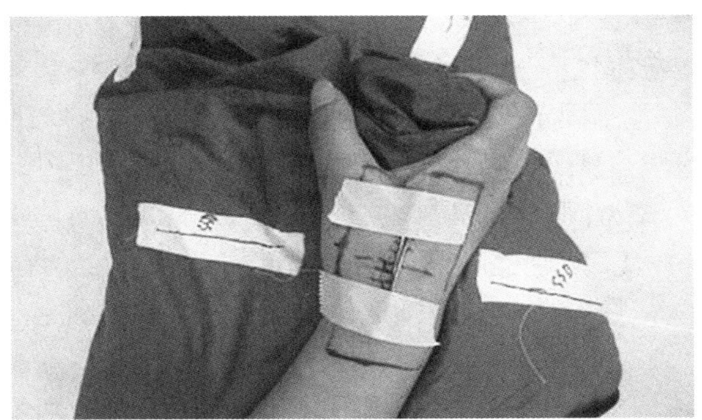

图 4-7-1　利用真空垫固定手臂

第 2 种方式：儿童手掌虎口部位肿瘤术后照射（图 4-7-2），固定方式是利用废旧的热塑膜制作手膜。患者采用站立位，将手置于治疗床上进行，利用热塑膜在 70℃水温条件下可以变软塑型的特性，将废旧的体膜进行利用，将患者的手掌进行塑型，手指间分别固定，利用电子线对靶区位置进行垂直照射。

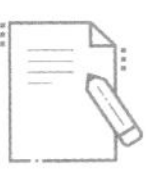

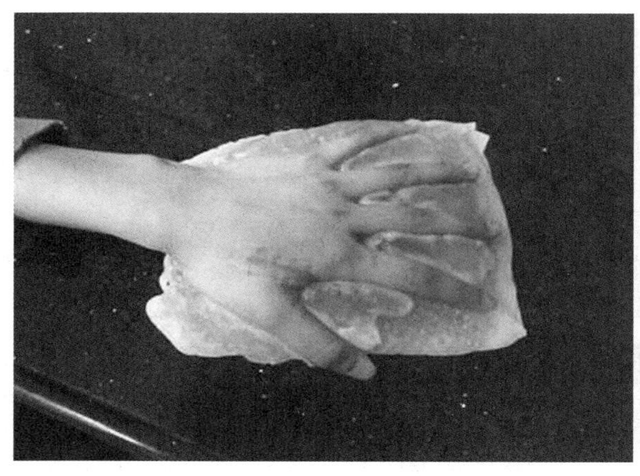
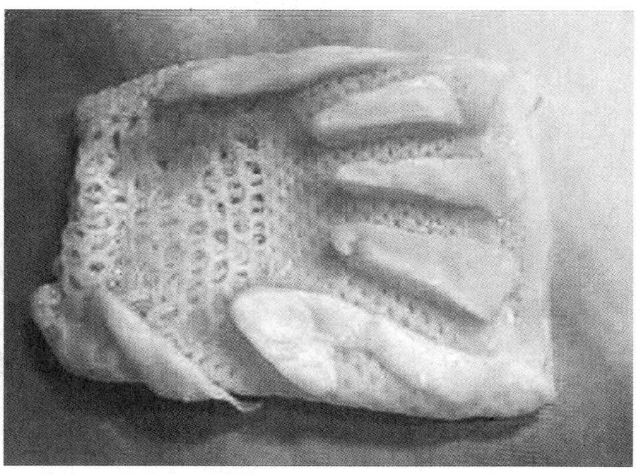

图 4-7-2 利用废弃的热塑膜对手部的固定

第 3 种方式：上肢皮肤淋巴瘤，用发泡胶将上肢塑型包裹，发泡胶尚未定型时 5 个手指抓住外膜形成手印（图 4-7-3），可以确保治疗的重复性。

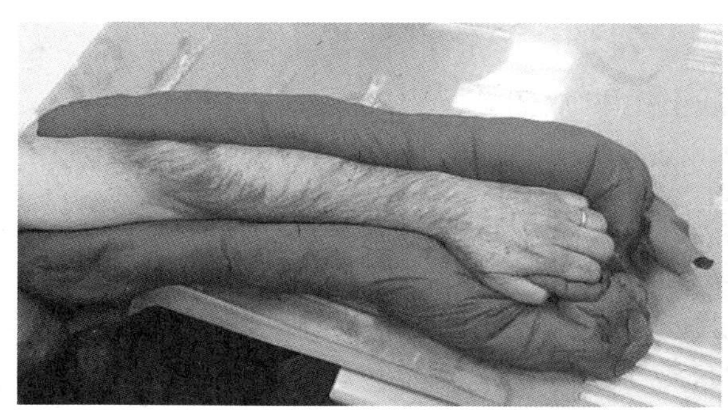
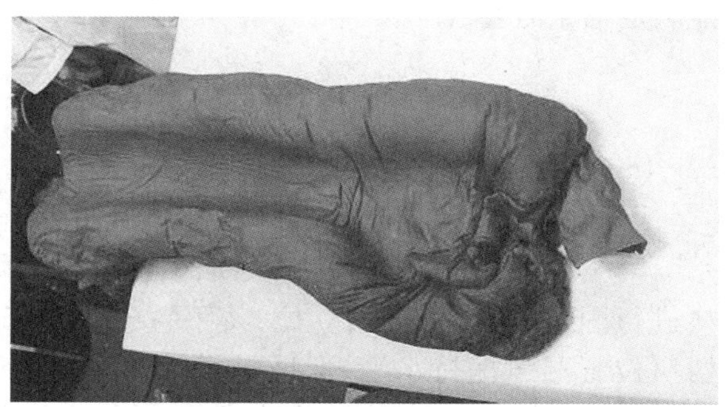

图 4-7-3 发泡胶塑型固定上肢示意图

第 4 种方式：脚部的综合固定，先将有机玻璃固定架包裹固定在真空垫上，再将泡沫枕头置于固定架上，接着将需要治疗的部位（脚）置于泡沫枕头上，最后用热塑膜按脚的形状进行塑型固定（图 4-7-4）。

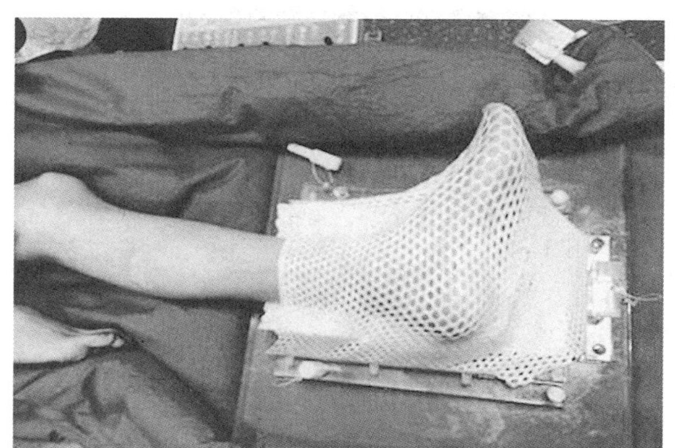

图 4-7-4 脚部的综合固定

（二）阴茎肿瘤放疗的固定

阴茎肿瘤放疗可以采用以下两种固定方式。

如图 4-7-5 所示，第一种固定方法的原则是利用重力作用，采用高密度泡沫，在合适的位置裁出一个直径 5~8cm 的圆孔，孔壁周围使用热塑膜包围，防止凹陷，患者采用俯卧位，尽量使其阴茎垂直向下，并只在一定的范围内有移动（开孔位置限制），此种固定适用于常规照射技术，并要求患者阴茎长度在 7cm 以上。

如图 4-7-6 所示，第二种固定方式的原则是人为地利用热塑材料将患者的阴茎部位进行成型固定，然后再使用热塑膜固定患者的盆腔及腿部。利用腹板，患者采用仰卧位，使用热塑材料固

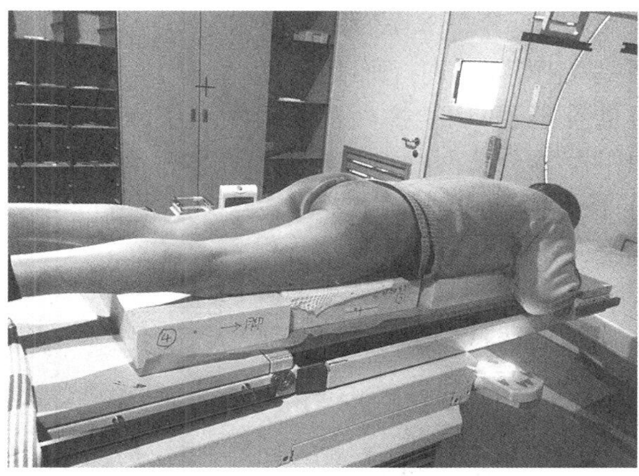

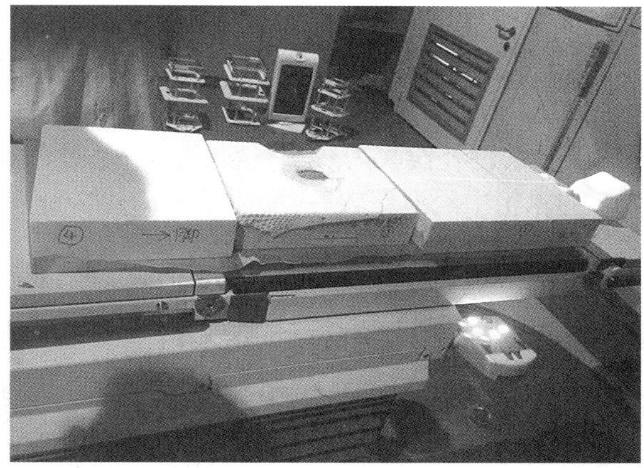

图 4-7-5　利用高密度泡沫制作简易固定架

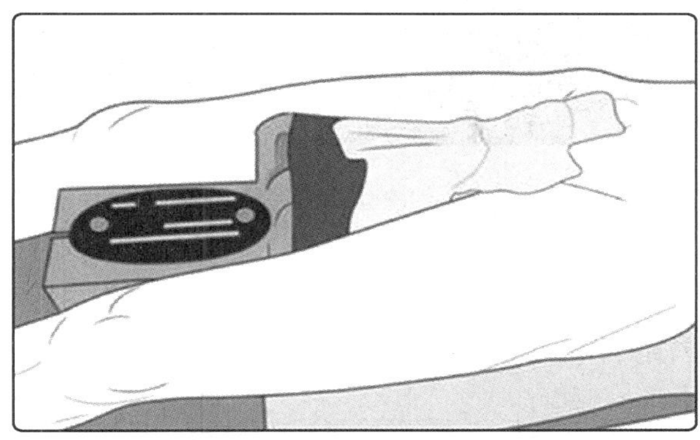

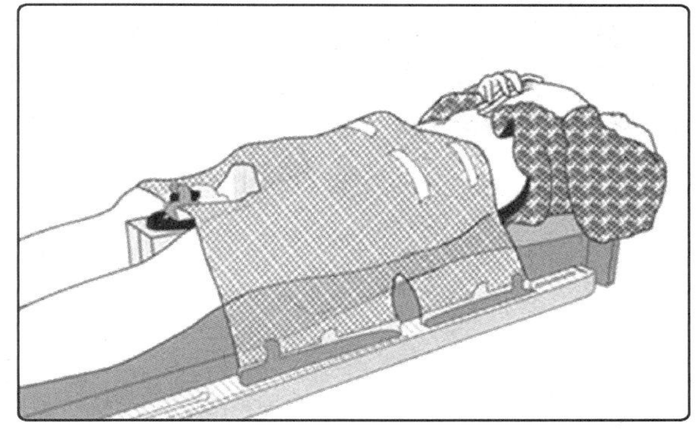

图 4-7-6　利用热塑材料进行的体位固定

定在体架的卡位上，调整好距离，将患者的阴茎利用热塑材料进行塑型。制作完毕后再利用体部的热塑膜进行盆部的固定。

二、特殊医嘱及特殊照射技术的体位固定

如图 4-7-7 所示为淋巴瘤的患者，医嘱要求体位固定时需要暴露患者的腋窝及锁骨上部分，使用简易头架对头部进行局部固定，头部保持后仰，并将脸部稍微转向健侧，用热塑面膜进行固

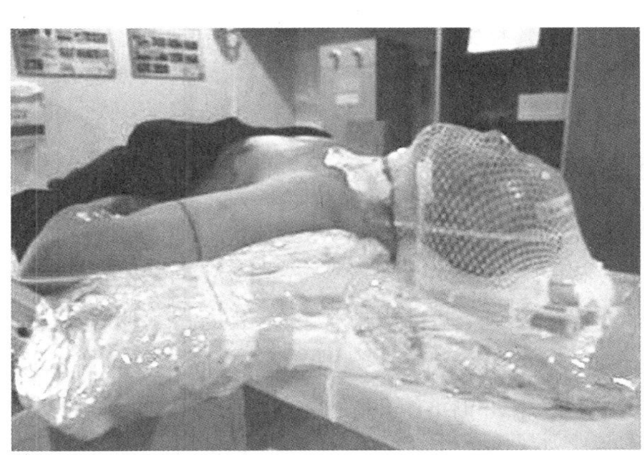

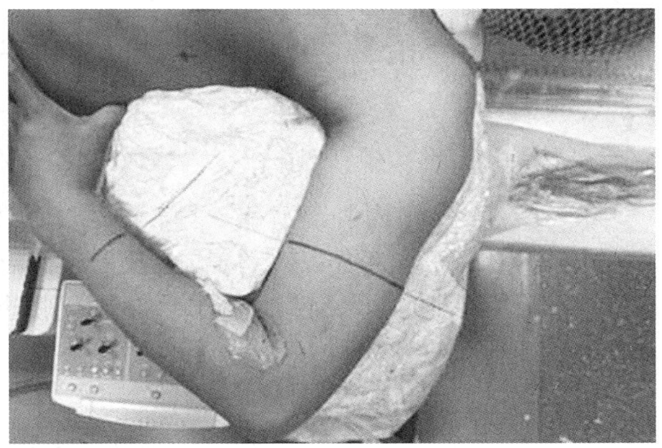

图 4-7-7　利用发泡胶及简易头架用于淋巴瘤患者体位固定

定。体部整体用发泡胶进行固定，患者患侧手臂弯曲叉腰，并将空余的地方使用发泡胶进行适形填充。然后利用激光定位系统在患者身上、发泡胶、固定面罩上进行画线标记。

表浅肿瘤的患者，医嘱要求加做 1cm 或 2cm 的补偿膜，用于提高皮肤及浅层组织的剂量。图 4-7-8 白色补偿膜为热塑材料，图 4-7-9 黄色补偿膜为石蜡，两种材料密度与人体密度相似，在 70℃的水箱中浸泡变软后，平整成 1cm 或 2cm 厚的长方形，可以根据患者体表轮廓及要求的补偿范围进行贴合。

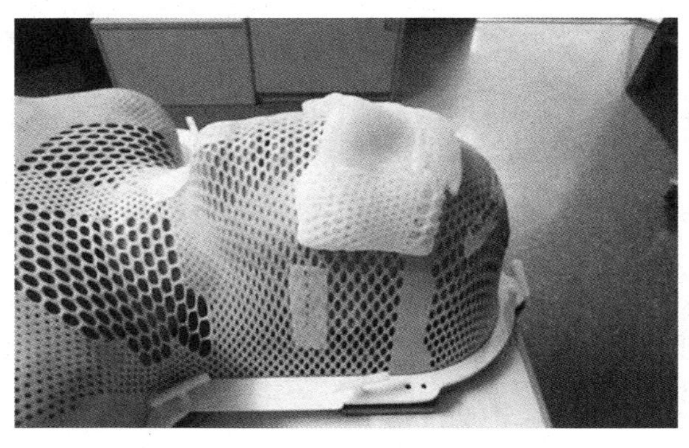

图 4-7-8 利用热塑材料制作的补偿膜

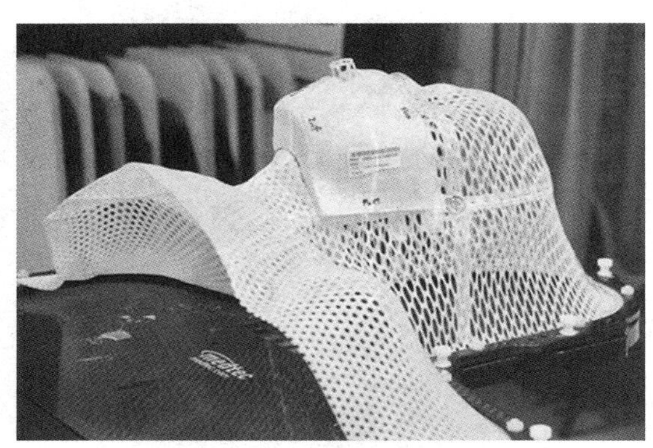

图 4-7-9 利用石蜡材料制作的补偿膜

三、多靶区患者的体位固定

恶性肿瘤在治疗过程中发生多处转移，多个治疗靶区，需要进行个体化的体位固定，减少固定的次数和固定器的种类，尽量在一个体位条件下完成多靶点的治疗。

如图 4-7-10 所示，为鼻咽癌患者，同时有腰椎转移，医嘱要求头颈部的原发病灶及腰椎转移灶两个靶区同时进行照射。利用头颈肩碳纤维板联合发泡胶进行固定，头部是发泡胶和热塑膜进行固定，腰部是通过将发泡胶固定范围从头部加长至腰骶部，并进行两侧塑型。这种固定方式可以同时满足头部和腰部两处靶点，且两处靶点距离较远。发泡胶成型后与碳纤维底板的吻合度很高，减少了系统误差。

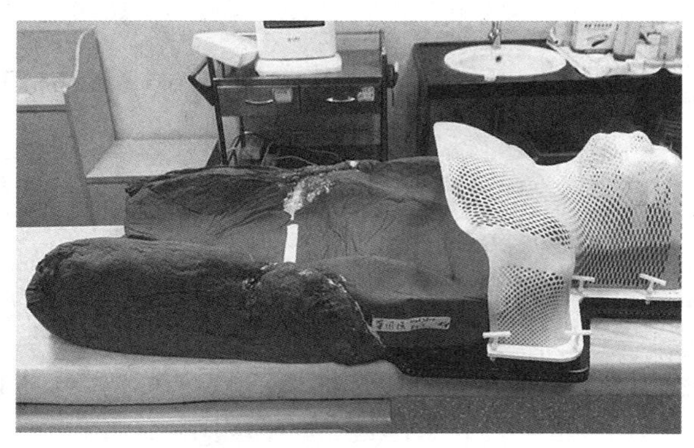

图 4-7-10 利用发泡胶及头颈肩热塑膜固定患者头部及腰部

四、特殊体型患者的体位固定

图 4-7-11 为颅内肿瘤患者，之前曾做过颈段食管癌手术，极易引出现食管反流，无法平卧。用负压真空垫联合简易头架固定，患者采用仰卧位，将真空垫制成楔形垫并固定住简易头架，使患者背部抬高大约 20°，然后制作头部热塑膜进行固定。这方法也适用于胸椎后凸畸形（驼背）患者的体位固定。

图 4-7-12 为鼻咽癌患者，患者自幼患有小儿麻痹症，仰卧位时身体会不由自主地摆动，因此，患者采用俯卧位，使用碳纤维底板、头颈肩负压真空垫、俯卧枕、头颈肩热塑膜进行体位固定。

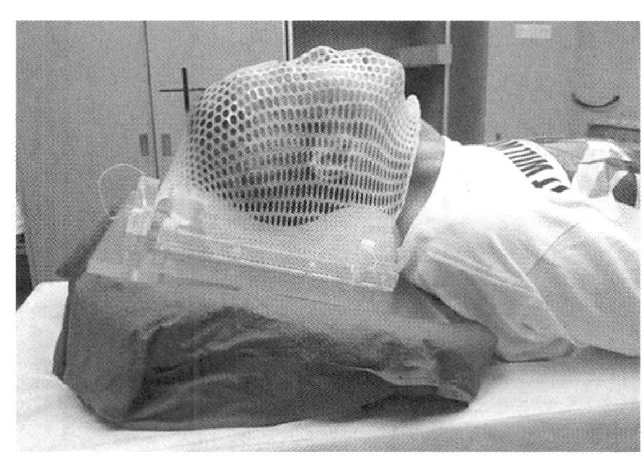
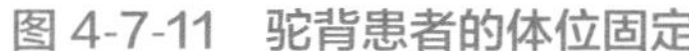

图 4-7-11　驼背患者的体位固定

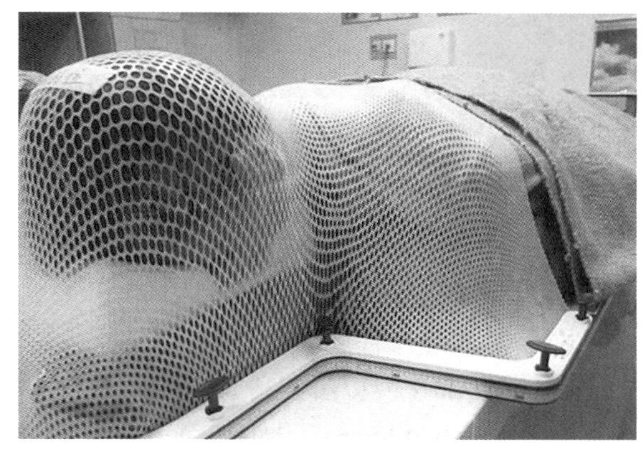

图 4-7-12　不能仰卧的患者采用俯卧位

在临床实践中应该依据患者的病情、身体条件、医嘱要求、照射技术等具体问题进行具体分析，针对患者不同情况采用个体化体位固定，对精确放疗的实施具有极其重要的意义。

（迟锋）

第五章　放射治疗模拟定位技术

在放射治疗流程中，模拟定位是一个非常重要的环节，放射治疗模拟定位有X线模拟定位、CT模拟定位、MR模拟定位和PET模拟定位。X线模拟定位是采用X线模拟定位机定位。CT模拟定位（computed tomography simulation，CT-sim）是以CT图像为基础的放疗模拟定位技术，20世纪90年代初CT-sim开始应用于临床，CT-sim可以建立三维坐标系，准确显示肿瘤大小、侵犯范围及淋巴转移情况，并且精确显示肿瘤周边重要器官轮廓及肿瘤和重要器官之间相对位置关系，为放疗计划设计提供电子密度，CT-sim是放疗中最为常用的模拟定位方式。应用MR、PET模拟定位，也可通过与CT影像的配准和融合精确勾画靶区、靶区周围重要器官和正常组织结构，弥补CT模拟定位在软组织影像和功能影像上的缺陷。

第一节　X线模拟定位机定位技术

所谓的“模拟”，就是能够模仿各类型放射治疗设备在治疗时的状态，“定位”就是确定靶区的位置，以及靶区周围重要器官和正常组织结构；除了放射源不同外，治疗设备所使用的各种几何参数，如臂架角度（大机架角度）、准直器角度（小机头或光栏角度）、源-轴距、射野大小及床面角度等，都可以进行模拟，X线模拟定位机工作原理类似于一台X线诊断机，工作人员可以在控制室遥控操作（见第二章图2-1-1）。

在过去几十年，X线模拟定位机主要用来进行二维的放疗定位，而随着精确放疗技术，特别是调强放疗技术的逐渐普及，X线模拟定位机的主要功能已由二维放疗模拟定位，转向调强计划位置验证和器官运动测量等。

（一）X线模拟定位机的二维定位技术

X线模拟定位技术包括源-皮距（source skin distance，SSD）放射治疗定位技术和源-轴距（source axis distance，SAD）等中心放射治疗定位技术，简称为SSD技术和SAD技术。SSD技术也称为固定源-皮距治疗技术，理论上是指源-轴距等于源-皮距的治疗技术，也是等中心点落于皮肤或体膜表面的治疗技术。固定源-皮距放射治疗技术简单易行，不受治疗机器设备条件所限，其特点是摆位简单，定位或治疗时比较直观、可靠，加速器治疗机的X线和电子线固定源-皮距照射，机架可采用垂直照射，也可以采用不受床面遮挡的给角度照射。

SAD技术的等中心点是指在放射治疗设备当中，X线模拟定位机和加速器治疗机旋转中心，即机架旋转轴、治疗床等中心旋转轴及准直器旋转轴的交点。当患者躺在治疗床上定位或治疗时，通过治疗床的升降及前后左右平移，使患者的肿瘤中心或肿瘤区剂量计算点与机器旋转中心点重合，围绕该中心所做的机架旋转（同时也包括准直器旋转和床的等中心旋转）角度照射称作等中心照射。等中心照射技术是以肿瘤为中心的照射，对于深部肿瘤治疗相对较为准确，此方法患者体位简单、舒适、容易固定，并且重复性好，方便准确。

（二）X线模拟定位机在放射治疗中的应用

1．在二维模拟定位中的应用

（1）辅助患者体位固定：为了使患者的治疗体位符合主管医师或治疗技术的要求，在为患者

做体位固定前,需要在模拟定位机下透视患者的体位是否满足临床治疗要求,选择合适的体位固定装置进行体位固定。

(2)在二维计划设计中实现靶区的定位:利用透视功能在二维计划射野的勾画设定中,为医师和物理师提供肿瘤治疗靶区和重要器官的影像信息,如病变范围、靶区毗邻的危及器官及在射野设置时需要保护的器官组织等。

(3)为勾画射野、定位和摆位作参考标记:利用X线模拟定位机上的激光系统,在患者的固定器上或皮肤表面勾画射野范围、标注激光摆位点和激光摆位线,作为治疗师在治疗机上为患者摆位的标记依据。

(4)设计射野挡块:利用X线模拟定位机,拍摄射野方向定位片,用于设计射野挡块。

2. 治疗计划实施前的模拟验证和器官运动测量

(1)治疗计划实施前的模拟验证:在治疗计划完成后拟在患者身上实施之前,需要严格的治疗靶区位置验证,此项工作可以应用加速器治疗机完成,也可以利用X线模拟定位机的图像管理功能完成。

(2)器官运动测量:应用X线模拟定位机可以测量某些器官的运动幅度,如肺、肝等的呼吸动度,为实现精确放疗(如用于肺癌和肝癌的呼吸门控技术)提供一些必要的参数。

第二节　头颈部肿瘤放疗模拟定位技术

一、鼻咽癌的模拟定位

(一)鼻咽癌CT定位前准备

1. 体位固定及摆位要点　鼻咽癌放疗体位常规采用仰卧位,利用三维激光灯辅助进行摆位。人体正中矢状面与激光灯正中矢状线重合,听鼻线与床面垂直。双手自然下垂置于身体两侧,去除扫描区域的各类装饰,头发过多、过长者建议修剪成短发。一般使用头颈肩热塑膜联合塑胶头枕固定,或使用热塑成型垫、发泡胶、真空垫作为固定装置,下颌自然上抬,热塑膜固定后要使之与人体轮廓,如前额、鼻骨、下颌和两肩部位贴合,减少肩部虚位、头颈部与头枕间虚位,提高摆位重复性与患者舒适度。

2. 牙托及口咬器　在放疗时需配合使用牙托或咬口器的患者,在制作热塑膜的同时一定要佩戴到位。在CT定位扫描时也必须与体位固定一样佩戴好牙托或者咬口器。

(二)鼻咽癌CT扫描

1. CT扫描前准备及CT扫描范围　在CT控制系统中输入患者信息。选择头颈部扫描协议,设置扫描体位(常规为仰卧位,头先进),获取患者扫描部位冠状面、矢状面CT定位图像,确认患者头颅是否有倾斜,扫描范围从额窦上缘至锁骨头下2cm。

2. 设定参考标记点　将CT外置激光归于系统零点,调整体位固定装置使患者正中矢状面与纵轴激光线尽量重合对齐;调整定位床的位置,使三个激光十字交叉点落在鼻咽靶区中心位置附近(一般头脚方向定在下颌处附近,水平中心定在耳垂上1cm水平)。贴上胶纸或标签纸画上十字标记,放置金属标记。定位床移入机架内,打开内置激光系统,调整进出床位置,使内激光位于扫描范围上界约2cm处,设为扫描起始点。

3. 扫描参数　头颈部扫描一般需作增强扫描,增强扫描可区别颈部淋巴结与丰富的颈部血管,了解病变的侵犯范围。选择层厚1~3mm的薄层扫描。对比剂用量80~100ml,静脉注射的流速1.4~2.0ml/s,儿童可适当减为1.0ml/s,延迟扫描时间38~50秒。扫描参数一般设置为管电流200~250mA,管电压为120~140kV,对于未成年人应酌情降低管电压到60~120kV。

（三）MR 模拟定位技术

鼻咽癌是指原发于鼻咽腔上皮组织的恶性肿瘤。少数早期患者微小病灶仅局限于鼻咽腔的顶壁或顶后壁，常见的侵犯部位位于鼻咽顶部和顶侧壁。与 CT 相比，MRI 软组织分辨力高，更能清晰准确地显示鼻咽部正常解剖结构以及肿瘤浸润范围及淋巴结转移情况等，目前已被公认为是鼻咽部肿瘤首选成像方式。放疗专用的 MR 模拟定位机，配备有与 CT 模拟定位机及加速器相同的体位固定板，确保患者在图像采集与治疗时拥有相同的固定体位，有助于提高 CT/MRI 图像融合配准的精度以及靶区勾画的精度。

1．鼻咽癌 MR 扫描前准备 MR 扫描前应进行安全检查，确认患者已签署检查知情同意书，去除身上一切金属物及膏药、文身、文眉等，禁止佩戴助听器。告知可能会出现的不良反应，如发热、周围神经刺激现象、噪声等。为患者提前佩戴降噪耳塞，确认增强定位患者肾功能正常，并置好静脉留置针。

2．鼻咽癌 MR 模拟定位扫描

（1）患者摆位：鼻咽癌患者进行 MR 模拟定位（MR-sim）时，一般采用头先进、仰卧位。患者仰卧在磁共振扫描床上，根据体位固定的要求，使用相应的体位固定装置对患者进行精确摆位。

（2）线圈选择与放置：鼻咽癌患者 MR 模拟定位成像时，可以单独采用分离式柔性线圈（neuro flex coil）进行信号采集，也可以采用体部线圈（torso coil）、分离式柔性线圈相结合进行信号采集。

（3）扫描：选择相应的扫描序列进行扫描，见表 5-2-1。扫描时采用横轴位扫描，AP（前后）、HF（头脚）、LR（左右）三个方向均不加角度，以便于与 CT 模拟定位图像做刚性融合，扫描范围如图 5-2-1 所示。

表 5-2-1　鼻咽癌 MR-sim 扫描常用序列

扫描序列			目的
权重	扫描方式	方位	
T_2	2D	三方位	磁共振定位像，方便后面序列定位
T_2	2D	横轴位	主要显示病变，便于对靶区的勾画
T_1	3D	横轴位	主要显示解剖结构，便于进行危及器官的勾画
T_1+C 增强扫描	3D	横轴位	对病灶、淋巴结及周围结构的显示更清晰，主要用于靶区勾画

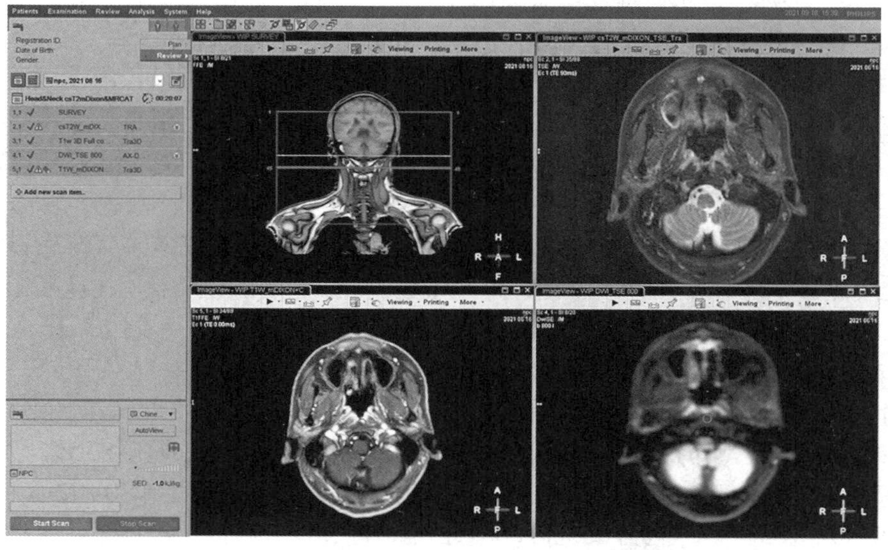

图 5-2-1　鼻咽癌 MR 模拟定位扫描方位及范围

二、喉癌的模拟定位

（一）喉癌 CT 定位前准备

全喉切除术后伴随永久性气管切开，给患者带来了生理和心理上的负面影响以及说话能力的丧失，因此放疗固定及定位时需注意这些问题。

体位固定及摆位要点：喉癌放疗体位常规采用仰卧位，利用三维激光灯辅助进行摆位。人体正中矢状面与激光灯正中矢状线重合，听鼻线与床面垂直。双手自然下垂置于身体两侧，去除扫描区域的各类装饰，头发过多、过长者建议修剪成短发。一般使用头颈肩热塑膜联合塑胶头枕或热塑成型垫、发泡胶、真空垫作为固定装置，下颌自然上抬，热塑膜固定后要使之与人体轮廓如前额、鼻骨、下颌和两肩部位贴合，减少肩部虚位、头颈部与头枕间虚位，提高摆位重复性与患者舒适度。喉癌（气管）切开处应剪开热塑膜体，留出气管插管通道，保证患者喉部舒适及正常呼吸。

（二）喉癌 CT 扫描

1. 扫描前准备及范围　在 CT 控制系统中输入患者信息。选择头颈部扫描协议，设置扫描体位（常规为仰卧位，头先进），获取患者扫描部位冠状面、矢状面 CT 定位图像，确认患者头颅是否有倾斜，扫描范围从额窦上缘至锁骨下 5cm（图 5-2-2）。

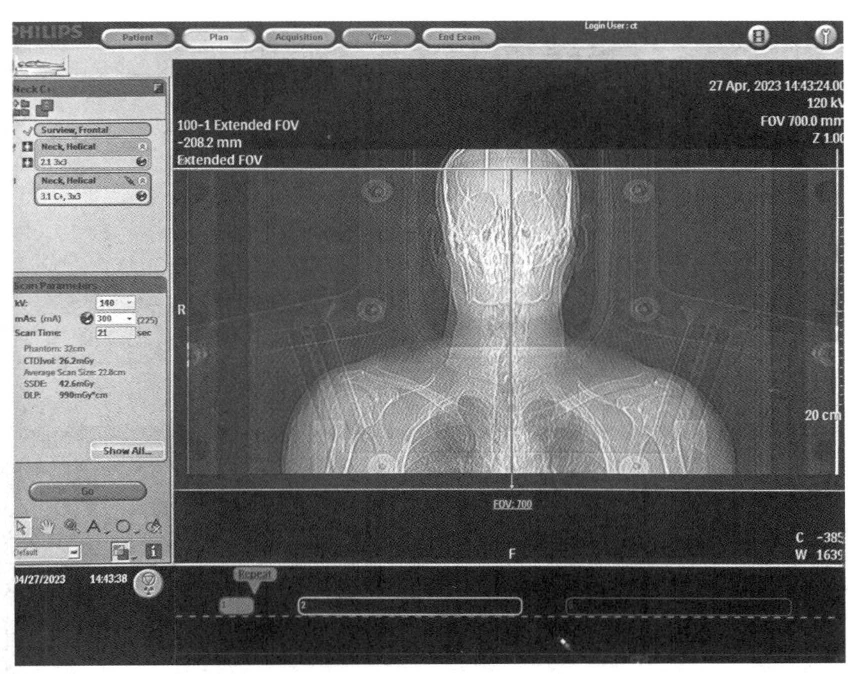

图 5-2-2　喉癌 CT 模拟定位扫描范围

2. 设定参考标记点　将 CT 外置激光归于系统零点，调整体位固定装置及患者正中矢状面与纵轴激光线尽量重合对齐。调整定位床的位置，使三个激光十字交叉点落在喉部靶区中心位置附近（下颌角处）。贴上胶纸或标签纸并画上十字标记，放置金属点标记。注意气管切开处标记需开放气道。定位床移入机架内，打开内置激光系统，调整进出床位置，使内激光位于扫描范围上界约 2cm 处，设为扫描起始点。

3. 扫描参数　头颈部扫描一般需作增强扫描，增强扫描可区别颈部淋巴结与丰富的颈部血管，了解病变的侵犯范围。对比剂用量 80~100ml，静脉注射的流速 1.4~2.0ml/s，延迟扫描时间 38~50 秒。

（三）喉癌 MR 模拟定位技术

喉癌生长于颈前中央，分为声门上区癌、声带癌和声门下区癌，声门上区癌易出现颈部淋巴结转移，而声门下区及声带癌很少发生淋巴结转移。MR 影像的高软组织对比度，可以清晰地显示局部病灶大小、浸润范围以及局部淋巴结转移情况，在勾画靶区范围时更精确。

1．喉癌 MR 扫描前准备 与鼻咽癌基本一致，请参考“鼻咽癌 MR 扫描前准备”。

2．喉癌 MR 模拟定位扫描

（1）患者摆位：喉癌患者 MR 模拟定位成像时，一般采用头先进、仰卧位。患者仰卧在磁共振扫描床上，根据体位固定的要求，使用相应的 MR 兼容体位固定装置对患者进行精确摆位。如有喉管，建议为患者使用喉部开口面膜，并时刻关注患者状态。叮嘱患者在扫描期间尽量少做吞咽动作，以减少运动伪影。

（2）线圈选择与放置：喉癌患者 MR 模拟定位成像，可以单独采用柔性线圈扫描或者是体部线圈和柔性线圈相结合的方式扫描。注意使用线圈时，不要遮挡患者呼吸通道，以免患者出现呼吸不畅，并嘱咐患者尽量减少吞咽运动。

（3）扫描：选择相应的扫描序列进行扫描，见表 5-2-2。扫描时采用横轴位扫描，AP（前后）、HF（头脚）、LR（左右）三个方向均不加角度，以便于与 CT 模拟定位图像做刚性融合，扫描范围如图 5-2-3 所示。

表 5-2-2 喉癌 MR-sim 扫描常用序列

扫描序列			目的
权重	扫描方式	方位	
T_2	2D	三方位	磁共振定位像，方便后面序列定位
T_2	2D	横轴位	主要显示病变，便于对靶区的勾画
T_1	3D	横轴位	主要显示解剖结构，便于进行危及器官的勾画
T_1+C 增强扫描	3D	横轴位	对病灶、淋巴结及周围结构的显示更清楚，主要用于靶区勾画

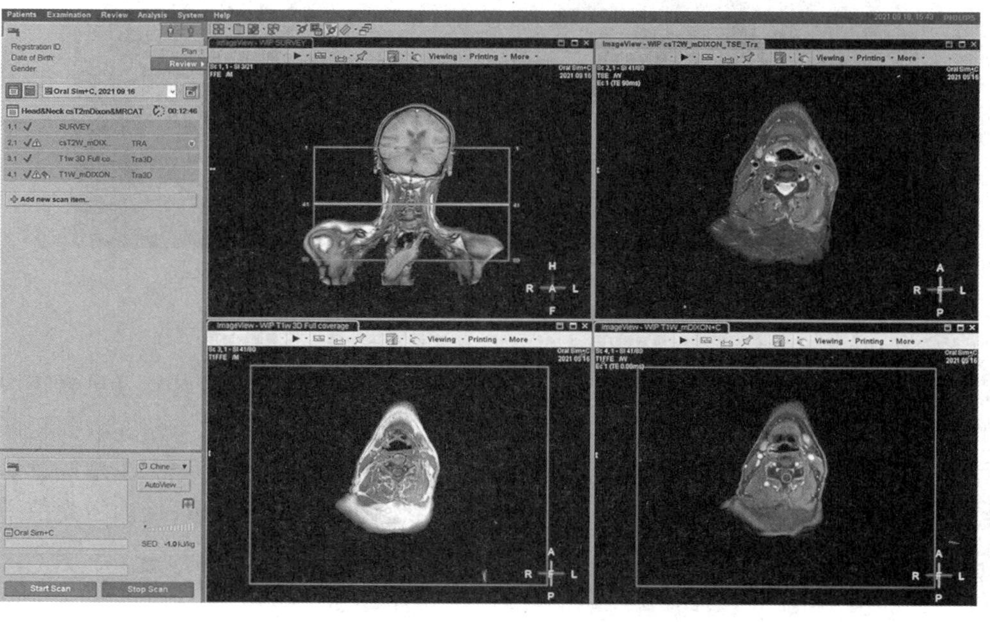

图 5-2-3 喉癌 MR 模拟定位扫描方位及范围

三、脑瘤和脑转移瘤的模拟定位

（一）脑瘤和脑转移瘤 CT 定位前准备

体位固定及摆位要点：脑瘤和脑转移瘤放疗体位常规采用仰卧位，利用三维激光灯辅助进行摆位。人体正中矢状面与激光灯正中矢状线重合，听鼻线与床面垂直。双手自然下垂置于身体两侧，去除扫描区域的各类装饰，头发过多、过长者建议修剪成短发。一般使用头颈肩热塑膜联合塑胶头枕或热塑成型垫、发泡胶、真空垫作为固定装置，下颌自然上抬，热塑膜固定后要使之与人体轮廓如前额、鼻骨、下颌和两肩部位贴合，减少肩部虚位、头颈部与头枕间虚位，提高摆位重复性与患者舒适度。

（二）脑瘤和脑转移瘤 CT 扫描

1. 扫描前准备及范围　在 CT 控制系统中输入患者信息。选择头颈部扫描协议，设置扫描体位（常规为仰卧位，头先进），获取患者扫描部位冠状面、矢状面 CT 定位图像，确认患者头颅是否有倾斜，扫描范围从颅顶头皮上缘到 C_2 椎体区域（图 5-2-4）。

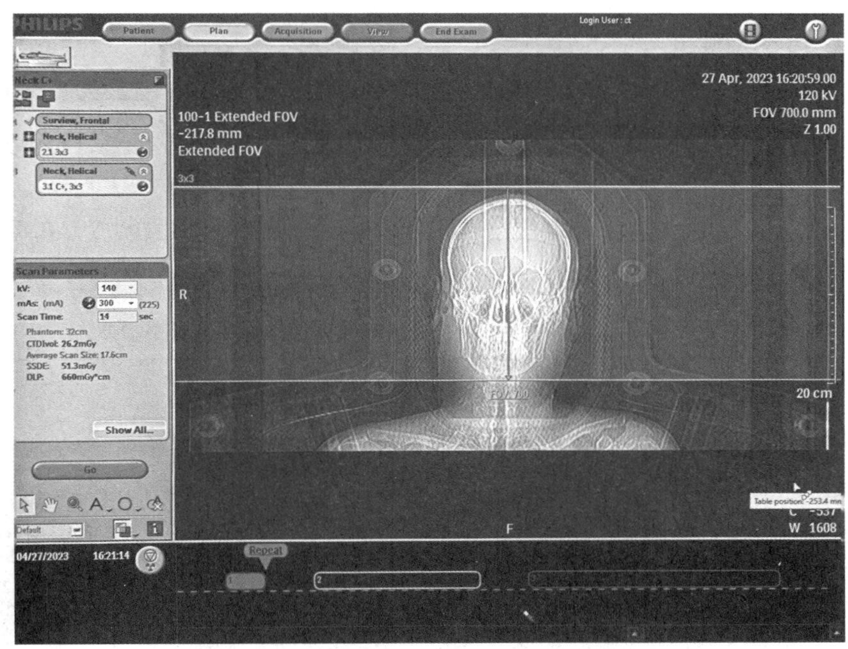

图 5-2-4　脑瘤 CT 模拟定位扫描范围

2. 设定参考标记点　将 CT 外置激光归于系统零点，调整体位固定装置及患者正中矢状面与纵轴激光线尽量重合对齐。调整定位床的位置，使三个激光十字交叉点落在脑瘤靶区中心位置（通常需结合 MRI 图像位置确定）附近。贴上胶纸或标签纸并画上十字标记，放置金属标记。定位床移入机架内，打开内置激光系统，调整床前后位置，使内激光位于扫描范围上界约 2cm 处，设为扫描起始点。

3. 扫描参数　颅内肿瘤扫描一般需作增强扫描，选择层厚 1~3mm 的薄层扫描。对比剂用量 80~100ml，静脉注射的流速 1.4~2.0ml/s，儿童一般为 1.0ml/s，延迟扫描时间 38~50 秒。进行增强 CT 扫描前，需启动高压注射器，通过静脉针头注入 CT 扫描对比剂。扫描参数一般设置为管电流 200~250mA，管电压为 120~140kV，对于未成年人应酌情降低管电压到 60~120kV。

（三）脑转移瘤 MR 模拟定位技术

脑转移瘤易发生在灰质和白质交界处，以额、颞、顶叶多见，枕叶少见，而且 70%~80% 为多发。MR 影像的软组织对比度高，可以清晰地显示病灶及病灶周围水肿带，相较于 CT 更易于早期发现脑转移灶，有些脑转移灶于 CT 未出现异常时即可显示。

1. 脑瘤 MR 扫描前准备 见“鼻咽癌 MR 扫描前准备”。

2. 脑转移瘤 MR 模拟定位扫描

（1）患者摆位：进行脑转移瘤 MR 模拟定位扫描时，一般使用头先进、仰卧位。患者仰卧在磁共振扫描床上，与 CT 模拟定位一致的体位和固定装置，使用相应 MR 兼容的体位固定装置对患者进行精确摆位，时刻关注患者状态。

（2）线圈选择与放置：脑转移瘤患者进行 MR 模拟定位成像，可以采用柔性线圈扫描。注意使用线圈时，不要遮挡患者呼吸通道，以免患者出现呼吸不畅。

（3）扫描：选择相应的扫描序列，见表 5-2-3。先进行磁共振定位像的扫描，待定位像扫描完成后，在定位像上为每个序列进行定位。扫描时采用横轴位扫描，AP（前后）、HF（头脚）、LR（左右）三个方向均不加角度，以便于与 CT 模拟定位图像做刚性融合，扫描范围如图 5-2-5 所示。

表 5-2-3 脑转移瘤 MR-sim 扫描常用序列

扫描序列			目的
权重	扫描方式	方位	
T_2	2D	三方位	磁共振定位像，方便后面序列定位
T_2	2D	横轴位	主要显示病变，便于对靶区进行勾画
T_1	3D	横轴位	主要显示解剖结构，便于进行危及器官的勾画
T_2 FLAIR	2D	横轴位	显示病灶水肿范围特别清楚
T_1+C 增强扫描	3D	横轴位	对病灶及周围结构的显示更清楚，主要用于靶区勾画

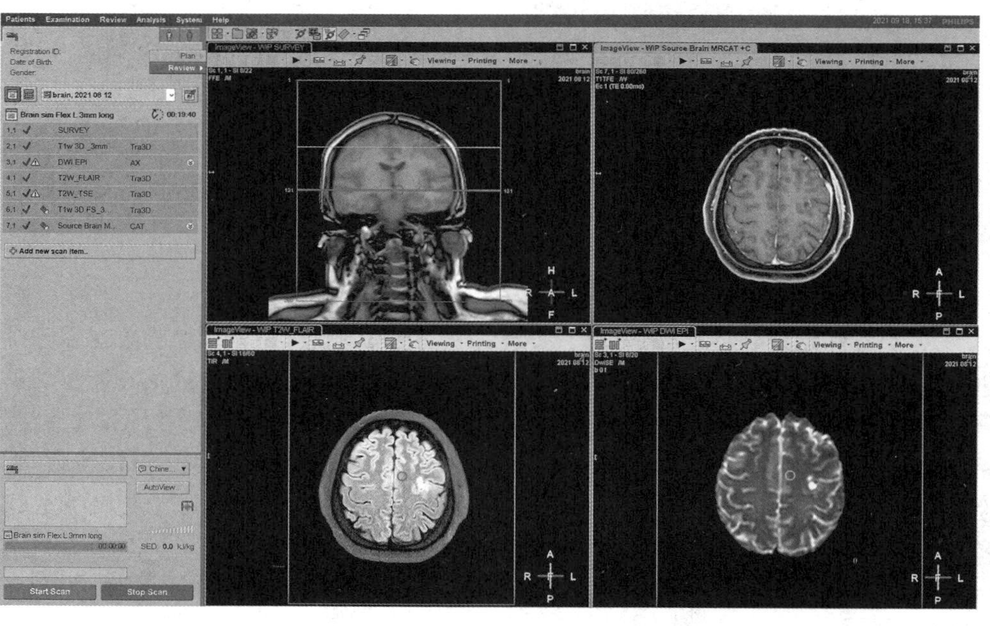

图 5-2-5 脑瘤 MR 模拟定位方位及范围

第三节　胸腹部肿瘤放疗模拟定位技术

一、肺癌的模拟定位

(一) 肺癌 CT 定位前准备

体位固定及摆位要点：肺癌放疗体位常规取仰卧位，可采用负压真空垫、塑型垫、发泡胶或热塑膜结合真空垫方式加以体位固定；体位固定注意使人体冠状面保持水平，平躺，尽量减少水平方向旋转误差。肺部 SBRT 治疗可考虑应用负压垫结合腹压板固定方式，也可采用 4D 扫描模式或者主动呼吸控制技术，对于减少因呼吸运动引起的肿瘤位置移动有一定效果，CT 定位前应对患者进行呼吸训练，具体呼吸模式应与 CT 扫描模式相对应，详细参考体位固定章节。

(二) CT 扫描

1. 扫描前准备及范围　在 CT 控制系统中输入患者信息，选择胸部扫描协议，扫描患者胸部冠状面、矢状面定位图，考虑到患者的呼吸运动幅度，上下界可外放 1~2cm，一般根据冠状定位图设为环甲膜水平至 T_{12} 椎体下缘或膈下 5cm。

2. 设定参考标记点　胸部肿瘤的 CT 扫描，其参考标记点头脚方向一般靠近肿瘤区几何中心处，尽量靠近肿瘤区；体中线与矢状位激光线重合，水平方向一般以腋中线为准，另外由于胸部有呼吸运动，应选择呼气末或吸气末作为标志点坐标。

定位床移入机架内，打开内置激光系统，调整床前后位置，使内激光位于扫描范围上界约 2cm 处，设为扫描起始点，需留意患者前方的 CT 定位点是否会随呼吸运动上下浮动，应尽量将参考点置于呼吸运动上下幅度中间。观察成像标志物在激光照射下位置是否正确。

3. 扫描参数　按治疗计划的要求对相应部位进行平扫 + 增强扫描。一般选择头先进，螺旋扫描，扫描层数一般根据照射靶区的要求决定，肿瘤区域层厚最好为 3mm。为了取得较大的扫描范围又不使层数太多而影响增强效果，可采用病灶区层厚 3mm，以外区域逐步过渡为 5mm 的混合扫描技术，管电压为 120kV；管电流为 200mAs 或 250mAs；螺距（pitch）值≈1；FOV 必须包全患者皮肤轮廓，一般设为 500mm，对瘦小的患者可适当减少；机架旋转一圈的时间可设为 0.75~1.00 秒，对无法长时间保持不动，如有上腔静脉综合征的患者，可缩短至 0.5 秒或更快。增强扫描造影剂的注射速度成人一般为 2.0~3.0ml/s，延时时间为 50 秒，总量为 80~100ml，一般不超过 100ml。

4D-CT 定位：肺部肿瘤因为随呼吸运动位置变化较大，可以采用 4D-CT 定位。通过回顾式扫描模式扫描图像，最后拆分为 0%、10%…90%，重建 10 个呼吸时相的平均值，能供医师精确勾画肿瘤运动边界，帮助定义个体化靶区，以利于精确制订计划。

(三) 肺癌 MR 模拟定位技术

CT 模拟定位虽然是胸部肿瘤最常用的定位方法，但是其软组织对比度差，而且对于肺癌与阻塞性肺炎及肺不张在图像上无法鉴别。而肺癌 MR 模拟定位扫描则很好地解决了这一问题，MRI 增强及功能成像，在鉴别肺不张与治疗后肺癌复发靶区精确勾画方面有其独有的优势。

1. 肺癌 MR 扫描前准备　肺癌 MR 扫描前应进行安全检查，确认患者已签署检查知情同意书，去除身上一切金属物及膏药、文身、文眉等，禁止佩戴助听器。告知可能会出现的不良反应，如发热、周围神经刺激现象、噪声等。为患者提前佩戴降噪耳塞，确认增强定位患者肾功能正常，并置好静脉留置针。

2. 肺癌的 MR 模拟定位扫描

（1）患者摆位：进行肺癌 MR 模拟定位扫描时，一般采用头先进、仰卧位。患者仰卧在磁共振扫描床上，根据体位固定的要求，使用相应的体位固定装置对患者进行精确摆位。

（2）线圈选择与放置：肺癌患者进行 MR 模拟定位成像时，可以采用体部线圈进行图像采集。注意使用线圈时，不要遮挡患者呼吸通道，以免患者出现呼吸不畅。并使线圈与患者体表保持一定距离，避免压迫患者体表，便于利用体表轮廓进行图像融合。

（3）扫描：选择相应的扫描序列，见表 5-3-1。先进行磁共振定位像的扫描，待定位像扫描完成后，在定位像上为每个序列进行定位。扫描时采用横轴位扫描，AP（前后）、HF（头脚）、LR（左右）三个方向均不加角度，以便于与 CT 模拟定位图像做刚性融合。

表 5-3-1 肺癌 MR-sim 扫描常用序列

扫描序列			目的
权重	扫描方式	方位	
T_2	2D	三方位	磁共振定位像扫描，方便后面序列定位
T_2	2D	横轴位	主要显示病变，便于对靶区进行勾画
T_2 FS（脂肪抑制）	2D	横轴位	添加脂肪抑制后，病灶显示更清晰
T_1	3D	横轴位	主要显示解剖结构，便于进行危及器官的勾画
T_1+C 增强扫描	3D	横轴位	对病灶及周围结构的显示更清楚，主要用于靶区勾画

二、食管癌的模拟定位

（一）食管癌 CT 定位前准备

体位固定及摆位要点：胸中下段食管癌放疗体位常规采用仰卧位，双手举过头顶握住定位板固定杆，固定装置通常采用真空垫或热塑膜、发泡胶、塑型垫。使用体表光学系统需露出患者体表皮肤，采用无热塑膜的固定技术。颈段或胸上段食管癌放疗体位采用双手靠体方式，固定装置通常采用真空垫或热塑膜或发泡胶或塑型垫，使用体表光学系统需露出患者体表皮肤，采用无热塑膜的固定技术。采用 4D-CT 技术或者其他呼吸运动管理技术，如腹部压迫在食管肿瘤 CT 模拟定位时有积极意义，特别是在靠近胃食管连接处。在 CT 定位时为了减少充盈程度的影响，建议 CT 模拟定位前 4 小时禁食禁水。

（二）食管癌 CT 扫描

1. 扫描前准备及范围 在 CT 控制系统中输入患者信息，选择胸部扫描协议，扫描患者胸部冠状面、矢状面定位图，考虑到患者的呼吸运动幅度，上下界可外放 1~2cm，一般根据冠状定位图设为 C_1~L_3 范围，包含食管全段和淋巴结转移区域。

2. 设定参考标记点 食管因在人体正中处。所以食管癌的 CT 扫描，其参考标记点头脚方向一般靠近肿瘤区几何中心处，尽量靠近肿瘤区；体中线与矢状位激光线重合，水平方向一般以腋中线为准，另外由于胸部有呼吸运动，应选择呼气末或吸气末作为标志点坐标。

定位床移入机架内，打开内置激光系统，调整床前后位置，使内激光位于扫描范围上界约 2cm 处，设为扫描起始点，需留意患者前方的 CT 定位点是否会随呼吸运动上下浮动，为了避免漏扫，应尽量将参考点置于呼吸运动上下幅度中间。观察成像标志物在激光照射下位置是否正确。

3. 扫描参数 按治疗计划的要求对相应部位进行平扫＋增强扫描。一般选择头先进，螺旋扫描，扫描层数一般根据照射靶区的要求决定，扫描层厚为 3mm，管电压为 120kV；管电流为 200mAs 或 250mAs；FOV 必须包全患者皮肤轮廓，对瘦小的患者可适当减少；机架旋转一圈的时间可设为 0.75~1.00 秒，对无法长时间保持不动，如有上腔静脉综合征的患者，可缩短至 0.5 秒或更快。成人对比剂用量 80~100ml，静脉注射的流速 2.0~2.5ml/s，延迟扫描时间 40 秒；儿童减量为 1.5ml/kg，流速可适当降低。扫描结束后通过网络直接传送所有 CT 图像到治疗计划工作站。

4D-CT 定位：食管肿瘤因为随呼吸运动位置变化较大，可以采用 4D-CT 定位。通过回顾式扫描模式扫描图像，最后拆分为 0%、10%…90%，重建 10 个呼吸时相的平均值，能供医师精确勾画肿瘤运动边界，帮助定义个体化靶区，以利于精确制订计划。

三、乳腺癌的模拟定位

(一) 乳腺癌 CT 定位前准备

体位固定及摆位要点：乳腺癌放疗体位常规采取仰卧位，首选采用乳腺托架和负压真空垫，其余可考虑使用一体化板或发泡胶、翼型板等进行体位固定。需注意对头颈部和上胸部的固定，提高锁骨上、下靶区的固定精度。针对保乳患者需关注治疗侧乳腺的开放状态，保证其不受压迫。

(二) CT 扫描

1. 扫描前准备及范围 在 CT 控制系统中输入患者信息，选择胸部扫描协议，扫描患者胸部冠状面、矢状面定位图。根据定位要求，一般设定扫描范围 C_1 上缘~L_2 椎体下缘（图 5-3-1）。

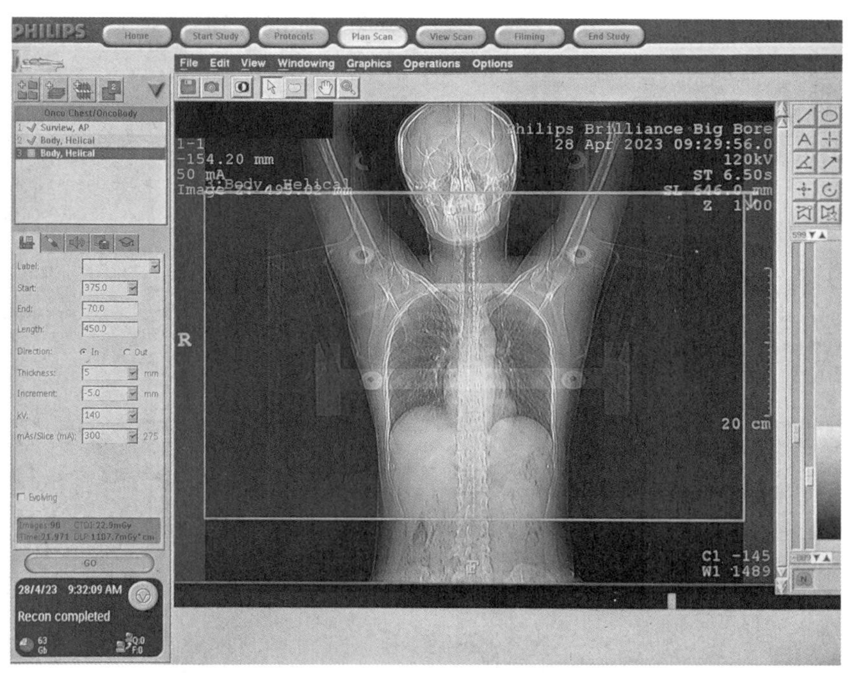

图 5-3-1 乳腺癌 CT 模拟定位扫描范围

2. 设定参考标记点 患者固定之后，调整定位床位置，保乳术者：头脚方向一般放置在乳头水平处，可适当向头侧移动 2cm 左右；水平方向一般以腋前线为准，左右方向定在锁骨中线处。为了便于医师确定肿瘤区范围，CT 扫描时沿着乳腺原发病灶瘤床手术瘢痕、腋下前哨淋巴结切口瘢痕以及可触及的乳腺边界放置铅丝标记线并能明显成像，如有引流口需单独标记。根治术后或改良根治术者头脚方向一般设在隆突下 3cm 处；水平、左右方向参照保乳术者，常规仍需依据胸壁手术瘢痕、腋窝切口瘢痕、胸壁缺损或皮色改变的内外侧边界作为参考放置；同时铅丝标记手术瘢痕及引流口。使用组织等效补偿物（bolus）时，补偿物需紧贴皮肤放置。

定位床移入机架内，打开内置激光系统，调整床前后位置，使内激光位于扫描范围上界约 2cm 处，设为扫描起始点，观察成像标志物在激光照射下位置是否正确。

3. 扫描参数 按治疗计划的要求对相应部位进行平扫。扫描层数一般根据照射靶区的要

求决定，肿瘤区域层厚最好为 5mm。为了获得较大的扫描范围又不使层数太多而影响增强效果，可采用病灶区层厚 5mm，以外区域逐步过渡为 10mm 的混合扫描技术，管电压 120~140kV，管电流 300mAs 或 350mAs；考虑到扫描宽度需包括患者上举手臂，FOV 需放大至 600mm 左右。扫描结束后通过网络直接传送所有 CT 图像到治疗计划工作站。使用造影剂增强扫描时，造影剂的注射速度通常为 2.0~3.0ml/s，总量为 80~100ml，延迟 50 秒开始扫描。

第四节　盆部肿瘤放疗模拟定位技术

一、宫颈癌的模拟定位

（一）宫颈癌 CT 定位前准备

1. 肠道准备　宫颈癌定位前 1 周内不能服用钡餐或进行钡剂灌肠，以免造成伪影。建议定位前 1.5~2 小时口服稀释造影剂 1%~2% 的对比剂 800~1 000ml，以充盈小肠和结肠。患者定位前需要排空直肠，排便困难的患者可以使用开塞露等药物促进排便。

2. 膀胱准备　膀胱体积充盈至 250~300ml，可以减少膀胱和小肠的受照射剂量。

（二）宫颈癌 CT 扫描

1. 扫描前准备及范围　在 CT 控制系统中输入患者信息，设定盆腔扫描协议，扫描患者腹部冠状面、矢状面定位图（图 5-4-1）。扫描范围根据腹主动脉旁淋巴结是否被侵犯或存在转移的高风险因素判定，宫颈癌放疗大体分为盆腔野照射和延伸野照射。盆腔野照射需要评价的危及器官包括膀胱、直肠、小肠、结肠、骨髓、股骨头、脊髓等，扫描范围由 L_1 上缘至耻骨联合下 5cm；延伸野照射则需要增加考虑肾脏、肝脏等器官，扫描范围由 T_{10} 上缘至耻骨联合下 5cm，加照腹股沟淋巴结时下界需要扫描至坐骨结节下 5cm（图 5-4-1）。

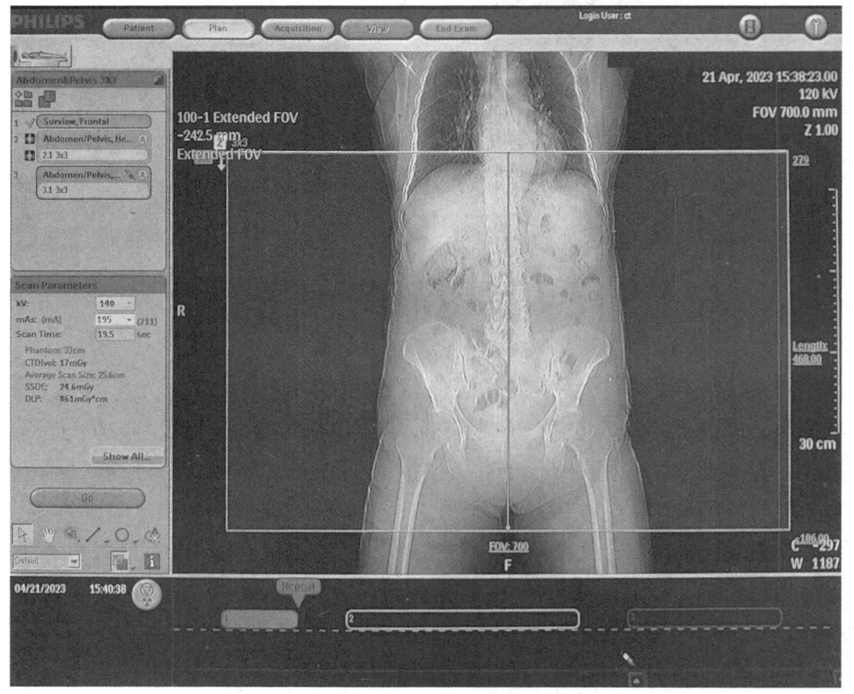

图 5-4-1　宫颈癌 CT 模拟定位扫描范围

2. 设定参考标记点　患者体位固定之后，调整定位床位置，头脚方向可设定在脐下5~10cm，水平方向一般以腋中线为准，左右方向则在体中线处。然后定位床移入机架内，使内激光位于扫描范围上界约2cm处，设为扫描起始点。

3. 扫描参数　盆腔扫描时射线能量常选择管电压120~140kV，管电流350mAs，层厚5mm，层间隔5mm。采用增强扫描技术时，高压注射造影剂80~90ml，流速为1.5~1.7ml/s，延迟50~60秒开始扫描。

（三）宫颈癌MR模拟定位技术

膀胱容量应基本和CT模拟定位时一致，直肠排空，推荐与CT增强模拟定位隔日，避免高密度碘造影剂在膀胱里沉积影响MRI的影像质量。

1. 宫颈癌的MR扫描前准备　宫颈癌MR扫描前应进行安全检查，确认患者已签署检查知情同意书，去除身上一切金属物及膏药、文身、文眉等，禁止佩戴助听器。告知可能会出现的不良反应，如发热、周围神经刺激现象、噪声等。提前为患者佩戴降噪耳塞，确认增强定位患者肾功能正常，并置好静脉留置针。

2. 宫颈癌MR模拟定位扫描

（1）患者摆位：将患者按照CT模拟定位体位进行摆位。

（2）线圈选择与放置：利用MR-sim专用桥架将体部线圈置于盆腔上方，尽量靠近体表而不挤压体表皮肤（图5-4-2）。

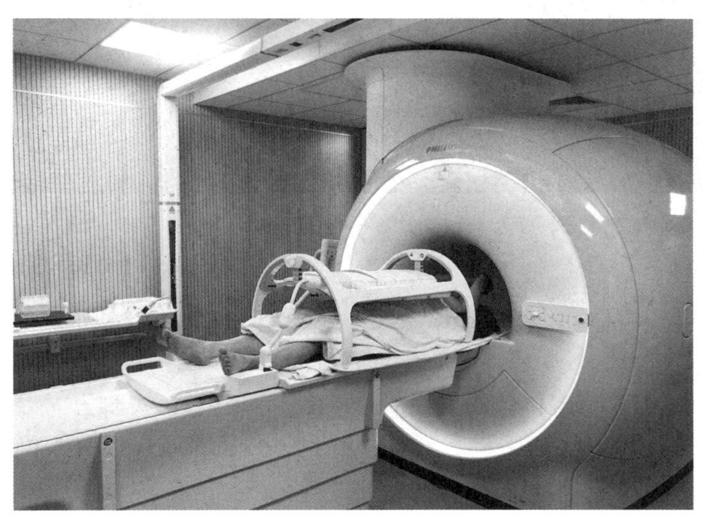

图5-4-2　线圈的放置与调节

（3）扫描：选择T_2（2D）序列进行三方位定位像扫描，扫描范围一般上界在L_4上缘，下界包括坐骨结节，也可以按照临床要求范围扫描，见表5-4-1。宫颈癌一般常规扫描T_1WI、T_2WI序列，首选T_2WI。叮嘱患者尽量平静呼吸和减少身体移动。一般利用TPS的自动配准软件进行T_2WI图像和CT图像融合，增强的患者可以用T_1WI增强图像融合（图5-4-3）。

二、直肠癌的模拟定位

（一）直肠癌CT扫描

直肠癌定位前1周内不能服用钡餐或进行钡剂灌肠，以免残留钡剂造成伪影。定位前排空直肠，定位前1.5~2.0小时口服稀释后的造影剂，用于肠腔显影。

1. 扫描前准备及范围　在CT控制系统中输入患者信息，设定盆腔扫描协议，扫描患者腹部

表 5-4-1　宫颈癌的 MR-sim 扫描常用序列

扫描序列			说明
权重	扫描模式	方位	
T_2	2D	三方位	磁共振定位线扫描，方便后面序列定位
T_2	2D 或 3D	横轴位	主要显示病变，便于对靶区进行勾画
T_2 FS（脂肪抑制）	2D 或 3D	横轴位	增加脂肪抑制后，病灶显示得更清晰
T_1	2D 或 3D	横轴位	主要显示盆腔的骨骼肌系统
T_1+C 增强扫描	2D 或 3D	横轴位	对病灶及其周围结构的显示更清楚、更全面，用于靶区勾画

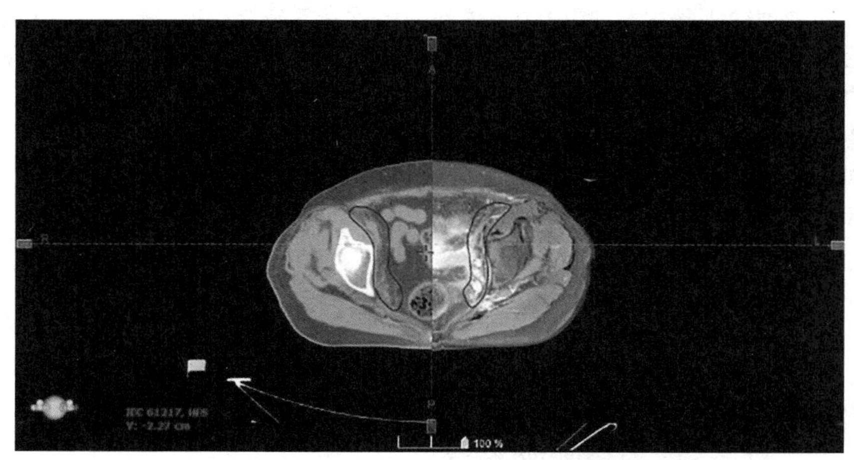

图 5-4-3　CT/MRI 图像融合

冠状面、矢状面定位图。建议上界自 L_1 椎体水平，下界至股骨上中 1/3 段，根据临床要求有腹膜后转移者，上界可到 T_{10} 椎体。

2. 设定参考标记点　患者体位固定之后，调整定位床位置，头脚方向以肿瘤原发病灶为准，水平方向一般以腋中线为准，左右方向设在体中线处。然后将定位床移入机架内，使内激光位于扫描范围上界约 2cm 处，设为扫描起始点。

3. 扫描参数　管电压选择 110~140kV，采用自动毫安技术，层厚 3mm 或 5mm，层间隔 5mm。采用增强扫描技术时，高压注射造影剂 80~100ml，流速为 1.5~2.5ml/s，延迟 50~65 秒开始扫描。

（二）直肠癌 MR 模拟定位技术

患者膀胱容量准备和直肠状态应基本与 CT 模拟定位时一致，推荐膀胱容量在 300~500ml 左右，直肠排空，其直径少于 3cm。

1. 直肠癌 MR 扫描前准备　与宫颈癌基本一致，请参考“宫颈癌的 MR 扫描前准备”。

2. 直肠 MR 模拟定位扫描

（1）患者摆位：将患者按照 CT 模拟定位的体位进行摆位，利用外置激光定位系统精确摆位。

（2）听力保护和呼叫措施：患者双耳塞棉球，戴降噪耳机，手握应急呼叫器按钮。将磁共振检查专用的指脉心电监控装置夹在患者手指上监控患者生命体征。

（3）体表标记：如患者已完成 CT 模拟定位，利用外置激光定位系统对齐体表标志线。如未进行 CT 定位，利用外置激光定位系统定位在盆腔，并在其体表画标志线，然后在患者定位中心放置 MR-sim 专用参考标志物。

（4）线圈选择与放置：利用 MR-sim 专用桥架将体部线圈置于盆腔上方，尽量靠近体表而不挤压体表皮肤。

（5）进入 MR-sim 磁体中心：将需要成像的部位送入磁体中心，然后关闭外置激光定位系统。

（6）扫描：选择 T_2（2D）序列进行三方位定位像扫描，横轴位扫描范围一般上界在 L_4 上缘，下界包括坐骨结节，也可以按照临床要求扫描，见表 5-4-2。一般常规扫描 T_1WI、T_2WI 序列，首选 T_2WI。叮嘱患者尽量平静呼吸和减少身体移动。一般用 T_2WI 和 CT 图像，利用 TPS 的自动配准软件刚性图像融合，增强的患者可以用 T_1WI 增强图像融合（图 5-4-4）。

表 5-4-2　直肠癌的 MR-sim 扫描常用序列

扫描序列			说明
权重	扫描模式	方位	
T_2	2D	三方位	磁共振定位像，方便后面序列定位
T_2	2D 或 3D	横轴位	主要显示直肠解剖细节以及病变细节，病灶周围淋巴结，主要用于靶区勾画
T_2 FS（脂肪抑制）	2D 或 3D	横轴位	显示病灶，对 T_2 序列的补充
T_1	2D 或 3D	横轴位	主要显示盆腔的骨骼肌系统，盆腔正常组织器官
T_1+C 增强扫描	2D 或 3D	横轴位	对病灶及其周围结构的显示更清楚，利于靶区勾画，对病变的检出和性质评估有益

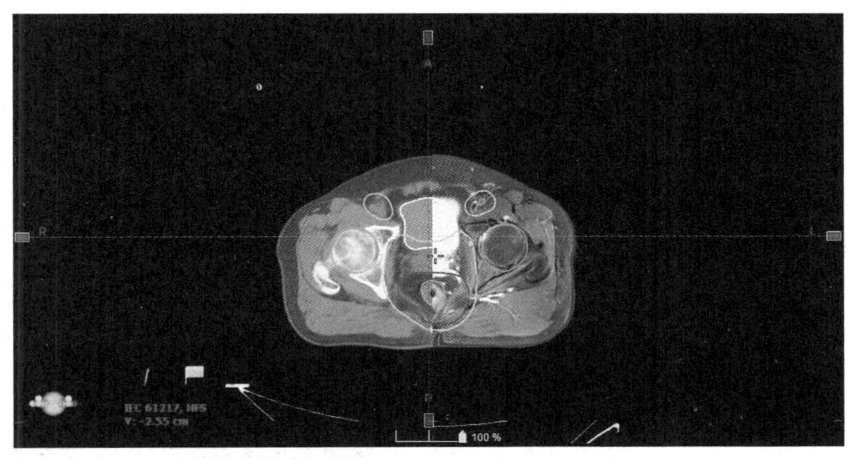

图 5-4-4　CT/MRI 图像融合

三、前列腺癌的模拟定位

（一）前列腺癌 CT 定位前准备

1. 膀胱、直肠准备　前列腺癌放疗定位前 1 小时排空直肠，饮水 500ml 进行膀胱充盈。也可在直肠前列腺间隔注入凝胶、可吸收生物材料等增大间隔，减少直肠的照射剂量。

2. 膀胱准备　膀胱体积充盈至 250~300ml，可以减少膀胱和小肠的受照射剂量。

（二）前列腺癌 CT 扫描

1. 扫描前准备及范围　在 CT 控制系统中输入患者信息，设定盆腔扫描协议，扫描患者腹部冠状面、矢状面定位图，建议上界为 L_1 椎体下缘，下界至坐骨结节下 5cm。

2. 设定参考标记点 患者体位固定之后，调整定位床位置，头脚方向在前列腺肿瘤中心处或耻骨联合上 2~4cm，前后方向一般以腋中线为准，左右方向在体中线处。定位床移入机架内，使内激光位于扫描范围上界约 2cm 处，设为扫描起始点。

3. 扫描参数 采用螺旋容积扫描，管电压 120kV，采用自动毫安技术，层厚 3mm，造影剂用量 60~80ml，注射速度 1.8~2.0ml/s，延迟 50~70 秒扫描。

（三）前列腺癌 MR 模拟定位技术

膀胱容量准备和直肠状态应基本和 CT 模拟定位时一致。

1. 前列腺癌 MR 扫描前准备 与宫颈癌基本一致，请参考“宫颈癌的 MR 扫描前准备”。

2. 前列腺癌 MR 模拟定位扫描

（1）患者摆位：将患者按照 CT 模拟定位的体位进行摆位。

（2）线圈选择与放置：利用 MR-sim 专用桥架将体部线圈放于盆腔上方，尽量靠近体表而不挤压体表皮肤。

（3）扫描：选择的 T_2（2D）序列进行三方位定位像扫描，然后在三方位定位像上定横轴位扫描范围，一般上界在 L_5 上缘，下界包括股骨上端，也可以按照临床要求进行扫描，见表 5-4-3。一般常规扫描 T_1WI、T_2WI 序列，首选 T_2WI。叮嘱患者尽量平静呼吸和减少身体移动。一般用 T_2WI 和 CT 图像，利用 TPS 的自动配准软件刚性图像融合，增强的患者可以用 T_1WI 增强图像融合（图 5-4-5）。

表 5-4-3 前列腺癌的 MR-sim 扫描常用序列

扫描序列			说明
权重	扫描模式	方位	
T_2	2D	三方位	磁共振定位像，方便后面序列定位
T_2	2D 或 3D	横轴位	主要显示病变，对前列腺包膜显示更好，便于靶区勾画；增加脂肪抑制后，病灶显示清晰，有利于提高前列腺内病灶检出的敏感性
T_1	2D 或 3D	横轴位	主要显示盆腔的骨肌系统，盆腔椎骨转移，盆腔淋巴结转移
T_1+C 增强扫描	2D 或 3D	横轴位	对病灶及其周围结构的显示更清楚，用于靶区勾画

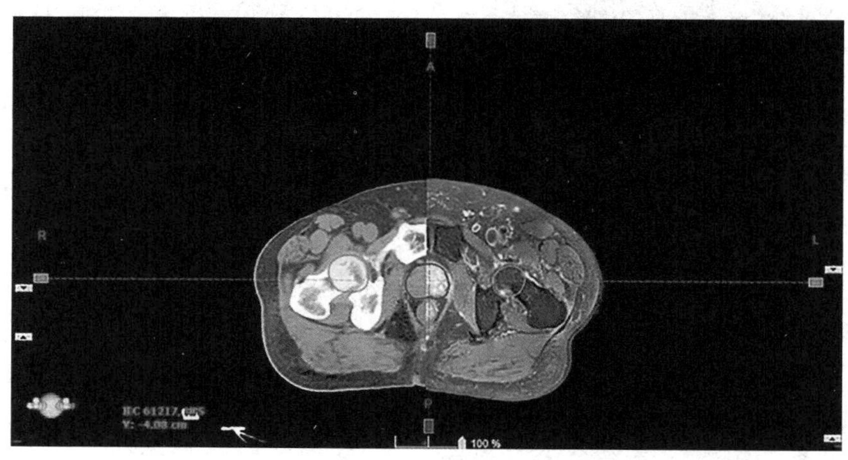

图 5-4-5 CT/MRI 图像融合

第五节　全中枢、全骨髓、全皮肤肿瘤放疗模拟定位技术

一、全中枢系统放疗模拟定位

(一) 全中枢系统 CT 定位前准备

全中枢系统放疗体位主要有俯卧位和仰卧位两种。传统的全脑全脊髓放疗多采用俯卧位，患者俯卧于 10cm 厚的泡沫板上，头部采用船形枕 + 热塑膜固定，身体中线尽量成一条直线，儿童患者或不耐受俯卧位者可采用仰卧位。仰卧位建议采用头体一体式固定装置，患者平躺，双手置于身体两侧，头颈部和躯干部均采用热塑膜做体位固定，也可采用全身一体的真空垫做体位固定（详细参考体位固定章节）。

(二) 全中枢系统 CT 扫描

1. 扫描前准备及范围　在 CT 控制系统中输入患者信息，从颅顶上缘至骶椎下缘，FOV 大小包括患者完整体表轮廓（图 5-5-1）。扫描层厚通常选择 3mm，可根据临床需求决定是否做增强 CT 扫描及增强所需的扫描条件。

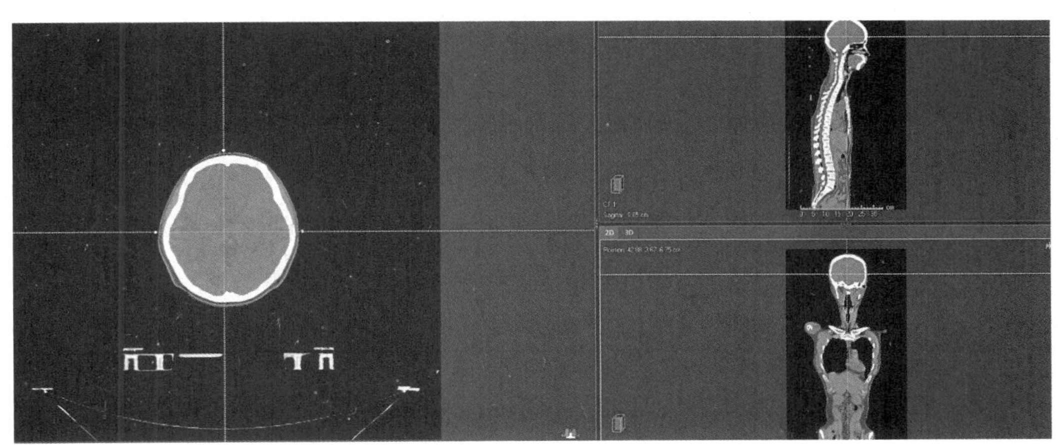

图 5-5-1　螺旋断层放射治疗全中枢放疗

2. 设定参考标记点　患者体位固定之后，调整定位床位置，常规加速器放疗通常将靶区分成 3 段，3 个等中心分别设置在颅脑、胸椎段和腰骶段，可按此分段分别放置标记点。螺旋断层放射治疗技术可仅设置一个摆位参考中心，通常以颅脑中心作为参考中心。随后定位床移入机架内，打开内置激光系统，调整床前后位置，使内激光位于扫描范围上界约 2cm 处，设为扫描起始点。

3. 扫描参数　管电压 120kV，管电流 300~350mA，未成年人可酌情降低管电压和管电流。如需增强扫描，成年人建议造影剂使用量 75~100ml；流速 2.0~2.5ml/s，延时时间 50~70 秒；儿童造影剂建议用量参照 1ml/kg 计算，流速 0.8~1.2ml/s，延迟时间 30~50 秒。

(三) 全中枢系统 MR 模拟定位技术

全中枢放疗一般用于髓母细胞瘤、松果体区生殖细胞瘤以及室管膜瘤等易沿脑脊液循环扩散和种植转移的患者。由于 MR 受限于磁场均匀性等，扫描时头脚方向 FOV 一般不超过 40cm，而全中枢放疗的患者原发病灶多数位于颅内，因此全中枢放疗的患者，建议对颅脑进行 MR 模拟定位，必要时加扫不同部位的脊髓。

1. 全中枢肿瘤扫描前准备

（1）全中枢肿瘤患者大多数为幼儿或青少年，建议MR模拟定位时有家属在MR扫描室陪同，特别是使用了镇静类药物的患者，家属必须在MR扫描室内陪同，及时观测患者状态。

（2）安全检查：确认患者已签署检查知情同意书，去除身上一切金属物及膏药、文身、文眉等，禁止佩戴助听器。告知可能会出现的不良反应，如发热、周围神经刺激现象、噪声等。提前为患者佩戴耳塞，确认增强定位患者肾功能正常，并置好静脉留置针。

2. 全中枢肿瘤MR模拟定位扫描

（1）患者摆位：进行全中枢肿瘤MR模拟定位扫描时，一般使用头先进，仰卧位。患者仰卧在磁共振扫描床上，与CT模拟定位一致的体位和固定装置，使用相应MR兼容的体位固定装置对患者进行精确摆位。

（2）线圈选择与放置：磁共振全中枢肿瘤患者模拟定位扫描时，一般可以单独采用柔性线圈扫描。注意使用线圈时，不要遮挡患者呼吸通道，以免患者出现呼吸不畅。

（3）扫描：选择相应的扫描序列先进行磁共振定位像的扫描，待定位像扫描完成后，在定位像上为每个序列进行定位，见表5-5-1。扫描时采用横轴位扫描，AP（前后）、HF（头脚）、LR（左右）三个方向均不加角度，以便于与CT模拟定位图像做刚性融合。

表5-5-1 全中枢肿瘤MR-sim扫描常用序列

扫描序列			目的
权重	扫描方式	方位	
T_2	2D	三方位	磁共振定位像，用于后面的序列进行定位
T_2	2D或3D	横轴位	主要显示病变，便于对靶区范围进行勾画
T_1	3D	横轴位	主要显示解剖结构，以便于对危及器官进行勾画
T_2 FLAIR	2D或3D	横轴位	鉴别病灶及周围水肿范围，便于靶区精确勾画
T_1+C增强扫描	3D	横轴位	建议使用脂肪抑制技术，更加清晰地显示病灶范围，以便于靶区勾画

二、全骨髓放疗模拟定位

（一）全骨髓CT定位前准备

全骨髓照射（total marrow irradiation，TMI）能够保护正常组织且提高骨髓受照射剂量，因此可以显著提高疗效并明显降低毒副作用，对老年人及体弱患者有重大意义。TMI的特点是对正常组织进行有效保护，仅对全部骨髓进行照射，从而大幅降低了患者不良反应。因此，摆位精度和摆位稳定性在TMI治疗中显得尤为重要。全骨髓照射放疗体位通常采取仰卧位，双臂紧靠躯干，双手平展紧贴体侧，确定患者能长久保持此姿势，一般可采用头颈肩热塑膜、体部热塑膜以及体部或全身型负压真空垫等装置联合固定，固定范围要求包括头部、躯干及脚底。且由于TMI治疗时间较长，舒适性仍是首要考虑因素（详细参考体位固定章节）。

（二）全骨髓CT扫描

1. 扫描前准备及范围 在CT模拟定位机上建立患者CT扫描定位档案，由于单次治疗长度限制，CT扫描通常需要分段扫描，若采用螺旋断层放射治疗，由于其治疗长度可达160cm，因此通常可分两段扫描。若采用传统容积调强技术，则通常分多段扫描，优化多个中心计划，根据分段位置做扫描准备。应用螺旋断层放射治疗（helical tomotherapy，HT）技术的扫描需分次进行，第1次由头部扫描至股骨中下缘，第2次由脚底扫描至股骨中上缘。

2. 设定参考标记点 患者体位固定之后，调整定位床位置，HT的定位可采取两套摆位标

记，第一套摆位标记可设置于头部或胸部各方位正中处，第二套摆位标记可设置于股骨中下段膝关节上方，摆位标记点并不固化，可根据条件情况或计划需求自行设置摆位标记或定位标记。传统治疗则需多段标记，相当于多计划治疗摆位。

3. 扫描参数　HT扫描层厚及层距均为5mm，第1次扫描患者头先进，第一组CT由头顶扫描至股骨中段层面下约5cm处；第二组CT扫描脚先进，由脚趾扫描至股骨中段层面处。全骨髓扫描均在自由呼吸模式下进行，需确保患者身体及固定装置全部在扫描FOV之内（如有需要可采用扩展FOV）。管电压120kV，管电流300~350mA，如需增强扫描，建议造影剂使用量75~125ml（成年）；流速1.5~2.5ml/s，延迟时间30~50秒。传统治疗分段参考各部位条件。

三、全皮肤放疗模拟定位

全皮肤放疗主要应用于电子线全身照射，治疗表浅皮肤肿瘤，如蕈样肉芽肿。治疗方法：患者位于站立位固定体架上，双手紧抓上框架，因此无须特殊模拟定位。应用螺旋断层放射治疗技术，扫描参考标记点及扫描参数参考全骨髓扫描。

（刘吉平）

第六章　放射治疗器官运动管理

放射治疗中器官运动可能影响治疗的准确性，器官运动管理是实现精准放射治疗的重要基础，因此，放射治疗中需要采取相应的管理措施，减少器官运动引起的误差。

第一节　器官运动管理概述

一、器官运动的主要来源

器官运动分为分次间运动和分次内运动，分次间运动可以通过修改计划、自适应放疗（ART）进行修正。分次内运动指单次治疗过程中患者器官运动或体位移动。器官运动分为器官本身的自主、非自主运动。器官运动可能是由于器官本身的运动，也可能是由于器官周围组织的运动或变化引起的。

（一）头颈部肿瘤

主要来源于吞咽运动、张口、眼球运动、舌头运动，以及放疗过程中患者外轮廓变化及患者不自主运动带来的器官位移。

（二）胸部肿瘤

呼吸运动是胸部肿瘤患者器官位移的最重要因素，此外还有心脏大血管的搏动、食管及胃的充盈与蠕动等。

（三）腹部肿瘤

腹部器官运动主要来源于呼吸运动，胃肠的充盈与蠕动也显著影响腹部肿瘤和危及器官的相对位置，同时心脏搏动也会对腹部肿瘤器官运动造成影响。

（四）盆腔肿瘤

直肠和膀胱的充盈程度是盆腔肿瘤器官运动最常见的影响因素。直肠和膀胱的充盈状态能显著影响盆腔周边器官的位置，引起较大的位移。另外还有小肠的蠕动以及呼吸运动也能影响盆腔肿瘤的放疗精准性。

二、器官运动管理的重要性

器官运动对放疗带来许多的负面影响，以呼吸运动为例，其负面影响主要包含以下方面：

（一）扫描图像失真

虽然CT扫描单层图像似乎不受呼吸运动的影响，但在呼吸周期不同时相获取的连续多层图像可能导致肿瘤形状、位置、大小和体积出现错误成像，这主要与器官运动的频率和振幅相关。在PET-CT扫描中，由于成像中的累积效应，与扫描仪的固有分辨力相比，即使是很小的体位移动也可能引起明显的影像模糊。

（二）位置偏差

自由呼吸下常规CT模拟是对整个肿瘤进行快速成像，快速成像的瞬间有可能不是在肿瘤的平均位置，还有可能是远离平均位置的极端位置。即使CT模拟时扫描的位置是肿瘤的平均位

置，如果患者没有采用任何呼吸运动管理，由于CT模拟定位时被摄影的肿瘤基线位置、运动振幅与后续实际治疗存在差异，可能会出现肿瘤区（GTV）勾画不足或过大、内靶区（ITV）外放边界不足或过大、ITV外放边界合适但与肿瘤运动基线位置不一致、肿瘤运动基线位置正确但ITV边界不合适等多种情况。即使采用4D-CT扫描，患者的肿瘤运动基线位置、运动振幅在后续治疗也会发生改变。

（三）剂量偏差

扫描图像失真、位置偏差均可引起剂量的偏差。①呼吸运动引起图像伪影，伪影导致获取的CT定位影像电子密度产生误差，电子密度差异可造成剂量计算的偏差。②治疗过程中的交互效应（interaction effect），由于治疗过程中靶区随着呼吸运动，同时治疗时MLC也会运动，两者运动之间的交互效应会对剂量产生影响。如果射野完全包含了靶区的所有运动范围，并采用常规分割的治疗方式，这种交互效应对剂量产生的影响相对较小，靶区仍然可以得到较满意的剂量。交互效应带来的剂量偏差随着治疗分次减少、剂量率及运动幅度的增加而增加。如果采用SBRT技术治疗胸腹部肿瘤，需要考虑这种交互效应带来的影响。③梯度效应（gradient effect），如果靶区运动超过计划靶区（PTV）边界，靶区会部分超出高剂量区，进而导致部分靶区剂量降低，产生梯度效应。④在质子和碳离子放疗中，呼吸运动不仅可能导致肿瘤的位移，而且还会引起沿射束路径内部密度的变化，最终导致水等效路径长度发生变化，引起剂量的差异。

第二节 呼吸引起肺部、肝脏的运动管理

一、呼吸运动管理概述

呼吸运动影响肺部、肝脏、胃、肠道、胰腺、肾脏及脾脏等器官，是一个复杂的三维运动，主要表现在头脚方向，最高可达5cm。肺部肿瘤随呼吸运动位移大小与膈肌的运动、肿瘤在肺部的位置(头脚方向的位置)、肿瘤大小及分期具有相关性。对于靠近肺尖的肿瘤，其呼吸运动幅度较小；越靠近膈肌，其运动幅度越大，肝脏、胰腺、肾脏及脾脏等器官的运动幅度通常会超过1cm。

在进行CT模拟定位前应该根据患者个体情况评估确定相应的运动管理策略，呼吸过程引起的器官运动可以影响放疗过程中的成像质量(靶区勾画、影像配准等)、治疗计划设计和治疗实施等过程。患者呼吸的振幅、基线位置规律性在后续的治疗中也可能会发生变化，甚至在分次内也会发生变化。因此，在放疗前需要对患者的呼吸运动进行评估，同时对患者进行相应的呼吸训练(自由呼吸时进行规律的呼吸训练，屏气时进行屏气重复性训练)。即使如此，患者呼吸运动分次间及分次内的改变仍很难完全消除。

第三章第三节中介绍了肿瘤区（GTV）、临床靶区（CTV）、内靶区（ITV）、计划靶区（PTV）等。ITV的概念考虑了临床靶区因为呼吸、心跳以及肠道等运动带来的几何不确定性；同时，ITV也考虑肿瘤大小和形状变化带来的误差。在CTV外扩内靶区边界（IM）时，在体内不同位置处，这种外扩的边界可能是非均匀的。

测量呼吸运动的幅度对确定合适的外放边界非常重要，目前常用测量呼吸运动幅度的方法包括透视、电影MRI、4D-CT、4D-CBCT、4D-MRI、慢速CT、屏气CT、4D-PET及超声等，不同测量方法的优缺点见表6-2-1。

表 6-2-1 常用测量呼吸运动幅度方法的优缺点比较

方法	优点	缺点
透视	1. 快速成像。 2. 能评估治疗时的运动。	1. 没有横断面解剖信息。 2. 部分肿瘤不能显影。
4D 在轨 CT	1. 与 CBCT 相比,与计划 CT 一致。 2. 准确定位患者及靶区。 3. 有利于自适应放疗。	需要大量额外的设备。
4D-CT	1. 用于外扩 ITV、放疗门控及追踪计划。 2. 用于靶区和正常组织结构勾画。 3. 与 3D 自由呼吸图像相比,靶区影像更准确。	1. 呼吸不规则影响影像质量。 2. 呼吸信号的分类方法影响影像质量。
4D-CBCT	1. 治疗时的运动评估。 2. 治疗体位下准确定位靶区。 3. 肺部 SBRT 已成功运用。 4. 有利于自适应放疗。	1. 呼吸不规则影响影像质量。 2. 伪影较重,图像质量一般。
4D-PET/CT	1. 4D-CT 中增加呼吸相关的功能成像。 2. PET 成像中呼吸运动伪影的校正。 3. 提高 PET 与 CT 融合的准确性。	1. 呼吸不规则影响影像质量。 2. 伪影较重,图像质量有限。
二维电影 MRI	1. 可用于放疗门控治疗。 2. 在肝内肿瘤运动评估中比 4D-CT 准确。 3. 无电离辐射。 4. 出色的软组织勾画能力。 5. 可以促进运动模型的开发。 6. 可以长时间观察呼吸运动。	无体积信息。
4D-MRI	1. 可用于放疗门控治疗。 2. 出色的软组织勾画能力。 3. 观察内脏运动的有效方法。 4. 无电离辐射。	1. 呼吸信号的分类方法影响影像质量。 2. MR 影像较少直接用于计划。
4D-超声	无电离辐射。	无法 4D 腹部成像。

二、呼吸运动管理实施

减少放射治疗中呼吸运动影响的方法可分为扩大边界法、屏气呼吸技术、呼吸门控技术、限制呼吸运动和追踪治疗技术等。

(一) 扩大边界法

扩大边界法是包含呼吸运动范围的最简单也是最常见的呼吸管理措施。不同患者的呼吸运动幅度不一致,而且不同方向的幅度也存在差异。扩大边界虽然增加了靶区的覆盖率,但同时也增加了邻近正常组织的照射体积,特别是在运用于 SBRT 或 SRS 时需谨慎。目前临床可用的测量呼吸运动范围的方法见表 6-2-1,其中 4D-CT 是运用最为广泛的一种。

1. 4D-CT　由于呼吸运动会造成CT扫描的伪影，导致肿瘤形状、位置、大小和体积出现错误。因此，在影像诊断中，患者经常被要求在CT扫描时屏住呼吸以消除图像伪影。如果在CT模拟定位时采用屏气的方法，后续放射治疗中患者也需要进行屏气。由于放射治疗的时间通常较长，许多患者无法长时间屏气，就会造成胸腹部靶区及邻近器官的位置与CT模拟定位时发生明显的差异，甚至实际照射的靶区完全脱离CT模拟定位时的位置。因此，在自由呼吸状态下获取能够反映呼吸运动轨迹的图像是非常必要的。

4D-CT是在自由呼吸状态下进行CT扫描，扫描的同时获取呼吸周期的信号，并将获取的CT影像与对应的呼吸周期时相进行关联。目前常见的呼吸运动获取方式有：①利用外置的腹压带中接触式压力感受器获取腹部运动带来的压力变化，进而获取呼吸信号；②利用外置的伸缩式腹压管空气流量感受器获取呼吸信号；③利用外置的红外反射小球，放置于患者胸壁，根据胸壁位置起伏变化获取呼吸信号；④利用激光表面成像获取患者胸壁位置起伏变化，进而获取呼吸信号。

无论是常规分割放疗还是立体定向放疗，胸腹部肿瘤放疗中都推荐使用呼吸运动管理措施，其中最常用的就是4D-CT。4D-CT或呼吸相关CT可以获得最大密度投影（MIP）、最小密度投影（MinP）、平均密度投影（AIP）、中等度通气、靶区平均位置、靶区真实形状、运动范围及运动轨迹、邻近正常组织器官的运动等。4D-CT不仅可以减少扫描影像的运动伪影，还可以对呼吸运动振幅进行估计，设计个性化的ITV；同时，根据4D-CT扫描获取的呼吸运动轨迹，可以进行门控治疗（gating）及追踪治疗（tracking）的计划设计。

（1）4D-CT图像重建：需要将CT扫描的原始数据根据呼吸周期进行正确分类，然后进行多个3D影像的重建，分类重建技术有基于相位和基于振幅的两种重建技术。这两种技术都以获取的原始呼吸信号作为重建的基础。基于相位的方法，根据原始图像数据与呼吸曲线的相邻呼气和吸气峰值点的时间关系来标记原始图像数据，根据时间进行呼吸时相划分；而基于振幅的方法，根据原始图像数据在呼吸曲线上表现出的相对振幅来标记原始图像数据，根据振幅进行影像分类与重建。

（2）基于相位和振幅呼吸周期分类重建方法（图6-2-1）

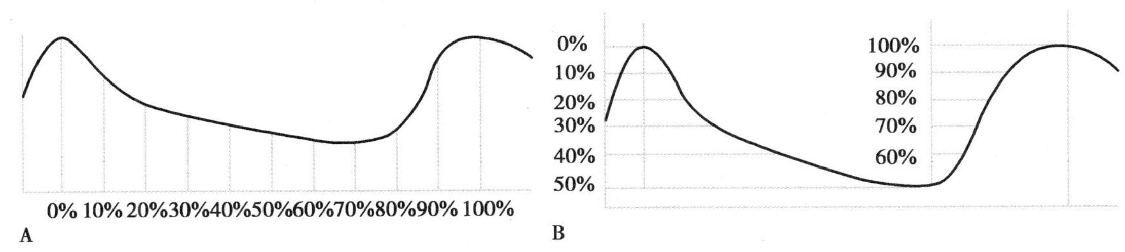

图6-2-1　基于相位和振幅呼吸周期分类重建比较
A. 基于相位进行重建；B. 基于振幅进行重建。

1）使用相位划分呼吸运动周期进行重建，从每个呼吸周期获取的投影数据，被分类到10个呼吸周期，每个周期内以10%的时间增量定位，以重建10个相位特定的4D-CT图像集。

2）使用振幅划分呼吸周期进行重建，从每个呼吸周期获得的投影数据，根据振幅值分类到特定呼吸周期，振幅值从最大吸气到最大呼气，以重建10个特定振幅的4D-CT图像集。

在基于相位呼吸周期分类过程中，呼吸标签以半自动方式放置在呼吸波形中的每个呼吸周期的局部最大值处，以确定0%相位点（吸气末）。然后将投影数据分类到10个呼吸周期相位集，按呼吸周期的10%时间增量细分，代表这些呼吸周期相位的10个4D-CT图像集是从分相位中重建的。根据振幅划分呼吸周期相位的步骤：①回顾性评估最大吸气和最大呼气的平均振幅值

的呼吸波；②内插其他 8 个中间振幅的平均振幅；③然后将投影数据与呼吸运动中具有相近呼吸振幅水平的呼吸周期进行关联重建，其中 0% 振幅表示平均最大吸气，50% 振幅表示平均最大呼气。在振幅合并过程中，以半自动方式检测每个循环的峰值（最大吸气），就像相位合并方法一样。

4D-CT 扫描方式有 2 种，即固定床位扫描和螺旋扫描。固定床位扫描时受探测器宽度的影响，螺旋扫描时受螺距值的影响。固定床位扫描时扫完一个床位后移动床到下一个床位进行扫描，直到所有的扫描范围均扫描完成。采用螺旋扫描方式时，需要选择合适的螺距，选择低的螺距值以避免运动伪影，同时要满足在特定时间内扫描足够的范围，避免球管过热。

（3）基于内部解剖特征呼吸周期分类方法：采用空气含量、肺面积、肺密度和身体面积作为呼吸周期替代物。基于空间相干性来选择每个位置的最佳内部特征并生成用于 4D-CT 分类的呼吸周期信号，免去了对外部记录的呼吸运动替代物的需要。

（4）4D-CT 外扩边界临床运用：在临床运用中常采用逐一在 10 个呼吸周期 CT 上进行 GTV 勾画，最后 10 个呼吸周期 CT 图像融合形成 ITV 的方式。这样 10 个呼吸周期全部进行勾画的 ITV 相对较准确，但是会增加勾画的时间，即使采用自动勾画，也会增加审核的时间。采用重建的 MIP 影像进行 ITV 勾画，可以明显提高效率，但是应检查其勾画 ITV 的准确性，尤其当肿瘤在纵隔或是肿瘤与正常组织具有相同或是更大密度的时候（肿瘤位于膈肌或上腹部等）。

采用 4 个呼吸周期时相（吸气末、呼气末、中等度吸气和中等度呼气）与 10 个呼吸周期时相进行比较，两种方法生成的 ITV 没有明显差异。采用 3 个呼吸周期时相（吸气末、呼气末和中等度呼气）与 10 个呼吸周期时相生成的 ITV 比较，当靶区运动幅度不超过 8mm 时，两种方法生成的 ITV 无明显差异。即便如此，不同患者的 ITV 生成后进行个性化的检查仍是临床运用中不可缺少的步骤。

采用 AIP 影像相比自由呼吸影像的伪影更少，在计划和剂量计算中，采用 AIP 影像相比全呼吸周期影像计划的剂量学差异很小，也更适合于 3D-CBCT 的影像配准。

（5）4D-CT 扫描质控：4D-CT 的质量控制包括用运动模体验证 4D-CT 扫描的精度以及实际患者 4D-CT 扫描的准确性。模体验证中需要呼吸运动模体和呼吸运动控制软件，呼吸运动模体具有已知标准尺寸、形状和体积的插件，能够在呼吸运动控制软件的驱动下模拟不同呼吸振幅、呼吸频率的呼吸运动。模体质量保证的内容包括：靶区的准确性，靶区形状的准确性，靶区运动幅度的准确性；以上靶区准确性需要在规律呼吸和不规律呼吸下分别进行验证。除此之外，还应该检查呼吸信号获取设备得到的呼吸特征传送到 CT 控制台的准确性。

采用 4D-CT 扫描，如果患者呼吸高度不规则，可导致肿瘤运动范围的估计不足。即使患者在 CT 扫描时规律呼吸，但在治疗时患者的运动幅度及基线也可能发生变化。

由于 4D-CT 扫描过程中患者的呼吸频率、呼吸运动幅度等会对扫描的 CT 影像产生影响，如双器官伪影或者插值缺失伪影。双器官伪影主要表现在膈肌、心脏的地方，主要是不规律呼吸和心脏搏动所引起，通常出现在吸气末的几个时相。插值缺失伪影表明，缺乏足够的投影数据，无法在相应的 CT 床位和呼吸时相重建横向图像，可出现在每一个时相。因此，在 4D-CT 扫描中，应通过训练患者、设置合适的扫描参数来减少伪影的产生，避免靶区勾画的误差。而在治疗过程中，运动幅度大、呼吸不规律的患者可能更容易出现伪影，同时也更容易因为交互效应造成剂量不足，引起局部控制率的下降。

2. 4D-CBCT 是在 3D-CBCT 基础上开发的，能够在投影空间中对采集到的二维（2D）投影照片进行回顾排序，产生每个投影对应于特定呼吸时相的投影子集，被重建为 4D-CBCT 数据集。呼吸相关所需的呼吸信号直接从 2D 投影照片中提取，不需要额外的呼吸监测系统。由于呼吸周期中每个阶段的投影数量减少，与基于所有投影的 3D-CBCT 相比，4D-CBCT 的影像质量有所下降。

与 4D-CT 不同，4D-CBCT 通过 2D 投影照片显示内部解剖结构，包括作为时间函数的移动结构的位置。4D-CBCT 软件中有相应的算法，可以自动提取与横膈膜运动直接对应的呼吸信号，4D-CBCT 扫描时根据膈肌在上下方向的运动振幅记录呼吸信号，然后将呼吸信号根据临床要求分成不同的时相（10 个时相），10 个时相的 CBCT 影像组成了动态的 4D-CBCT 影像。如 4D-CBCT 采集每帧图像的时间是固定且已知的，则可计算出每个位置在整个呼吸运动周期中所占的时间权重。根据时间权重因子对肺部肿瘤的运动轨迹进行空间位置的积分可获得 4D-CBCT 的中位位置图像，即经时间加权处理后获得的肿瘤在空间最大可能的位置图像，为具体配准时的验证图像。4D-CBCT 可以在分次间获取，即在放射治疗实施前获取，也可以在治疗的同时获取分次内 4D-CBCT。分次内 4D-CBCT 是指在放射治疗过程中同时采集 CBCT 图像的技术，MV 和 kV 射线同时出束，达到了真正的治疗分次内图像引导的目的。分次内成像在 SBRT 的治疗中可以不用停止 MV 治疗射束就能采集 4D-CBCT 的图像，大大节省了患者总治疗时间，降低了患者治疗过程中运动偏差影响的概率，极大地保证了治疗效果。同时，治疗中的实时影像能真正反馈出治疗过程中病灶的运动情况，及时对靶区进行修正。

使用 4D-CBCT 的自动配准可提供准确的肿瘤定位。4D-CBCT 同时可减少观察者间的变异性和系统误差的可能性，是自由呼吸肝脏 SBRT 的理想方法。在肝细胞癌立体定向放射治疗的 4D-CBCT 图像引导中，结合碘油采用 4D-CBCT 的图像引导能够准确定位肝细胞癌，从而减少边缘外扩。然而，由于扫描时间长和图像质量低，4D-CBCT 的临床应用也受到限制。

3. 4D-MRI　首先在获取的原始图像数据中提取呼吸周期分类信号及重建，确定呼气末的呼吸周期分类信号，再依次确定与呼气末相邻的其他呼吸周期信号，将呼吸信号与图像相关联，从而生成与呼吸周期关联的 4D-MRI 图像。4D-MRI 可用于确定一些治疗部位的运动，如肺、肝脏和腹部。

与 CT 相比，4D-MRI 更加灵活，可在任意方向成像，也可用于描述肿瘤的运动，进而精确勾画靶区，提高肿瘤局部控制率。但 4D-MRI 和 4D-CT 图像采集的时间均较长。4D-MRI 数据集是通过使用多个 2D 成像、单次涡轮自旋回波或具有多个回波信号的快速梯度回波序列采集，提供了 T_2 加权和 T_1 加权等多种对比图像。根据解剖结构调整扫描层数，为了避免层面间干扰和饱和效应，用空间距离最大化的顺序交错获取层面，能够获得层面的解剖数据和同一层面时间维度上的信息，有效的重复时间等于采集一个三维容积数据所需的时间。

4D-MRI 技术分为实时 4D-MRI 技术和回顾性 4D-MRI 技术。实时 4D-MRI 技术，引入并行成像技术和回波共享技术，采用快速 3D-MRI 序列采集实时的容积图像。但受软硬件限制，空间分辨力较低以及运动伪影使快速运动的结构模糊，很难获得高分辨力和高质量 4D-MRI。回顾性 4D-MRI 技术，利用快速 2D-MRI 扫描序列连续采集所有呼吸时相图像，然后根据呼吸相位对采集图像进行回顾性分类。相较实时 4D-MRI 技术，利用快速图像采集可使成像速度更快、体素尺寸更小，运动伪影降低、图像质量提高，缺点在于需要对获取的呼吸信号进行呼吸重排。4D-MRI 技术容易出现由呼吸变化引起的运动伪影。使用非刚性图像配准提高回顾性呼吸门控 4D-MRI 数据集的呼气末和吸气末阶段的图像质量，以改善运动器官的靶区勾画。

（二）屏气呼吸技术

屏气呼吸技术是指在 CT 扫描定位及治疗实施期间屏住呼吸，使呼吸运动减少甚至“停止”。屏气可以采用吸气屏气和呼气屏气，通常采用吸气屏气居多，吸气屏气中一般采用深吸气屏气（deep inspiration breath hold，DIBH），可使正常肺组织远离高剂量区域，因此 DIBH 具有精度和剂量学的双重优势，而呼气屏气时间短，且剂量学优势不明显。

1. 自主屏气　患者自主屏气时吸入的气体量无法量化，缺乏相应监测，不同屏气间存在较大不确定性，使用时需要慎重。自主 DIBH 是一种廉价、易于执行的方法。自由呼吸（free breathe，FB）和自主 DIBH（即患者呼吸保持，没有外部监视器或屏气呼吸设备）治疗计划的差异

是肺体积的增加，而 PTV 的边界并未改变。使用 DIBH 减少肺受照体积，提高靶区剂量，有可能降低正常组织并发症发生概率。

2. 设备辅助下的 DIBH DIBH 技术可通过两大类辅助设备实现，一类是监测患者呼吸时的空气流量，另一类是监测患者呼吸时的体表轮廓变化。

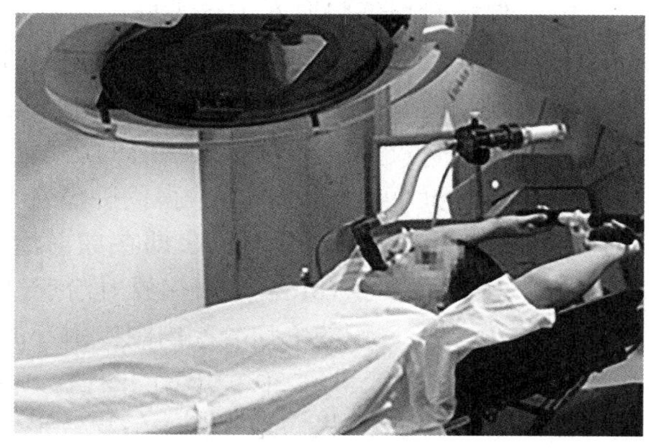
图 6-2-2 ABC 系统示意图（数字彩图）

主动呼吸控制（ABC）系统，见图 6-2-2。它由基于肺活量计的呼吸管道组成，不同之处在于屏气是由充气球囊堵塞吸气管道从而阻止患者呼吸来进行屏气。

患者口含呼吸软管，采用鼻夹夹住鼻部或用手捏住鼻尖使气流全部经口进出呼吸控制系统。光电传感器感应叶轮的旋转并将气流信号发送到控制模块，控制模块计算气流量，当达到设定阈值时控制球囊充气封闭呼吸管道，患者开始屏气。ABC 的选择、训练流程见图 6-2-3。

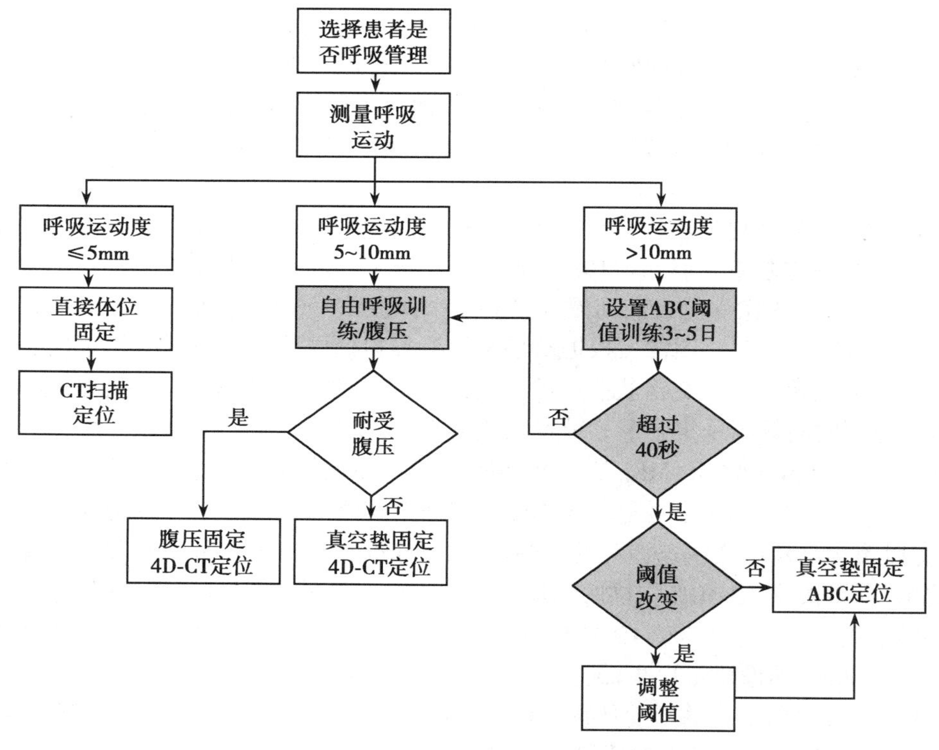

图 6-2-3 ABC 的选择、训练流程

DIBH 技术优点包括以下几点：

（1）消除 CT 模拟定位时影像变形：自由呼吸可导致 CT 图像伪影，改变患者解剖结构形状、大小、密度及位置，且这种体积和空间位置变形无法进行预测。因此，消除运动器官 CT 扫描不确定性的最好办法就是减少或消除运动，而采用 DIBH 可明显减少甚至消除呼吸运动，使肺部、肝脏、胃及胰腺等器官接近静止状态，消除呼吸运动对 CT 扫描影像的影响。

（2）确实合适的内靶区外扩边界：采用 DIBH 技术时患者残余运动相对较小，单个屏气内变化相对稳定，可设置很小的 ITV 或不外扩 ITV，设置 PTV 边界时主要考虑不同屏气间的重复性。

（3）减少正常肺组织和心脏的照射剂量：DIBH 技术可以增加肺的体积，减少肺组织密度，减少正常肺组织的照射剂量。DIBH 可增加心脏与胸壁的距离，给乳腺癌患者尤其是可使左侧胸壁照射患者获益。而在肝脏放疗中，采用 DIBH 相比自由呼吸可以明显减少正常肝组织的照射剂量，包括肝脏平均剂量、V_{20}、V_{30} 等。

（4）减少图像配准误差：在治疗前的验证过程中，电子射野（electronic portal imaging，EPI）、透视或千伏级 X 线片等二维影像通常很难清楚显示肿瘤，只能通过邻近的骨性标志、植入的金属标志物等进行配准。由于自由呼吸下 CT 模拟时肿瘤可能处于呼吸周期中的任何时相，加上摄影肿瘤影像的变形和移位，植入标志物的位移以及 CT 模拟与治疗时肿瘤运动的不一致，造成影像配准中存在误差。锥形线束 CT（cone beam CT，CBCT）是目前最好的三维成像验证方式，但 CBCT 是对肿瘤运动的平均图像，与自由呼吸下的常规定位 CT 时相很难一致。即使采用四维 CT 的 MIP 或 AIP 图像作为参考影像，自由呼吸下常规 CBCT 或者四维 CBCT 扫描的影像质量仍然较差，对直径小、运动度大的肿瘤可能无法显影，因此配准存在不确定性。DIBH 可以减少甚至消除呼吸运动的影响，DIBH 下扫描的 CBCT 可提高大血管清晰度、肿瘤清晰度、主支气管清晰度。如果采用单次长时间屏气或多次屏气 CBCT，其影像质量将得到明显提高。因此，DIBH 下扫描 CBCT 影像质量高，能明显减少配准引起的误差。

（5）消除呼吸运动对剂量的影响：在光子束放疗中，呼吸运动会造成三维适形放疗边缘剂量模糊，随着治疗技术复杂程度的增加如 IMRT 与 VMAT 技术，呼吸运动度增加，这种由呼吸运动引起的剂量实施交互效应对剂量影响也更明显，剂量变化最大可达 50%。这种交互效应在质子治疗中的影响更为明显。而采用 DIBH 技术基本消除了呼吸运动，其交互效应引起的剂量影响可以忽略。

采用 DIBH 技术时，患者的残余运动相对较小，单个屏气内变化相对稳定，可以设置很小的 ITV，在设置 PTV 边界时主要考虑不同屏气间的重复性。在肺部 SBRT 中应用 DIBH，可明显减少 PTV，明显减少正常肺平均剂量、心脏平均剂量及心脏 $D_{2\%}$。

（三）限制呼吸运动（腹压）

腹部压迫（abdominal compression，AC）是利用置于上腹表面的加压装置来控制患者腹式呼吸振幅，从而达到减少肿瘤位移的作用。通过在腹部施加压力限制呼吸运动，可以减少胸腹部的呼吸运动幅度，从而减少治疗计划的外扩边界。但是，应用腹部加压的患者需要进行评估，评估的目的主要考虑以下几方面：①评估患者使用这类技术的耐受性；②评估患者在腹部施加压力限制后是否能明显减少呼吸运动幅度；③评估患者在腹部施加压力限制后肺体积、邻近危及器官的距离是否发生改变，进而导致危及器官的剂量比自由呼吸时更高。

腹压技术实施方法最初是使用包含腹部加压板的立体定位框架，该系统自身带有一套定位坐标系，在 CT 扫描后可以根据该坐标确定治疗的等中心位置，因此使用该系统不需要在患者身上及定位框架上进行任何标记。有些带腹部加压板的 SBRT 固定装置，其核心都是利用刚性的腹部加压板给患者腹部施加压力，限制其呼吸运动幅度。但此类装置舒适度较差，许多患者不能耐受较大的压力，甚至一些患者在使用后出现呼吸运动幅度增大的情况。

另外，还有采用长真空垫和带有真空密封薄塑料膜系统。真空密封功能的薄塑料膜在治疗过程中一直进行负压吸引，同时对腹部和胸部施加均匀的压力，迫使患者进入浅的、规律的呼吸模式，限制其身体移动及呼吸运动。

其他方法还有，使用可充气腹压带围绕患者腹部，然后使用充气泵对腹压带进行充气，起到对患者腹部施加压力的作用。腹压带在定位和治疗时需要保持相同的位置，对腹部施加的压力也需保持一致。

对于这些方法，使用中可先逐渐增加压力，直到运动幅度减少到能接受的范围（通常为 5~10mm），并且患者能在一定时间耐受此压力。如果压力太大导致患者不适，其呼吸运动可能会增加，见图 6-2-4。

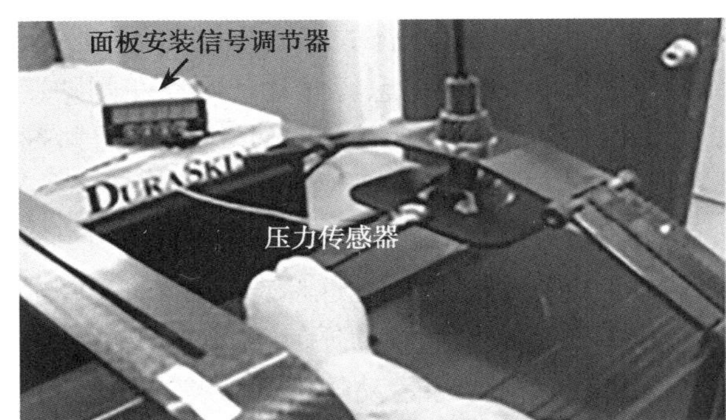

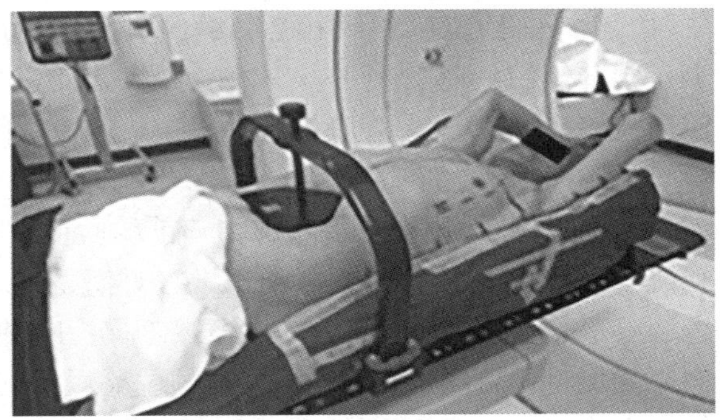
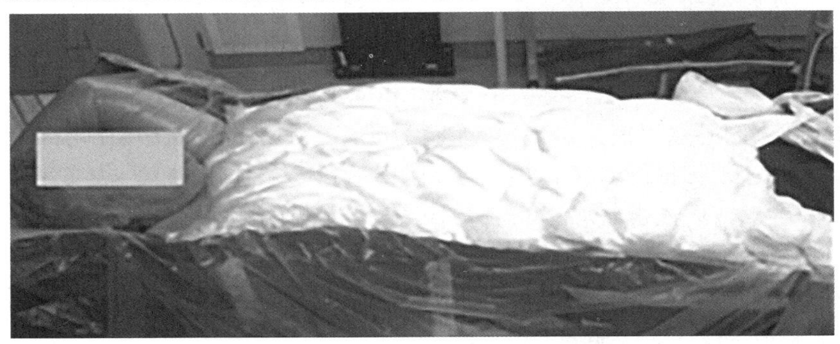

图 6-2-4 腹压用于呼吸运动管理示意图

腹压方法最大的好处是操作方便、价格低廉，在治疗过程中可以根据患者身体改变调整合适的压迫点。将加压装置置于剑突与脐连线的上半部，呼吸控制效果最佳。而距离剑突越远，肝脏的呼吸动度越大，当加压装置放在肚脐时，腹部压缩完全无效，其产生的呼吸动度与自由呼吸相近。性别和体重指数（body mass index，BMI）是影响腹压效果的独立因素，这可能归因于女性更多地采用胸式呼吸，而腹部脂肪可以起到一定缓冲效果，能部分对抗及减小腹压装置对腹部的压力；因此女性和肥胖患者使用腹压的效果欠佳。由于腹部加压装置有增加肝脏肿瘤破裂或出血的风险，因此压力值需控制在患者的可承受区间内。在安全范围内，较高水平的压力可以进一步限制肿瘤运动。有结肠造口或已知血栓形成风险的患者不适合采用腹压装置。在肝癌 SBRT 治疗中使用腹部加压带可以明显降低正常肝脏的剂量，同时也可以减少十二指肠和小肠的剂量。

（四）呼吸门控技术

1. 呼吸门控技术概述 呼吸门控（respiratory gating）通过实时监测患者呼吸信号，并设定只在呼吸周期的特定时段或肿瘤运动的特定位置给予短时的放射治疗。典型的门控装置为实时位置追踪系统（real-time position management，RPM）。其具体方法是在患者腹部放 1 个小模块，通过红外感应照相机将模块的运动信号转换为波形，以此表示患者的呼吸振幅。待患者的呼吸进入设定阈值时，呼吸监测系统立即发出信号，控制放射设备发出射线束；当患者呼吸超过限定范围时，呼吸监测系统也会发出信号使放疗设备停止放射治疗。

2. 呼吸门控技术流程 在使用呼吸门控技术时应遵循以下流程：①首先对患者进行评估，确定是否使用门控技术；②对患者进行呼吸训练，尽量保持呼吸幅度与频率的一致性；③进行 4D-CT 扫描；④放疗计划设计，确定门控窗的选择（采用吸气或呼气，采用振幅或相位门控）；⑤根据计划模拟治疗进行质量保证，确定剂量精度及总体放射治疗时间，并根据治疗时间确定是否调整门控窗（治疗时间成本-收益考虑）。

理论上讲，所有能够用于 4D-CT 扫描的呼吸信号采集设备（如 RPM、伸缩式空气流量感受器腹压带、压力感受器腹压带及体表成像设备）均可与加速器连接，实现门控治疗。在临床实践中，采用 RPM 进行门控治疗的居多（图 6-2-5）。

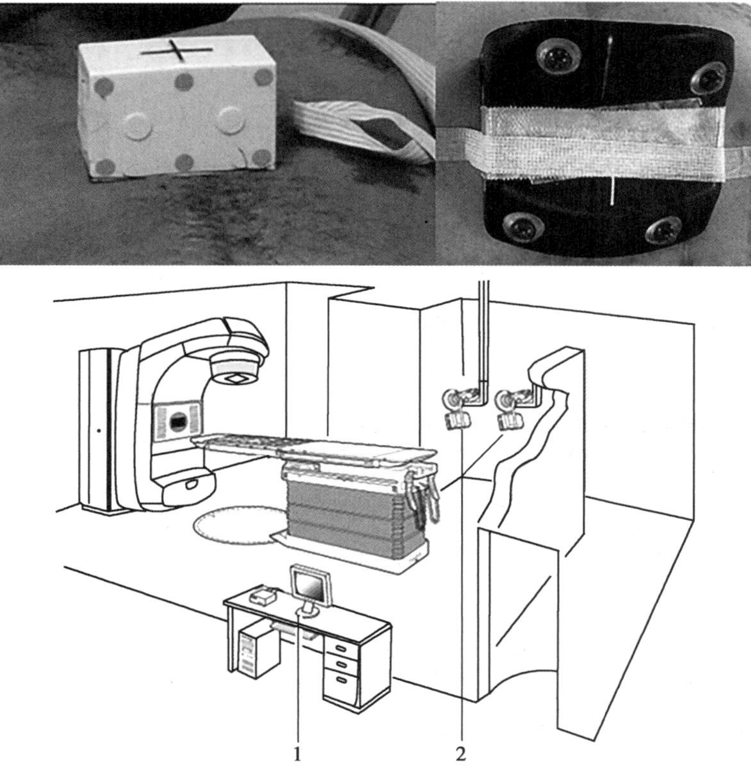

图 6-2-5　RPM 呼吸门控系统示意图

3. 呼吸门控技术分类　采用呼吸门控治疗技术时,应先确定使用基于振幅还是基于相位的门控。在基于振幅的门控中,选择合适的呼吸运动振幅范围来设置门控窗,如图 6-2-6 中所示,选择靠近呼气末端 20% 或者是靠近吸气末端 20% 的位置(图 6-2-6A)。在基于振幅的门控中,采用靠近呼气末端或者吸气末端的 20% 区间进行门控的精度高,但是只有 20% 的出束窗口,治疗时间会增加 5 倍。

在基于相位的门控中,相位的定义与呼气或吸气末有关(通常将一个完整的呼吸周期分为 10 个相位),然后通过选择一个合适的相位区间来设置门控窗,采用 30% 出束窗口在吸气末和呼气末进行治疗(图 6-2-6B),由于人的呼吸模式具有不对称性,在呼气末(EOE)附近的呼吸运动变化较小,持续时间相比其他相位较长,靠近呼气末的 4 个相位(占比 40% 出束窗口)对应的振幅只占 20%(图 6-2-6A),因此可以采用 4 个相位进行治疗,其治疗效率远高于基于振幅的门控,也高于基于相位靠近吸气末的门控。

选择基于相位还是基于振幅进行门控主要取决于患者的实际情况,需要考虑患者治疗精度(与门控窗、呼吸运动振幅、呼吸频率、呼吸运动规律性、呼吸运动基线漂移等相关)与治疗效率(与门控窗、加速器响应时间、剂量率等相关)之间的平衡。

对于振幅门控,精度与效率取决于门控窗的设置及基线偏移的方向,大的基线偏移会降低治疗效率,如果要提高治疗效率,则有可能牺牲部分放疗精度。对于相位门控,大的基线偏移很可能不会对治疗效率产生影响,但是当靶区远离计划位置时治疗射束有可能仍在出束,对剂量的准确性产生影响。呼吸振幅门控和相位门控示意图如图 6-2-7 所示。

4. 呼吸门控技术质控　门控治疗技术需要专门的模体来测试其准确性,专用模体具有的特征:①模体能够实现周期性的呼吸运动及随机运动;②门控反馈机制必须能够检测到模体的运动;③模体应由方便 CT 扫描的低密度材料制成;④模体应足够大,以容纳电离室和二极管等探测器;⑤模体应用可靠,且具有成本效益。

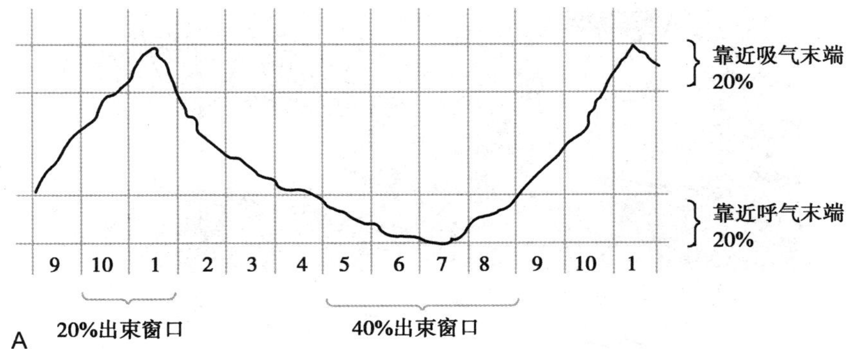

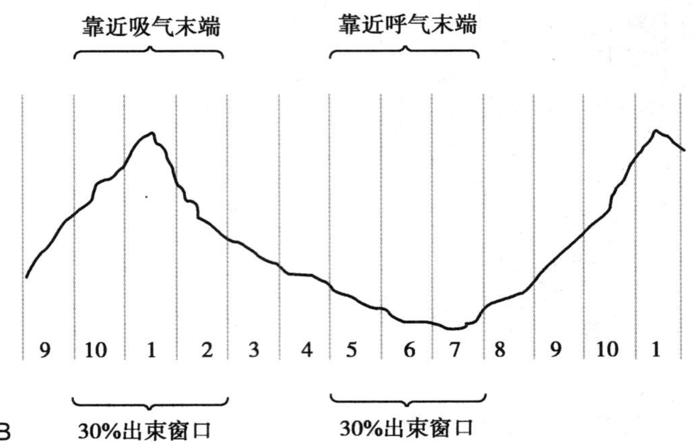

图 6-2-6 基于振幅和基于相位的门控与出束窗口选择关系图
A. 基于振幅的门控；B. 基于相位的门控。

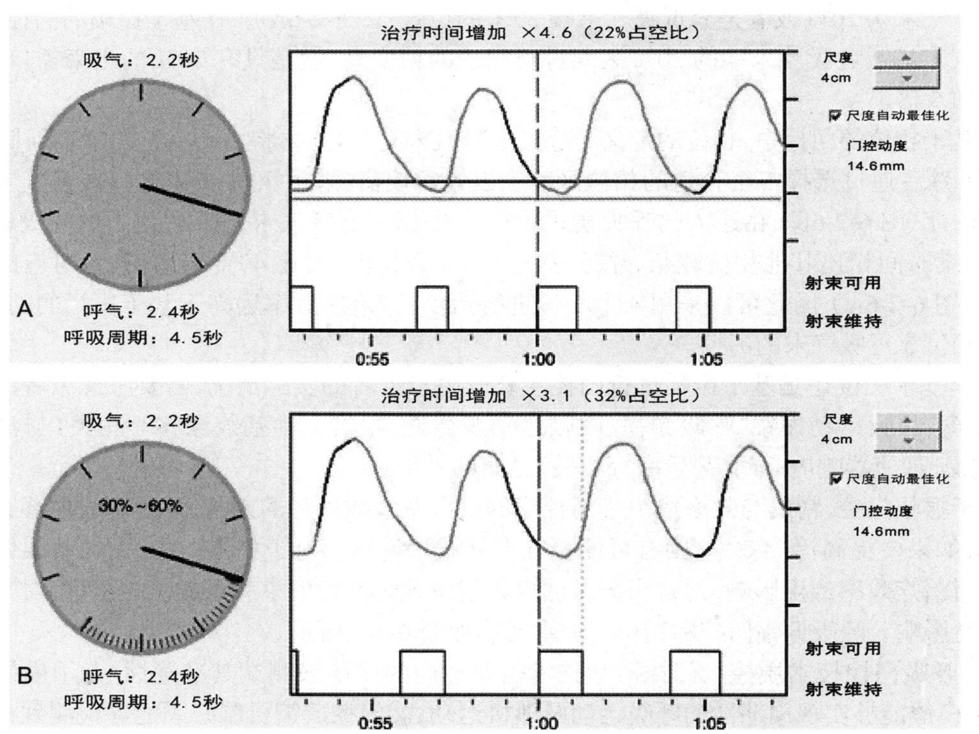

图 6-2-7 4D-CT 扫描期间获得的呼吸信号（数字彩图）
A. 振幅门控扫描期间获得的呼吸信号；B. 相位门控扫描期间获得的呼吸信号。

除对设备进行质量保证外，对患者的呼吸训练也非常重要，需要专门的技术人员对其训练，使其能重复同一呼吸模式。不同患者的呼吸运动变化情况不同，由于患者分次间运动位移较大，在没有自适应门控策略或进行 4D 验证的情况下，只有通过扩大边界以保证靶区剂量。

呼吸门控技术允许患者在治疗期间正常的自由呼吸，在呼吸周期的特定时期或特定的幅度出束治疗。当呼吸信号位于设定的相位或振幅的阈值之外时，系统控制中断成像或治疗，可确保成像或治疗仅在设定的相位或振幅范围内进行，以减少 CT 扫描时呼吸运动带来的伪影或提高治疗时的精度。由于患者是在自由呼吸状态下，不用屏气，此技术可适用于肺功能不良或基础功能差的患者。

与扩大边界的治疗技术相比，呼吸门控技术治疗的体积更小，然而由于只是在设定的相位或振幅范围内治疗，治疗窗的选择影响整个治疗时间。理论上治疗窗越小，治疗精度越高，但是治疗时间变长，治疗效率随着门控精度的提高而降低。治疗时间的延长同时会增加患者移动的风险及患者的不适感，由于患者调整姿势导致的任何运动都会减弱呼吸门控的潜在收益，甚至导致更大的误差。

建立一个合适门控窗口非常重要，外部呼吸信号标志物的运动与人体内部器官或肿瘤的位移之间仍然存在差异，而内部标志物监测更能代表靶区的实际运动。通过手术或穿刺技术将金属粒子等标志物放入患者体内，可以实现靶器官的实时可视化，并基于肿瘤实际的运动范围设定合适的治疗窗来实施放疗。

（五）追踪治疗技术

1. 追踪治疗技术概述　动态改变射束与患者的相对位置以追踪靶区的方式进行治疗，这种技术成为追踪治疗技术。理想状态下，追踪治疗技术不需要额外的外扩边界，也不像门控技术需要特定的出束窗（增加总治疗时间），在治疗过程中保证 100% 的出束状态，提高治疗的效率。对于光子束常用方法：使用治疗床移动患者；改变准直器射野大小和形状；通过机械臂等形式重新定位射线源。对于带电粒子束流（质子/重离子），可以通过电磁调整束流方向。

2. 追踪治疗技术实现的条件　成功的追踪治疗技术包括 4 个方面：①实时定位肿瘤位置；②预测肿瘤运动位置；③补偿射束定位系统对肿瘤运动信号响应的时间延迟；④调整射束；⑤调整剂量以适应呼吸周期中肺体积和关键结构位置的变化。

（1）实时定位肿瘤位置：常用的方法包括利用透视等方法直接定位肿瘤本身；定位植入肿瘤内或肿瘤附近的标记点；由代表肿瘤呼吸运动的信号推断肿瘤位置；利用非辐射的方式追踪植入肿瘤内部或附近的主动或被动的信号装置等方法。

（2）预测肿瘤运动位置：在无法对肿瘤进行连续透视成像的情况下，有必要通过外部呼吸信号来推断肿瘤位置。如果外部信号与肿瘤区运动相关性稳定，可以使用治疗前透视测量的运动数据预测治疗期间肿瘤区的运动。如果外部信号与肿瘤区运动的相关性不稳定，这时应在治疗过程中通过同步不间断获取的肿瘤位置与呼吸信号进行更新。这可以通过自适应滤波算法来实现，该算法通过定期更新信号来预测非稳定信号输入（呼吸信号）与输出（肿瘤运动）之间的经验关系。

（3）补偿射束定位系统对肿瘤运动信号响应的时间延迟：射束定位系统对肿瘤运动信号响应不能立刻发生，医用放疗加速器进行肿瘤追踪治疗技术的响应时间应当控制在 100ms 以内。从透视识别基准标记点到开始照射之间约有 90ms 延迟。这包括计算图像中定位标记的时间以及触发射束的延迟，其中调整射束的机械系统有较长的延迟。在获取肿瘤坐标和重新定位加速器射束之间约有 200ms 延迟。除了图像采集、识别和处理时间之外，重新定位 MLC 射野有 100~200ms 或更长延迟。时间延迟的存在要求提前预测肿瘤位置，通过调整射束可以同步到达肿瘤的实际位置。虽然呼吸运动是周期性的，但经常发生波动，这种波动并不是完全随机的，是可以根据监测到的呼吸周期的特征来预测特定的呼吸周期。

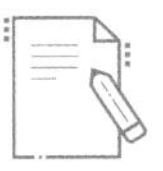

（4）调整射束：实时调整射束的方法有 MLC 的重新定位和使用机械臂以 6 个自由度移动整个加速器，这两种方法可以使用相同的算法来满足肿瘤位置识别、时间延迟补偿和呼吸剂量校正。移动治疗床也可用于调整射束。

（5）调整剂量以适应呼吸周期中肺体积和关键结构位置的变化：用于剂量计算的 CT 影像是静态的，而在自由呼吸过程中，肺中的解剖结构和体积是不断变化的。这些变化改变了射线的衰减，并改变了肿瘤、正常组织和关键结构的相对位置，对最终剂量的影响还需要进一步研究。

3. 机械臂追踪系统 是利用机械臂重新定位射线源位置追踪肿瘤的变化位置，首先在立体定向放射外科系统中实现。机械臂追踪系统是由安装在机器人上的直线加速器组成，通过治疗射束源在空间中的移动获得较大的运动自由度来动态补偿肿瘤的运动。即使在呼吸模式不规则的情况下，根据内部和外部标记的组合应用也使机器人能够准确地追踪肿瘤运动。在理想条件下，连续实时追踪可以消除剂量分布中对肿瘤运动边界（ITV）的需求，同时保持 100% 的射束占空比，以实现有效的剂量输送。

机械臂追踪系统主要组成部分：①治疗实施系统，由 6 个自由度的机械臂及 6MV 直线加速器组成。②实时影像追踪定位系统，两套 kV 级 X 球管和非晶硅探测板，可进行连续的成像，其成像的额外剂量大约为 2cGy/min。大多数情况下，kV 级二维影像很难精确定位肿瘤，必须使用替代物。如果肿瘤与横膈膜紧密相连，横膈膜可以用作替代标志。对于在二维影像下无法定位的肿瘤，需要在肿瘤内部或附近植入金属标记点（基准点）。③呼吸追踪系统（图 6-2-8），由 3 个贴身的红外线发生器组成，随着患者胸壁运动，立体摄像系统可获取呼吸信号，通过呼吸信号与肿瘤运动信号的相关性预测肿瘤的位置，以追踪呼吸运动，可以降低呼吸运动导致的治疗边界扩大，减少正常组织受照体积，提高治疗精度。④自动化的治疗床。

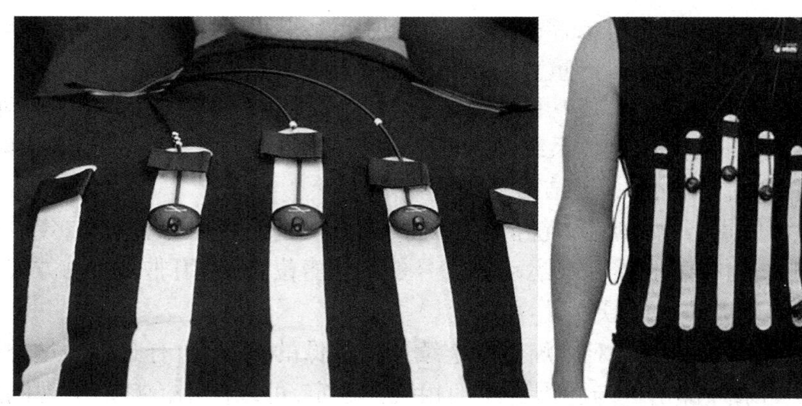

图 6-2-8 呼吸同步追踪系统的外部光学标记点获取呼吸信号

对于植入的基准点使用自动图像处理工具相对容易定位，位置确定仅涉及简单的代数计算，确定位置所需的时间较快（约为 50ms）。其缺点在于植入过程是侵入性，存在感染的风险，且基准点的位置可能在计划 CT 定位到治疗过程中发生迁移。如果仅使用 1 个基准点，则无法判断它是否已移动，且仅提供平移信息，无法测量旋转偏移。如果使用 3 个或更多基准点，则可以测量旋转并确定迁移度。

追踪技术的理想情况是，外部标记点和肿瘤运动有密切相关性，且是线性的、稳定的。首先通过 X 射线透视确定内部标记的位置，并与外部信号建立相关性。建立的模型函数有线性模型和多项式模型。线性模型应用于前后（AP）和左右（LR）方向，多项式模型应用于三维方向以及呼吸运动轨迹中的相位移动和迟滞。如果没有证据显示肿瘤和外部标志物之间有呼吸周期相位的相对移动，则可以采用外部标记位置推断肿瘤位置，其精度可达亚毫米级。若外部标记点和肿

瘤运动有呼吸周期相位差，且两者运动的相对振幅随时间变化（运动是非平稳的），则需要通过追踪外部呼吸信号来预测肿瘤位置，该算法必须在几秒钟的时间尺度上对运动监测并做出响应，以适应两个对象之间不断变化的相位和振幅。

对于大分割放疗和立体定向放射外科治疗需要连续进行 X 线透视，因此会导致过多的成像剂量，为减少透视成像剂量，可采用肿瘤位置的其他信号进行弥补。通常是先将肿瘤位置的其他信号，如胸部和腹部的运动或气流的肺活量测定等，与肿瘤位置建立相关性，然后在治疗期间使用 X 线透视成像来监测肿瘤运动，在图像采集时间内，用相关的呼吸信号作为靶区位置的监测。如果相关性稳健且平稳，则减少成像频率。

从理论上来说，如果呼吸周期具有规律性，提前预测最多几百毫秒的呼吸运动是可行的。但是，实际情况要复杂很多：①患者的呼吸周期并不是严格规律的，而是从一个周期到下一个周期中存在振幅和周期的变化；②大部分靶区的运动是发生在呼吸周期的某一小段内；③靶区位置的测量具有不确定性；④如果靶区位置是从替代呼吸信号中推导出来的，则预测的靶区实际位置的不确定性会增加。为了提高对靶区位置预测的准确性，常采用自适应滤波器实时控制。自适应滤波是基于信号本身的经验特性，预测滤波器收集一段时间内的信号样本，并根据过去样本的加权线性组合对信号的下一个离散样本进行最佳预测。

4. 机架追踪系统　加速器机架追踪系统是通过使用多轴倾斜系统将紧凑、轻便的 C 波段带有 MLC 的 6MV 加速器安装在环形机架上，见图 6-2-9。X 射线机头相对于环形机架可以进行水平和垂直方向的旋转运动（旋转 ±2.4°），使得 MV 光束从垂直于射束的等中心平面上的等中心在两个方向上摆动 ±4.2cm，进而实现对运动靶区的追踪。安装在机架上的 EPID 可提供 MV 射束的形状和位置信息。

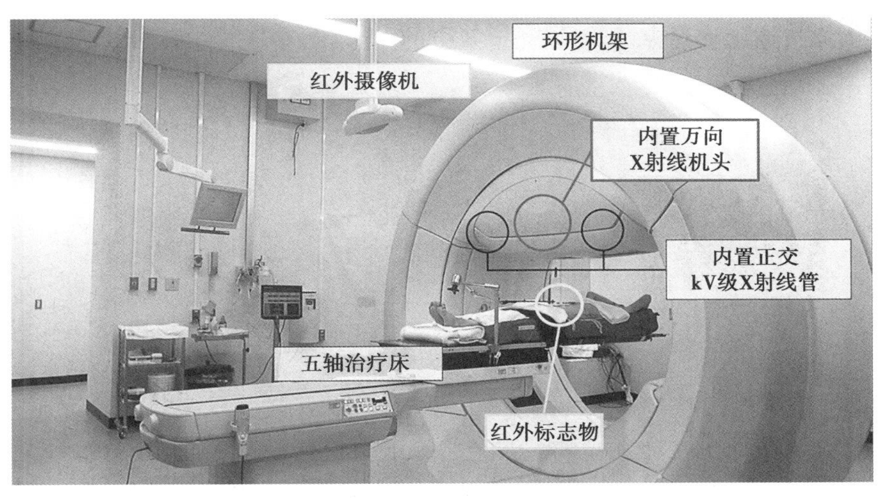

图 6-2-9　机架追踪直线加速器系统示意图

在治疗室天花板上安装红外摄像机，用于探测置于患者腹部的红外反射标记以获取患者的呼吸信号；同时，安装在机架上的立体双源 kV 级 X 射线成像系统可实时连续地成像，监测肿瘤或植入肿瘤内部的标记点。追踪患者呼吸和内部肿瘤标记点后，可以建立患者的 4D 呼吸运动模型，靶区峰到峰的运动振幅、红外标记点与内靶区运动差异的平均值与标准差均被自动进行计算。

5. 多叶准直器（MLC）追踪系统　MLC 追踪是指在放射治疗过程中，通过实时的靶区定位监测系统监测分次内运动，并利用 MLC 对治疗射束进行调整，以提高射束与靶区之间的一致性。MLC 追踪不仅可以补偿运动带来的位置改变，还可以补偿肿瘤形状的改变，提高治疗实施与计划的

一致性，保证靶区和危及器官的照射剂量。MLC 追踪技术是利用移动治疗射束以跟随肿瘤运动。

MLC 追踪由三个主要组成部分：①实时位置监测系统；②MLC 跟踪算法；③MLC。其流程如图 6-2-10 所示。

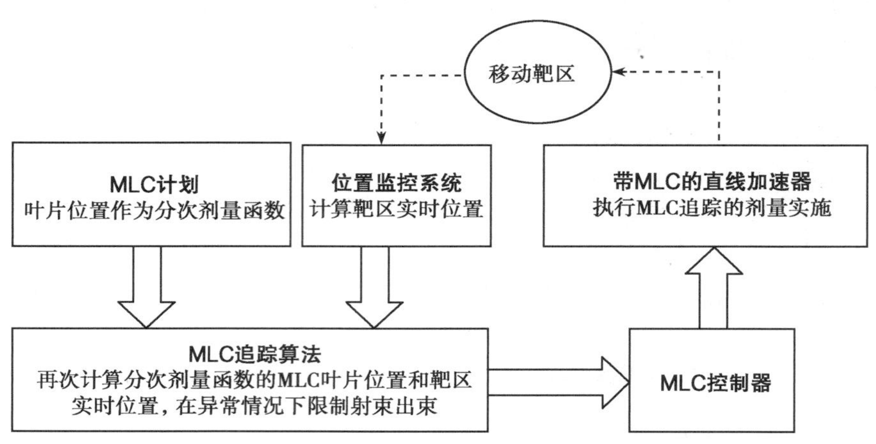

图 6-2-10　MLC 追踪流程

具体步骤：①位置监测系统对靶区进行定位，并将此信息发送给 MLC 跟踪算法模块；②考虑到系统的时间延迟，对靶区的呼吸运动常采用时间预测；③MLC 跟踪算法整合适形野、调强放射治疗（IMRT）或容积弧形调强放射治疗（VMAT）的治疗计划信息和实时靶区位置信息，将最优叶片位置信息发送给 MLC 控制器；④将 MLC 位置信息转换为 MLC 运动；⑤不断重复以上过程。适形、IMRT 或 VMAT 的射野形状在给定时间进行调整以考虑平行或垂直于 MLC 叶片移动方向的运动，如果靶区靠近或远离射束，则可以调整射野的大小（图 6-2-11）。对于 IMRT 和 VMAT，除了

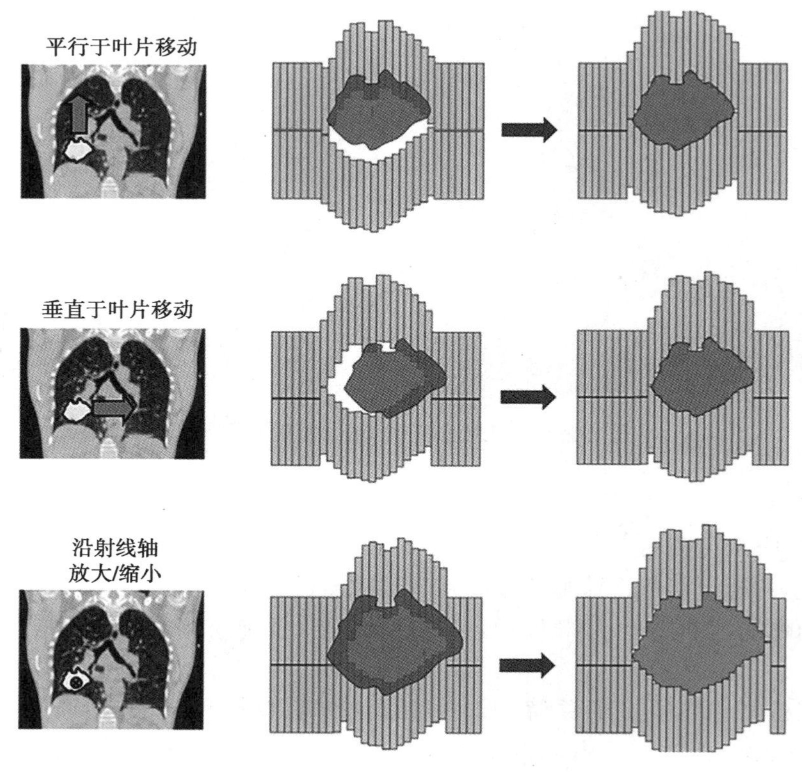

图 6-2-11　MLC 根据靶区运动变化进行调整（数字彩图）

靶区追踪外，还可以进行动态射束调整。

多叶准直器追踪技术的关键是在获取实时靶区运动数据后，不断修改叶片速度，从而实现前后叶片速度的匹配，保证每个目标点上方的剂量强度和适形。叶片对固定目标、移动刚性目标和移动非刚性目标的追踪方案不同。

MLC 追踪技术的基本要求：①用于实时位置监测靶区、肿瘤或正常组织运动的系统与靶区运动的相关性具有确定性，误差≤2mm；②位置监测信号的精度（≤1mm）；③位置监测信号的频率具有实时性（≥3Hz）；④位置监测信号测量的平均延迟时间具有实时性（≤500ms）。延迟时间包括位置监测信号、MLC 跟踪算法计算时间与时间预测的延迟，MLC 控制器与 MLC 的实际运动的延迟等。

MLC 追踪技术需要非常严格的质量保证：①系统质量保证：包括对异常情况的反应、延迟时间的测量、在已知运动（采用运动模体）和计划复杂度的情况下端对端的剂量测量、坐标系统的测试。MV 成像器作为一个独立的摄像机，同时观察靶区（小球）和 MLC 射野的运动。采用多帧的 MV 影像，可以测量小球的正弦运动与 MLC 形成射野的时间延迟。当使用预测算法时，通常重复测试以评估预测算法的能力。对于端到端的剂量测定，设定一系列治疗计划和运动，测量有和无 MLC 追踪情况的伽玛通过率。②患者治疗前质量保证：包括患者计划的端到端剂量测定，靶区（或替代物）在 4D-CT 下的运动（肺部肿瘤 MLC 追踪）。对于绝对剂量和 10% 剂量阈值，伽玛通过率（3%/2mm）设定为 95% 的点通过。如果未能通过，应评估 MLC 计划复杂性、运动参数和探测器性能。③治疗后质量保证：包括使用治疗日志文件重建治疗剂量，包括位置监测系统、加速器和 MLC 位置等。

MLC 追踪系统是应用 MLC 改变准直器射野大小和形状的实时肿瘤追踪，持续运动的 MLC 硬件会造成额外的磨损。对于 IMRT，跟踪所需的 MLC 运动叠加在强度调制所需的 MLC 运动上，有可能超过 MLC 的物理限制（如速度）。如果 MLC 是基于机架加速器的，射野只能在治疗野的平面上保持与运动靶区的追踪。由于 MLC 具有一定的叶片宽度，需要权衡设置 MLC 叶片运动方向以获得与靶区的最大一致性，并且需要设置 MLC 叶片方向与追踪靶区运动主轴方向最大 MLC 叶片宽度的关系。应该 MLC 追踪应考虑位置监测系统带来的风险，包括使用 X 射线监测导致的额外辐射，以及植入标志物带来的风险。

6. 治疗床追踪技术 是基于固定治疗射线束相对于患者及肿瘤的移动。利用自动治疗床的重新定位，采用缓慢的随机或系统运动对患者的位置进行间歇性调整，以适应患者的呼吸运动。治疗床追踪技术的治疗床包括 6 个自由度（6D）治疗床（图 6-2-12）和机器人治疗床（图 6-2-13）两种，但由于治疗床需要连续运动以追踪呼吸运动，会降低患者舒适度和治疗耐受性。

7. 治疗床-MLC 混合追踪技术 治疗床追踪和 MLC 追踪均提高治疗的几何和剂量精度，但是由于这两种追踪类型具有不同的优点和缺点。与单纯 MLC 追踪技术相比，治疗床追踪技术不需要改变光束参数，可以连续适应各个方向的肿瘤运动，完美地校正缓慢移动的目标（如前列腺），然而，治疗床追踪无法适应肿瘤的形变，此外，治疗床的连续加速和减速对患者定位、患者舒适度和肿

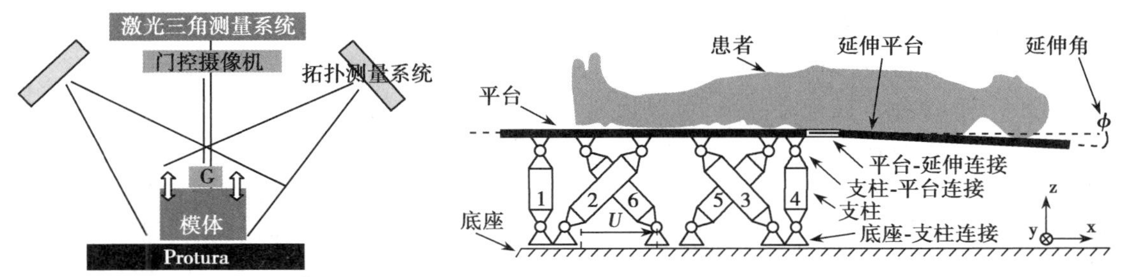

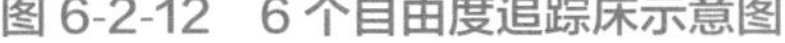
图 6-2-12 6 个自由度追踪床示意图

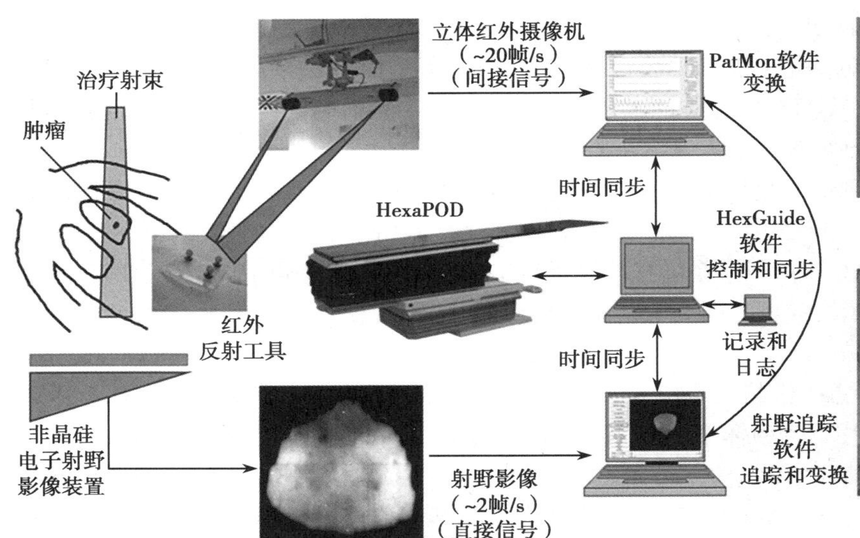

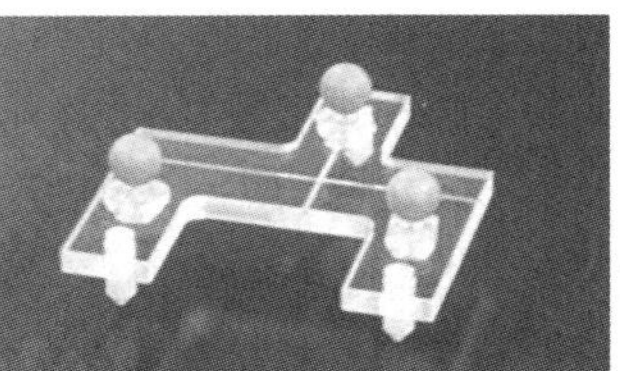

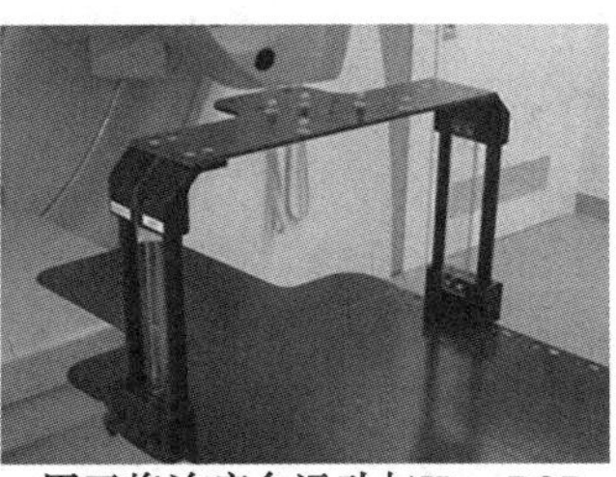

图 6-2-13　机器人治疗床追踪系统的原理图

瘤运动产生影响；MLC 追踪可能存在较大的剂量误差，与运动是否垂直于 MLC、交互效应及计划的复杂程度有关。MLC 追踪的优点包括更快的移动速度，更好地适应快速移动的目标，避免移动患者，具有追踪目标旋转和变形的潜力。治疗床-MLC 混合追踪，可减少单一追踪的缺点，提高追踪精度。

8. 光学体表追踪系统　是利用可见光或激光对患者的体表运动进行监测，由摄像头采集体表散射光并重建形成表面轮廓影像，测量放疗结构位置和形状。

光学体表追踪系统有硬件和软件两部分，硬件部分主要是可见光或激光投射装置和摄像机，摄像机负责采集患者体表反射回来的光学信息；软件部分主要是工作站，可以呈现体表轮廓信息和位置差异。

光学体表追踪系统将选定的体表区域分几万甚至几十万个点进行监测，对位置移动的精度及敏感度极高，可以识别亚毫米级的位置移动，表面引导的优点在于能够在没有皮肤标记的地方看到摆位的局部偏差，增加了身体上这些区域内的精确度。光学体表追踪系统具有快速、非侵入性、实时和不使用电离辐射等优势，也可用于日常患者摆位和放疗中的运动监控（详见第七章第四节“光学表面成像引导放射治疗技术”），不足之处是反映不出体内的结构信息。

第三节　充盈引起直肠、膀胱、胃的运动管理

一、直肠的运动管理

（一）直肠运动管理概述

直肠位于小骨盆内，为大肠的末端，直肠周围有内、外括约肌围绕，括约肌的运动关联着直肠内大便的保持和清除。在正常情况下，直肠内一般无粪便，但有时也会出现有一定的残留，一般情况下患者是感受不到的。直肠的充盈是个动态的过程，其充盈及残留程度因人而异，受多种因素影响，如饮食结构、饮食时间、代谢功能、排便功能、手术及用药等。因此，盆腔肿瘤的患者在接受放射治疗时，直肠在没有人为干预的情况下其充盈状态不一，需要在体位固定、CT 定位扫描和放疗实施时都进行规范管理，统一其充盈状态，避免对体位固定的重复性、放疗靶区精确性、影像的配准及实际治疗实施剂量产生影响。此外，直肠肠腔内气体残留不确定性增加了放射治疗计

划的难度。直肠是盆腔重要器官，辐射引起的直肠毒性如炎症、出血，甚至直肠阴道瘘的形成，会影响患者的生活质量，影响治疗过程。因此，盆腔放疗时应对直肠进行规范管理，严格保护。

（二）直肠运动管理实施

直肠的管理一般针对盆腔肿瘤的患者，如直肠癌、前列腺癌、宫颈癌，体位固定可采用仰卧位和俯卧位。相对于仰卧位，俯卧位时腹孔和骶髂可将小肠往上方和前方推移，这样可使小肠受照体积、剂量减少。直肠运动管理一致性在盆腔肿瘤放疗过程中起着至关重要的作用。直肠本身的运动相对较小，但是直肠的充盈度对直肠本身和邻近器官会产生明显影响。报道显示，直肠本身的运动主要集中在直肠前壁和侧壁，其他直肠部分的运动相对较小。大部分患者排空直肠后可以使直肠位置、大小基本保持一致，保证直肠放疗的精确性。也可使用辐射防护垫片使直肠远离病变区域或直肠内置球囊以减少内靶区（ITV）的变化，甚至对直肠胀气过多的患者可以采取措施进行直肠抽气。一般管理方法有以下三种：

1. 直肠排空　盆腔肿瘤的患者放疗前常采用的直肠准备方法。一般做法是在CT定位与每次治疗前嘱咐患者将直肠排空。在CT定位前一周可以对患者进行直肠管理宣教，进行饮食调整，多吃易消化食物，使大便松软，从而有利于直肠排空；少吃易胀气的食物，服用陈皮水，每天3次，还可结合口服益生菌，尽量减少直肠内的气体堆积，保证直肠的重复性，减少放疗分次内的运动；放疗及定位前三天口服缓泻剂（乳果糖），每天2~3次。每次定位及放疗前使用开塞露、二甲硅油排便排气，排空直肠。必要时使用CT或CBCT进行预扫描查看排空情况，如效果不理想，应暂停定位扫描或者放疗实施。

（1）定位CT扫描时直肠排空的必要性：定位CT扫描图像是整个放疗计划设计剂量计算的依据，也是后续放疗实施图像配准靶区解剖位置参考的基础，因此定位CT扫描时直肠的准备情况非常重要。以前列腺癌患者为例，直肠到病灶的距离随着直肠体积的减少而增加，物理师在进行计划设计时排空的直肠更容易避开靶区，进而降低直肠的受照射剂量。如果定位CT扫描时存在直肠排空不理想的情况，计划设计时虽然可以依据直肠的充盈情况以及前列腺的实际位置如期进行计划设计，但后续放疗实施时则难以重复CT扫描时的直肠充盈状态。

图6-3-1（A）为前列腺癌患者CT定位的扫描图像，图6-3-1（B）为患者放疗实施图像引导的CBCT图像，在CT定位扫描时患者存在直肠未排空的情况下，放疗实施时直肠已排空，此时前列腺的器官位置发生了变化（前列腺放疗前已植入金属标志物），通过金属标志物的位置可以明显发现前列腺的位置由于直肠体积回缩而跟随着往人体后方移动，出现了脱靶的情况。

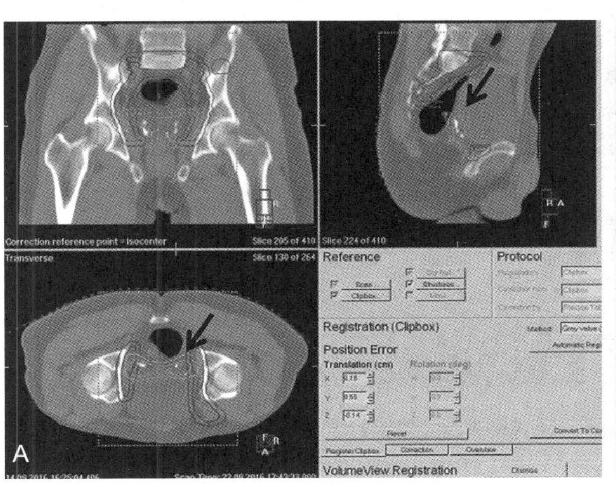

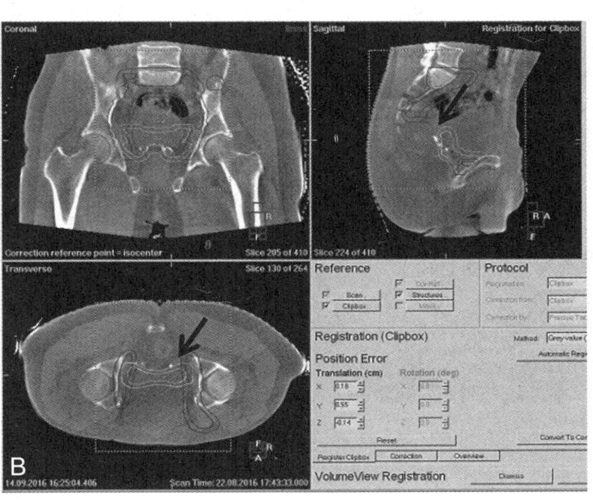

图6-3-1　前列腺癌直肠未排空器官变化示意图（数字彩图）

A. 患者CT定位时直肠未排空的扫描图像；B. 患者放疗实施图像引导时直肠已排空的CBCT图像。箭头所示为植入金标的前列腺。

图 6-3-2 为 CT 定位扫描时出现粪便充盈及胀气的情况，这两种状态下进行的 CT 定位扫描对放疗实施时的直肠重复性带来了巨大的挑战。如果以该状态为基础进行计划设计，后续的放疗实施过程中则较难将直肠恢复为 CT 定位扫描时的状态，因此无论是出现粪便充盈还是胀气，都应该嘱咐患者重新进行直肠准备，排空直肠至理想状态后重新进行 CT 定位扫描。定位扫描前建议先行 CT 预扫描，确定直肠排空度符合要求后（国内指南建议：直径≤3cm），再行正式 CT 定位扫描。

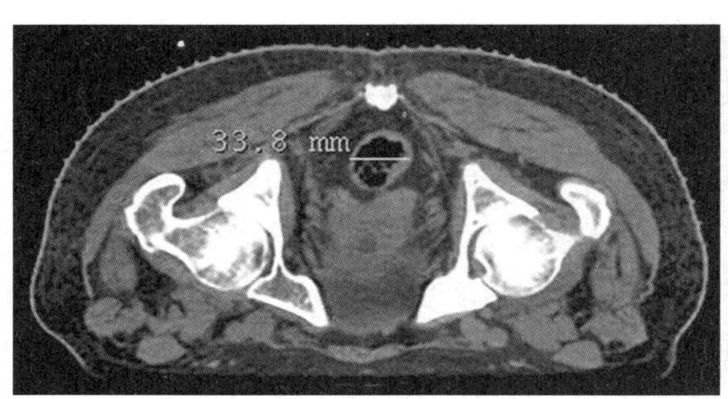

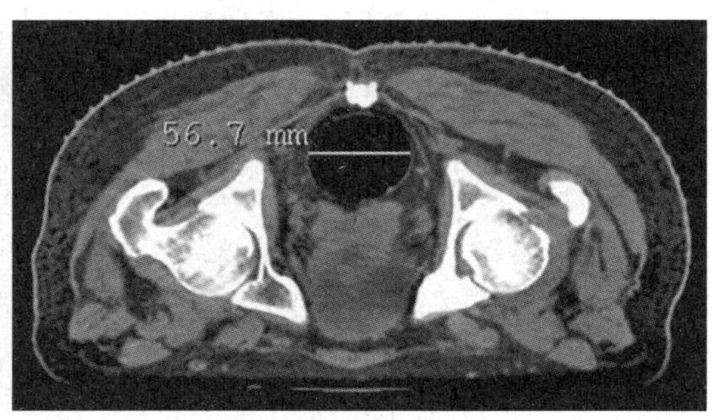

图 6-3-2　CT 定位扫描时出现粪便充盈及胀气的情况（数字彩图）

（2）放疗实施时直肠排空的必要性：在定位 CT 扫描时根据要求进行排空直肠的情况下，放疗具体实施时也同样需要进行直肠准备，让直肠处于同样的排空状态来保证周边器官解剖位置的重复性。

图 6-3-3A 为前列腺癌患者 CT 定位扫描图像，图 6-3-3B 为患者放疗实施图像引导 CBCT 图像，在直肠排空的情况下进行计划设计，在放疗具体实施时如果出现直肠有粪便充盈的情况，随着直肠的充盈，直肠前壁将前列腺器官往人体前方推移，容易出现前列腺靶器官跑靶，同时伴随着直肠前壁进入靶区高剂量区，直肠的前壁受照射剂量过高容易引发直肠炎等放疗不良反应，严重者甚至引发直肠穿孔等并发症进而危害患者生命健康。

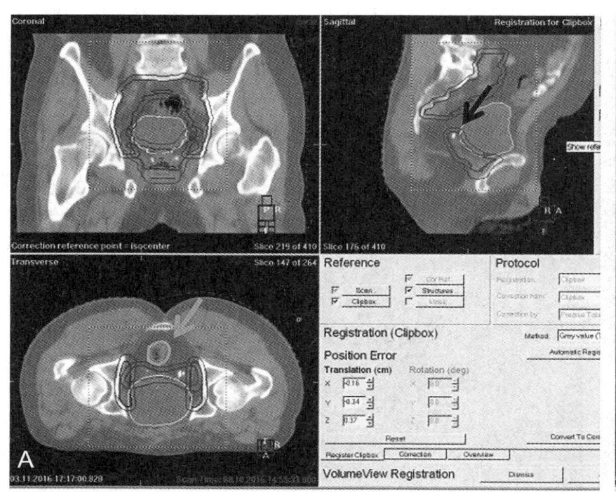

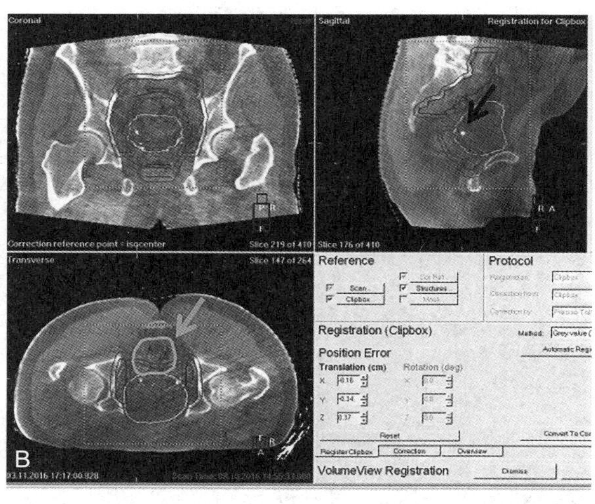

图 6-3-3　放疗实施时直肠出现粪便充盈（数字彩图）

A. 患者 CT 定位扫描图像；B. 患者放疗实施图像引导 CBCT 图像。箭头所示为植入金标的前列腺。

2. 直肠充盈　对于直肠排空调整不佳的患者，或者使用 SBRT、后装治疗的患者，可以采用直肠内置水囊或者气囊的方法来保证直肠体积的一致性。通过插入直肠球囊人为干预使患者直肠充盈一致，保持直肠容积的恒定性，可减小 ITV。直肠球囊注入之前应对患者使用通便剂，患者排空直肠后插入直肠球囊，插入直肠的深度有刻度记录，并且注入定量的空气或水（一般注入量 20~100ml）。通过直肠球囊的方式，可以使直肠充盈度保持基本一致，减少直肠及周边器官的移动。

3. 直肠移位　将直肠作为危及器官实施物理移位。前列腺癌患者放疗可植入直肠垫片，通过注射可吸收水凝胶、透明质酸、胶原蛋白植入物或充满盐水的直肠球囊植入物（图 6-3-4），将直肠与前方高剂量靶区隔开，可以显著降低直肠的 V_{70} 和 D_{2cm}，减轻患者的早期和晚期肠道不良反应，提高晚期患者的生活质量。患有活动性肠炎如溃疡性肠病、结肠炎或克罗恩病的前列腺癌患者，在接受放疗时，发生直肠并发症风险较高，因为盆腔区域中预先存在的炎症、纤维化、粘连和瘢痕会加剧外照射的相关毒性，而植入直肠垫片可减少患者直肠的放疗反应（图 6-3-5）。

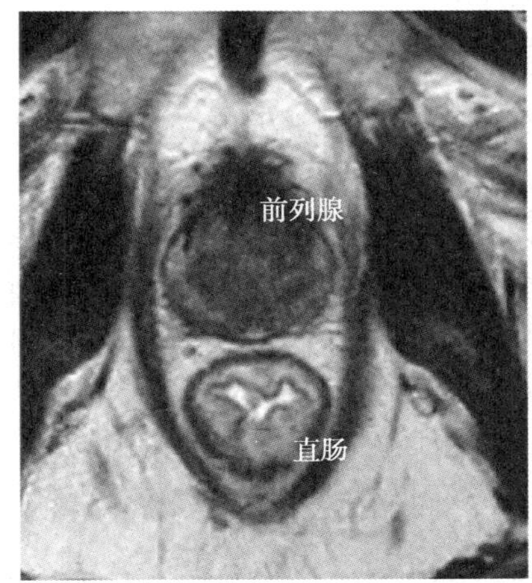

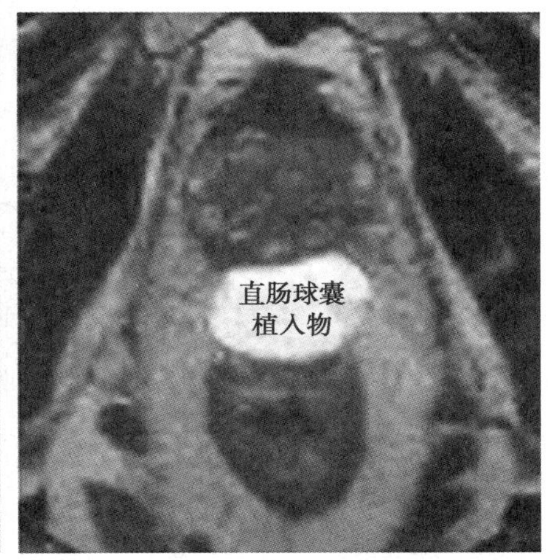

图 6-3-4　直肠球囊植入物植入前后的磁共振图像对比图

水凝胶是一种可吸收的聚乙二醇（polyethylene glycol，PEG）水凝胶，具有耐受性好、操作简便、成功率高、并发症少等优势，对直肠等危及器官能起到有效的保护。以前列腺为例，操作方法如下：在 CT 或者直肠超声引导下，将水凝胶注射在前列腺与直肠之间的脂肪组织和疏松结缔组织，水凝胶 10 秒内凝固并形成可吸收的水凝胶间隔，该间隔可稳定存在 3 个月，6 个月后液化吸收，后经肾脏过滤清除，9~12 个月可完全吸收。前列腺癌患者无论接受外照射还是近距离治疗，水凝胶植入的成功率较高，植入水凝胶后前列腺与直肠间距增加到 7~15mm。直肠 V_{70} 降至 5% 左右，远低于标准限量 25%，显著降低放射性直肠炎的发生率，提高患者肠道、尿道及性功能生活质量。患者植入水凝胶后发生并发症的概率较小，并发症较轻，罕见严重并发症，一般不影响患者正常生活，预防性使用抗生素可降低感染风险。植入水凝胶是一种安全、有效地减少放疗不良反应的方法。

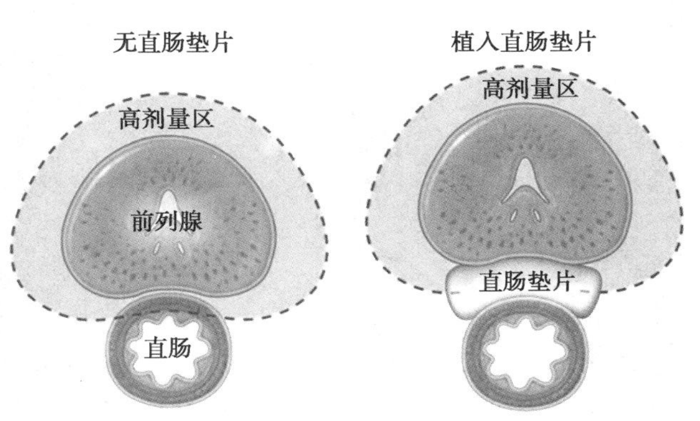

图 6-3-5　植入直肠垫片示意图

宫颈癌患者后装治疗时也可以通过纱布填塞、球囊填塞等传统方法来降低直肠的剂量，但

填塞和移除纱布时常给患者带来痛苦，在阴道和直肠之间植入水凝胶为一种较为有效和舒适的方法。在阴道残端与直肠间隙植入水凝胶，两者的间距增加到 10~20mm，而直肠 D_{2cm} 低至 5Gy 以下，该方法可以有效分离阴道残端与直肠，降低肠道和泌尿道放射性损伤，提高患者生活质量。

（三）直肠运动管理效果评价

定位 CT 预扫描和每日 CBCT 扫描采集相关影像学信息能确定定位以及治疗靶区的精准性，提高靶区与器官的位置重复性。排空直肠为一种操作简单、无创的直肠状态准备方法，该方法能限制直肠体积变化引起的分次间的位置误差，对提高剂量计算准确性有重要意义。当直肠胀大时，可将前列腺/子宫推向前方，容易造成靶区脱落，使得靶区照射剂量不足。排空直肠同时能够有效保护直肠，减少其受照量，从而减少直肠的辐射损伤。直肠充盈和直肠移位相对于直肠排空操作比较复杂，但直肠重复性相对较好，临床上可依实际情况做选择。

二、膀胱的运动管理

（一）膀胱运动管理概述

膀胱位于小骨盆的前部，是储存尿液的肌性囊状器官，其形状、大小、位置和膀胱壁的厚度随尿液充盈程度而异。膀胱充盈度的变化能引起其相邻器官的位置变化，如充盈的膀胱可将子宫往上方和后方推移，或者将前列腺往下方和后方推移。在盆腔肿瘤的放射治疗中，膀胱的充盈程度不同能对周边器官的位置和形态产生影响，增加放疗靶器官的位置不确定性，为了保证盆腔肿瘤放疗的效果和减少相关肠道毒性反应，在盆腔肿瘤的放疗过程中应尽量保持膀胱充盈程度的一致性。膀胱充盈、应用俯卧位带腹孔的腹板和两者结合在直肠癌患者放疗时分别对小肠受照体积的影响，如图 6-3-6 所示。使用俯卧位带腹孔的腹板以及充盈膀胱对于小肠的受照体积及受照射剂量均有所降低，两者结合使用时对小肠的保护最佳。

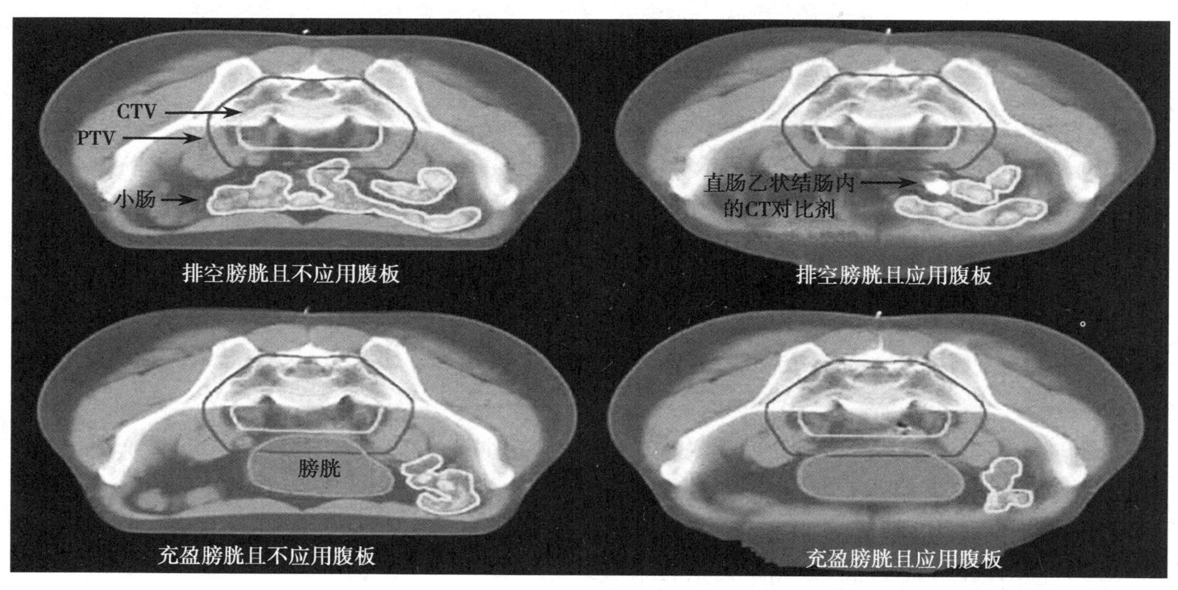

图 6-3-6　膀胱是否充盈与是否应用腹板在盆腔肿瘤放疗中的对比（数字彩图）

（二）膀胱运动管理实施

膀胱的管理同样针对盆腔肿瘤的患者，如直肠癌、前列腺癌、宫颈癌以及膀胱肿瘤等。治疗期间膀胱内尿量的不稳定会增加受照射的肠道体积，增加腹痛、腹泻、里急后重和肛门下坠等放疗相关的肠道毒性症状。对于膀胱管理，目前国内常用的方法为患者固定饮水 500ml 或者

1 000ml 之后憋尿 0.5~1.0 小时，有明显尿意之后才实施定位或者治疗。但患者在不同季节、不同饮食、不同生理状态下饮水后憋尿程度不稳定，膀胱内尿量的重复性并不理想，而且随着放疗的进行，放射线造成的膀胱黏膜损伤引起放射性膀胱炎，尿频、尿急和尿痛等症状使膀胱顺应性下降，膀胱的充盈度很难达到放疗前初始的理想状态，导致患者难以重复最初的处方条件。因此，需要增加额外的训练或者借用外部设施来进行监测。

1．定位扫描初始膀胱体积的确定　成年人的正常膀胱充盈容量为 350~500ml，最大容量可达 900ml 以上，当膀胱内储尿量达到一定程度（400ml 左右），膀胱内压升高到 $15cmH_2O$（$13.6cmH_2O=1mmHg$）以上时，膀胱被动扩张，使膀胱壁内牵张感受器受到刺激而兴奋，冲动沿盆神经传入纤维传到骶髓的排尿反射初级中枢；同时由脊髓再把膀胱充胀的信息上传至大脑皮质的排尿反射高级中枢，并产生尿意。超过 500ml 时膀胱壁因张力过大而产生疼痛感觉。新生儿的膀胱容量约为成人的 1/10，女性膀胱的容量小于男性，老年人因膀胱肌张力低而容量有所增大。不同患者进行放疗前膀胱充盈准备时，应视个人情况不同而有所差异。放射治疗过程中，由于放射性的膀胱炎性反应，患者的膀胱容量进行性下降。有研究者建议，宫颈癌放疗 CT 模拟定位时膀胱容量至少为 250ml，在此范围内较多的尿量能够改变靶区、危及器官的形状、位置，缩小靶区，降低膀胱、小肠受量，在危及器官保护上更具优势。一般成年人 CT 定位扫描时选择适度的膀胱充盈程度，不宜过度充盈，400ml 以内为适宜，过于充盈不利于膀胱的重复性。

较为常见的方法是定位前一段时间内嘱咐患者进行自我训练，即形成一定的排空和饮水憋尿规律。在 CT 定位前定时定量饮水憋尿，使其达到一定的充盈程度，并以此为基础进行 CT 模拟扫描，后续的治疗过程中进行规律饮水憋尿形成自我生物反馈，以自身感觉膀胱达到定位 CT 扫描时候充盈程度为准进行分次间放疗。此外，可以使用 CT 预扫描或者膀胱容量测量仪来监测膀胱尿量是否达标。

膀胱容量测量仪是便携式非侵入性测量膀胱容量的专用设备，采用三维超声技术，配合旋转式探头，鉴别来自膀胱 12 个切面的反射，瞬间数字显示膀胱容量的大小，可在电脑上自动生成不同切面的影像学膀胱图像及检测报告。机器使用方便，只需把探头均匀完整地涂满耦合剂后放于耻骨联合与脐之间，轻按扫描按钮，膀胱容量测量仪就会在 5s 内通过内部微处理器自动计算并在液晶屏上显示出膀胱容量数值。膀胱容量测量仪具有轻便、易用和准确等特点。

2．治疗分次间的膀胱体积保持和监测　为了保证放疗实施的准确性，每次放疗前均应对膀胱充盈进行管理。对于膀胱管理比较理想的患者，可以实施自我训练之后的生物反馈来进行膀胱充盈，按照训练时的饮水量和憋尿时间，自觉尿意达到 CT 定位时标准即可实施放疗。多数研究指出，单纯的患者训练并不能达到预期结果，但可以帮助患者获得可靠的尿感。临床上多采用超声膀胱仪检测与患者训练相结合的方式。因此，对于膀胱管理较差的患者，可以借用膀胱容量测量仪来进行膀胱监测。每次放疗前患者饮用一定量的水后，等待有尿意时，利用膀胱容量测量仪测量膀胱体积，如达到了 CT 定位时的标准，则可实施放疗，若未达标，则继续憋尿，直至达标。每次放疗前的膀胱体积与 CT 定位时的膀胱体积大小相差建议不超过 50ml。

（三）膀胱运动管理效果评价

1．膀胱充盈程度的重复性　膀胱憋尿能力受到诸多因素的影响，因此膀胱充盈度的可控性较差，治疗前进行多次憋尿训练后可在治疗前期获得可靠稳定的尿感，且放射治疗过程中，患者的憋尿能力随着放射治疗的进行将有所下降，且患者自身的感觉和实际充盈程度之间存在一定差异，建议使用三维超声测量仪进行膀胱容量监测。

2．充盈程度不同对正常器官及靶区剂量的影响　对于宫颈癌患者，膀胱充盈时导致小肠受照射剂量显著减少，膀胱在不同充盈状态下子宫颈、子宫体发生位移变化，子宫颈、子宫体的位移变化及形变与膀胱的充盈度呈正相关。

膀胱的充盈状态不仅影响盆腔内正常器官的位移与形变，而且对肿瘤区也产生较大影响。

膀胱充盈程度的不同将导致前列腺的位置发生变化，致使靶区发生位移。膀胱不同充盈度下宫颈肿瘤 GTV 的位移有较大影响，其中以头脚方向的影响最大，而体表参考点的位移在前后（患者腹背方向）方向更加明显。

相比膀胱排空或者少量充盈，在膀胱充盈体积达到一定充盈程度后（150ml 以上），可明显减少患者的膀胱照射剂量。但是，充盈超过 150ml 以后，膀胱剂量减少的程度不明显，提示在放射治疗中膀胱没有必要过度充盈。

三、胃的运动管理

（一）胃运动管理概述

胃是人体的消化器官，位于膈下，上接食管，下通小肠。胃的上口为贲门，下口为幽门。胃的位置因体型、体位、胃的虚盈等情况的不同而有很大的变化，矮胖体型者的胃位置较高，瘦长体型者胃的位置较低。胃的运动主要受呼吸运动、胃自身的蠕动以及胃充盈度的影响。胃的各种生理运动主要靠肌层来完成，胃壁的肌层很发达，由三层平滑肌组成。平滑肌有较大的伸展性，最长时可比原来的长度增加 2~3 倍，主要运动形式是蠕动，蠕动波发生时在食团的上方产生收缩波，食团的下方产生舒展波，使食物不断向下移动。胃后壁隔网膜囊与众多器官相邻接，由下向上依次是横结肠、胰、左肾和肾上腺、脾等。因此，胃的运动不仅关系到胃本身的器官位置和形态，也影响到横结肠、胰、左肾和肾上腺、脾等器官的位置。

（二）胃运动管理实施

胃肠蠕动和充盈状态显著影响腹部肿瘤和危及器官的位置和边界，与呼吸运动不同的是，胃肠充盈与蠕动状态的变化大多是不规律的，并且此类变化具有一定的时间依赖性，引起的运动振幅通常难以预测。由于分次间的时间跨度比分次内大，由此引起的大振幅偏差可能更为明显。准确的患者定位和运动管理是实现预期治疗结果的关键，能够减少 PTV 外放范围，确保计划剂量准确覆盖靶区，并避免危及器官不必要的照射。

胃部的放疗运动管理目前仍然具有很大的挑战。第一，胃及邻近的靶区位置受呼吸运动影响，可随呼吸运动一起运动，其振幅、频率与呼吸运动一致。第二，胃及邻近的靶区位置受胃本身蠕动的影响，这种蠕动主要发生于完整胃本身体积或只有小部分切除的患者，一旦胃大部分被切除，这种蠕动就很少能见到。第三，胃的充盈也对胃及邻近的靶区位置产生影响。以上三种误差因素造成胃及邻近的靶区位置差异均是厘米级的，其中充盈和排空时的胃对靶区位置影响可达 10cm 以上。因此，对胃的精确放疗应先评估胃的运动度，并对以上三种原因进行分析。

对胃大部切除的患者胃部进行放疗，需要对患者的呼吸运动度进行测量，如果呼吸运动度较大，应该考虑使用呼吸运动管理措施，如呼吸门控、屏气或者 4D-CT 等干预手段减少呼吸运动带来的误差，同时结合图像引导放疗技术实现精准放疗；在使用呼吸运动管理措施的基础上一般也要求保持胃的充盈度一致，比较常见的做法是禁食 2 小时以上，放疗前饮水 200~500ml。如果不饮水，而是在胃排空的状态下进行放疗，胃的位置重复性较好，但是正常胃组织的照射剂量将会明显增加，增加了患者的胃肠反应。

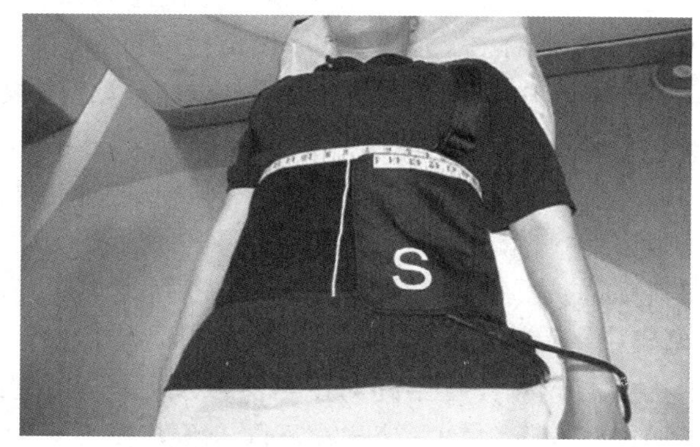

图 6-3-7　腹压带示意图

腹部加压则是胃癌放疗用于减少内靶运动的有效性措施。腹部加压能有效抑制膈肌的呼吸运动，减少对靶器官的影响。常见的腹部加压有腹压板、腹压带（图 6-3-7）等。

第四节　其他器官的运动管理

一、食管的运动管理

食管是消化道的一部分，为长管状器官，也是消化道最狭窄的部分。吞咽时食管肌肉蠕动，食物可快速地通过食管。膈食管韧带是膈下筋膜的延续，该韧带使膈和食管在呼吸和吞咽时能独立运动，此韧带使得食管随吞咽和呼吸而运动，但限制食管向上的过度移动。食管的运动是胸部肿瘤患者在放射治疗时需要关注的重要影响因素，食管癌的患者靶区勾画时应权衡食管的运动方向和振幅，给予相对应的安全靶区外扩边界；在肺癌患者的放射治疗中，食管则是放疗剂量限制的关键器官，因此，需要对食管根据其运动规律给出危及器官的外扩边界进行保护。

胸部肿瘤放射治疗中，食管在三维方向上的移动趋势主要体现在患者的左右方向（LR）和前后方向（AP）上，且不同部位食管的运动有所不同，从上端到下端表现出运动振幅增大的趋势，这是由于下纵隔周围结构的限制较小。

食管除了自身的蠕动外，胃的充盈程度和呼吸运动也对食管位置产生影响。目前对于食管的运动管理，可以通过 4D-CT 扫描来设置 ITV，或者在治疗前进行 EPID 或者 CBCT 验证，确保食管的位置不产生较大偏差。对于胃的充盈程度也要进行一致性管理，减少其对食管位置的影响，一般的管理措施为治疗前 4 小时禁食（胃的排空需 2~4 小时），保持一致的排空状态。或者定位扫描以及治疗前固定饮水一定量（如 500ml）。

二、眼球和舌头的运动管理

在头颈部肿瘤放疗过程中，有时候会涉及眼球和舌头的运动管理控制。眼部的照射，如葡萄膜恶性黑色素瘤、脉络膜血管瘤的患者，以往以手术、激光等作为首选治疗方式，近年来，随着医学技术及计算机技术的不断发展，精确放疗因具有高度的选择性、适形性与精准性而被用于治疗此类眼部疾病。但放疗过程中眼球的运动管理目前一般是采用高适形度的头部面罩进行固定，放疗过程中叮嘱患者眼睛朝某一特定方向注视以减少眼球的运动程度。在一些高精度放疗如眼球的质子放疗中，采用眼球运动监测和自动追踪系统来提高眼球放疗的位置精准度。患者在放疗前需接受外科手术，将 4~6 个不透明的标志物（钽夹）缝合到巩膜外表面，以帮助定位肿瘤。放疗模拟定位时使用 X 线的正交验证来确定眼球和标志物的位置，并作为参考导入治疗计划系统。在放射治疗时需要采集患者眼球相关影像，放射治疗师在实时的摄像机图像流上勾画出眼睛特征，如瞳孔到虹膜的轮廓和角膜缘。在此基础上，通过立体光学成像和红外眼睛照明，放射治疗师在治疗中通过软件确定的瞳孔和角膜曲率中心的三维位置，如果观察到位置偏差，光束就会被手动中断。在涉及口腔照射的情况下，一般建议使用面罩联合口腔咬合器（图 6-4-1~图 6-4-3）的方式来限制舌头的运动振幅。在头颈部肿瘤的放疗时，口腔咬合器的使用不仅能提高舌头以及下颌的位置精准度，同时能减少放射性口腔损伤（图 6-4-4），避免或减少严重的急性黏膜毒性，提高预后的生活质量。

使用带有舌头导向管的咬合器时，舌头可以通过导向管向前移动，舌根与高剂量靶区的距离增加，进而减少了舌根部分的额外剂量照射，更好地保护舌头。

三、睾丸、阴茎的运动管理

阴茎癌由于其大多局限于原发部位，且临床中为避免患者因外科手术而产生器官功能障碍和心理困扰，患者首选治疗方式为放射治疗。放射治疗期间需将阴茎固定在合适位置，可采用两

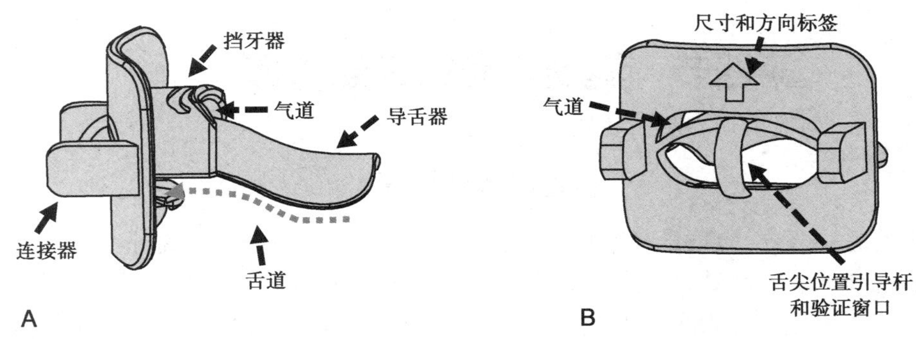

图 6-4-1 口腔咬合器示意图

A. 口腔咬合器的三维模型侧面观；B. 口腔咬合器的三维模型正面观。

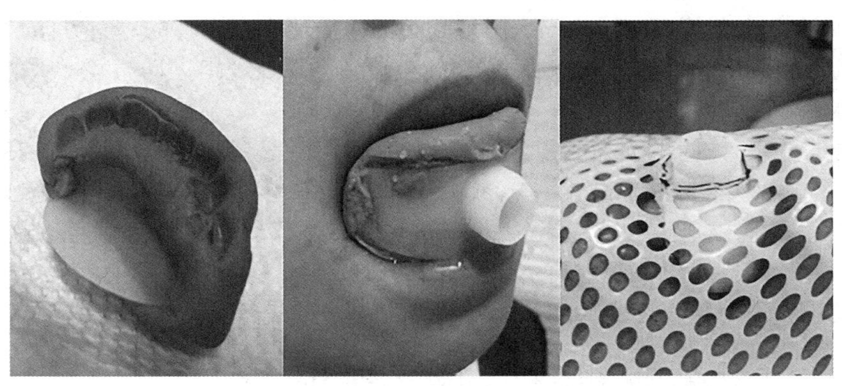

图 6-4-2 牙套式口腔咬合器

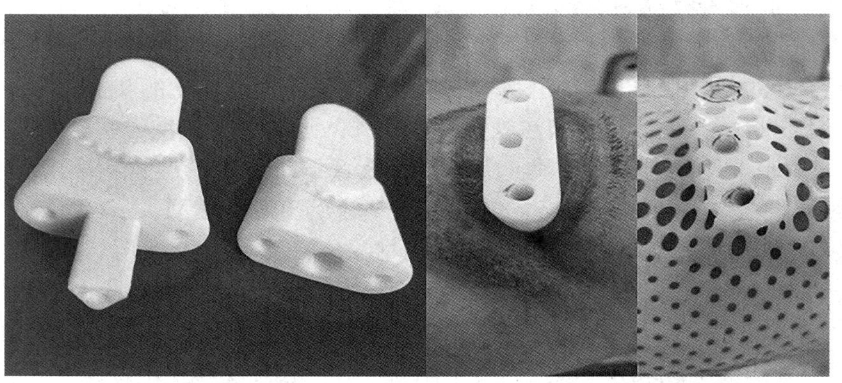

图 6-4-3 带有舌头导向管的咬合器

种方式。一种为患者采用仰卧位，将阴茎放入有机玻璃管内，管连接到固定在皮肤上的较大的玻璃基板上，乳胶布尽量靠近阴茎底部，固定在板的边缘。真空泵连接管内，通过顶部的阀门来控制气压，产生的抽吸效应使阴茎在治疗过程中保持在固定位置。还有一种改进技术，患者采用俯卧位，阴茎掉入一个由厚壁玻璃制成的垂直圆柱体中心的圆孔中，内径为 30mm、40mm 或 50mm，壁厚为 15mm，高度是 120mm。治疗前，玻璃柱装满温水。该装置挤压腹股沟使远离阴茎，保证阴茎接受均匀剂量以及保护阴茎外组织（参考第四章第七节）。为固定睾丸，还可使用 5mm 厚的丙烯酸制作的 U 形装置，摆位时倾斜 40° 分离阴茎和睾丸。在阴茎癌放射治疗中需屏蔽睾丸，加设 4mm 厚铅制 U 形屏蔽体。

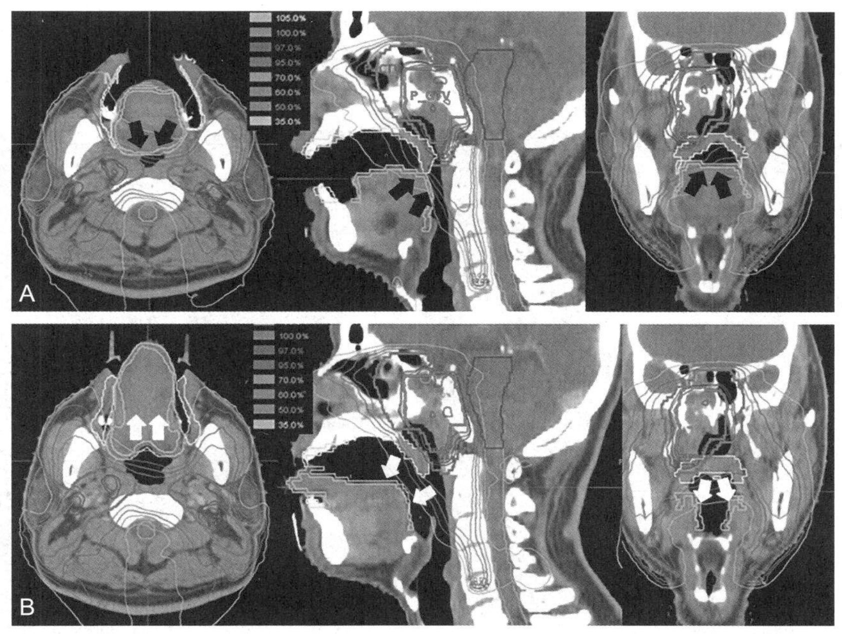

图 6-4-4　使用口腔咬合器可以使得舌根远离高剂量区（数字彩图）

A. 使用普通牙套；B. 使用口腔咬合器。

口腔咬合器可以有效地使舌头沿着导舌器伸出，导致舌黏膜移位从而远离靶区（白色箭头方向）；在未使用口腔咬合器的剂量分布中，舌头向后颈部区域移位（黑色箭头方向），导致舌黏膜的部分体积受到高剂量照射。

四、心脏的运动管理

由于心脏与胸壁相邻，胸壁放疗过程中心脏接受的平均剂量与心脏冠状动脉病变风险增加相关，且射线对其有害影响不存在最低剂量阈值（心脏平均剂量每增加 1Gy，心脏冠脉疾病风险增加 4%~16%）。此外，应用 SBRT 对难治性室上性心动过速、肥厚型心肌病等心脏疾病进行放疗，心脏的运动管理也是非常重要的。

在乳腺放射治疗中有研究采用俯卧位乳腺放射治疗，利用重力的作用使乳腺远离心脏。但是，该技术仅对保乳术后的患者能够减少心脏的照射剂量，对乳腺根治术后胸壁放疗的患者并不适用。对比俯卧与仰卧 DIBH，发现对于体积大、乳腺易摆动的左侧乳腺癌患者，采用俯卧位可以使患者剂量获益（图 6-4-5）。

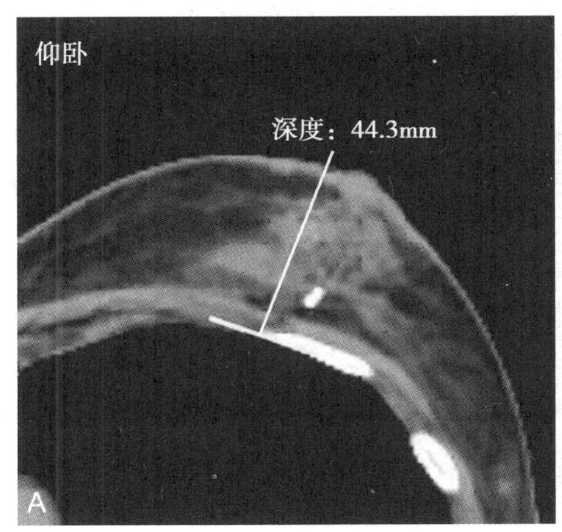

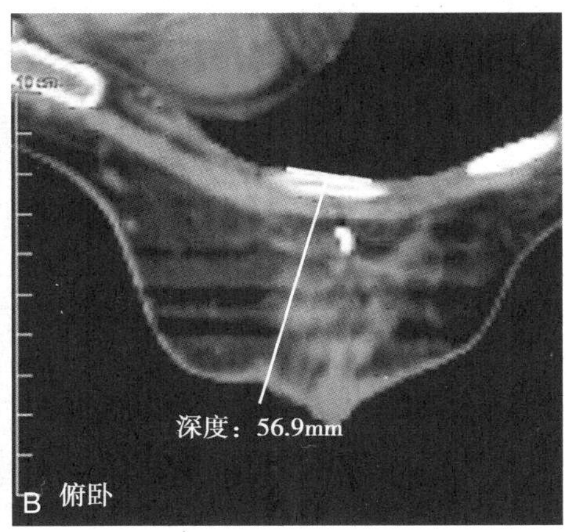

图 6-4-5　仰卧与俯卧时的乳腺深度

A. 仰卧时的乳腺深度；B. 俯卧时的乳腺深度。

另一种技术则是 DIBH，屏气时心脏远离胸壁可减少其照射剂量，同时胸廓基本无自由移动，降低了靶区移位可能，保证治疗精确性（图 6-4-6、图 6-4-7）。

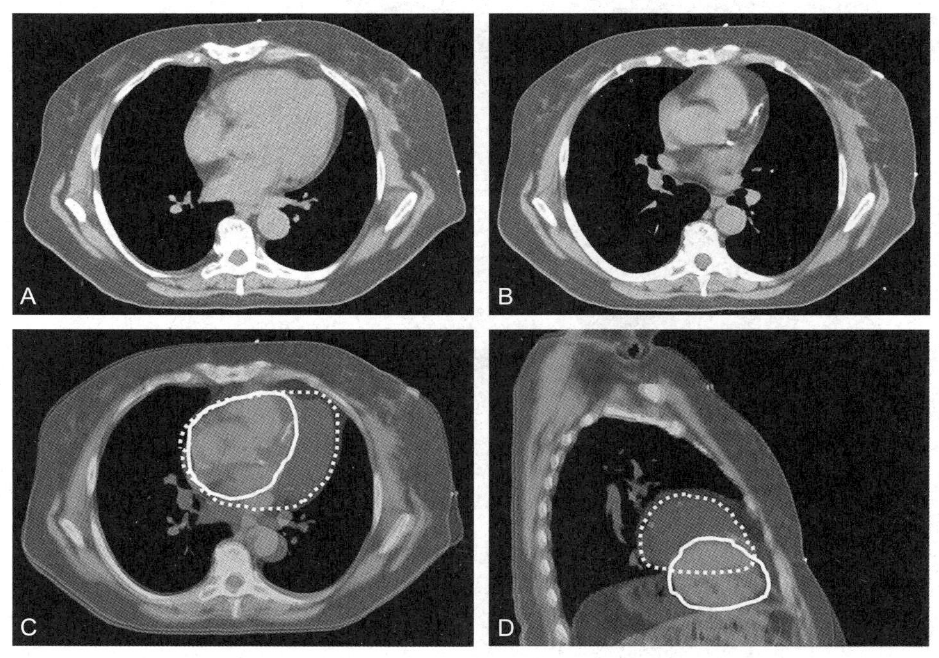

图 6-4-6　自由呼吸和 DIBH 下的心脏位置对比图（数字彩图）

A. 自由呼吸下的心脏位置，心脏接近胸壁靶区；B. DIBH 下的心脏位置，心脏远离胸壁靶区；C、D. 心脏位置在横断面与矢状面的差异；实线：DIBH 心脏轮廓；虚线：自由呼吸心脏轮廓。

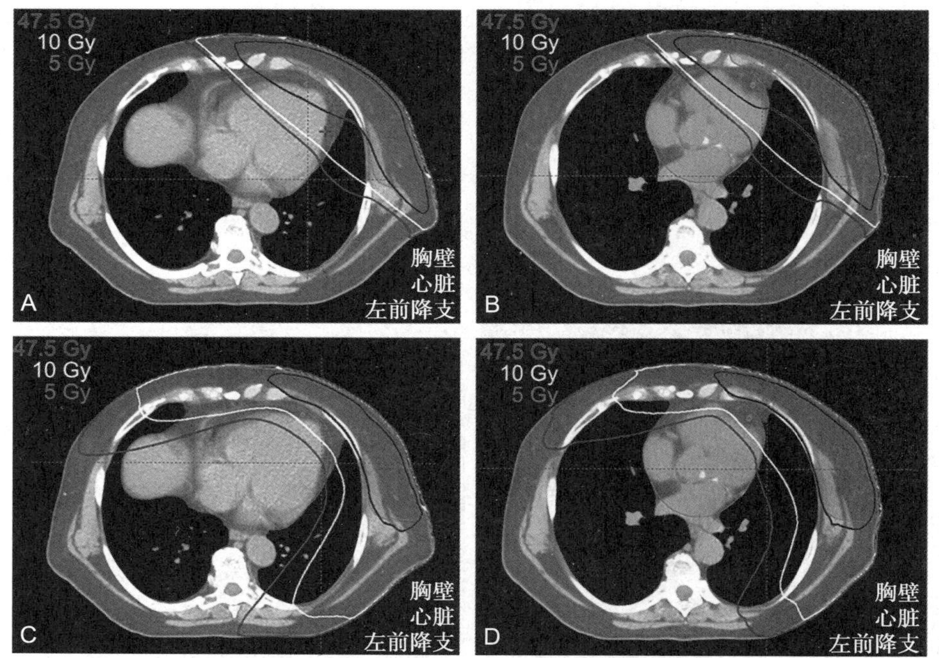

图 6-4-7　四种不同技术的左胸壁治疗计划及等剂量线（数字彩图）

A. 自由呼吸 3D-CRT；B. DIBH 3D-CRT；C. 自由呼吸 VMAT；D. DIBH VMAT。

图中标注为 3 条等剂量线——图注位于左上角，以及 3 个结构组织——图注位于右下角。

（钟仁明　廖奎）

第七章 图像引导放射治疗技术

放射治疗过程中由于患者身体的改变、器官的运动、肿瘤的变化、设备精确度的漂移等，每次治疗时的体位与定位时不完全一致，肿瘤与正常组织器官相对位置也发生变化，应用图像引导技术能及时发现和纠正这些误差，图像引导技术主要有二维和三维X线成像、MRI、光学表面成像引导技术、B超引导技术、磁导航引导技术等。

第一节 概述

图像引导放射治疗，即图像引导放疗（image-guided radiation therapy，IGRT），是指在患者进行治疗前、中或治疗后利用各种影像设备获取患者相关影像资料，对肿瘤、正常组织器官、肿瘤位置标志物（如金属标志物、磁感应粒子等）、患者体表轮廓等进行定位，并能根据其位置变化进行误差纠正与摆位调整。因此，广义的IGRT概念包括用于制订放疗计划的患者相关影像、治疗机房内机载影像和放疗过程中评估放疗疗效的相关影像等。通常IGRT更多地是指治疗机房内机载影像，主要用于放疗前位置验证（分次间误差）和治疗过程中误差（分次内误差）的监测。然而，单纯的位置纠正并不能应对所有临床情况，一些患者在放疗过程中放疗靶区及邻近危及器官变化明显，这时候需要重新调整放疗计划，即图像引导下的自适应放疗（image guided adaptive radiation therapy，IGART）。

实现IGRT的设备种类较多，可分为电离辐射、非电离辐射IGRT；或分为二维、三维成像引导放射治疗；或根据时间分为分次间误差、分次内误差监测IGRT。电离辐射IGRT设备包括验证胶片、电子射野影像装置（electronic portal imaging device，EPID）、锥形线束CT（cone beam CT，CBCT）、kV级螺旋CT、MV级螺旋CT、数字化X线透视、平片系统、MV-CBCT和PET-CT引导等；非电离辐射IGRT设备包括超声引导放射治疗系统、光学表面成像系统、磁感应粒子追踪系统、视频定位系统、红外线定位系统、磁共振引导放射治疗系统等。其中验证胶片、EPID、数字化X线透视、平片系统等属于二维成像引导。数字化X线透视、超声引导放射治疗系统、光学表面成像系统、磁感应粒子追踪系统、视频定位系统、红外线定位系统和磁共振引导放射治疗系统等除可用于分次间误差引导纠正外，还可用于分次内误差监测。其中磁共振引导的放射治疗因其无辐射、实时采集、软组织分辨力高、在线自适应放疗以及功能成像评估等特点受到越来越多的关注。随着质子/重离子放疗技术的发展，传统CT模拟定位计划可能存在射程不确定性的缺陷，而采用质子成像得到类CT图像进行计划设计，将有望进一步提高质子放疗计划的射程精准度。

理想的图像引导设备有以下特点：容积成像；高空间分辨力；高时间分辨力；高保真；治疗结构轮廓和剂量信息能够在计划图像系统和治疗图像系统之间进行传输；响应及时；与治疗系统之间无干扰；非侵入性；无辐射或低辐射；可重新计划和实时评估；减少治疗时间；成本投入低等。不同图像引导设备各有千秋，在临床实际运用中患者的图像引导方式可依各单位实际配置情况、患者的放疗部位、放疗策略、靶区情况等而定。

图像引导的作用是发现、纠正摆位误差，分析器官运动等，根据这些误差计算不同部位肿瘤

所需的 PTV 外扩边界大小，制定相应的图像引导策略。摆位误差边界（M_{PTV}）有不同的计算公式，计算时需要兼顾系统误差与随机误差，系统误差包括医师勾画靶区误差、摆位误差（体位固定装置）、器官位移、设备精度等，随机误差包括器官位移、摆位误差以及半影（σ_P）等。M_{PTV} 可采用 van Herk 计算公式：$M_{PTV}=2.5\Sigma+0.7\sigma$，其目的是保证患者 90% 的靶区至少接受 95% 的处方剂量，其中 Σ 为系统误差，常用个体误差均值的标准差表示；σ 为随机误差，常用个体误差标准差的均方根表示。因此，减少放疗过程中的系统误差至关重要，如提高放疗加速器精度、提高体位固定精度、提高 CT/MR 模拟定位精度、提高放疗医师对 GTV 和 CTV 勾画的准确性、减少呼吸运动幅度等。

第二节　二维 X 线成像引导放射治疗技术

一、概述

二维 X 线成像引导放射治疗是出现最早、运用最广的图像引导放疗方式，常见形式有：验证胶片、电子射野影像验证（EPI）、数字化 X 线透视和平片系统。kV/MV 级射线在特定入射角度穿过人体，获取人体解剖结构信息叠加在单一平面上的图像，因此必须获取至少两个不同角度（通常正交 90°）的射野方能分析患者的三维等中心位置。

二维成像可分为在线校准与离线校准。在线校准指在分次治疗中，完成患者摆位后，采集二维图像，与参考影像对比，确定摆位误差后校准。离线校准则是先获取一定治疗次数的二维图像，与参考影像对比，得出误差结果后纠正系统误差（对等中心位置进行重新调整）。

（一）二维 X 线成像引导放疗的类型

1. 二维 MV 级 X 线成像　在放疗中辐射束照射靶区时，采用电子或非电子技术获取影像，在治疗束出射方向获得的二维影像称为 MV 级二维射野影像。MV 级二维射野影像系统主要有射野照相法（胶片法）、光激荧光板影像系统和电子射野影像装置三种。

（1）胶片法

1）胶片的原理与特性：当胶片在 X 射线下曝光后，胶片变黑。胶片由含卤化银（多用溴化银）乳剂的胶片基组成，胶片基由半透明蓝色塑料制成。Kodak EC 胶片验证系统从上至下依次为铜、荧光屏、胶片、荧光屏（图 7-2-1）。

感光曲线（图 7-2-2）是胶片的特征曲线，由 Hurter 和 Driffield 引入，因此也被称作 H&D 曲线。其中 X 轴表示曝光量的对数，Y 轴表示光密度。

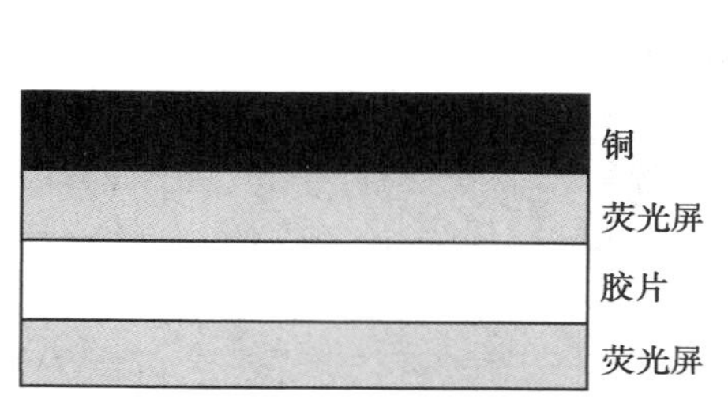

图 7-2-1　柯达胶片验证系统

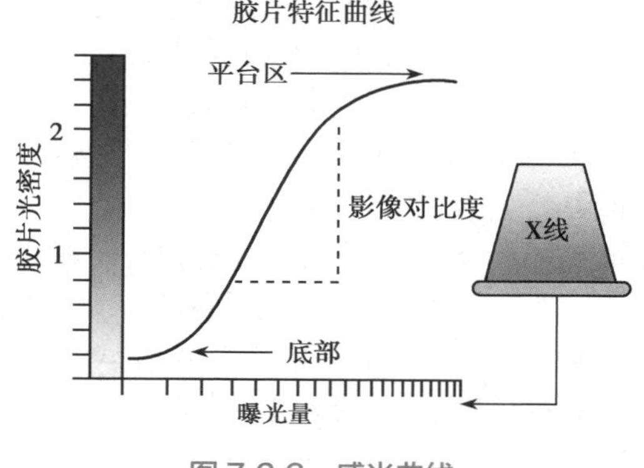

图 7-2-2　感光曲线

2）胶片在放疗中的运用：胶片成像是由康普顿反冲电子在胶片上形成影像，而不是通过光子直接形成图像。患者、治疗床等产生的次级电子可能会影响图像质量。射野影像的质量随着射束能量和患者厚度（>20cm）的增加而降低，应采用最低能量光子束来获取射野影像。由于胶片的影像质量相对较差，运用胶片进行位置验证的结果因人而异，可能存在较大的观察者误差。胶片还可用于放疗设备的质量验证，即胶片剂量仪，相当于积分剂量计，有助于测量动态传递的剂量分布。

3）放疗中常用胶片类型：剂量测定中常用的是胶片是 Kodak 的 X-Omat V（XV），是一种慢感光胶片。胶片在 0.8Gy 的剂量照射内，光密度值均可小于 2。在 400keV 的光子能量以下，胶片响应具有高度的能量依赖性（图 7-2-3）。由于低能散射光子的相对数量随着 MV 级光束的深度和射野大小的增加而增加，因此认为这两个参数都会显著影响胶片的灵敏度。

（2）光激荧光板影像系统：射野影像的采集是用一个可重复使用的光激荧光板代替感光胶片放在暗盒内曝光并形成潜影，激光束扫描荧光板激发与潜影密度相对应的荧光束，荧光被光电倍增管收集，数字化处理形成二维数字影像。潜影消除后，荧光板可反复使用。光激荧光板影像系统的影像采集储存更加方便，影像更加清晰，但仍然只能用于摆位验证，即验证剂量分布，不能验证实时摆位情况，性价比不高，目前临床应用不是很普遍。

（3）电子射野影像装置（EPID）：是应用电子技术利用加速器发射的 MV 级射线进行射野成像。根据探测方式的不同，主要有三种类型：荧光射野影像系统、矩阵电离室（液体探测器）和平板探测器（固体探测器）阵列。三种类型均可验证射野摆位，分析射野剂量分布。目前加速器使用最多的是平板探测器阵列（图 7-2-4）。它已代替了以摄像机为基础的荧光射野影像系统和矩阵电离室 EPID，其图像质量也大幅度提高。平板阵列克服了照相系统烦冗的缺点，解决了矩阵电离室 EPID 照射时间相对较长的问题。

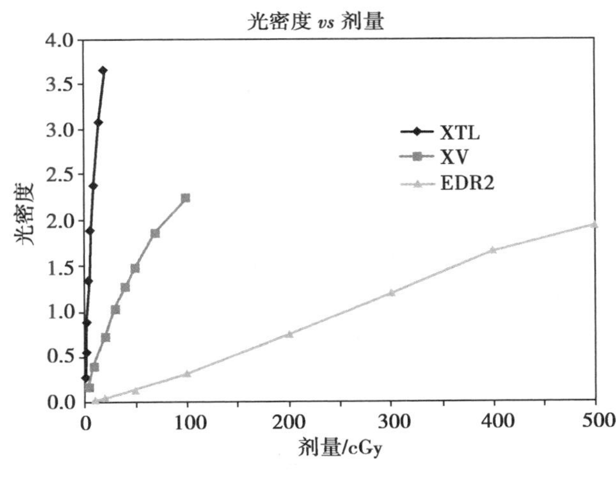

图 7-2-3　常用胶片响应曲线

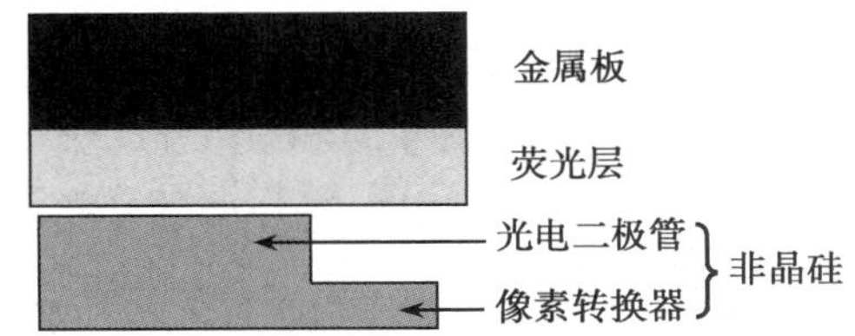

图 7-2-4　平板 EPID 组成示意图

2. 二维 kV 级 X 线成像　相比于 EPID 和验证胶片使用 MV 级 X 射线，数字化 X 线透视和平片系统采用的 kV 级 X 射线，获取图像更加清晰，图像软组织分辨力、对比度更高，同时患者受到的额外辐射剂量也明显减少，也缩短了整体治疗时间。因此，放射治疗中二维影像逐渐由治疗级 MV 级 X 射线，发展到 MV 级 X 射线与 kV 级 X 射线并用，或是单独使用 kV 级 X 射线源。

kV 级 X 射线成像引导放疗的历史悠久，最早可追溯到 1960 年安装在 ^{60}Co 机上的 kV 级验证设备。根据 X 线球管和射线探测器在治疗室内的分布，主要可分为安装于治疗室内的正交 X 线系统和安装于加速器机架上的 X 线系统。

二维 kV 级图像的质量受多方面因素的影响，包括 X 线能量、射线源至探测器的距离（SDD）、患者体厚、患者穿戴或植入体内的高密度物质等。kV 级 X 线平面成像与 EPID 相比，能提供较高空间分辨力和密度分辨力的图像，但对软组织的分辨力仍然相对较低。因此，在需要时会对部分患者的靶区植入标志物。但植入标志物是一种有创的操作，增加了临床的流程复杂程度和风险；植入的标志物可能发生迁移，需要治疗师在图像配准时予以辨别。

（1）加速器旋转机架上安装的 X 线系统：安装在加速器机架旋转平面内的二维 kV 级成像引导系统，其 kV 级 X 线球管与机架的夹角为 90°，机架与 EPID 的连线和 kV 级 X 线源与相应探测板的连线相互垂直。

临床中使用高分辨力采集模式获取二维图像，图像质量与参数选择关系十分密切，同一部位采集的图像质量不同，使用自动配准模式后可能会得到不同的配准结果，因此应根据不同的人体厚度调节 kV 或 mAs 等成像参数。在治疗摆位时，使用系统摄取 kV 级二维平面图像，在选定合适的 kV、mA 和 ms 参数后，分别在 0° 和 270°（或 90°）各获取一幅 kV 图像。二维 kV 级 X 线成像剂量是 EPID（二维 MV 级 X 线）成像剂量的 1%，图像质量显著优于后者。

（2）安装在治疗室内的正交 X 线系统：治疗室内正交二维 kV 级 X 线系统由在地板或天花板上安装的两对 kV 级 X 线球管和对应的非晶硅平板探测器组成，两对装置轴线之间相互垂直并分别相对水平方向倾斜 45°。当患者被放置在治疗区域时，可获取正交图像，经数字重建后可以验证靶区的等中心位置。（图 7-2-5）

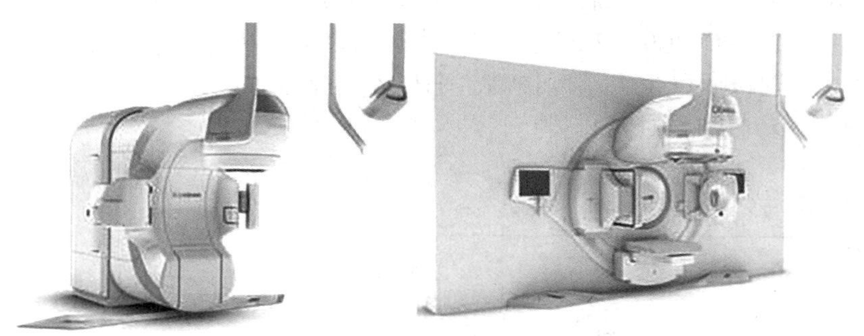

图 7-2-5　安装在治疗室内的正交 X 线系统

治疗室内的正交 X 线系统的定位精度小于 1mm，拍片时患者所吸收的额外剂量比二维 MV 级剂量更低；除此之外，该系统拍摄所需时间小于 30s，减少患者在机房的时间，提高了工作效率。因此，系统可以在治疗前和治疗中对患者体内肿瘤进行实时的位置验证及非共面射野的验证，提高了患者摆位的精确度、治疗的准确性和效率。

（二）发展前景

1. 二维 MV 级 X 线成像（EPID） 目前临床治疗中 MV 级 EPID 影像采集所需剂量相对较高，因此 EPID 的发展方向之一就是降低患者所受的额外剂量。未来可以提高 MV 级 EPID 影像采集板的效率，还可作为剂量监测设备，实现同步实时跟踪靶区运动和实时剂量验证。

2. 二维 kV 级 X 线成像 目前二维 kV 级成像的机架的旋转平面内 X 线系统、正交 X 线图像引导系统存在无法监测患者体内的软组织等局限性。因此，除了追踪骨性标志外，将不断探索对软组织的追踪，并可以配合其他设备，获得更多解剖信息。

二、临床应用

（一）二维 X 线成像引导放疗技术应用流程

使用图像引导设备对患者进行体位验证是整个放疗流程中非常关键的一个环节，会影响患者的疗效和毒副作用的大小，因此要根据不同的肿瘤类型、患者身体情况、治疗技术选择合适的体位验证方式。在进行体位验证前，治疗师应查验、核对放射治疗计划的各项参数；告知患者治疗过程中的注意事项，消除患者的紧张情绪。

1．二维 MV 级 X 线成像

（1）慢感光胶片验证：在临床中胶片验证操作相对复杂、耗时长，随着设备的更新，加速器机载电子射野影像装置验证逐渐替代了慢感光胶片验证。

（2）电子射野验证片验证：采用EPID获取电子射野验证片（EPI），根据不同类型计划的要求，曝光方式可分为单曝光、双曝光与连续曝光。单曝光包括射野单曝光和矩形野单曝光两种。射野单曝光是直接在加速器机架角度、准直器角度、治疗野与计划完全一致的照射条件下，以小的治疗机跳数（通常为 1~4MU）拍摄照射野形状。射野单曝光无法显示照射野外的解剖结构，与计划系统生成的 DRR 配准较困难。矩形野单曝光（图 7-2-6）在临床使用中，能够对 IMRT 计划的等中心点进行验证，矩形野中应包含靶区附近易于观察的解剖结构。双曝光包括治疗野 + 大矩形野曝光、小矩形野 + 大矩形野曝光两种。前者常（图 7-2-7）运用于 3D-CRT 治疗计划，可以直观地展现照射野与周围解剖结构的相互关系。后者（图 7-2-8）能够对 IMRT 计划的等中心点进行验证。

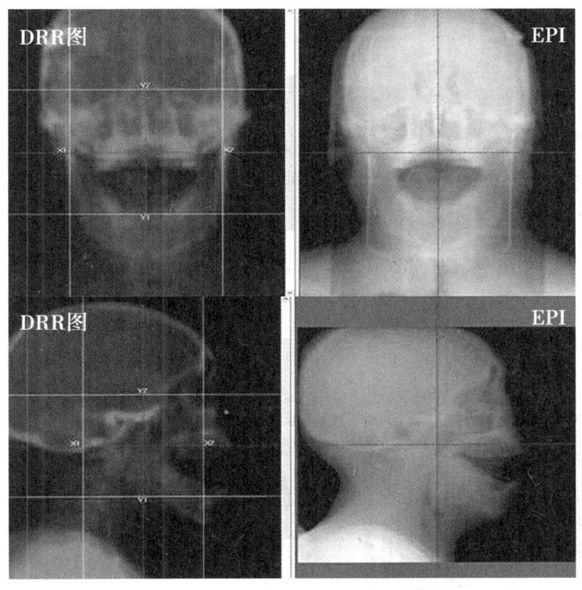

图 7-2-6　矩形野单曝光（数字彩图）

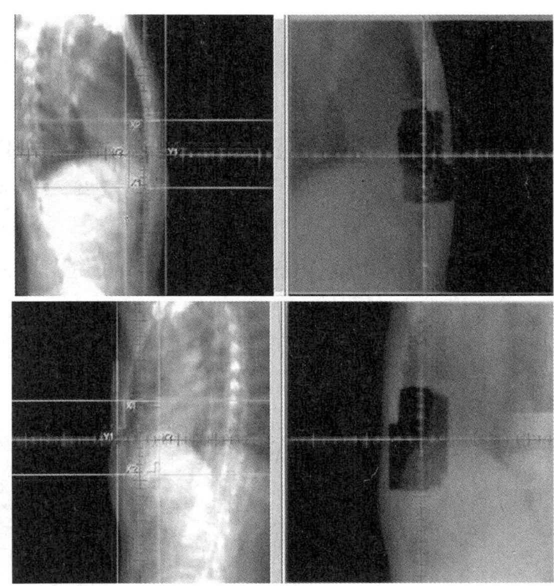

图 7-2-7　治疗野 + 大矩形野曝光（数字彩图）

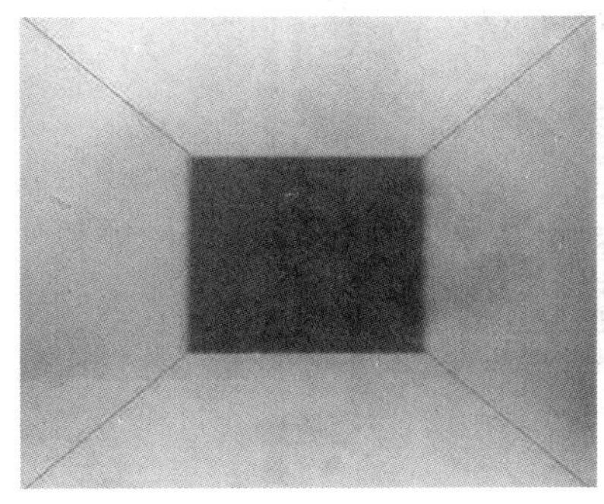

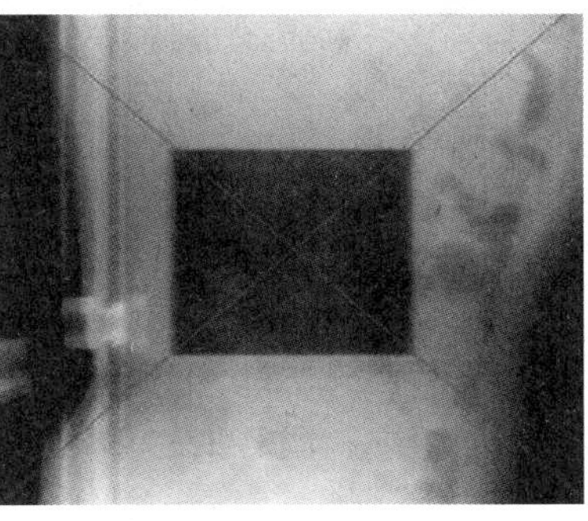

图 7-2-8　小矩形野 + 大矩形野曝光

常规的 EPID 影像验证方式的实施步骤如下：

1）确定参考影像，通常为计划系统生成的 DRR；并设置影像采集范围和参数等。

2）摆位后利用手控盒或手动拉动，使探测板到达预定位置。

3）转动机架，在预设角度采集影像，通常采集正、侧位两幅图像。

4）在获得 EPI 后，先对矩形野作两条对角线，两线的交叉点为射野中心点；再与计划系统生成的 DRR 配准比较。EPID 系统会默认生成射野中心点，但为避免 EPID 系统本身误差，依然应当对拍摄获得的 EPI 画对角线得到相交点，验证是否正确。

2. 二维 kV 级 X 线成像

（1）安装在加速器旋转机架上图像引导系统验证：与二维 kV 级 X 线成像体位验证方式相似。图像配准时一般采用自动配准再手动微调的方法。手动匹配以融合明显骨性标志和靶区位置为依据。

（2）安装在治疗室内正交 X 线系统验证：机械臂放射治疗装置通过两组正交的 kV 级 X 线机对治疗靶区摄像，获取的图像与计划 CT 生成的 DRR 对比配准，得到患者在空间六维方向上的摆位误差。若摆位误差在机械臂校准范围内，则自动移动完成位置校准；若超过范围，系统会自动移动治疗床来校准摆位误差，移床后再次拍片与 DRR 对比校准。机械臂放射治疗装置在治疗前、治疗中，通过图像引导实时校正患者位置，使得放疗系统端到端（E2E）总精度在 0.95mm 以内。

（二）二维 X 线成像引导放疗技术临床应用

1. 头颈部肿瘤

（1）鼻咽部：鼻咽癌放射治疗中最常用的二维 X 线图像引导方式为 EPID。获取 EPI 可以验证鼻咽癌治疗中心的位置（图 7-2-9），曝光方式可采用单曝光或开野 + 射野双曝光，射野应包括颌面部、部分颅骨、上部颈椎。配准方式多采用骨性 + 软组织配准，先自动配准，再人工配准进一步确认。配准过程中，操作者应当仔细观察靶区、颈部脊髓、脑干等重要邻近器官的重合情况。完成配准后计算得到位置偏移值，鼻咽癌的摆位误差修正阈值通常为 2mm；超过 2mm 时，应当移床纠正摆位误差；若有明显的旋转误差，应当重新摆位纠正。

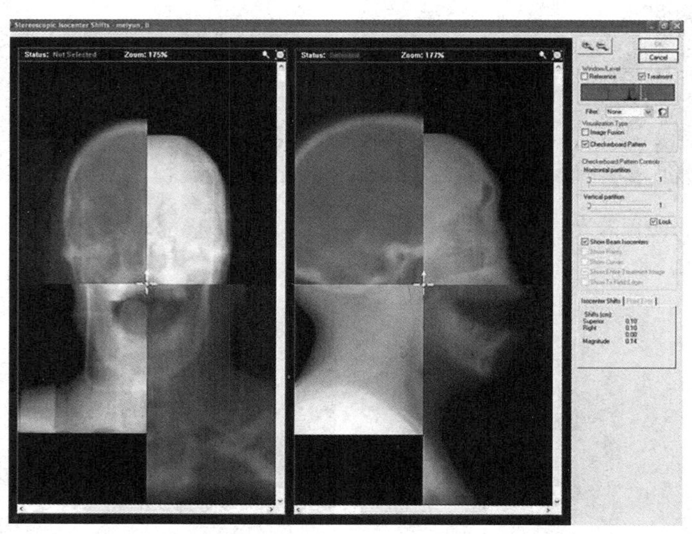

图 7-2-9　鼻咽部电子射野影像（正侧位）

（2）颅内：颅内肿瘤采用的二维影像验证方式通常包括 EPID 和正交 X 线系统，治疗方式可分为颅内局部放疗和全脑放疗。

1）EPID 验证方式：常见的颅内局部肿瘤包括星形细胞瘤、垂体瘤、听神经瘤、脑膜瘤等，采用二维或三维放疗技术。采用 EPID 验证方式的过程中，利用激光标记点完成摆位后，通常选择照射野＋大矩形野的双曝光方式获取 EPI，并将其与计划生成的 DRR 进行配准。配准范围包含整个头颅，配准方式采用骨性配准，配准后移床纠正摆位误差。注意避免出现较大的旋转误差（≥2°），若出现，应当重新摆位纠正。

全脑放射治疗可采用射野验证，通常为照射野＋大矩形野的双曝光方式，将获取的 EPI 与 DRR 进行比较。配准范围包含整个头颅，比较时应注意照射野边缘与颅底线的关系，避免晶状体受到照射。

2）正交 X 线系统验证方式：利用机械臂放射治疗装置照射治疗颅内肿瘤时，采用正交 X 线系统验证方式。机械臂放射治疗装置的图像引导包括治疗前影像引导配准和治疗中动静态影像追踪治疗，其针对颅内肿瘤的实时影像追踪方式称为颅骨追踪。颅骨追踪利用 DRR 和实时图像间的强度、亮度梯度来识别和跟踪刚性颅骨解剖结构，完成靶区追踪和运动补偿。比较两者结果，可以得到其在空间六维方向上距离和度数的摆位误差。在六维方向上的摆位误差数值若在机械臂校准范围内，会自动完成校准；若超出机械臂校准范围，可自动移床来调整患者位置，使其回到机械臂校准范围。颅骨追踪模式在六维方向上的机械臂校准的最大数值（左右平移、前后平移、头脚平移）和最大度数（左右旋转、头高低旋转、逆顺时针旋转）分别为 10mm、10mm、10mm、1°、1°、3°。在治疗中，影像引导精确性和稳定性受到影像曝光参数及追踪参数的影响，应选择合适的管电压、管电流、曝光时间。

2. 胸部肿瘤

（1）肺部

1）EPID 验证方式：EPID 是肺癌放射治疗中常用的一种影像验证方式，具体的使用步骤可见前文中 EPID 的使用流程。值得注意的是，肺部肿瘤的靶区位置个体差异较大，因此不同位置肿瘤的配准方式也有所不同。肺部肿瘤治疗时，患者实际采集 EPI 图像时的状态应与 CT 定位时（自由呼吸或采取呼吸运动管理）一致。由于肺组织与软组织的天然密度差异，肺部肿瘤区的轮廓相对比较清晰，配准时应结合呼吸时相尽可能保证肿瘤在计划靶区内运动。

2）正交 X 线系统验证方式：机械臂放射治疗装置治疗肺部肿瘤的追踪方式有同步呼吸追踪和肺部追踪两种方式。

A. 同步呼吸追踪：在肺部肿瘤的治疗中，呼吸运动引起靶区运动，使得治疗边界扩大、正常组织受照体积增加。同步呼吸追踪通过呼吸运动与肿瘤运动的相关性预测肿瘤的位置并引导治疗，提高放射治疗精度。治疗前行穿刺病灶金属标志物植入术；治疗中跟踪记录患者的呼吸运动频率和深度、体内金属标记点的运动；分别建立患者的呼吸运动模型和靶区的四维位置模型，结合获取的信号建立靶区位置在呼吸周期中的动态模型；将四维影像模式回馈到机械臂，使直线加速器 X 线束向相应的方向照射，实现对肿瘤的实时追踪照射。

同步呼吸追踪中金属标记点的植入至少为 4 个，才能保证获取到靶区四维位置的信息；金属标志物的运动幅度和范围代表肿瘤的运动幅度和范围，因此应植入在肿瘤内部或者周边。该追踪方式在六维方向上机械臂可以校准的最大数值和最大度数分别为 25mm、25mm、25mm、1°、1°、3°。另外，应当根据患者的胸部组织的厚度和密度，设置合适的曝光参数；需要将刚体阈值、可信度、金属标志物距离、金属标志物角度、追踪范围等纳入考虑范围。同步呼吸追踪方式肿瘤需满足：①尺寸通常大于 15mm；②边界清晰；③靶区 45° 的影像板 A/B 图像上，至少有一侧不被椎体、心脏等结构所遮挡。

采用传统的呼吸门控或呼吸抑制技术时，通常需要 5mm 肿瘤边界外放。而同步呼吸追踪技术预测肿瘤位置的准确性的研究中显示，其误差仅为 0.9mm。

B. 肺部追踪：肺部追踪系统只适用于肺部肿瘤的治疗，不需要在患者体内植入金属标记点，

利用获取的影像中病变和背景的强度差异直接跟踪病变部位肿瘤。该追踪系统联合使用了椎体追踪系统和同步呼吸追踪系统。利用椎体追踪系统的脊柱分割功能实现位置对准，调整在旋转位移方向上的误差，进行患者摆位。肺部追踪系统跟踪肿瘤的平移运动，进行目标定位。同步呼吸追踪系统用来建立肺部肿瘤的呼吸运动模型，补偿呼吸运动，从而达到精确治疗肿瘤的目的。

在治疗时，实时影像系统获取的两组正交影像分别独立执行配准，可以得到两个方向上的靶区及周围组织的影像信息。将其与 DRR 对比匹配，计算出平移的移动范围与旋转角度，机械臂调整好后追踪补偿患者呼吸运动，实现肿瘤的追踪放疗。肺部追踪方式在六维方向上机械臂可以校准的最大数值（左右平移、前后平移、头脚平移）和最大度数（左右旋转、头高低旋转、逆顺时针旋转）分别为 25mm、25mm、25mm、1°、1°、3°。

（2）食管：食管癌患者在整个治疗中体重变化较为明显，肿瘤的位置和形状也可能随之发生变化，因此需要对患者进行位置验证。EPID 是食管癌治疗中常见的影像验证方式之一。食管解剖位置靠近胸椎，食管与胸椎的相对位置比较固定，因此胸椎常作为食管影像验证的参考标记。配准方式多采用骨性配准，配准时应重点关注脊椎位置的重合情况。完成配准后计算得到摆位误差，食管癌的摆位误差修正阈值通常为 3mm；超过 3mm 时，应当移床纠正摆位误差；若摆位误差过大或有明显的旋转误差时，应当重新摆位。但 EPID 是 MV 级 X 线成像，对软组织的分辨力较差，建议优先考虑使用 CBCT 进行图像引导。

（3）乳腺：在乳腺癌的治疗中，患者体型变化、患者呼吸运动幅度、体表标记线不清晰等都会导致摆位误差。目前乳腺癌中常用的图像引导方式之一是 EPID。不同类型的治疗技术，拍摄的 EPI 也有所不同。IMRT 照射中，拍摄正位和侧位；切线照射中，拍摄切线野影像。配准方式多采用灰度配准，以治疗靶区的组织结构为主要参考依据，以邻近靶区的肋骨和乳腺内的金属标志物作为辅助参考。若患者分次间体位移动差别较大，应告知放疗医师其体位验证情况，并对相关情况进行记录。

3. 腹部肿瘤 常见腹部肿瘤如肝癌、胰腺癌、肾癌、胃癌等，周围软组织结构较多，且肿瘤随呼吸运动。因此目前腹部肿瘤临床放疗中多采用对软组织成像更清晰的 kV 级 X 线图像引导方式，如正交 X 线系统验证方式、CBCT 等，MV 级 X 线图像引导成像质量较低，无法清晰显示腹部肿瘤及其周围组织，如 EPID，临床使用较少。

4. 盆腔肿瘤

（1）直肠：在盆腔肿瘤放疗中，膀胱、小肠、直肠等脏器的形状位置可能发生变化，导致周围放疗靶区形变。分次治疗的摆位误差、分次内的靶区运动、不同分次间的靶区位移或靶区形变，都会影响放疗的精确性。因此，需要利用图像引导技术纠正摆位误差、确保靶区在照射范围内。目前临床中常用的二维 X 线成像引导验证方式包括 EPID 验证方式、安装在加速器机架的旋转平面内的二维 kV 级成像引导验证方式。

1）EPID 验证方式：在直肠癌的治疗中，若采用 IMRT 技术，通常会拍摄正位和侧位的验证片；若采用二维放疗或三维放疗技术，通常采用射野 + 大矩形野的双曝光方式。比较获取的 EPI 和计划生成的 DRR，配准得到各个方向上的误差数据。误差在容许阈值以内，则可以开始治疗；误差超过阈值，应当移床消除摆位误差；平移值或旋转误差较大（≥3°），应重新摆位，再次验证。配准方式采用骨配准或灰度配准，盆腔的骨性结构作为辅助参考，注意观察直肠、膀胱等器官与靶区的重合情况。

2）二维 kV 级成像引导验证方式：设定相关参数，完成摆位后，转动加速器机架，在正位和侧位分别获取一幅 kV 级二维平面图像。将获取的图像与计划生成的 DRR 进行对比，注意靶区和周围危及器官的位置，配准后纠正摆位误差。

（2）前列腺

1）EPID：前列腺位于盆腔内，其 EPID 体位验证与直肠癌、宫颈癌等其他盆腔肿瘤有诸多相似之处。具体参照直肠癌 EPID 验证方式。

2）正交 X 线系统验证方式：机械臂放射治疗装置治疗前列腺癌时，使用金属标志物追踪技术引导放射治疗，治疗前需要在前列腺肿瘤部位植入 4 颗以上金属标志物。通过对比治疗过程中实时获取的影像和计划生成的 DRR 影像中金属标志物位置移动，确定机械臂校准的平移值和度数。利用金属标志物追踪方式得到校准值，机械臂在六维方向上能够校准的最大数值（左右平移、前后平移、头脚平移）和最大度数（左右旋转、头高低旋转、逆顺时针旋转）分别为 10mm、10mm、10mm、2°、5°、3°。

5. 其他部位肿瘤

（1）脊柱原发肿瘤或者转移瘤

1）EPID 验证方式：脊柱原发肿瘤或者转移瘤常采用双曝光方式。治疗师配准后校准患者位置，使得脊柱（即靶区）在照射野范围内。

2）正交 X 线系统验证方式：机械臂放射治疗装置在临床使用中，常用的追踪脊柱锥体及周围病变的方式是椎体追踪方式。该方式通过比对采集图像与 DRR 上骨质密度变化点，获得患者的位置误差值。利用椎体追踪方式得到校准值，机械臂在六维方向上能够校准的最大数值（左右平移、前后平移、头脚平移）和最大度数（左右旋转、头高低旋转、逆顺时针旋转）分别为 10mm、10mm、10mm、1°、1°、3°。在设计追踪脊柱锥体及周围病变的计划时，影像定位中心和感兴趣区（regions of interest，ROI）的设置非常重要，若设置不当可能会使影像定位误差偏移甚至错误地识别椎体。因此，要求影像定位中心必须在肿瘤区周围并且该区域具有丰富的骨性结构，ROI 使影像定位中心区域骨性结构的覆盖达到最佳。在临床治疗中，应当注意不同脊柱部位具有不同的椎体骨质密度、不同的周围组织厚度，选择合适的曝光参数。

（2）淋巴结转移瘤：淋巴系统遍布全身，一直处在循环中，因此全身都可能出现恶性肿瘤的淋巴结转移灶。常见的有颈部、纵隔、肺门、腹膜后等淋巴结转移瘤。不同部位淋巴结的验证方式可参照上文中的相应部位。机械臂放射治疗装置治疗淋巴结转移灶时，常采用的验证方式为金属标志物追踪方式、椎体追踪方式。

肿瘤区与脊柱距离远，受呼吸影响小或者不受影响，可以采用金属标志物追踪方式。依据金属标志物的位置，金属标志物追踪可分为金属标志物植入和贴金属标志物两类。金属标志物植入时应该至少植入 4 个金属标志物，以确保能够获得患者靶区六维方向上的信息。贴金属标志物适用于患者的淋巴转移瘤位于皮下，在皮肤表面贴金属标志物追踪。表面通常贴 4~8 颗，每两颗距离大于 2cm。金属标志物分布在肿瘤周围，形成菱形或平行四边形。

对比获取的影像和 DRR 中金属标志物位置移动，确定机械臂校准的平移值和度数。利用金属标志物追踪方式得到校准值，机械臂在六维方向上能够校准的最大数值（左右平移、前后平移、头脚平移）和最大度数（左右旋转、头高低旋转、逆顺时针旋转）分别为 10mm、10mm、10mm、1.5°、1.5°、3°。

三、质量控制

（一）设备质量控制

1. 电子射野影像装置质控 EPID 质量控制应该包括每月和每年的质量保证测试。每月测试：对比度、空间分辨力、灵敏度、放大倍数、机器中心轴的位置、射野均匀性。每年的测试：图像失真、位置的重复性、对比度敏感性。EPID 调试和质量控制分为五个方面：物理操作和安全；图像采集、分辨力和灵敏度校准；图像存储、分析和处理；参考图像采集；临床操作。

2. 二维 kV 级实时影像引导质控

（1）成像系统各个组件的质量控制：X 线球管预热，若设备在 8 小时以上没有使用，需要执行预热操作。

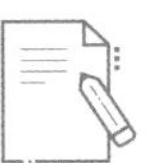

若图像引导的影像清晰度下降,应对 X 线探测器进行多重增益校准。增益校准的目的是屏蔽损坏的探测器,提高解析度、运算精度。校准时应注意:治疗床应移动到初始位,擦拭影像板表面,X 线球管与探测器之间不能有物品。成像系统等中心位置校准。

影像系统校准检测:使用专用工具,固定于图像等中心处,顶端换上水晶球。设置 A/B 曝光条件为 60kV、50mA 和 50ms。获取水晶球的 A/B 影像图像,放大至 400%,拖动十字线中心至 A/B 影像水晶球中心,分析 A/B 影像中的水晶球中心与影像系统中心图像的一致性。各方向允许偏差≤1mm。

(2)自动质量保证(AQA)测试:作为每日质量保证项目,使用 AQA 模体测试两个射束(垂直和水平)的可重复性,要求误差在 1mm 以内。AQA 测试是一种重复性测试,采用金属标志物追踪,检测两个射束的照射结果,代表机械臂放射治疗装置的可重复性精度。

(3)端到端(E2E)测试:作为每月质量保证项目,用于检查射波刀整个立体定向放射治疗系统的照射精度。照射装有 EBT2 胶片的头颈、呼吸追踪和肺追踪模体,分别采用不同的准直器及 MLC 对颅骨、脊柱、金属标志物、同步呼吸和肺追踪进行精度验证。要求每次每组测量的总误差≤0.95mm。

(二)临床质量控制

EPID 获取的射野验证片质量相对较低,对软组织的分辨力较差,用于患者验证主要依靠于骨性标志及植入的金属标志物。因此,主要用于头颈部患者的位置验证。

机械臂放射治疗装置本身的物理上的质量控制对确保照射的安全性和精确性非常关键,但仅靠设备本身的质量保证是不够的。常规的机械臂放射治疗装置治疗患者的整个流程包括以下各个环节:患者会诊及基本信息登记、是否需要金属标志物植入、体位固定、CT/MR 定位、勾画靶区和危及器官、确定处方剂量、治疗计划设计、计划验证(Plan QA)、治疗模拟、治疗执行、正确性检查和患者资料归档。正确性检查指检查计划执行、追踪位置、照射剂量和照射次数的正确性和精准性。治疗完成后应通过记录的实时影像检查患者信息、治疗次数、处方剂量、患者摆位和追踪照射是否正确,确定第二天是否继续治疗。

第三节　三维 X 线成像引导放疗技术

一、概述

三维 X 线成像引导放疗技术包括锥形线束 CT(CBCT)、MV 级螺旋断层 CT(MVCT)、MV 级 CBCT 等。由于三维 X 线影像具有丰富三维空间信息,且其较好的软组织分辨力,通常不需要植入金属标志物就可以对靶区进行定位。

(一)kV-CBCT

kV-CBCT 是分次和大分割放射治疗中定位和患者监测的重要工具。kV-CBCT 射线球管和非晶硅探测板与直线加速器治疗头安装在同一机架上,与 MV 治疗射束正交。机架带动球管与非晶硅探测板围绕患者旋转,每旋转一度获取一定的二维投影,获取一定数量的投影后即可重建 CBCT 图像。

(二)螺旋断层放射治疗

螺旋断层放射治疗(MVCT)采用螺旋进床的方式进行治疗(图 7-3-1),它既能用无创、无框架的立体定向方式精确治疗直径在 0.6cm 左右的颅内外小肿瘤病灶,也能对 60cm 直径的横断面和 135cm 长的全身范围进行

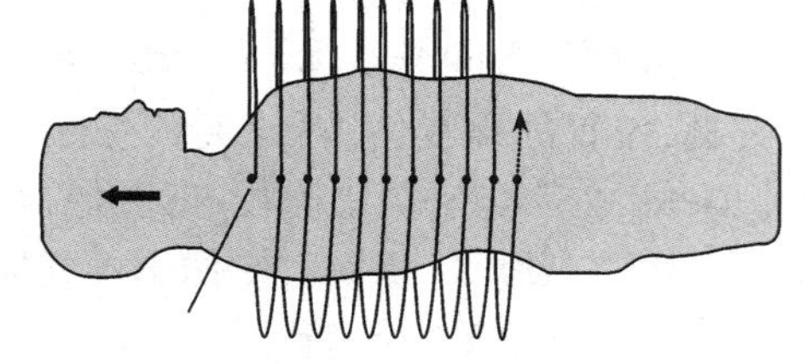

图 7-3-1　MVCT 扫描示意图

影像引导下的调强治疗。MVCT 的主要特点：治疗射线能量为 6MV；MVCT 成像能量为 3.5MV；具有射束阻挡器，可屏蔽射束，因此需要的房间屏蔽更弱；环形机架加速器对面具有探测器系统，用于 MVCT 影像采集；初级准直产生 0~5cm 的射野宽度；二元 MLC 共计 64 片，由 95% 的钨制成，厚 10cm；MLC 透射率 0.5%；85cm 孔径；无均整器模式（高剂量率）输出率 10Gy/min；最大射野宽度 40cm；最大射野长度 160cm；1~6 圈/min；散射污染较少；在治疗期间全旋转可分为 51 个投影。

MVCT 单次扫描的总剂量为 0.5~3cGy。MVCT 图像具有高精度、高分辨力 512×512 像素、低散射的优势，MVCT 的治疗系统成像精度和照射精度均小于 0.5mm，扫描的 MVCT 可被直接用于计划设计做准确的剂量计算，实现真正的自适应放疗。也因此，在使用过程中要对 MVCT 的 CT 值-电子密度曲线定期进行质量保证。MV 级 CT 相对 kV 级 CT 的对比度较低，但是可以减少高原子系数物质的伪影，如牙齿、假体或骨组织等造成的伪影。

临床运用特点：①全中枢照射：无射野衔接的问题，具有更好的剂量分布；②全骨髓或全淋巴照射：由于螺旋扫描治疗，可形成很长的照射野，具有独特优势；③乳腺癌：与 3D 适形放疗相比，改善了乳腺剂量的均一性，降低了肺部剂量；④头颈部放疗：更好剂量适形性并可进行自适应放疗。

缺点：①采用围绕患者旋转断层治疗的方式，增加正常组织的整体剂量；②头脚方向的半影较高；③无法进行非共面射野照射；④MVCT 导致的额外剂量较高（0.6~2cGy）；⑤无电子线治疗；⑥出束时间常高于 VMAT。

（三）加速器 CT 一体放疗系统

加速器 CT 一体放疗系统（图 7-3-2）是诊断级螺旋 CT 与直线加速器的一体化融合的设备。其外形与目前主流使用的医用直线加速器类似，但移除了机架上用于 CBCT 扫描的 X 线球管和探测板。机架中心设有孔洞（直径 70cm），机架后方安装有一套诊断级螺旋 CT 系统（16 层）。使用时，治疗床能通过孔洞移动进入机架后方的 CT 系统，获取诊断级的患者图像资料，完成后再移床回到治疗等中心位置。在轨 CT 放疗系统采用诊断级 CT 与直线加速器一体化架构，为临床带来诊断级的高清 CT 图像引导，可以清晰辨别肿瘤软组织与周边危及器官的相对位置关系；同时具备高清 CT 影像引导调强放疗和 CT 模拟定位两种放疗重要功能。

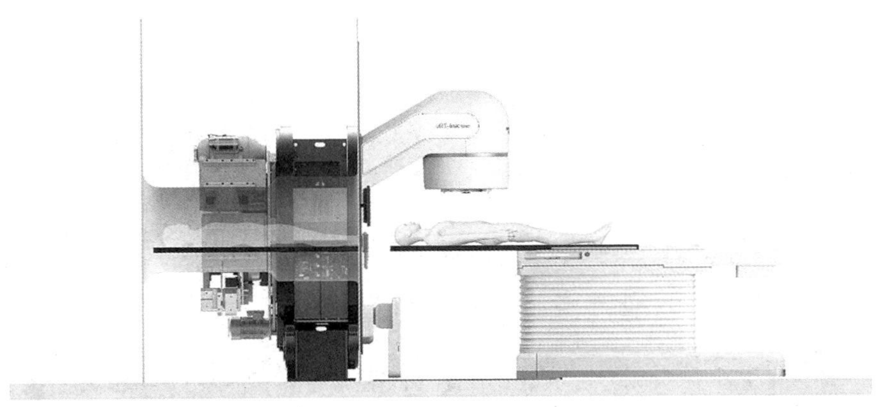

图 7-3-2　加速器 CT 一体放疗系统示意图

应用工作站中软件工具可简化图像配准并得出必要的校正，包括自动基准标记定位，靶标和器官轮廓的叠加，以及使用 ROI 中的灰度像素强度信息对治疗和计划 CT 进行自动图像配准。此外，治疗师或医师还可以一起进行手动更正。加速器 CT 一体放疗系统可满足患者一次性在线即时定位、勾画、计划、治疗与在线剂量监测，实现放疗全流程闭环（图 7-3-3）。

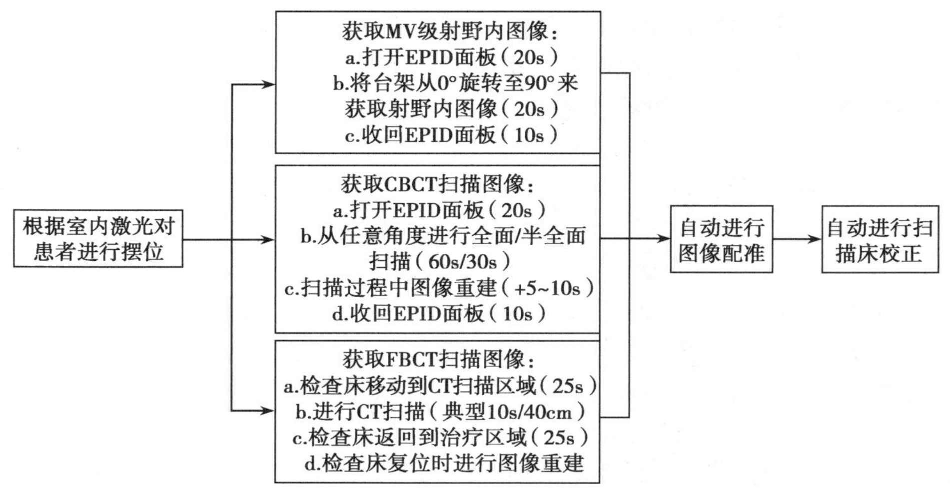

图 7-3-3　获取图像、计划、验证、治疗流程

（四）MV-CBCT

相比 kV-CBCT，MV-CBCT 的影像质量较差（图 7-3-4），其原因包括 MV 射线的成像原理及锥形线束 CT 的几何结构等因素。断层图像中低对比度物体（如前列腺）的可见性取决于对比度-噪声比。对比度由射束通过不同身体组织的不同衰减决定，在 MeV 范围内，主要发生康普顿散射，受原子序数影响小，因此其对比度在较大能量范围内相对恒定。在给定患者剂量限制的情况下，由于 MeV 光子沉积的每个光子的剂量增加会降低成像光束强度，因此会降低信号。另一个重要参数——噪声，包括光子探测的统计波动以及那些不需要的辐射源（即不包含成像信息的辐射）。在透射成像中，到达探测器的 X 射线由未散射（主要）和散射（次要）的射线成分组成。主射线通量产生信号生成影像，而次要射线则会导致噪声和图像伪影，并在重建的 CT 值中产生误差。到达探测器的散射线取决于光子能量、射野大小、扫描物体（大小和成分）以及扫描物体到探测器的距离。扇形束的结构通常不会产生较多的散射线，而锥形线束的结构使探测器暴露在散射线中。减少散射影响的方法包括改变采集参数（剂量、射野大小、体素大小等）、使用抗散射网格、对 2D 投影原始图像进行预处理以及 3D 重建后处理等。

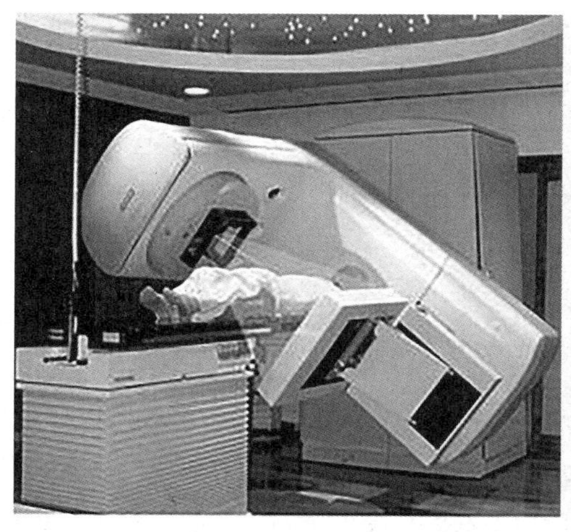
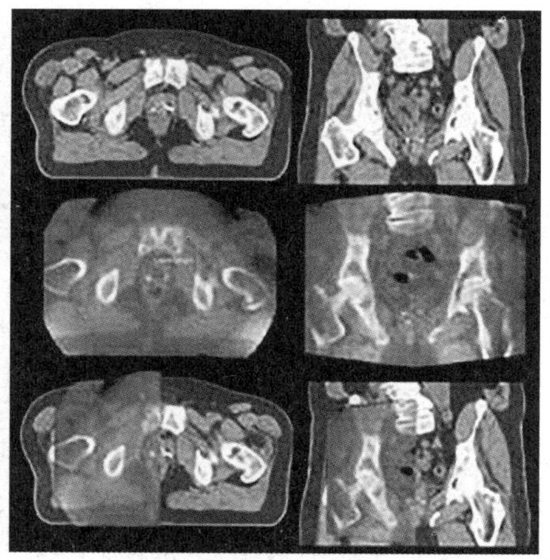

图 7-3-4　MV-CBCT 示意图（数字彩图）

MV-CBCT 的采集过程类似于弧形治疗，使用时根据需求创建扫描协议模板，包括 CBCT 采集的总剂量（2~60MU）、重建尺寸（128、256 或 512）和层间距（1mm、2mm 或 3mm）。重建的 MV-CBCT 和原始投影图像以 DICOM 格式被保存在患者数据库中。MV-CBCT 重建完成后与计划 CT 可自动配准，自动配准后可以手动进行微调。

二、临床应用

（一）三维 X 线成像引导放疗技术应用流程

三维 X 线成像引导放疗是目前影像引导的主流方式，其应用流程大同小异。由于三维成像引导具有丰富的患者解剖信息，所以在很多情况下可采用获取的影像进行自适应放疗，其大致应用流程如图 7-3-5。

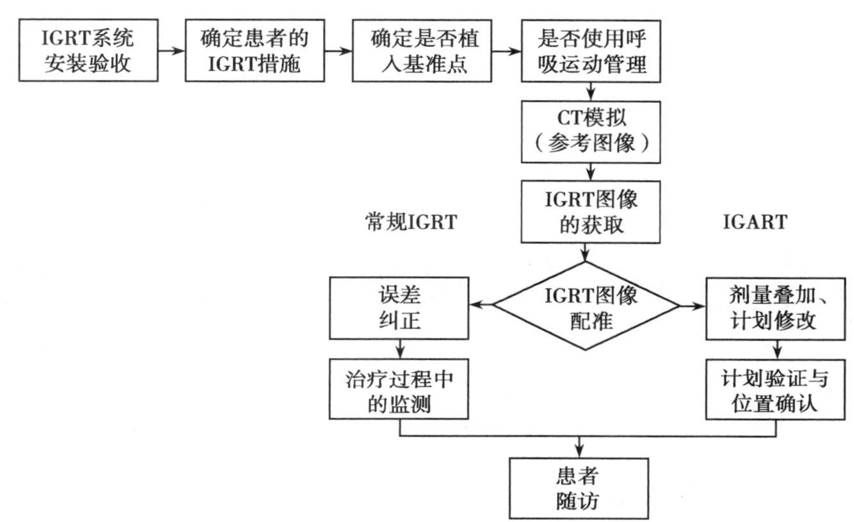

图 7-3-5　IGRT 临床应用

由于 CBCT、MV-CBCT 扫描影像质量相对较差，利用加速器 CT 一体放疗系统及 MV-CT 影像进行自适应放疗的较多，其流程如图 7-3-6 所示。

（二）三维 X 线成像引导放疗技术临床应用

三维 X 线成像引导放疗可以用于头颈、胸、腹、盆腔、四肢等全身各部位。由于它提供了更加丰富的三维解剖信息，三维 X 线影像引导已不仅限于纠正摆位误差，还可分析局部误差、靶区及危及器官治疗的变化、器官运动、患者的病理变化等。

1. 头颈部肿瘤　在头颈部肿瘤中 CBCT 引导放疗除纠正摆位误差外，在分析局部误差和观察患者体重变化、腮腺及颈部淋巴结缩小等方面也大有可为。如图 7-3-7 所示，大的配准区域与小的配准区域比较，可观察到下颈部（C_5~C_7）、喉、舌骨、下颌骨等均存在较大的局部误差。

2. 胸腹部肿瘤　受呼吸影响，胸腹部肿瘤运动幅度居体部最大，因此在胸腹部图像引导放疗中，与合适的呼吸运动管理措施相结合显得颇有必要。例如，为了使获取三维 X 影像时，患者的呼吸运动状态尽量与 CT 定位时一致，可以采用 4D-CT。若没有采用 4D-CT 扫描定位，获取的参考影像可能是呼吸时相中的任何时相，此举可能导致与 CBCT 影像配准失败（图 7-3-8）。同时，一些受呼吸运动幅度影响大、靠近膈肌、体积小的肿瘤，若不采用相应的呼吸运动管理，其在自由呼吸状态下获取的影像可能会无法显影。

三维 X 线成像引导除在呼吸运动管理中担任重要角色外，在胸腹部放疗中也是不可或缺的。例如，用于分析器官运动，它可以获取患者自由呼吸时刻的影像，发现肿瘤运动基线的变化；若配

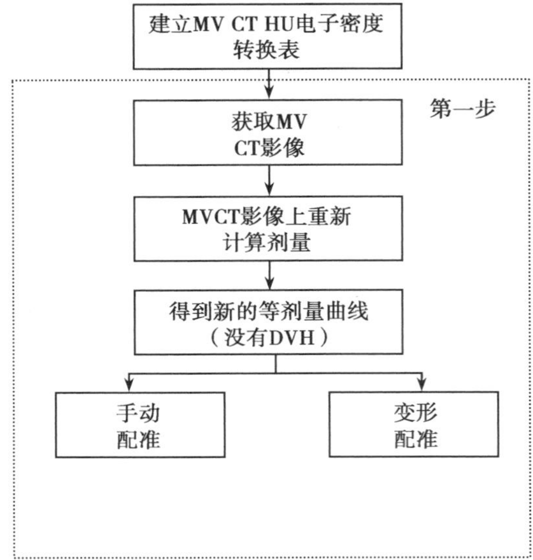

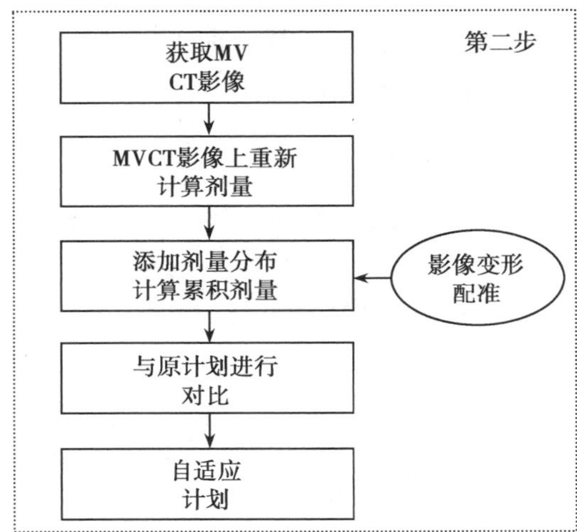

图 7-3-6　MV-CT 引导的自适应放疗

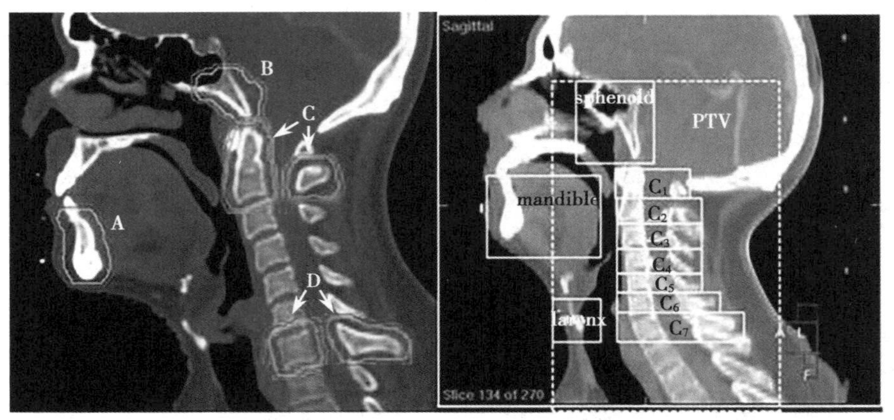

图 7-3-7　头颈部可能发生的局部误差部位（数字彩图）

A. 下颌骨；B. 蝶骨斜坡；C. 枢椎；D. 隆椎。

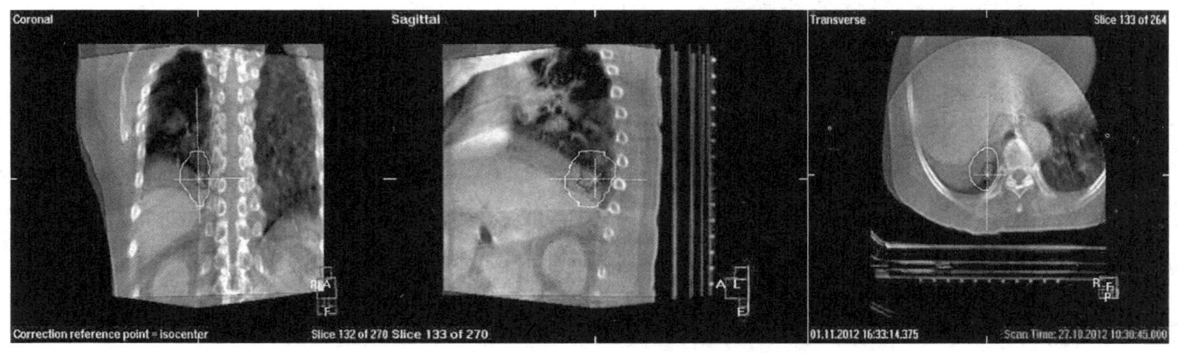

图 7-3-8　CBCT 与定位 CT 扫描时相不一致（数字彩图）

合患者采用深吸气屏气（DIBH），可以发现不同呼吸时相间靶区位置存在很大的分次间误差。

在乳腺癌胸壁放疗中，禁止采用椎体进行配准。同样的局部误差发生在保乳放疗患者中，保乳患者术腔中钛夹相对胸壁有较大的位移，主要集中在左右方向。

三维成像引导放疗对于分析靶区和危及器官治疗的变化也有优势。在胸部肿瘤放疗中，随着治疗的进行，在三维影像引导下可观察到 GTV 的体积减少。

采用二维 X 线引导通常很难发现患者在治疗过程中会发生的一些病理改变，而三维 X 线影像可以发现肺癌放疗中出现肺不张、不张的肺复张、胸腔积液、炎症、肿瘤进展等各种病理情况。

3. 盆腔肿瘤　对于盆腔肿瘤，部分患者缺乏明显的骨性标志，使用固定装置也很难将摆位误差控制在很小的范围，三维 X 线成像引导放疗可以发现摆位误差并通过移床进行误差纠正。采用三维 X 线成像引导放疗单纯纠正摆位误差，靶区与邻近器官位置仍然存在较大偏差，这种偏差与膀胱、直肠充盈程度及盆腔器官自身运动密切相关。这种器官位移、变形、运动的误差以分次间误差为主，也存在一定的分次内误差。

因此，盆腔肿瘤放疗中，膀胱、直肠充盈管理显得尤为重要。目前常用的做法是：模拟定位及每次治疗前排空直肠膀胱，饮水 500ml，等待 1 小时后模拟定位及治疗，有条件者可采用膀胱容量测量仪对膀胱容量进行精确测量。根据目前的研究，患者的膀胱容量保持在 150~300ml 比较适宜。膀胱容量过小，可能会导致膀胱本身照射剂量增加；过大，则重复性较差。

即使如此，盆腔器官本身的移动仍然是盆腔精确放疗的最大挑战，对此三维 X 线成像引导放疗为盆腔精准放疗提供了保证。例如，在前列腺放疗中，管理器官运动亦是一个难题，三维 X 线成像引导则可及时发现膀胱、直肠的变化，从而避免直肠受到过量的照射。

三、质量控制

（一）设备质量控制

三维 X 线成像引导的质量控制内容：一是机械精度的质量控制，主要是保证与治疗等中心的一致性；另外一个是影像质量的质控（包括影像刻度与变形、空间分辨力、低密度分辨力、均匀性与噪声）、辐射剂量、CT 值的精确性及影像配准等，具体参考表 7-3-1。

表 7-3-1　基于 CT IGRT 系统的质量控制测试总结

频率	质量度量	质检内容	允许误差范围
每天	安全性	碰撞和其他联锁	
		警示灯	
	系统运行和准确性	激光/图像/治疗等中心重合	± 2mm
		床移动精度	± 2mm
每月或系统升级	几何参数	几何校准	替代/更新
		kV/MV 激光一致性	± 1mm
		床移动：运动准确性	± 1mm
	图像质量	比例、距离和方向精度	参考基准
		均匀性、噪声	参考基准
		高对比度空间分辨力	≤2mm（or≤5lp/cm）
		低对比可检测性	参考基准
用于剂量计算	图像质量	CT 值的准确性和稳定性	参考基准

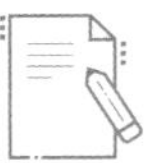

续表

频率	质量度量	质检内容	允许误差范围
每年	剂量	成像剂量	参考基准
	成像系统性能	X 线发生器性能(仅限 kV 系统):管电压、管电流、曝光时间精度,以及线性	参考基准
	几何参数	前后、左右和头脚方向一致性(从 CT 到 IGRT)	准确
	系统运行	资源(磁盘空间、人力等)的长期和短期管理	支持临床使用和当前的成像规定和程序

1. 机械精度 执行 kV-CBCT 系统几何校准的方法:在等中心附近放置一个铁质的滚珠轴承(BB 小球),并且使用从四个最基本的角度获取的射野影像片来比较滚珠轴承的影像轴心与边界的关系。

2. 影像质量 大部分图像质量控制测试可以通过多层嵌入的模体来实现,该类模体可以检测不同层面的影像质量。需要考虑尺度和距离精度、低对比度分辨力、空间分辨力、均匀性和噪声的质控。

3. 辐射剂量 每日用于 CT 图像引导放疗中的成像剂量一般都较小,但它分布在整个成像体积中。这些低剂量可能会导致继发性恶性肿瘤的发生,因此应尽量采用合理的低剂量达到需要的成像效果。

4. CT 值的精确性 通过扫描包含伪影、具有宽电子密度范围的嵌入物,将其 CT 值与标准的 CT 值比较可衡量 CT 值的精确性。CT 值被定义为成正比的线性衰减系数,个别扫描可能会有出现对衰减系数的不精确的测量,因此有必要校准 CT 值精度。电子密度和人体组织的衰减系数是线性的。对于扇形束的 MVCT 图像,应遵循每月质量保证的 HU 校准检测。对于类水密度的材料必须控制校准剂量偏差在 30HU 以内;对于肺和骨质类的材料,必须在 50HU 以内。由于散射辐射产生的杯状伪影和硬化,kV-CBCT 图像校准比传统扇形束 CT 更复杂。

5. 图像配准 是基于 CT 的图像引导系统的一个重要步骤。选择配准区域(ROI)时,需要在软组织、骨,或植入的基准物和邻近的危及器官之间权衡。基于骨性结构的自动配准可识别纠正严重的几何差异。随后,采用手动或自动软组织配准方法来进行配准,提高测量精度。在理想情况下,图像配准应计算旋转和平移误差,对有些特定的治疗技术,患者摆位纠正后需重复配准再验证位置。

(二) 临床质量控制

在三维 X 线成像引导放疗技术下,放疗中提供的解剖信息使其不再局限于摆位误差的纠正,还能对临床患者质量控制提供更多的保证。例如,分析局部误差、靶区及危及器官治疗的变化、器官运动、患者的病理变化等。

第四节 光学表面成像引导放射治疗技术

随着科学技术的发展,非电离辐射类成像技术如光学表面成像技术、MRI 技术、超声成像技术和电磁追踪技术等在放射治疗中的应用越来越广泛,光学表面成像引导放疗技术是将投射到体表的光学图像重建为体表三维影像,用其进行位置引导与验证的技术。

一、概述

（一）光学表面成像引导放疗技术及特点

光学表面成像（optical surface imaging，OSI）引导放射治疗技术将三个不同方向的可见光投射到人体体表形成光学图像，摄像机摄取信息，通过计算机处理形成该体表的三维图像，与参考图像配准，判断本次治疗位置与定位时的参考位置之间的偏差并生成实时误差值，进而实现摆位引导、分次内误差监测、患者呼吸信号获取（进行 4D-CT 扫描）、呼吸门控治疗、意外情况监控等功能。

其主要特点是非侵入性，无电离辐射。OSI 在刚性结构中有着较高的精度，在模体上的精度可达三个方向平移误差均 <1mm，三个方向旋转误差均 <1°。该系统精度受到扫描物体表面颜色、形状、扫描范围、呼吸运动、放疗靶区与表面距离等因素的影响。

OSI 引导放射治疗技术具有以下几个方面的优势：

1. 实时显示被测体表影像及其与参考体表图像之间的差别。
2. 用于首次引导摆位。
3. 用于分次间引导摆位。
4. 用于分次内治疗部位位置的稳定性监测。
5. 用于不能接受热塑膜体位固定束缚的特殊患者的位置监测。
6. 用于位置稳定性差、重复性差的特殊部位，全程监测其治疗实施过程。
7. 无辐射，可减少有辐射的验证次数，减少辐射剂量。
8. 监测患者呼吸状态。
9. 监测治疗过程中的意外情况。

（二）成像系统与结构

光学表面引导系统是基于光学原理的三维表面成像系统，用于获取患者在放疗前及放疗中的体表图像（图 7-4-1）。该系统在治疗室天花板上安装了 3 台摄像机，投影装置向患者投照红光斑，利用投影装置两边的 2 个图像传感器获得患者及其身上的光斑图像，重建出 ROI 附近的 3D 体表图像，体表每个点都有相对于治疗等中心点的位置数据，通过实时获取治疗中的体表图像并与 CT 模拟生成的参考图像进行比较，获得实时位置误差信息。

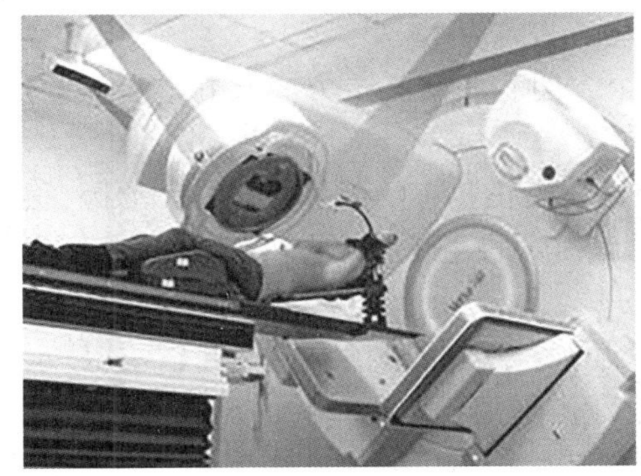
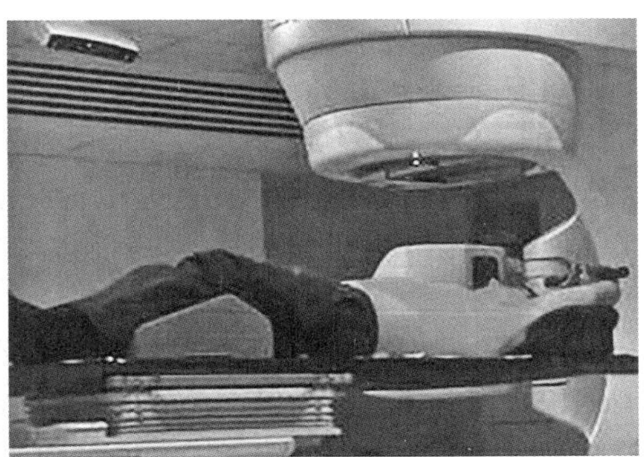

图 7-4-1　光学体表引导系统（数字彩图）

光学表面引导系统还可以使用发光二极管（LED）灯的投影仪和安装在治疗室天花板上的电荷耦合器件（CCD）摄像头，将可见的光模式序列投射到患者表面。这种包含波长为 450nm（蓝色）、528nm（绿色）和 624nm（红色）的可见光投射到患者表面经反射后被相机单元捕获。患者在房间中的位置通过反射光的光学三角测量确定，使用非刚性配准算法计算患者的表面。

光学表面引导系统包括普通模块及无框架 SRS 模块。SRS 模块在 6 个自由度中跟踪患者颅骨的位置、计算校正。使用校准模型和校准软件可以对治疗光束等中心准确校准。光学表面引导系统可以直接校准到治疗光束的等中心点，有助于 MV、kV 成像仪及室内激光器、治疗床的质量保证。该系统集成了光学定位引导、六自由度治疗床和基于呼吸门控的患者摆位追踪系统，用于患者在放疗中的定位、追踪和监测。通过与计划 CT 图像配准，实现实时位置追踪与监控、DIBH 技术和无创立体定向放射治疗固定和监控技术。在光学体表追踪系统基础上，通过监测呼吸运动所引起的三维体表变化，实施与呼吸同步的 4D-CT 成像和呼吸门控。

二、临床应用

OSI 引导放射治疗技术因具有无电离辐射、可实时成像监测等特点，在放射治疗中得到越来越广泛的应用，可实现放射治疗实施过程中位置精度的全程监控，也可保障拒绝接受个体化体位固定患者的放射治疗位置精度。

（一）光学表面成像引导放疗技术应用流程

光学表面成像引导技术利用体表轮廓的图像来判断实时放射治疗靶区位置的正确性和精度。①需要依据人体各部位特点，采取个体化体位固定方式和器官运动管理措施，来建立相对稳定的体表轮廓与靶区的位置关系。②体表轮廓图像和参考图像均需要在相同条件下获取，便于图像配对。首次使用的参考图像是 CT 定位图像重建得到的体表轮廓图像，再次使用时可在治疗室通过 OSI 系统获取实时体表轮廓图像。③将重建生成的体表光学图像与定位时该部位的体表轮廓图像或治疗室获取体表轮廓图像进行比对；再次使用时可在治疗室通过光学体表成像系统获取实时体表轮廓图像。

1. 工作流程

（1）审核参考图像：调取定位参考图像，选择合适的监控部位如面部、胸部、胸廓，其范围包括治疗部位的体表，部分特殊部位还需要包括治疗部位以外的相对更稳定或更容易被摄像的范围。

（2）勾画：在参考图像中勾画该治疗部位可以进行位置监测、与参考图像进行比对配准的范围。此范围要求与治疗靶区的关系稳定且密切；范围需要足够大，能够代表靶区的范围；范围皮肤平整；范围如靠近头发、耻骨等区域，需要提前备皮去除毛发。

（3）获取光学表面图像：摄取、处理摄像信息，重建得到治疗部位的光学表面图像，检查图像，要求图像清晰可辨，范围合适，达到以上要求。

（4）图像配准：系统自动配准，配准从平移三个方向和旋转三个方向共 6 个自由度进行，实时显示 6 个自由度的误差信息，可引导调整患者位置。

（5）位置引导校正：根据显示的实时位置误差进行校正。有的部位由于各种原因，很难使校正后的误差为 0，根据治疗部位的特点进行研判，设定相应的允许值，误差在允许值范围内即可实施治疗。

（6）实时位置监控：由于 OSI 可显示实时位置误差、呼吸状态且数值更新较快，显示整个治疗过程中的位置误差及其变化情况，及时发现治疗部位的位置变化。有的系统能记录整个治疗过程中的位置变化情况并回顾性分析，以此为依据判断此种体位固定方式是否合理，为改进器官运动控制措施等提供参考。

2. 具体实施 OSI 引导放射治疗技术的实施（图 7-4-2，图 7-4-3）需要从治疗方案设计时开始考虑，体位固定时需要采用合适的体位固定装置，暴露部分相对稳定的皮肤。

（1）患者准备，向患者介绍整个治疗过程，根据需要做好呼吸运动相应训练和准备、胃肠道准备及膀胱容量监测。

（2）体位固定时，暴露 ROI 的皮肤，有毛发部位必要时备皮。

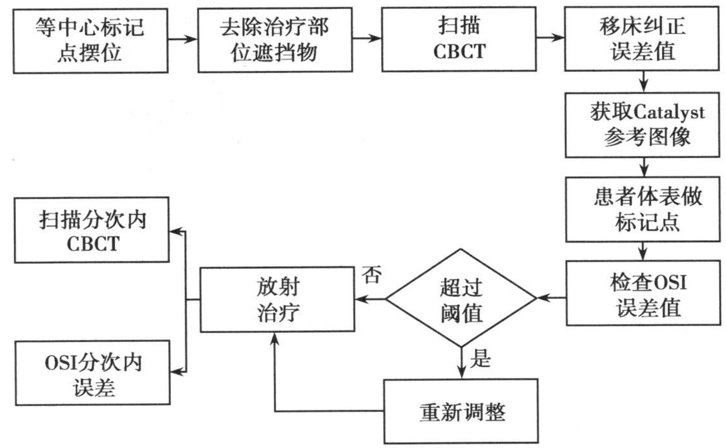

图 7-4-2　光学表面成像系统引导首次放疗的流程

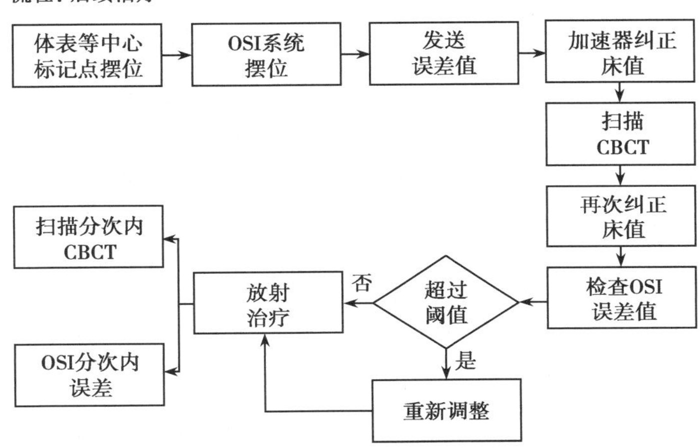

图 7-4-3　光学表面成像系统引导后续放疗的流程

（3）CT 定位，采集相应定位图像，根据需要评估呼吸运动情况和 ROI 的重建图像情况、胃肠道准备及膀胱容量监测情况；有条件者可同时行 OSI 技术监测定位过程中体表变化情况。

（4）光学表面参考图像导入治疗机，ROI 的确定。

（5）首次治疗摆位，采用 CT 定位影像重建的体表参考图像引导摆位。

（6）CBCT 图像验证，位置误差校正。

（7）获取新的参考图像，在分次内进行位置或呼吸监测。

（8）启动系统监测、开始实施治疗。

（9）重复治疗时，以步骤（7）的图像作为分次间辅助摆位。

（10）治疗全程监测位置误差，治疗结束做好记录。

（二）光学表面成像引导放疗技术临床应用

1．头颈部肿瘤

（1）无热塑膜或开放热塑膜体位固定的引导与监测：对于伴中重度幽闭恐惧症患者、儿童、老年人或不能仰卧的患者等，从体位固定、定位、治疗实施前摆位到治疗实施中，均可使用 OSI 系统进行位置监控（图 7-4-4），实时提示治疗部位体表的位置误差。ROI 的范围选择要适中，过小信

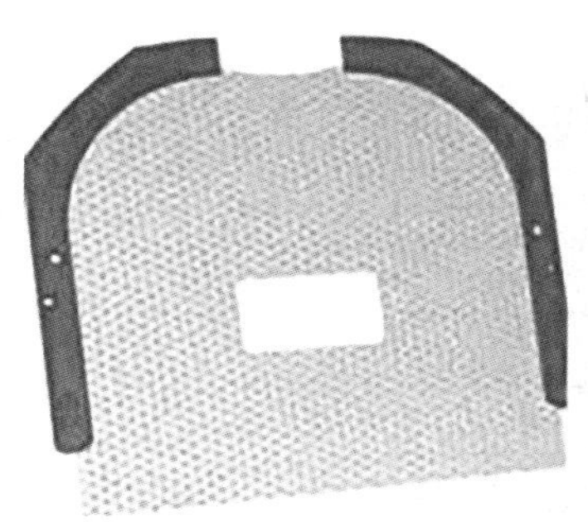
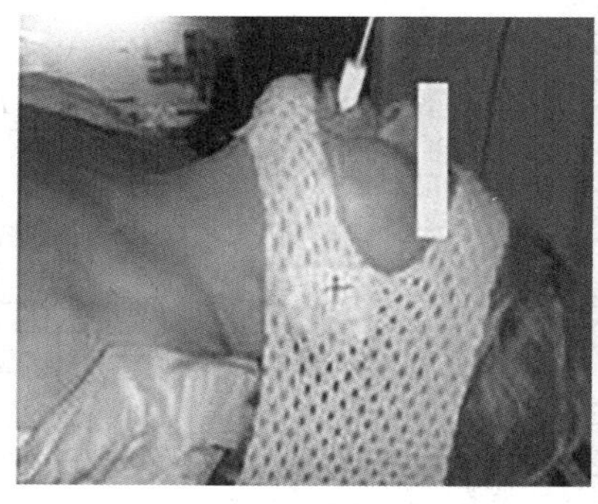
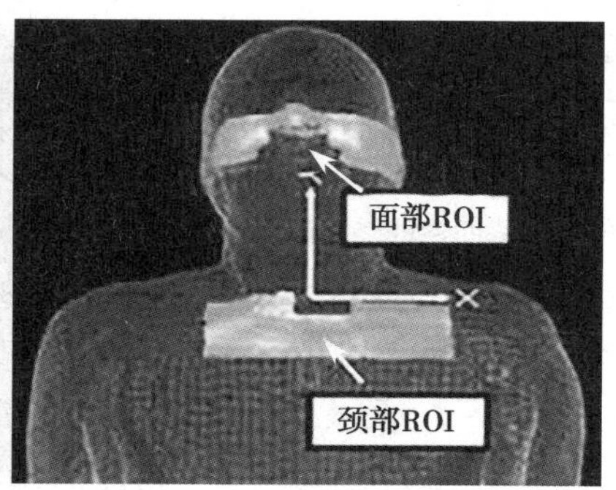

图 7-4-4　光学体表系统辅助头颈部放疗(数字彩图)

息量不够，过大影响热塑膜的固定效果。OSI 系统引导治疗摆位时，调整患者或治疗床使误差为 0，采用 CBCT 进行位置验证，校正误差，将校正后获取的光学表面图像设置为参考图像，进行治疗中光学表面成像的位置监测，整个治疗过程中所监测的位置误差阈值旋转为 2°，线性为 1mm。移床校正后，重新获取新的体表光学参考影像，用此影像指导分次间的辅助摆位和分次内的体位监测，直至下次重新获取新的参考体表。

在患者仅有头颈肩枕而没有热塑膜固定的情况下，OSI 技术需在治疗中全程监测位置变化，患者的动度超过允许范围，即刻停止治疗，调整达到位置精度要求后，方可继续治疗。

对于不能仰卧、只能侧卧的患者侧卧时身体需要支撑，可采用真空垫侧卧固定，头部予以塑型固定、背后及肩部均予以固定支撑。在体表与模具间相对位置处做标记，以利于重复摆位。不能仰卧的患者，总体上体位的稳定性差，故 OSI 监测后位置误差允许值可根据情况适当放宽，临床医师评估后可修改靶区外扩范围。

（2）在喉部肿瘤放射治疗中的应用：喉部肿瘤通常采用术后放疗，需要手术置管来保障患者术后正常呼吸功能，置管在放疗时需取下，此时采用热塑膜继续体位固定，因对喉部有一定压迫，部分患者不适，拒绝治疗。采用 OSI 技术行体表位置引导与监测，患者可用个体化头颈肩热塑膜，喉部开放热塑膜或仅仅采用头部热塑膜行头部固定。

2. 胸腹部肿瘤　在胸腹部肿瘤的放疗实施中，需要解决呼吸运动对治疗靶区影响的问题。胸腹部的分次放疗所需的时间一般从几分钟到 20 分钟甚至更长，在此期间，患者呼吸运动的规律会不一样。本节介绍 OSI 引导放疗技术在胸腹部的应用。

（1）在乳腺癌放射治疗中的应用：乳腺癌的放疗靶区包括患侧乳腺、胸壁、腋窝、锁骨上淋巴引流区，体位固定多采用一体化固定板、个体化头颈肩胸腹体垫、头部热塑膜、手臂上举握专用手托固定。采用 DIBH 模式进行呼吸运动管理，OSI 技术进行靶区位置体表引导与监测。

1）患者呼吸运动训练：让患者理解如何做好呼吸训练以及呼吸训练达到的目的，训练患者以胸式呼吸为主，可用束腹带行腹部加压以限制腹式呼吸；训练以每次深吸气后屏气，憋气 30 秒以上为宜，鼓励患者坚持自主呼吸训练。治疗实施前需要对患者深吸气屏气的效果进行评估，包括吸气时机、吸气量、屏气的稳定性、屏气时长和与工作人员的配合度。CBCT 扫描后根据 CBCT 图像进行呼吸运动评估，包括胸廓的扩张程度、膈肌的位置、屏气的重合度和心脏的重合度。

2）ROI 的确定：乳腺癌放疗靶区接近体表，OSI 监测的体表更好地代表靶区位置。双侧乳腺，其 ROI 上界到锁骨、下界沿肋弓、外界到腋中线，不包括受运动影响大以及皱褶的皮肤；单侧乳腺，ROI 上界包括乳腺上缘和部分锁骨上下界、乳房下缘下 2cm、外界到腋中线、内侧到体中线，不包括受运动影响大及皱褶的皮肤。

3）位置精度：OSI 系统引导治疗摆位时，首先利用自由呼吸体表在 6 个自由度上调整患者或治疗床，旋转位置误差小于 1°，线性床高为 0mm，其他小于 1mm；再利用屏气体表引导患者吸气

至线性床高为 0mm 后屏气，屏气时用 CBCT 进行位置验证校正，根据治疗机的情况，可行 6 个自由度校正，旋转位置误差小于 1°，线性床高为 0mm，其他小于 1mm；CBCT 校正后，立即获取屏气体表，再在自由呼吸状态下获取自由呼吸体表的光学表面图像（图 7-4-5）为参考图像，以此进行患者位置和吸气、屏气监测，整个治疗过程中所监测的旋转位置误差阈值为 3°，线性 3mm。

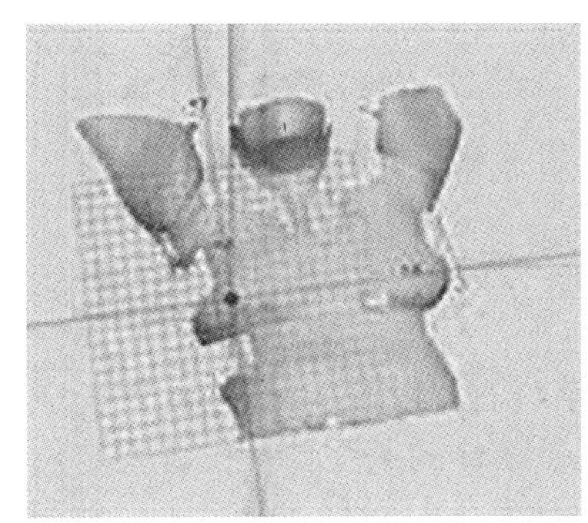
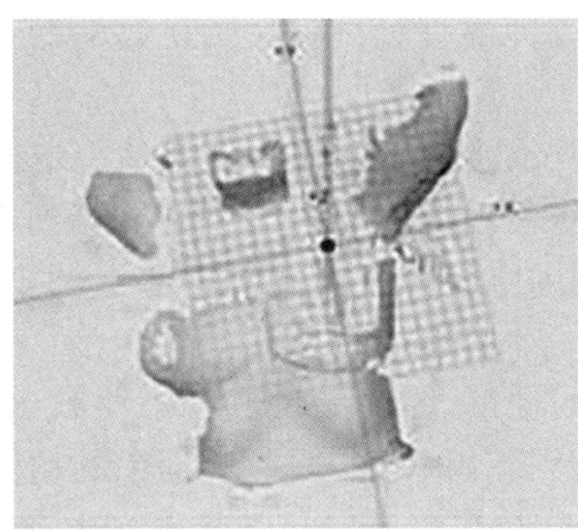
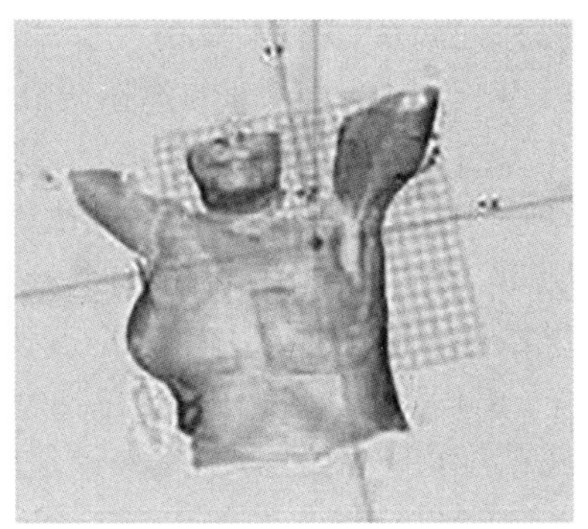

图 7-4-5　光学系统获取的乳腺部位的影像（数字彩图）

（2）在肝癌放射治疗中的应用：肝脏原发或转移癌治疗通常采用立体定向放射治疗。体位固定多采用个体化头胸腹体垫进行体位固定，双手臂上举十指交叉置于头顶固定。可采用 DIBH 模式进行呼吸运动管理，也可采用自由呼吸运动管理模式，使用 OSI 技术进行靶区体表引导与位置监测。

训练患者呼吸运动以胸式呼吸为主，可用束腹带行腹部加压以限制腹式呼吸；训练每次呼吸运动的幅度，呼吸周期的时间间隔，做到平稳、均匀地呼吸。治疗实施前需要对患者的呼吸运动训练效果进行评估。在 CT 定位机上进行呼吸运动效果评估，呼吸运动是否平稳、均匀，呼吸运动周期是否规律，与工作人员的配合度。CBCT 扫描后根据 CBCT 图像进行呼吸运动评估，包括胸廓的扩张程度、膈肌的位置、肝脏的重合度。

肝原发或转移癌放疗受呼吸运动影响较大，肝癌 SBRT 的治疗时间较长，其间患者呼吸运动的规律性可通过 OSI 技术监测，ROI 包括上腹及胸部，不包括乳房及皮肤皱褶区域。

3. 盆腔肿瘤　盆腔肿瘤的放疗受膀胱容量、直肠内容物的影响，盆腔肿瘤患者在放疗前需排空直肠，测量膀胱容量使其保持在 300ml 左右，采用真空垫实施胸腹盆腔一体化固定，四肢也需要做相应的固定，特别是下肢，耻骨联合附近备皮，采用 OSI 技术进行引导和监测。行 OSI 技术进行引导和监测时，其 ROI 尽量选取盆腔较为稳定、刚性的区域。上界：髂前上棘附近，下界：股骨头下 3cm，耻骨联合及部分阔筋膜张肌和股外侧肌，耻骨联合区域。

4. 四肢肿瘤　四肢的活动度较大，位置精度不易保证。四肢的体位固定均需要采用个体化固定方式，每一个部位的固定需包括相邻上下关节，注意部位的旋转，治疗实施可采用 OSI 技术进行引导和监测。四肢软组织肉瘤放疗体位固定效果相比头颈部较差，常用真空垫、热塑膜等固定。四肢的体表是非刚性体表，肌肉牵拉容易致位置移动，重复性差，易受固定方式及体位的影响。ROI 可根据不同部位体位固定后皮肤暴露的部分设置，为了使摄像信息量足够，利于摄像后的图像重建和比对，头脚方向上可尽可能地多设置，避开皮肤皱褶的位置，不建议包括靶区附近的关节。

三、质量控制

（一）设备质量控制

物理师、治疗师均应当参与到光学表面引导系统的验收、调试及质量保证过程，了解其设备本身的性能及稳定性，制定本单位的使用流程，保证设备的使用安全。

1. 设备检验和调试

（1）周边设备的集成：包括与记录和验证系统的通信、与直线加速器集成和定位视野的确定（OSI 系统在等中心处获取的体积范围）。

（2）空间重复性和漂移：使用 OSI 的患者定位系统可能容易受到空间漂移的影响，在验收期间的相应测试的基础上，应在定位系统的调试期间进行稳定性测试，方法是在设备初始启动时监视和记录测试模式设备至少 90 分钟或直到设备达到足够的稳定性。建立稳定性后对同一设备可再监测 60 分钟来测量重复性。

（3）静态定位精度：包括定位位移精度和端对端评估。定位位移精度检测中可将模体置于距等中心固定距离处，然后使用定位系统移床回等中心。端到端评估可测量整体系统精度。按照 TG-142 的建议，标准剂量分割的定位精度应在等中心点的 2mm 以内，SBRT 和 SRS 治疗的定位精度应在 1mm 以内。

（4）动态定位精度：包括空间精度、时间精度和动态射线出束（门控/跟踪）的质控。对于空间精度可采用运动模体来评估空间追踪精度，追踪过程中的精度是模体的编程预设位置与定位系统测量位置之间的差异。而时间精度测试的目的是确定患者移动发生时间与定位系统识别到移动时间之间的延迟。

（5）文件保存：安装时进行的所有测试的记录应在设备的整个使用周期内保存。随后的质量保证和培训的硬拷贝或电子记录应至少保存一年或更长时间，所有服务文件应至少保存到设备的使用寿命。

（6）标准操作程序：应创建使用本地化系统的程序并将其保存在合适的位置（以硬拷贝和/或电子方式）。这些程序应包括新人员的培训指南。随着系统经验的增长，程序应该随之更新。

2. 常规质量控制 见表 7-4-1。

表 7-4-1 光学表面引导系统质量控制内容

频率	测试	方法	准确性
日检	安全	检查所有安装的摄像机的互锁和清晰视野	通过
	静态定位	模体位于等中心点，可以跟踪从偏移到等中心点的移动	2mm
月检（日检的补充）	安全	机器接口：门控终端，床运动通信	正常运行
	静态定位	基于射线照相分析的定位测试（即隐藏目标）	2mm=（1mm SRS/SBRT）
	动态定位	已知距离的每月模体的床运动或人为床运动	如果制造商指定，则为 2mm 或更小
年检（月检的补充）	安全	测试/复位按钮、备用电源和紧急关闭开关	通过
		系统安装支架（所有摄像机都是安全的）通过	通过
	完整（integrity）	尽可能检查所有相机设置	与之前无异
	稳定性（漂移、再现性）	漂移测量（至少 1 小时以上）	<2mm（超过 1 小时）
		再现性（定位重复多次）	<1mm（稳定后）
	静态定位（扩展）	完整的端到端测试（带有定位精度的数据传输检查等）	<2mm（等中心处）（1mm SRS/SBRT）
		在临床运动范围内自动校正平移和旋转	<2mm（等中心处）
	动态定位（门控系统）	使用运动模体/检查门控系统辐射剂量测定的准确性	<2%
	数据传输	来自所有正在使用的系统	正常运行

续表

频率	测试	方法	准确性
调试(月检年检的补充)	安全(集成)	与EMR/其他系统的通信	正常运行
		与直线加速器的功能集成(辐射和干扰)视野	定位中改变 <1mm(预期剂量变化 <1%)根据系统规格
	稳定性(漂移、再现性)	漂移测量(至少1小时以上)	确定预热时间
		再现性(定位重复多次)	<1mm(稳定后)
	动态定位	延迟测试和更新率	根据规格

(二) 临床质量控制

在获取参考影像时应充分考虑患者轮廓数据类型、轮廓变化、是否有覆盖物等;如果选择在首次治疗室内获取参考影像,应考虑其他影像引导措施纠正误差的有效性,并考虑患者的皮肤颜色(选择合适的吸收时间及增益)、轮廓是否被其他设备遮挡、体表轮廓范围大小、呼吸平均等因素。对于体表的肿瘤,在采用其他影像引导措施验证其精度后(至少3次的验证),后续治疗可采用OSI系统进行引导摆位治疗(每周采用其他影像引导措施验证);对于位于体内较深的肿瘤,应结合其他影像引导措施验证实现对后续治疗的验证。

第五节 磁共振引导放射治疗技术

一、概述

(一) 磁共振引导放射治疗技术概述

磁共振引导放疗技术(magnetic resonance guided radiation therapy,MR-IGRT)是在放射治疗设备的基础上,采用MRI技术获得靶区位置图像,设计治疗计划,或与计划系统中的图像进行比对配准,得到此次治疗的靶区位置、形状变化情况,及时调整治疗方案或指导位置校正,以引导治疗的实施。MR-IGRT系统可用于自适应放疗,即在治疗过程中获取MRI后进行对比,根据靶区的变化借助计算机处理系统进行快速剂量重建,从而调整治疗计划,优化治疗方案。MR引导的图像实时追踪有助于目标剂量准确覆盖靶区,从而减小PTV范围,进一步减少危及器官暴露剂量。

MR-IGRT具有多方面的优势:①MRI具有超高的软组织对比度;②多参数、多对比度成像;③可将弥散、灌注、波谱等功能成像信息应用到放射治疗计划中,从解剖、功能、代谢等多方面与定位时的影像信息进行比对和疗效评估,及时调整和优化放疗计划,是自适应放疗的重要图像引导手段;④无电离辐射。

由于MRI可能受到多方面因素的影响,存在不足之处:①可能存在空间变形,导致组织结构形变和位移;②在进行图像引导时,与CT定位图像配准可能存在不确定性,宜与MR定位图像进行配准;③扫描时间相对较长。

(二) MR引导放射治疗技术特点

1. MR引导自适应放疗技术 MR加速器一体治疗机可以在同一次体位固定后,完成MR扫描,依据肿瘤的退缩情况、治疗部位的位置和形状的变化情况,重新设计优化治疗计划、校正位置、功能引导和加速器出束治疗,是自适应放疗方法之一。

2. 运动控制 人体运动分为自主运动和非自主运动,按其周期性分为随机运动和周期性运

动。由于器官的运动对会导致靶区形变和位移，在 MR 扫描时也会产生运动伪影和图像形变，在实施 MR 引导放疗技术时，需采取运动控制措施减小形变和伪影。

运动控制技术包括：

（1）患者的体位固定：需要对患者胃肠道和膀胱容量进行管理以满足体位的重复性，增加束腹带以减少腹式呼吸运动，对患者进行呼吸运动训练以增加治疗时配合度。

（2）图像采集时间：在保证图像质量的前提下，尽量缩短图像采集时间，可采用快速扫描序列，如 FSE、FGRE 序列。

（3）空间饱和带：在有器官运动的附近设置空间饱和带，减少图像的运动伪影。

（4）采用能够进行运动补偿或运动纠正的序列，对运动比较敏感的 K 空间中心有较多的信息重叠、平均，可在很大程度上减少运动引起的伪影。使用此技术时，一般选择 3D FGRE 序列，也可结合水脂分离技术，一次扫描同时出 4 相位图：同相位、反相位、脂相、水相。

（5）呼吸运动抑制技术：包括呼吸导航技术、呼吸触发技术和呼吸门控技术等，与 MR 相应序列联合使用，可实现运动补偿和矫正，并可与选频激发、翻转抑脂等组合。

呼吸运动抑制技术利用采集到的呼吸波触发成像序列，使 K 空间的所有 MR 信息尽量采取与呼吸周期一致时相，减少回波信号错误来抑制伪影，可采用 FSE T_2WI 或 GRE T_1WI。

（6）屏气图像引导技术：为了减少呼吸运动对靶区的影响，可在 DIBH 模式下进行放射治疗。在吸气末平台期采集信号，采用 T_1WI、T_2WI 3D 序列进行扫描，扫描范围适当减小，但对呼吸配合度要求较高，患者需要提前训练呼吸运动，使呼吸幅度、吸气量在扫描期内保持一致。

3. 实时影像引导技术　在治疗过程中，启动实时成像序列扫描，如果运动范围超出阈值，即刻中断治疗，进行相应处理。可采用目标自动追踪与自动触发来获得运动影像，以引导放射治疗。

4. 功能引导成像技术　与 CT 相比，MRI 图像还有多功能成像的优势，可反映组织的功能特性。在放射治疗中，采用功能 MRI 技术可研判靶区及正常组织器官在放疗过程中的变化以及受影响的程度，执行在线自适应。同时，功能 MRI 还可对放疗疗效进行评估。常用的功能引导扫描序列有，弥散加权成像（DWI）、弥散张量成像（DTI）、灌注加权成像（PWI）、磁共振波谱成像（MRS）等，但需注意功能扫描图像的形变问题。

二、临床应用

目前 MR-IGRT 已用于多种部位肿瘤放疗，包括颅内、肺癌、食管癌、胰腺癌、直肠癌、前列腺癌等。它可以更清晰地显示软组织；消除呼吸运动、胃肠道运动造成的分次间误差；在治疗过程中基于实时 MRI 平面图像进行运动管理，为后期加量提供可能；实时监测并调整计划。

（一）磁共振引导技术工作流程

工作流程如下（图 7-5-1）：

1. 体位固定　头颈部患者可采用头颈肩固定底板联合发泡胶个体化头枕和热塑膜固定，头颈肩固定底板需专门设计与治疗床板的连接装置；体部患者在行真空垫或热塑垫体位固定后在体表做出标记，在固定装置的相应位置也做标记，以利于重复位置固定，四肢也需要采用个体化固定后做标记，再与治疗床板连接以保持治疗部位与治疗床板之间稳定的相对位置。

2. 图像采集　采用专用线圈，专用线圈带有射线通过间隙以减少对射线的影响。

3. 靶区勾画与计划设计　在重建的三维图像中进行靶区勾画，与计划系统中的参考图像进行比对，修改、调整或优化治疗计划；与参考图像比对配准，进行在线或离线位置校正。

4. 治疗过程中的位置监控与在线校正　在治疗中，启动相应序列扫描，实时显示靶区位置变化情况，如发现位置变化超过阈值，及时停止出束，并予以位置校正。

5. 离线校正　对于扫描重建的图像，进行回顾性分析，可提出位置校正方案，记录实现离线校正。

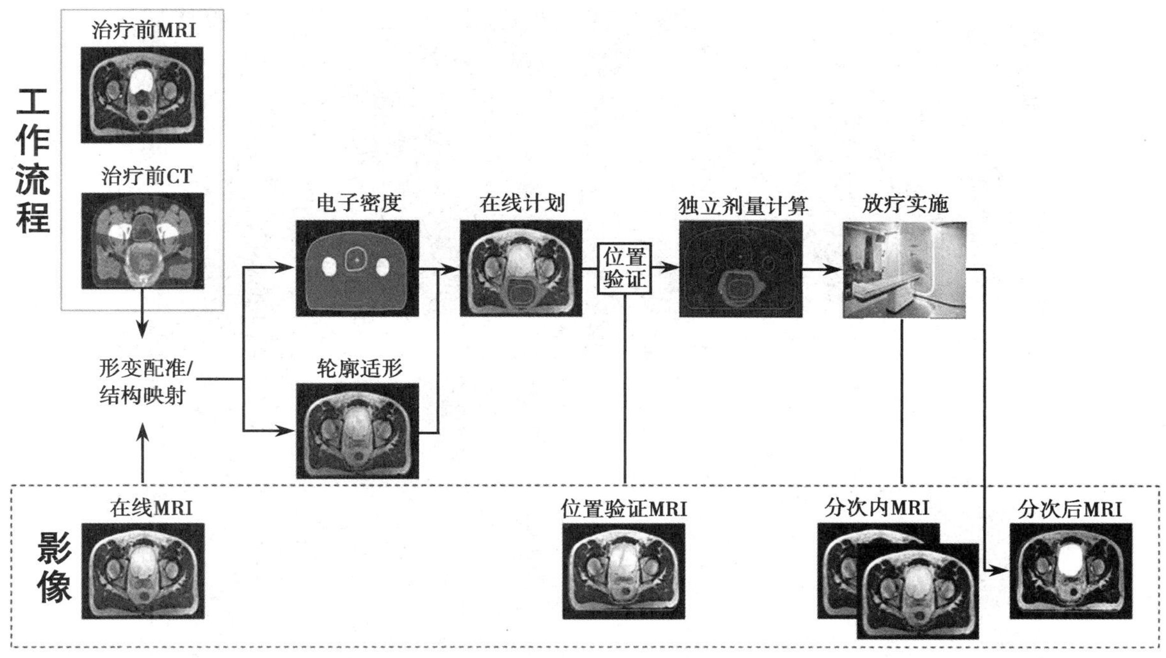

图 7-5-1　MR 引导放疗流程图

6. 功能引导　在治疗结束后，也可启动相应功能扫描序列，监控相关组织器官的功能变化，以判断治疗对功能的影响程度。

（二）磁共振引导技术临床应用

1. 头颈部肿瘤　头颈部放疗可以利用 MR 加速器进行实时监测并调整计划缩小高剂量区，以降低危及器官及正常组织受照射剂量。颅脑靶区和正常组织结构相对位置较为固定，颅内的治疗，经个体化头枕配合热塑膜固定头部后，位置精度线性可控制在 2mm 内、旋转在 2° 内；颈部、口腔、下颌等部位，其靶区和正常组织结构容易受到体位、器官运动、肌肉牵拉及其紧张度等因素产生位移和变化，在图像引导时，按照图像配准后的误差提示、根据具体情况研判以做位置校正；自适应中，可依据肿瘤的退缩情况等重新设计优化治疗计划，位置精度线性可控制在 3mm 内、旋转在 3° 内。头颈部鳞状细胞癌由于对放射治疗敏感性较高，多数会在放射治疗过程中产生体积或形状的改变。除原发病灶，受累淋巴结和腮腺的形状、大小也会发生不同程度的改变。并且肿瘤区的增加和减少并不均匀。使用 MR 引导放疗可行功能 MR 扫描来评估肿瘤反应和治疗的适应性。

2. 胸部肿瘤　MRI 图像可以显示纵隔内肿瘤及其外侵程度、与周围组织器官的关系以及颈部、纵隔淋巴结转移情况，尤其可判断病变是否累及气管、血管、骨髓、椎管等。但成像易受到器官运动的影响，扫描时需要采取一定的呼吸运动管理或抑制呼吸运动伪影的采集方式进行图像采集。

（1）肺癌：使用 MR 引导时，可以在不增加额外剂量的情况下实现对肺部肿瘤运动的监控，快速运动的肺肿瘤可视化通常基于 2D 电影采集技术。用于提高成像速率的策略有：基于 K 空间数据的欠采样采集，然后使用压缩感知或视图共享对缺失数据进行重建；另一种是采用运动预测，通过外推以高于成像频率的速率创建新图像。

（2）食管癌：集成的 MR-IGRT 系统可通过实时成像和肿瘤跟踪克服由呼吸运动引起的食管运动位移。每天在线的 MR 引导，采用在线自适应放疗可以充分考虑肿瘤位置的变化和肿瘤的消退（图 7-5-2）。精确的 GTV 勾画，呼吸门控和在线自适应计划相结合，可以明显减少周围正常器官受照体积和剂量。采用扩散加权成像（DWI）或动态对比增强技术，可以观察到肿瘤生理学

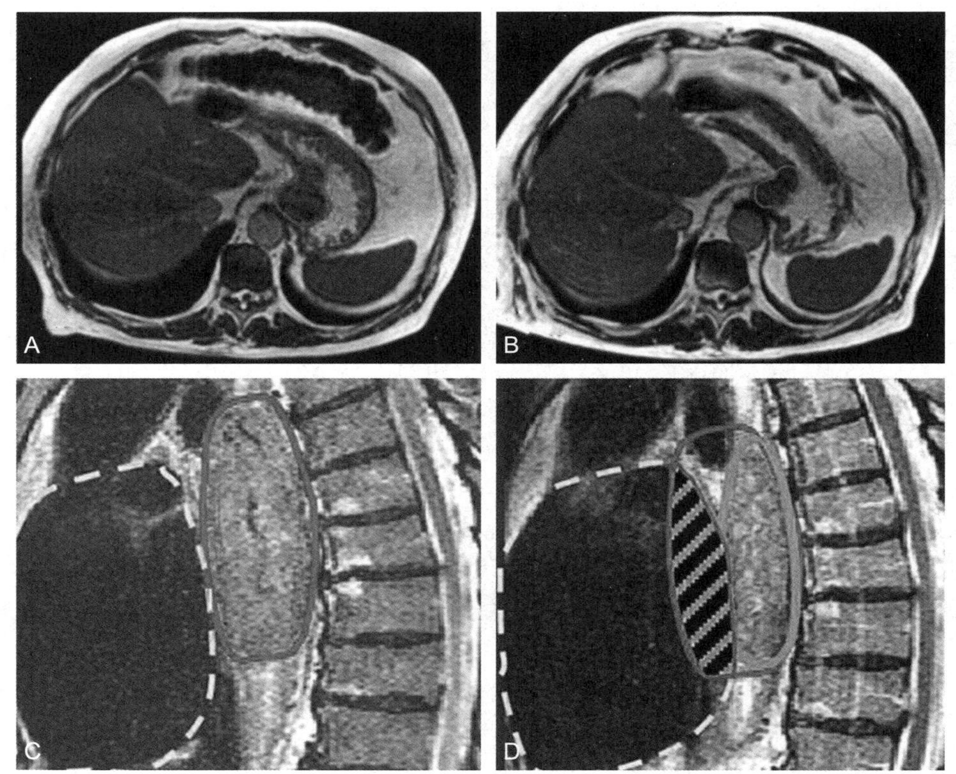

图 7-5-2 MR 引导食管癌放疗(数字彩图)

磁共振引导食管腺癌肿瘤消退:A. 基线;B. 放化疗的第 10 分次;C. 基线;D. 放化疗的第 19 分次。

改变,进而判断放化疗的反应,指导个性化治疗,如 MRI 评估对放化疗治疗反应良好的可考虑保留器官,经评估无反应的患者可早期切除。在对放化疗有部分反应的患者中,可以将残留癌症区域作为剂量递增的目标。MR-IGRT 能够实现更准确、更小的靶区定位,从而可以实现大分割放射治疗。

3. 腹部肿瘤

(1)肝癌:肝脏恶性肿瘤的治疗已逐渐从对全肝进行放射治疗转为局部治疗,如 SBRT。SBRT 的大剂量分割对靶区勾画的精准性提出了更高要求。而通常采用的 CBCT 引导对肝脏的显像效果并没有其他组织好,难免存在偏差,但这种偏差在 SBRT 中显得不可小觑。尤其是肝脏内侧、下侧和上侧的肿瘤通常紧邻小肠、胃、十二指肠和心脏。采用 MR 引导放疗,可以使肝脏成像更清晰的同时监测肝脏运动轨迹,减少 SBRT 高剂量带来的风险。

(2)胰腺癌:胰腺癌的放射治疗通常采用大分割的方式,MR 可更精确地识别治疗体积,缩小 PTV 边界,因为其具有优越的软组织对比度,特别是对于靠近危及器官的病变(图 7-5-3)。

(3)肾母细胞瘤:是儿童期最常见的腹膜后肿瘤,由于儿童的特殊性,进行对原发病灶放射治疗的患者存在很高的并发症风险,如肾衰竭、代谢综合征和肠闭塞等。使用 MR 引导放射治疗对于儿童患者来说,可以降低正常组织的受照射剂量,最小化辐射诱发的并发症风险。

4. 盆部肿瘤 胸腹盆腔部位的靶区、正常组织结构容易受到体位、器官运动等因素影响而产生位移和变化,体位固定采用个体化真空垫、热塑垫和一体化体部体位固定装置进行体位固定,同时增加呼吸运动管理装置以监测和控制呼吸运动,完善胃肠道管理和膀胱容量监测,以减少脏器容量变化对治疗靶区的影响。治疗时位置精度线性可控制在 5mm 内、旋转在 3° 内。盆腔扫描技术,一般采用的扫描序列有 T_1WI,必要时增加饱和带、T_2WI 抑脂序列、DWI-TSE 序列或 DWI-EPI 序列。

(1)宫颈癌:腔内近距离放射治疗是宫颈癌患者的一种高度准确和可靠的治疗选择,过去基

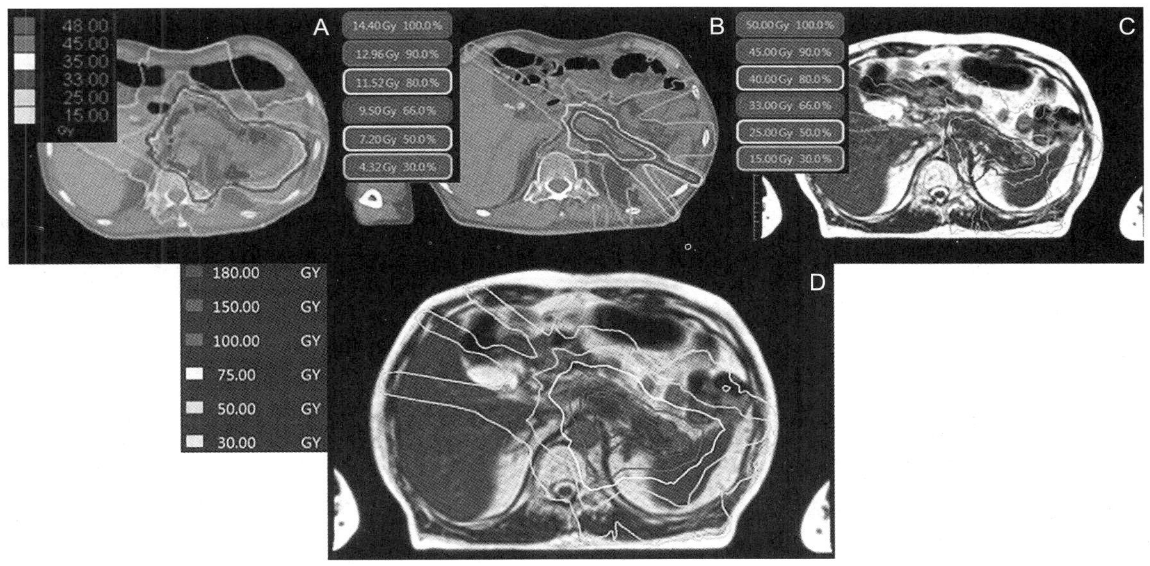

图 7-5-3　MR 引导胰腺癌放疗（数字彩图）

A. 定位 CT 和 MR 扫描：胰腺放疗 45Gy，25 次分割；B. 胰腺增强放疗 14.4Gy，8 次分割；C. 50Gy，5 次分割；D. 所有 3 个计划的可变形剂量累加，缩放至 2Gy 等效剂量。相应的等剂量线图显示在相关图表的旁边。

于 X 线的二维放射治疗计划不能显示肿瘤组织，且在根据肿瘤区和患者解剖调整剂量分布方面没有优势。MR 引导的近距离放射治疗可以显著提高对高危临床靶区和危及器官的可视化程度，提高靶区覆盖率，降低危及器官的受照量，从而提高肿瘤局部控制率并减少放疗不良反应。

放射治疗宫颈癌改进的重点在于减少外扩边界，从而减少小肠急性和晚期毒性。并且在放射治疗过程中，多数宫颈癌患者靶区变化较大，甚至可以达到 50%，如果治疗计划可以通过磁共振辅助放疗和在线重新计划针对肿瘤缩小进行调整，可能会有更多小肠得以保护。

（2）前列腺癌：MRI 图像证实了前列腺和精囊在放射治疗期间会产生自主运动，且两者不是同步运动的，这可能会造成靶区的偏差，而运用 MR 进行实时监控，软件会自动调整计划，这也就能避免位置差异带来的治疗偏差。MR 直线加速器可以覆盖原发性前列腺癌的所有放射治疗适应证。潜在优势包括基于 MR 的位置纠正，以及根据盆腔器官的当前解剖结构变化（自适应放疗）实时调整放疗计划。

（3）直肠癌：直肠癌放射治疗中靶区的变化主要由膀胱和肠道充盈导致。由于定位和治疗时膀胱的充盈程度很难一致，且治疗时常出现肠道气体较多或无法排便的情况，在普通治疗过程中，只能通过在直肠排空后重复进行影像验证的方式达到精准放疗。并且在治疗中，平均而言，直肠癌在治疗过程中可以减少近 50% 的体积。因此，通常在计划制订时，物理师会对靶区进行外扩来达到治疗效果的要求，而这可能会造成辐射性肠穿孔等后遗症。而 MR 引导放射治疗则可改善这些问题。

在线自适应过程中可以在制订初步放疗计划时将 PTV 仅仅扩大至 CTV 外 4~6mm。治疗范围的缩小和日常自适应放疗可以降低周围正常组织的剂量，从而潜在地减少放疗相关的副作用。这对于放疗后有望继续行手术治疗的患者尤为重要。

除了根据 MR 影像调整治疗计划外，还可以使用功能成像和先进的图像分析进行直肠癌精确放疗。文献数据显示 DWI 在直肠癌放疗中是一种非常有用的工具。表观扩散系数（ADC）的早期变化比肿瘤区的早期变化可以更准确地预测直肠癌对放化疗的反应。因此，根据治疗后功能成像数据来选择患者剂量递增可能是一种更好的方法。

（4）膀胱癌：剂量学分析证实尽管大多数膀胱癌放疗可以达到对膀胱的剂量要求，但也同时存在大体积的非目标辐射。MR 直线加速器因其特性可以在线优化使剂量聚焦。较好的膀胱癌

放疗计划主要取决于在计划 CT 和 CBCT 上 GTV 定义的准确性。虽然 CBCT 可以在一定程度上辨别膀胱壁，但是对肿瘤本身的识别欠佳。

MR 直线加速器还可以提供更清晰的图像来评估肿瘤如何相对于膀胱的充盈状态移动，分析分次间及分次内的误差，以此确定部分膀胱放疗最合适的内边界，并进行自适应放疗。

（5）淋巴结转移：在恶性肿瘤发病过程中十分常见，如今乳腺患者等多要行手术后放疗对淋巴结进行预防性照射，然而在实际临床工作中，由于图像对软组织的显像不够清晰，很容易造成淋巴结照射的缺失，这就导致需要更大的 PTV 才能达到控制效果。MR 引导凭借其优越的软组织分辨力可减小 PTV 范围，对患者产生更大益处。

三、质量控制

（一）设备质量控制

1. 机械检查 检查工作台应评估 MR 扫描工作台的位置精度和分度。测试扫描台位置精度需要使用一个带有 MR 可识别基准的模体，该基准可以进行标记并移动到磁体等中心处。MR 扫描台的精确分度应使基准中心位于等中心 1mm 以内的上/下位置。也可将工作台从给定参考位置移动固定距离来执行该测试。对于有外部激光系统的场地，激光的交点可以作为参考位置。机械检查内容见表 7-5-1。

表 7-5-1 机械检查内容

检测内容	检查时间	检测内容	检查时间
机架（等中心式）	每年	准直器	每年
机架等中心	每年	外置激光定位系统	每日
源距尺	每周	线圈质量监测	每半年或每年
中轴	每月	几何形变评估（ACR 模体）	每周
灯光野	每周	扫描床升降	每日

2. MRI 图像质量恒定性 MRI 图像质量稳定性评估是 MRI 常规质量保证的一部分。推荐采用诊断 MRI 和 MR 模拟器的质控频率。

3. 系统空间保真度/几何精度 使用前，应每月、每天评估系统空间保真度，定义为包括 B_0 不均匀性和非线性梯度场（Gradient Nonlinearity，GNL）在内的所有来源的总失真。值得注意的是，在调试时和对 MR 模拟器进行重大硬件/软件更改后，需行全面的 GNL 评估。建议使用具有以扫描仪等中心点为中心的已知界标的大模体（>30cm）或在三个基本平面中定向的平面模体来评估系统空间保真度/几何精度。

4. 灵活的射频线圈测试 刚性射频线圈在 MR-sim 环境中的使用频率通常较低，且更不易受到物理损伤。因此，建议在季度和年度测试中对其进行常规测试。非刚性射频线圈则可能承受很大的应变，导致线圈元件故障，进而出现伪影、均匀性损失和信噪比下降等问题。然而，全局信噪比和均匀性测量通常对单个元素的性能不敏感；因此，建议每月对非刚性阵列线圈的单个元件进行测试，以确保功能性平稳，并确保单个元件在允许的误差范围内。

5. 每日质量保证 在质量管理计划的监督下，每天进行质量保证的预计时间≤30 分钟，包括扫描时间。日检的重点是确认是否有外来金属，若金属滞留在机体夹缝等处，物体的移除应由合格的工程师进行。

6. 在线自适应工作流质量保证 因为需要实时图像融合、重新勾画、计划自适应和计划质量检查等，且时间受限，需要在患者处于治疗位置时检查调整后的计划，因此自适应工作流程的

质量保证程序具有很高的难度。

首先需要从检查室内的图像采集和融合开始，对生成的轮廓进行验证。确保用于自适应治疗计划优化的参数设置正确，并且检查所获得的计划。最终，必须对调整后的计划进行针对患者的在线质量保证。在当今的临床实践中，这是通过次要的独立剂量计算以及与治疗计划系统的剂量进行比较来完成的，通常还会通过剂量测量或剂量重建对调整后的计划进行回顾性验证。

（二）临床质量控制

1. 患者安全控制

（1）MR 安全性筛查表：所有患者均需填写 MR 筛查表，以确定患者体内是否存在植入异物。初始 MR 筛查可根据禁忌证（如极度幽闭恐惧症）筛选。美国风湿病学会（ACR）建议，在获准进入 MR 环境之前，应对患者进行至少两次 MR 安全性筛查，其中至少一次筛查由具有资格的医务人员以口头和/或互动方式进行。

（2）金属检测装置：机房外应安装金属检测机。幼儿、镇静或存在认知障碍等的患者可能无法准确填写筛查表。在这些条件下可使用金属检测机辅助进行安全检查。避免患者将硬币、钥匙等物品带入机房。

2. 患者质量控制　患者在整个治疗过程中很可能发生体型或呼吸运动的变化等，虽然 MR 引导放疗可以减小分次间和分次内的误差，但在治疗整体过程中，控制部分差异可以达到更好的治疗效果。

与常规放疗相似，MR-IGRT 工作流程中引入了患者特异性质量保证方案，由于每天都可能进行治疗调整，因此可能不仅要为每位患者验证一个（基线）治疗计划，还要验证几个调整后的计划。

一般而言，MR-IGRT 中患者特异性基线计划质量保证可依赖于模体剂量递送和常规剂量测量方法（2D 胶片剂量测定、准 3D 二极管阵列等），类似于常规放射治疗。剂量计与用于剂量测量的模型的 MR 兼容性至关重要。

第六节　超声引导放射治疗技术

一、概述

最早的超声引导放疗于 20 世纪 90 年代后期开始使用，它的定位精度可控制在 3~5mm 之内。该系统使用两个准正交平面超声图像和 CT 重建结构轮廓进行配准。此后不久便出现了三维超声引导系统，该系统在探头上装有反射标记点，利用相机进行图像配准。之后引入市场的超声引导系统通过将超声成像与 CT 模拟过程进行整合，解决了多模态影像配准不一致的问题。还有的系统使用安装在传感器上的相机和背光校准板进行空间配准。

（一）成像原理与结构

超声引导放射治疗（ultrasound guided radiation therapy）的主要技术基础是建立 B 超图像坐标和加速器空间坐标的对应关系，坐标转换一般采用跟踪立体定位框架的位置或用红外线成像方法探测 B 超探头的位置。B 超引导放射治疗系统整合了医用超声（U/S）诊断、光学位置追踪组件和计算机硬件及软件，用来采集并重建 3D U/S 影像数据，进而定位和验证软组织解剖结构。

B 超引导系统工作站安装在计划（CT 模拟）室，B 超引导系统放射治疗工作站则安装在治疗室。U/S 工作站包括一台车载安装式 U/S 控制台和一个固定式光学位置追踪系统。

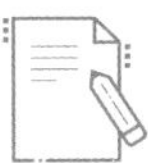

B 超引导系统放射治疗工作站配有一个 U/S 弧形探头和一个电动式自动扫描 U/S 探头。

手持式弧形探头用于前列腺的经腹成像,自动扫描探头可用于经会阴前列腺及周围软组织的成像。首先 Sim 工作站采集 3D U/S 数据,再将其与 B 超引导系统 AFC 工作站上的 CT 数据进行联合配准或融合,用于治疗计划。B 超引导系统服务器使用 DICOM 与其他已连接的成像和治疗计划系统进行通信和传输。B 超引导系统服务器和 B 超引导系统 AFC 工作站可组合成一个计算机系统。

也可以在工作站利用光学追踪 U/S 探头来采集 3D U/S 数据。在治疗过程中,该数据用于查找和比较器官或其他感兴趣的解剖结构相对于计划时的位置偏差。光学追踪治疗床位置指示器(CPI)监测治疗床的位置转换,可重新确定患者的位置。用专用模体和相关附件对参考坐标系进行校准。B 超引导系统软件与来自 CT 和加速器治疗室的校准数据结合生成一个全局参考坐标系。

关于影像坐标系,通过 DICOM 导入影像或使用工作站采集影像。系统软件可将该坐标转换为 B 超参照系(图 7-6-1),用于其内部处理。

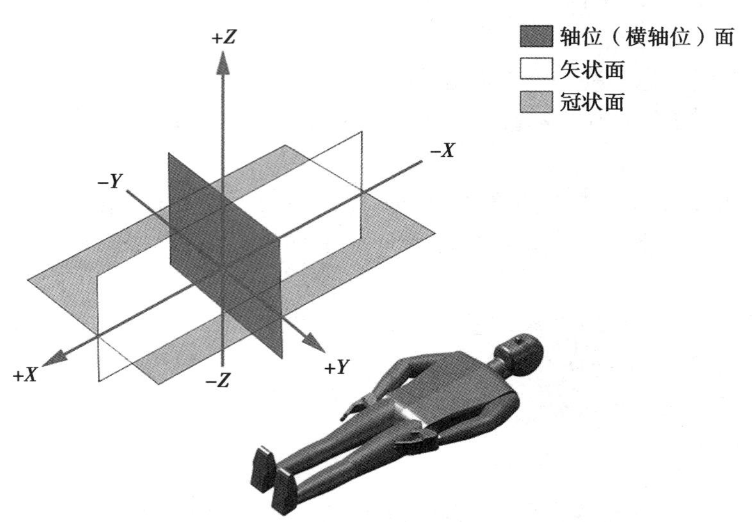

图 7-6-1　B 超引导系统坐标系(数字彩图)

相对于患者头先进的仰卧位,直线加速器射束几何参数均遵循国际电工委员会(IEC)61217 坐标系(图 7-6-2)。

(二) 特点

超声具有操作灵活、实时无辐射、成本低廉的优点。不足之处在于对操作者依赖性较大,不同操作者之间的误差较大;伪影的角度依赖性大;骨和空气遮挡的组织很难显影。在超声引导前列腺放疗中,可以使用直肠气囊提高操作者对前列腺位置的判断,减少直肠位置运动对前列腺的影响,配合膀胱充盈,可以进一步提高前列腺癌放疗的精度。

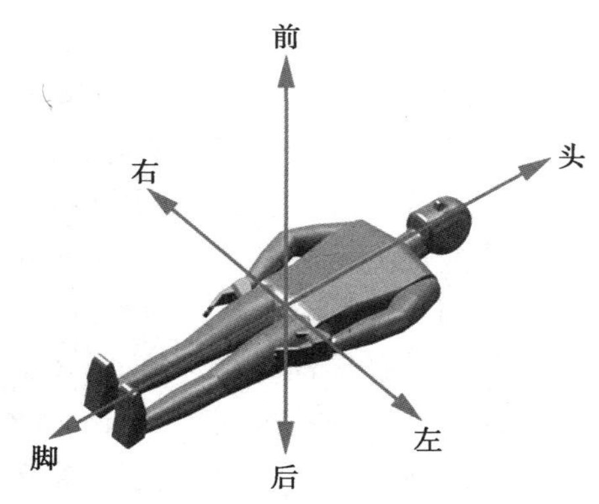

图 7-6-2　IEC 61217 坐标系

二、临床应用

超声引导放疗主要用于前列腺癌,相比其他影像验证手段,超声引导前列腺放疗的精度仍然存在较大的差异,操作者的经验、探头的压力与最后的精度有明显影响。

（一）患者选择

1. 患者身体体型与姿势　由于前列腺位置较深，超声成像所需的穿透深度较远，体型大的患者可能无法很好地成像。即便如此，一些体型大的患者也可能会获得高质量的图像，而一些特别瘦弱的患者也可能成像不佳。这可能与患者的一些特定因素相关，如前列腺、膀胱和耻骨联合的相对位置，或相对组织密度发生变化等（如瘢痕组织）。超声探头需要经腹部或经会阴获取前列腺的影像，传统的体位固定方式如仰卧位热塑膜固定不适合使用超声进行引导。患者通常采用膀胱截石位进行体位固定。

2. 膀胱充盈　膀胱为超声波进入前列腺提供声窗，如果膀胱没有适当的充盈，由于膀胱壁的高反射率和尿液的缺乏，图像会变得模糊。但是，膀胱过度充盈也会带来其他问题，如患者不适、治疗期间对邻近前列腺位置的推移、充盈量不一致造成位置偏差等。较为适宜的尿量范围为150~300ml。

（二）CT 模拟定位和靶区勾画

在 CT 模拟定位中，可以采用单纯 CT 定位，也可以结合超声进行模拟。超声模拟需在 CT 扫描之前或之后立即执行以保证患者体位的一致性。在前列腺放疗中，医生可能会采用非对称的 PTV 边界，如前界 10mm、后界 5mm（目的是减少直肠的照射剂量）。此时靶区勾画对配准就非常重要，如果以前列腺图像 PTV 为中心进行配准可能会出现系统性误差，应单独勾画一些靶区进行配准，如膀胱或直肠界面、前列腺囊的边界等在超声下显影良好的结构。

值得注意的是，CT 图像分辨力的各个方向是不一样的，头脚方向的分辨力通常为 2.5mm，这样的分辨力在头脚方向进行勾画时会表现出相应的不确定性。因此，建议在三个维度上以尽可能高的空间分辨力获取和重建 CT 影像，以用作靶区勾画及后续的定位参考。

（三）治疗计划

计划产生的剂量分布取决于 CT 模拟定位后 CTV、ITV、PTV、处方剂量及危及器官剂量限值。尤其外扩边界的范围，常因机构、医师而异。计划时设计合理的外扩边界非常重要，应该根据各单位的放疗精度制定，需要将系统误差和随机误差都考虑在内。

系统误差通常会在模拟和计划过程中产生，包括靶区勾画、模拟定位引入误差和靶区的运动等。随机误差是在治疗过程中引起的，包括摆位和器官运动误差等。制定外扩边界时应该评估这些误差因素，如激光校准误差、模拟 CT 扫描分辨力、模拟时参考超声影像的使用、观察者引起的靶区勾画误差、靶区和关键结构剂量覆盖标准以及超声引导定位的质量保证容差等。

（四）患者定位和治疗

采用 CBCT 或是二维 X 线影像进行引导摆位，然后在治疗前、治疗中用超声对患者扫描、配准并监测患者分次内误差。配准方式包括手动和自动，通常将参考轮廓与图像进行配准，或参考轮廓与图像生成的轮廓进行配准。系统自动根据计算出的偏差重新定位患者。可以将探头插入安装在桌子上的支架或通过室内摄像机识别治疗床附件来验证重新定位后位置的有效性。

在超声引导前列腺放疗时，探头有经直肠超声检查（transrectal US，TRUS）、经腹超声检查（transabdominal US，TAUS）和经会阴超声检查（transperineal US，TPUS）三种方式。

三、质量控制

（一）设备质量控制

1. 质量控制内容　超声引导放疗系统质控测试项目、频率见表 7-6-1，影像质量验证见图 7-6-3。

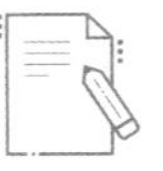

表 7-6-1　超声引导放疗系统质控测试项目及频率

测试验证项目	容差	注释	频率	人员
激光	1mm	后续质量保证的基础	每日	物理师或治疗师
每日位置一致性	2mm	治疗室内及模拟定位机	每日	物理师或治疗师
超声功能(时间增益补偿或亮度/对比度)	功能性		每日	物理师或治疗师
红外摄像头验证	根据厂家要求	进行正确的预热	每日	物理师或治疗师
模体稳定性	1mm		每季度	物理师或治疗师
每月位置一致性	2mm	与每日位置一致性类似，包括红外摄像头验证	每月	物理师
模体补偿验证	2mm	治疗室内	每月	物理师
激光偏移测试	2mm	模拟定位机,CT 零位与偏移位置	每月	物理师
影像质量一致性		图 7-6-3	半年	物理师
端对端测试	2mm		每年或软件升级	物理师

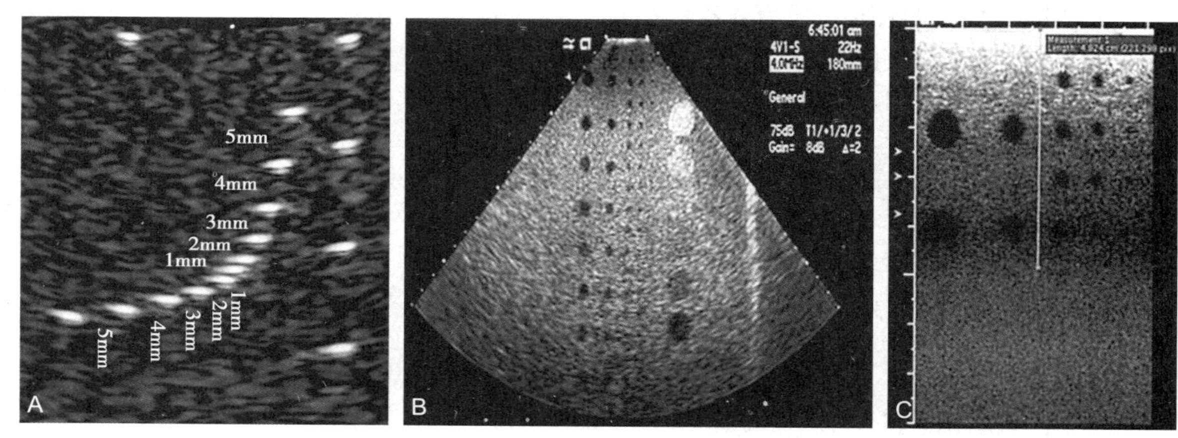

图 7-6-3　影像质量验证示意图

A. 空间分辨力；B. 对比度细节；C. 最大穿透深度的灵敏度测试。

2. 系统重新校准　重新校准的条件：①如果在正常维护期间重新校准了室内激光灯，则该房间内的系统也必须重新校准；②如果因某种情况引起系统部件发生松动或失准，则必须重新证实系统达到物理稳定性并校准相关组件；③如果三维超声波探头或数字化仪掉落或光学追踪仪的照相机移位，则必须重新校准这些组件；④如果日常质量控制程序失败，需重新校准；⑤如果治疗师认为系统失准，请重新校准系统；⑥如果探头连接至另一系统，请重新校准探头。

质控程序使用校准模体与室内激光灯对准，质控扫描包括手持式探头、自动扫描探头及靶区(图 7-6-4)。

(二) 临床质量控制

1. 培训内容　超声引导放疗的难点在于对操作人员的依赖性大，因此对操作人员的培训显得尤其重要。培训内容必须包括系统硬件和软件操作的基础知识、推荐的质量保证程序和系统校准等。培训的目的是进一步减少操作者的误差，提高超声影像引导的放疗精度。超声引导放疗中影响引导精度的因素包括：医生对器官轮廓的定义，治疗师扫描时的探头角度、方向、压力

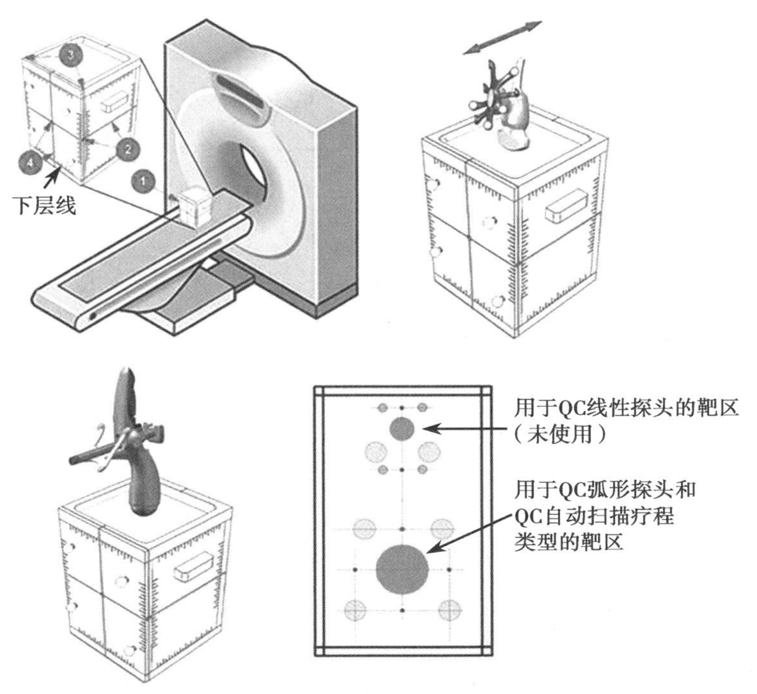

图 7-6-4　超声校准(数字彩图)

等，以及图像采集参数，如时间增益补偿、焦深和增益设置等。

2. 运动管理策略　治疗中经常会发现前列腺变形的情况，这可能与患者模拟定位时膀胱和直肠充盈的变化有关。虽然经腹超声直接对膀胱和直肠的前列腺界面进行成像配准，可以减少前列腺位置误差的影响。但是，为进一步减少直肠和膀胱的高剂量区域，仍然推荐使用膀胱、直肠管理策略，并在此管理策略的基础上，建立超声引导之外的影像引导替代方案，如 MV、kV 成像等。同时，应该建立最小、最大移床阈值，如忽略小于 2mm 的偏移，对大于 10mm 的偏移进行重新验证等。

第七节　磁导航引导放射治疗技术

一、概述

磁导航引导放射治疗技术是利用电磁传导定位器系统引导放射治疗，具有无辐射的特点。电磁传导定位系统能够准确利用植入于靶区或周围的定位器(永久植入应答器)或者体表的定位器(表面应答器)，结合定位系统对患者进行精确摆位，可设定合适的误差阈值对加速器出束进行门控治疗，实现精确放射治疗。

(一) 设备结构

目前用于临床的主要为电磁追踪系统(图 7-7-1)，包括五个主要组件：应答器、控制台、电磁阵列(连接到控制台)、光学系统、跟踪站。另外，该系统必须配合非导电治疗床覆层或非导电治疗床面使用。

永久植入的应答器 3 个，以便在某一个应答器发生位移时仍能形成立体的 3D 空间位置信息；而体表的应答器为 L 形(图 7-7-2)，由两个应答器组成，一个低频，一个中频。表面应答器置于患者体表，可用于监测患者体表变化，引导摆位及监测呼吸运动，实现门控治疗及 DIBH 治疗。

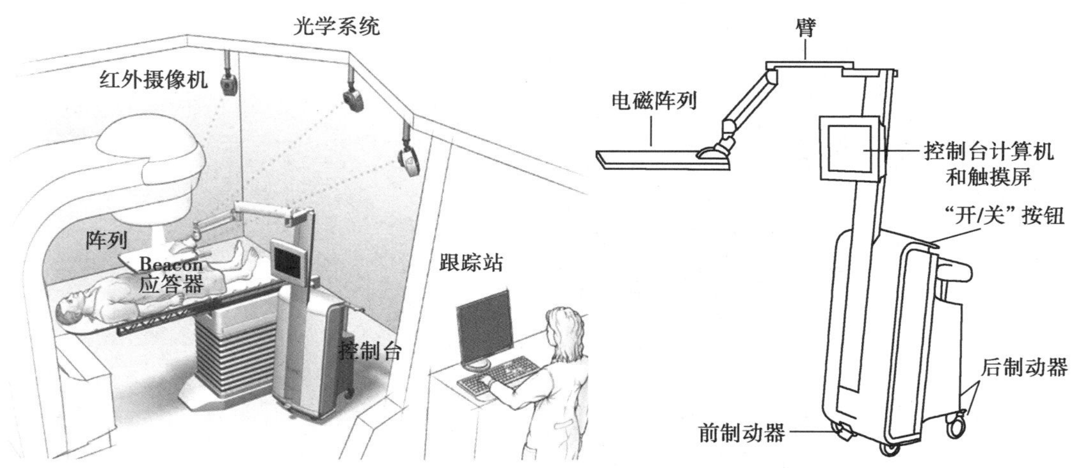

图 7-7-1　磁导航引导放射治疗系统

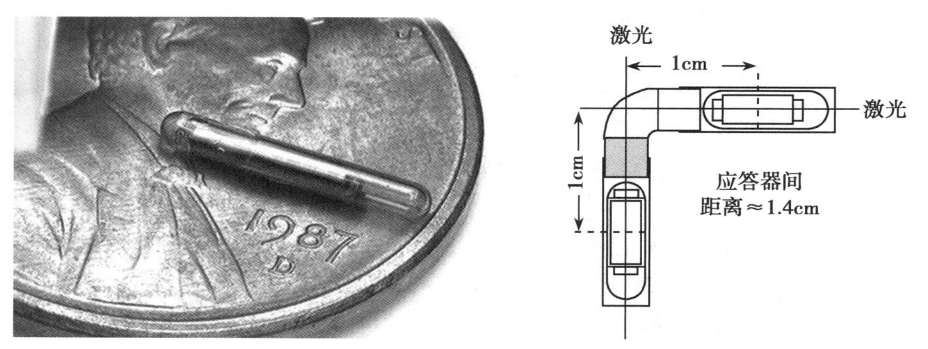

图 7-7-2　应答器外观

应答器受到阵列的信号激发，其谐振频率分别为 300kHz、400kHz 和 500kHz。电磁追踪系统具有非常高的精度，已经在前列腺癌中大量使用，能够在无辐射的情况下对患者进行精确摆位、分次内误差分析及门控治疗。但该方法是有创的，必须遵循严格的患者纳入资格标准，如必须排除在髋关节附近有髋关节假体或大型金属植入物、心脏起搏器或其他植入式电磁设备的患者。另外，植入对 CT、MRI 影像也会有影响，可产生伪影，对疗效判断产生影响（图 7-7-3）。

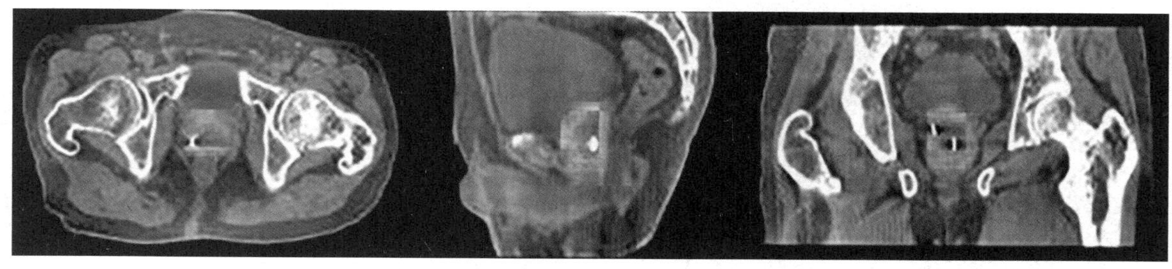

图 7-7-3　前列腺中植入的应答器（数字彩图）

（二）工作原理

在治疗计划前，将 3 个应答器植入到治疗靶区中或附近。应答器是一个密封在生物兼容玻璃中的小型被动式电气组件（图 7-7-4）。它们仅可在被系统阵列生成的非电离电磁场激发时发射信号。

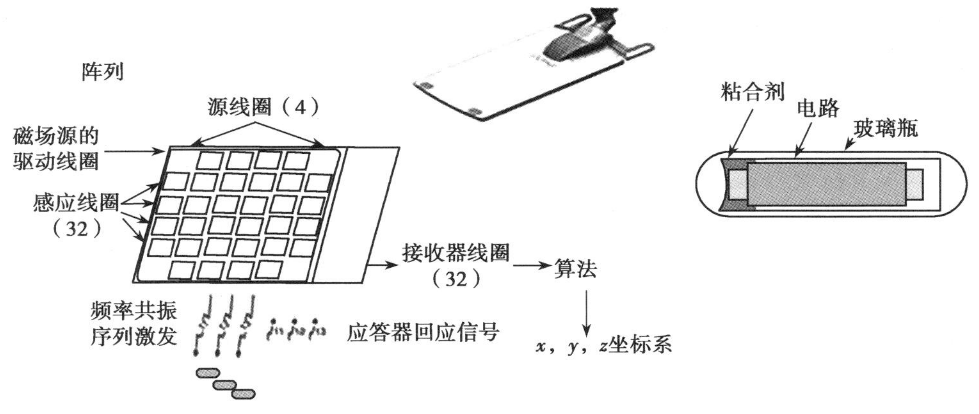

图 7-7-4　磁导航引导放射治疗系统结构示意图

系统阵列位于患者上方，通过阵列中磁场源线圈产生的非电离磁场，以独特的谐振频率单独激发应答器。每个应答器都会被短暂激发，并以相对于其他植入转发器的独特频率发射磁场信号。系统软件通过磁场精确识别每个转发器的位置。阵列上有嵌入式光学靶，可与治疗室内光学系统定位通信，从而连续确定阵列相对于加速器等中心点的位置，并可以将应答器的位置从阵列坐标系转换到加速器坐标系。

交流磁场在 14cm × 14cm × 27cm 的体积内可探测到应答器。由应答器返回的初始交流磁信号将每个单独的应答器的准确谐振频率识别到系统软件中（图 7-7-5）。随后，源线圈以重复间隔顺序生成激发每个单独转发器所需的特定频率。阵列中的 32 个传感器线圈经过优化连续监测由激发的应答器产生的返回信号（图 7-7-4）。软件根据每个阵列传感器测量的每个应答器频率磁场形状，以求解阵列坐标参考系中每个应答器的坐标。阵列相对于直线加速器等中心的位置和方向由红外光学系统确定（图 7-7-1）。三个红外摄像头用于检测确定位置，其测量精度为 0.5mm。

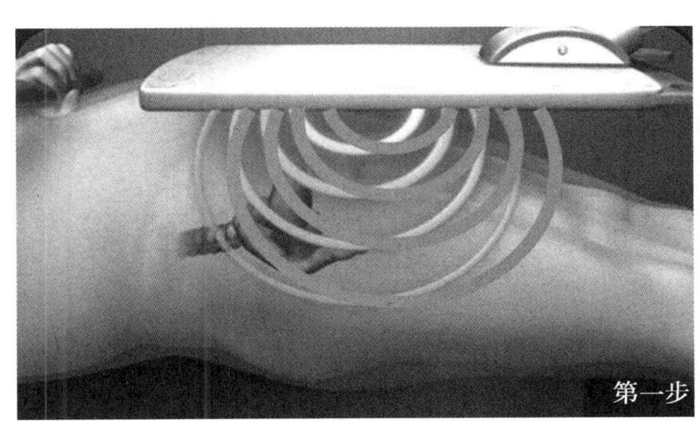

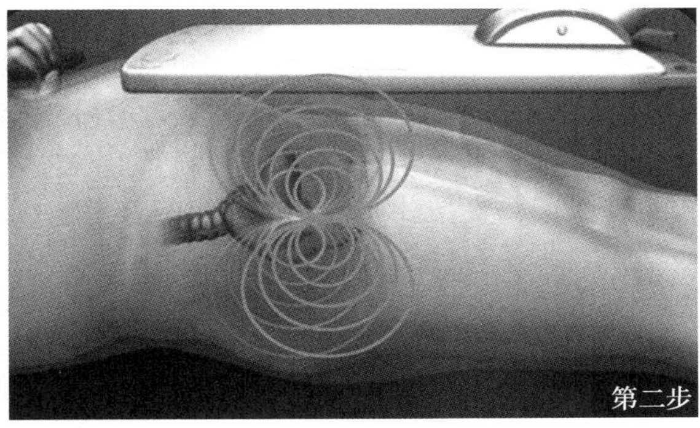

图 7-7-5　磁导航引导放射治疗激发应答装置（数字彩图）

（三）特点

磁导航引导放射治疗系统可从患者体外磁性追踪植入体内的小型应答器（射频设备），与其他追踪比较有以下特点：①是第一个通过电磁直接追踪肿瘤位置，而非构建内部-外部相关模型。②具有 MLC 追踪的广泛适用性，因为当今绝大多数直线加速器都有 MLC，原则上可用于 MLC 追踪。③磁导航定位系统不需要任何复杂的 X 射线图像采集程序（kV X 线、射野图像或 kV/MV CT），也不需要重复使用电离辐射来重新采集图像的图像配准过程，即可不需要额外的影像手段进行验证，可以在没有影像设备的加速器系统上进行使用。④可以获得实时且连续的患者分次

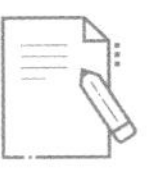

内靶区的位置信息，该信息可用于修改或调整所传送的治疗射束，如限制射束开启进行门控治疗。此信息以客观格式呈现，不需要操作员进行大量培训或解释，从而降低用户依赖性。⑤定位过程快速，可在几秒钟内完成且无须图像处理，治疗师也不需要离开治疗室采集图像然后重新进入治疗室来摆位。

同时也存在3个潜在缺点：①需要植入：主要用于周围性肺癌，应将应答器放置在直径为2.0~2.5mm的小气道中。②植入组织内的应答器稳定性：成像时由磁导航系统生成的报告显示误差在0.2mm以内，但是应答器有可能发生迁移。③需要根据要求选择合适的患者：应答器与磁导航系统面板位置之间的最大距离为21cm；为了确保在治疗期间可以进行追踪，在信标放置之前还需评估体内肿瘤的深度，即三个应答器应在前部皮肤19cm以内（假设为仰卧治疗位置）。

二、临床应用

磁导航技术的应用流程主要包括选择合适的患者、植入应答器、标识应答器坐标、在系统中输入定位计划、系统准备、患者准备、执行定位、治疗期间执行跟踪和生成并查看报告。以下是各部位肿瘤的具体应用。

（一）胸部肿瘤

磁导航技术在胸部肿瘤中多用在肺部外周型肿瘤放疗中。目前已经有不少学者评估了系统追踪肺部肿瘤的安全性及准确性，结果显示植入手术的耐受性良好，误差在0.2mm以内。应将应答器放置在直径为2.0~2.5mm的小气道中。在选择患者前应由医师评估患者是否适合采用该技术，并通过支气管镜检查植入应答器。应答器与面板位置之间的距离需在21cm以内。为了确保在治疗期间可以进行追踪，在应答器放置之前还需要评估体内肿瘤的深度（仰卧位下三个应答器应在距离胸前壁皮肤19cm以内）。应答器间的距离应为1.0~7.5cm。

1. 体位固定 推荐患者采用真空垫，以仰卧位进行体位固定。值得注意的是，对于肺的应答器来说，患者在自由呼吸状态下，因伪影获得定位参考有难度。因此，不建议使用自由呼吸下扫描，可以考虑使用4D-CT或者DIBH的方式。4D-CT仍可导致伪影，它在识别应答器位置时可能发生定位错误。如果采用计划自由呼吸治疗方法，建议采集呼气末时相来确定应答器的位置。

2. 勾画靶区与计划设计 4D-CT扫描完成后由放疗医师勾画出ITV，并在ITV上外扩一定边界形成PTV。有研究采用左右和前后方向5mm，头脚方向为7mm的PTV外扩边界。在扫描的4D-CT影像中勾画了三个应答器的轮廓，并确定了每个应答器中心的坐标。后续治疗中，控制系统将使用这些坐标作为参考。根据4D-CT扫描获取的患者应答器的运动信息，对每一个方向设定特定的追踪运动阈值。追踪限值设置为运动幅度的一半加上PTV外扩边界（图7-7-6）。

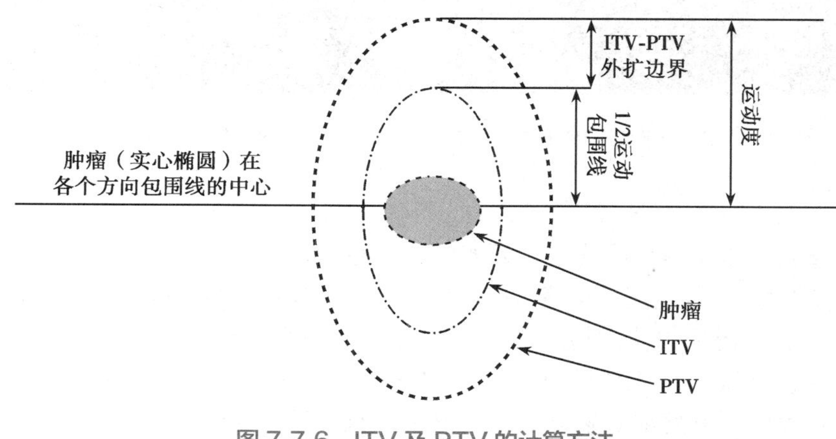

图7-7-6 ITV及PTV的计算方法

如果发现应答器的运动幅度与肿瘤不同，则需调整计算出的追踪限值范围，以使追踪限值范围与应答器的运动相关。

3. 治疗实施 治疗时使用系统定位应答器及在加速器治疗等中心的位置进行引导摆位。已经证实阵列的射线衰减可以忽略不计，因此在计划 CT 模拟中可以不进行单独计算。摆位后将靶区置于加速器等中心处，将阵列置于患者的肿瘤区上方，且限于加速器等中心点的特定距离内。根据系统检测到的应答器位置，分析应答器之间相对位置是否固定。根据系统摆位纠正误差后，应当使用 CBCT 验证其肿瘤位置的准确性，将两项结果进行对比。确认误差在可接受范围内进行治疗，治疗全过程采用系统监测分次内误差。

(二) 腹部肿瘤

肝脏放疗中，使用系统仍然推荐 4D-CT 扫描定位进行门控治疗，使用呼气相 CT 进行靶区勾画、ITV 确定和治疗计划，以减少治疗过程中存在的肝脏变形和运动的不确定性。在 4D-CT 扫描定位影像上，使用呼气末时相来确定应答器的位置。如果存在运动伪影，则可通过屏气 CT 扫描来确定应答器的坐标。在使用治疗前其他影像引导验证的情况下，推荐使用 ITV 外扩 5mm 生成 PTV 边界。

肝脏中植入的应答器长 8.7mm，直径 1.3mm。文献报道两例肝脏肿瘤患者，各植入 3 粒应答器，术中、术后无出血，术后无感染、疼痛等并发症发生。CT 扫描无明显伪影，但是 MR 扫描存在较明显的伪影（图 7-7-7）。

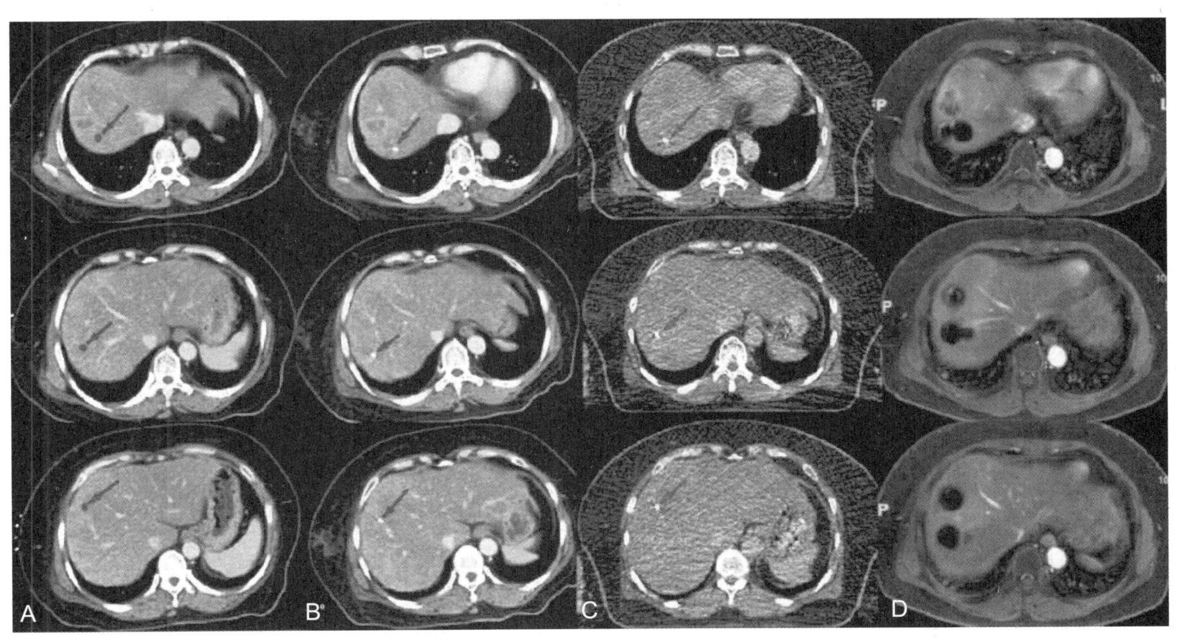

图 7-7-7 应答器在 CT、MRI 中的显影

A. 术前在肝脏恶性肿瘤旁预设靶点；B. 术后当天 CT 所示应答器位置；C. 术后第 5 天 CT 所示应答器位置；D. 术后 1 个月 3.0T MRI 所示应答器周围磁敏感伪影。

(三) 盆腔部肿瘤

对于盆腔部肿瘤，运用最多的就是前列腺癌放疗。将应答器植入到前列腺和前列腺周围组织（即前列腺层），用以在放射治疗期间实时对准和监控治疗等中心点。系统能够准确定位并实时监测三个植入于前列腺周围的定位器，且不会带来额外剂量，同时可明显减少 PTV 外放边界；除此之外，这种精确的放疗技术也为开展前列腺癌的大分割治疗提供了质量保证。

植入应答器注意事项:植入电磁传导定位器前7天,停止使用抗凝血剂和抗血小板。植入前,使用华法林的患者进行剂量检验;有心脏支架的患者,电磁传导定位器植入时,应咨询相关专业人士是否使用小剂量阿司匹林。停止使用抗血小板药物时应告知患者;同时应告知,当使用阿司匹林进行抗血小板治疗时,经会阴行前列腺穿刺存在的风险。植入过程中,每个早上按医嘱服用其他常规药物。植入前肌内注射1g头孢曲松钠。

在治疗前扫描CBCT与计划CT进行配准,配准结果与系统进行对比,验证位置后在治疗过程中采用系统实时监控。研究表明,采用系统可以将前列腺放疗的PTV边界减少到2~3mm,仍可以使99%的患者接受99%的处方剂量。

三、质量控制

为了保证磁导航图像引导放疗的质量,各放疗机构应该建立完整的技术规范,包括执行操作的放射治疗人员的资质、质量保证的标准。技术规范应当涵盖整个放射治疗的参与者,具体包含以下几个部分:

(一)设备质量控制

1. 机械精度 为了确保磁导航引导系统的正常运行和准度,应每月执行一次校准程序。校准程序包含三个流程且通过控制台完成:①系统校准,使用等中心点固定架,基于机器的等中心点校准坐标参考系。系统校准应每月执行一次;②校准验证,测量和验证整个系统的校准(此验证是系统校准程序中的一步);③摄像机校准,仅在系统校准未通过时执行摄像机校准。

磁导航引导放射治疗系统的准确性较高,安全可靠,对于应答器的位移,应定期进行基于图像的几何形状监测。

2. 影像质量 计划影像的采集一般应在植入应答器至少3天后,以便应答器的位置稳定,避免发生迁移;减少由于应答器植入引起组织肿胀等影响位置精度。

(二)临床质量控制

1. 患者安全 由于应答器的植入是有创的,因此应有严格的患者纳入资格标准。在植入过程中,最多的副作用是出血、疼痛。其他可能会出现的罕见意外包括:①麻醉意外;②术中使用药物过敏引起皮疹,喉头水肿、窒息等;③手术应激促使发生心、脑血管意外,严重者可引起心力衰竭或肢体感觉运动功能障碍,甚至死亡;④手术无法按拟订方案完成须变更处理;术前不可预知事件发生造成身心创伤;⑤穿刺过程中引起大出血、失血性休克,甚至危及生命;⑥术后可出现感染、发热等症状;⑦植入粒子移位,致异位栓塞等。

2. 应答器植入后迁移 在前列腺癌中植入标记点发生迁移的情况很少见,即使发生,影响也相对较小或可以忽略不计。放疗前或放疗期间的前列腺变形可能由以下原因引起:①植入后水肿或出血;②周围危及器官的变化;③由于去势治疗引起的前列腺缩小。应答器植入后应考虑直肠充盈的变化对植入标记点相对位置的影响。核实每一粒应答器是否发生迁移,迁移的量及方向,最后确定采用哪些位置固定的应答器作为标记进行位置追踪,以及采用等中心或是质心的方式进行追踪。

(钟仁明　郑祖安　王境生)

第八章　放射治疗计划实施

放射治疗计划实施，是指治疗师将医师和物理师为患者设计的虚拟的剂量分布如实地传递到患者身上，确保在杀灭肿瘤的同时能有效地保护危及器官。本章主要阐述常见肿瘤放射治疗计划实施，介绍了常见病种的流行病学、解剖、临床症状、诊断、治疗原则，以及放射治疗宣教、心理干预、注意事项及放疗计划实施过程的相关要求等。

第一节　头颈部肿瘤放射治疗计划实施

头颈部肿瘤因其解剖位置比较特殊，手术根治难度较大，很难彻底切除，放射治疗在其综合治疗模式中发挥着重要作用。但头颈部的解剖结构复杂、血供丰富、重要器官集中，放疗容易引起不良反应，如听神经损伤、黏膜急性反应等。放射治疗师应通过严格的规范操作，确保患者接受的放疗精准，保证患者的放疗质量。本节着重介绍鼻咽癌、喉癌及脑瘤的放射治疗计划实施。

一、鼻咽癌放射治疗计划实施

鼻咽癌（nasopharyngeal carcinoma，NPC）是指原发于鼻咽黏膜上皮组织的恶性肿瘤，其病因目前尚未完全明确，流行病学调查提示主要与 EB 病毒（Epstein-Barr virus，EBV）感染、遗传因素和环境因素有关。早期鼻咽癌的治疗首选放射治疗，局部晚期鼻咽癌则常采用以放射治疗为主，辅以化学治疗、分子靶向药物治疗的综合治疗模式。

鼻咽近似于一个立方体，其前界为后鼻孔，上界为蝶骨体，后界为斜坡和第1、2 颈椎，下界为软腭。大小约 4cm（横径）×2cm（前后径）×4cm（垂直径）。鼻咽顶壁向后下倾斜与鼻咽后壁相延续，侧壁和后壁由咽筋膜组成（图 8-1-1），咽筋膜自枕骨大孔前缘咽结节处起始，向外沿颞骨岩尖下表面向两侧延伸达颈动脉管内侧，向前终止于翼内板的后缘；咽鼓管开口于侧壁，其后部为软骨，并突入鼻咽在咽鼓管圆枕后方形成峭状突起，称为咽鼓管隆凸。咽鼓管隆凸与鼻咽顶后壁之间，形成深约 1cm 的隐窝，称为咽隐窝，是鼻咽癌的好发部位，其上距破裂孔仅 1cm，故鼻咽癌常可沿此孔浸润扩展。

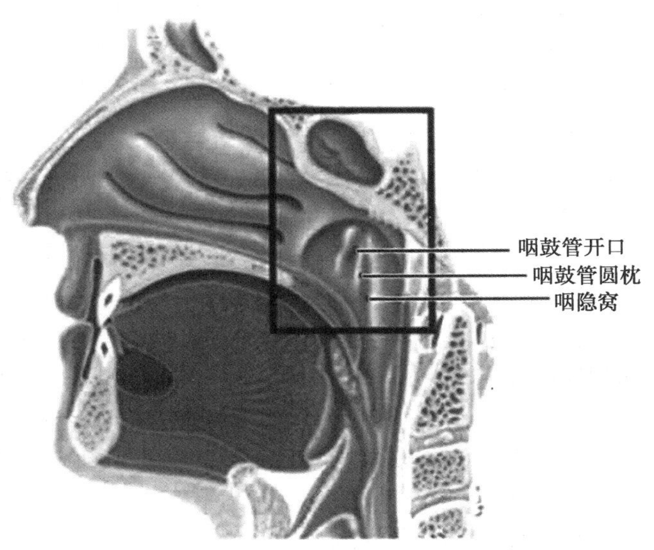

图 8-1-1　鼻咽侧壁侧面观

（一）概述

1. 流行病学、病因与病理　全球每年超过 13 万例鼻咽癌新发病例和 8 万例因鼻咽癌死亡

病例，2014 年中国鼻咽癌发病率为 3.26/10 万，新发病例估计为 4.46 万例，其中男性约 3.16 万例，女性约 1.30 万例，占全部恶性肿瘤发病的 1.17%，死亡病例 2.42 万例。男性鼻咽癌的发病率是女性的 2~3 倍，对于高风险人群，发病高峰在 50~59 岁。

鼻咽癌的发病率存在明显的地域差异：在美国和西欧罕见，在中国南部则较为常见，发病率可能达到每年 25/10 万；中等风险区域包括东南亚、北非和中东，以及北极地区。从高风险地区迁移至低风险地区的人群仍具有较高的发病风险，但经历连续数代后通常会有所降低。鼻咽癌发病率的地理分布差异表明了其病因为多因素，由若干因素相互作用所致：EB 病毒感染、环境因素（如大量摄入腌制食物和吸烟），以及遗传易感性。在美国和欧洲，鼻咽癌更常与饮酒和吸烟有关，这两者也是其他头颈部肿瘤的典型危险因素。

鼻咽癌的病理组织分型目前仍没有统一的标准。2005 年，世界卫生组织（WHO）将鼻咽癌的病理类型分为三型：非角化型癌（non-keratinizing carcinoma）、角化型鳞状细胞癌（keratinizing squamous cell carcinoma）和基底细胞样鳞状细胞癌（basaloid squamous cell carcinoma）。临床最常见的是非角化型癌，其中非角化型癌又分为分化型和未分化型两个亚型。

2. 临床症状、体征和自然病程

（1）临床症状

1）鼻出血及回缩性血涕：18%~30% 的鼻咽癌患者以回缩性血涕为首发症状，表现为晨起时发现回吸至口腔中的鼻腔分泌物中带血丝。鼻咽部肿块伴有大块坏死、深大溃疡时可出现大出血。

2）耳鸣或听力减退：肿瘤位于咽鼓管咽口、隆突附近者，易引起咽鼓管通气和内耳淋巴液循环障碍，从而导致耳闷、耳鸣或听力减退症状，这是鼻咽癌早期症状之一，占初发症状的 17%~30%。

3）鼻塞：鼻咽肿瘤位于鼻咽顶前壁或侵犯后鼻孔时，导致鼻腔通气不畅，开始为一侧，严重时两侧均有。

4）头痛：常表现为枕部或颞部的疼痛，多为钝痛。肿瘤合并感染、肿瘤侵犯颅底骨、脑神经或颅内组织、颈部淋巴结转移压迫血管神经等均可致头痛。

5）面部麻木：鼻咽肿瘤压迫或侵犯三叉神经第 1、第 2、第 3 支时，可表现为患侧头面部皮肤浅感觉异常或麻木。

6）复视：为鼻咽肿瘤侵及颅底、海绵窦而引起的第Ⅲ、第Ⅳ、第Ⅵ对脑神经受累或肿瘤侵入眼眶内所致，临床表现视物时出现双重影。

7）张口困难：晚期症状之一，提示肿瘤侵犯颞下窝、翼内肌、翼外肌、翼腭窝等。

（2）体征

1）鼻咽肿物：通过间接鼻咽镜或纤维鼻咽镜可见鼻咽部隆起的肿物。对于黏膜下型鼻咽癌，可能未发现鼻咽腔新生物，但可见鼻咽腔结构不对称。

2）颈部淋巴结肿大：40%~80% 的鼻咽癌患者以无痛性颈部淋巴结肿大为首发症状。多数病例开始为一侧，继而发展为双侧，质地较硬，活动度差。

3）脑神经受侵所致体征：鼻咽癌侵犯颅底，可因侵犯脑神经而引起一系列症状和体征，如眼球活动障碍、头痛、视力下降、上睑下垂、瞳孔缩小、吞咽困难和咽反射减弱或消失。

（3）自然病程

1）局部扩散：鼻咽癌有浸润性生长的特点，容易沿黏膜下蔓延。其蔓延方向分别为：①向下：沿咽后壁或咽侧壁侵犯到口咽、下咽。②向上：直接侵入蝶窦、垂体和视神经；或由破裂孔、卵圆孔入颅。③向外：侵犯咽旁间隙、颞下窝。④向前：侵犯鼻腔后部、筛窦。⑤向后：穿过鼻咽后壁，可侵犯上段颈椎。

2）淋巴结蔓延：鼻咽腔淋巴引流十分丰富，在黏膜下有较致密的淋巴管网。鼻咽癌以淋巴

转移率高、转移出现早、转移范围广为特点，40%~80% 的鼻咽癌患者初诊时即临床发现颈部淋巴结肿大。鼻咽癌通常沿着淋巴管引流方向依次转移，较少出现跳跃现象，咽后间隙及颈部Ⅱ区为好发部位。

3）血行转移：鼻咽癌容易发生血行转移，其转移率为 20%~30%。最常见的转移部位为肝、骨和肺，骨转移中又以脊椎转移、骨盆转移多见。转移多发生在放射治疗后 3 年内。

3. 诊断与临床分期　早期发现、早期诊断对提高鼻咽癌的疗效十分重要。影响早期诊断的主要原因是鼻咽肿瘤生长部位隐蔽，早期症状无特殊性，容易被漏诊和误诊。因此，在临床工作中必须认真询问病史和仔细体检，关注鼻咽癌患者的主要症状及体征。目前，鼻咽局部活组织检查是唯一确诊手段；EB 病毒血清学检查、间接或纤维鼻咽镜检查及鼻咽影像学检查等均被视为有效的辅助诊断措施。美国癌症联合委员会（The American Joint Committee on Cancer，AJCC）第八版分期系统，将鼻咽癌按 TNM 状态分为 0 至Ⅳ期，其中第Ⅳ期再细分为ⅣA 和ⅣB。

（二）治疗原则和放疗计划核对

1. 治疗原则

（1）综合治疗原则：鼻咽癌治疗应以个体化的分层治疗为原则。Ⅰ期、Ⅱ期鼻咽癌以单纯根治性放射治疗为主；Ⅲ期、Ⅳ期患者应采用放、化疗综合治疗；对于已有远处转移的患者应采用以化学治疗为主的姑息性化、放疗综合治疗；根治性放疗后残存或复发病例在符合手术治疗条件时，可酌情考虑手术挽救。就放射治疗的具体方式而言，目前临床主要应用调强放疗技术。生物治疗、分子靶向药物治疗、免疫治疗等新型治疗方法在鼻咽癌中的应用还需要深入研究。

（2）放射治疗原则：①首程放射治疗患者应以体外照射为主，必要时辅以腔内近距离放射治疗，不能单纯行腔内照射；②放射源首选 4~6MV 的 X 线；③放射治疗靶区应包括肿瘤侵犯范围、亚临床区域及颈部淋巴引流区；④尽可能采用多野照射技术或调强放疗技术保护周围正常组织器官；⑤遵循个体化的分层治疗原则。放疗前根据患者个体情况制订放疗计划，治疗中根据局部肿瘤退缩或患者体型轮廓变化等情况及时修改放疗计划。

2. 放疗计划核对　每次治疗前放射治疗师应仔细核对放疗计划信息，主要包括患者基本信息的确认、放射治疗单的核对、治疗机参数的核对等，确保满足计划设计时的各种限制或要求。

（1）患者基本信息确认：包括患者姓名、性别、年龄、病案号、影像号（ID 号）、疾病诊断、患者照片、住院患者的病区、床号等。治疗前由放射治疗师询问患者的姓名等，让患者自己回答，通过“一问一答”构成了“双向核对”；对那些不能进行有效沟通的病员，须和其陪同人员进行患者身份信息的确认。

（2）放射治疗单的核对：放射治疗单是执行放射治疗计划的主要依据，同时也是放射治疗工作中必不可少的重要资料。医师的治疗意图体现在放射治疗计划中，直观呈现在放射治疗单上，开始治疗前放射治疗师须读懂放射治疗单，明白各种要求的目的，逐一与治疗计划核对，包括放疗部位、分割方式、处方剂量、照射总次数、患者体位要求、采用的固定方式、机器型号、计划类型、治疗示意图是否正确及完整、是否通过了上级医师和上级物理师审核等（图 8-1-2）。

（3）治疗机参数的核对：放疗计划由 TPS（治疗计划系统）传输至放射治疗机，放射治疗师需仔细核对治疗机的实际参数，如射线种类与能量、射野大小、治疗床角度、机架角度、准直器角度、各治疗野机器跳数等是否与放射治疗单一致。

（三）治疗前准备和注意事项

1. 心理支持　放射治疗师在治疗前需要与患者进行耐心细致的沟通，告知鼻咽癌放疗效果及预后较好，一般 5 年生存率高达 80%~90%，鼓励患者树立战胜疾病的信心。鼻咽癌的放疗周期比较长，需要患者及家属有足够的耐心坚持完成整个放疗过程，放射治疗师可以采用通俗易懂的语言及流程示意图向患者及家属介绍放疗步骤，使患者更好地理解并消除恐惧心理。

2. 饮食指导　鼻咽癌的放疗区域涉及鼻咽、口咽、喉等黏膜组织多的部位，放疗期间受到损

精确放疗治疗单

姓　　名：________ 病 案 号：________ 影像号：________

病人类型：________ 性　　别：____ 年龄：____ 病　区：________ ____床

出生日期：________ 联系电话：________

身　　高：____cm 体　重：____kg 学历：________ KPS评级：____

主管医生：________ 诊 断 一：________

诊 断 二：________ 诊断三：________

暂无相片

注：列表中剂量单位：cGy　长度单位：cm　角度单位：°度

*治疗设备：		*计划类型：		*射线种类：		*野数：	
*照射方案：		*计划系统：		*能　　量：		*弧数：	

野号															
初级剂量															
野大小															
机架角度															
光栏角度															
床角度															
楔形角度															

*CBCT频率							
*照射部位			*照射次数			病人体位	
0°源皮距			每日照射				
床高VRT			每周照射			体位固定	
遮挡方式			总进程数				
*填充物	____次		本次进程			医生特殊要求	
总/分			特殊治疗技术				
总/分			总/分				
总/分			总/分				

0°

270°　　90°

180°

计划导入数据审核：			确认时间：	
治 疗 类 型：□首次　□改野及二进程以后的进程				
治疗单确认：			确认时间：	
上 级 医 生：			上级物理师：	
首次治疗摆位确认				

医生			物理师			技师		

图 8-1-2　精确调强放射治疗单

伤可影响患者进食，若不加注意会造成患者营养不良。尽早的营养干预对组织的修复、提高治疗效果、减轻毒副作用有积极作用，放射治疗师须指导患者及家属制订科学合理的饮食方案。患者放疗期间以清淡饮食为主，忌辛辣、刺激食物，少食多餐；注意补充高蛋白、充足热量以及丰富维生素食物；放疗中后期出现咽喉疼痛、吞咽困难等症状，建议采用半流质或流质饮食，咽喉肿痛严重的患者，可在临床医生指导下于进餐前喷局麻药缓解疼痛；无法进食者可以经肠道或肠外补充

营养。

3. 放疗宣教 多数患者及家属对放疗比较陌生，放疗周期较长，且期间会面临各种问题，通过合适的宣教工作可以提高患者对治疗的耐受性和依从性，使其顺利地完成整个放射治疗。宣教内容主要包括：告知放疗时间的安排、强调保持体重稳定的重要性、呼救铃的使用方法、皮肤保护剂的使用方法；保持体表标记清晰的重要性、体位固定装置的正确放置；出现放疗并发症（如口腔黏膜反应、皮肤反应等）的处理办法；指导患者放疗期间保持口腔卫生，避免细菌滋生，建议坚持使用漱口水，采用毛质较软的牙刷和含氟的牙膏进行口腔清洁；对做鼻咽冲洗者，介绍冲洗的目的、作用和方法；放疗后3年内尽量不做颌骨手术如拔牙等，防止诱发颌骨骨髓炎，如必须拔牙，患者须及时告知口腔医生鼻咽癌放射治疗的病史，以便正确评估手术风险。

4. 其他准备

（1）口腔处理：放疗前去除金属牙冠、义齿，拔除龋齿残根、活动性智齿，遵医嘱准备好个体化的咬合器等。

（2）头发处理：剪去长发，以短发为宜且需与制模定位时保持一致。

（3）衣着装饰：摘除耳环、项链、发夹、眼镜等物品，这些饰品和用具会干扰射线的剂量分布。上身着单件低领口、对开棉质薄内衣，下身着单件薄款长裤，每次放疗着装须统一，有利于每次摆位的体位一致。

5. 注意事项

（1）放射治疗师在治疗前对患者身体状况需做全面评估，特别是有鼻饲管、咳嗽、咳痰、呕吐倾向的患者，使用热塑膜时易发生呼吸困难、窒息等意外情况。

（2）患者颈部皮肤反应较常见，放射治疗师在固定热塑膜时应动作轻柔，避免刮伤患者皮肤。

（3）患者放疗后会出现口干、张口困难、吞咽困难等症状，指导患者多饮水，进行张口练习、叩齿锻炼、鼓腮运动和弹舌训练等。

（4）鼻咽癌患者在放疗过程中容易出血，若出血次数多、出血量较大，则需汇报主管医师及时进行止血处理。

（四）体位验证及治疗实施

体位验证可确保患者的实际位置与放疗计划设计位置一致。患者的实际体位在整个放疗流程中存在诸多不确定性，如身体轮廓的变化、体位的重复性、设备的机械偏差等均可导致实际体位与计划设计体位的偏差，为了降低这些不确定性带来的几何偏差，肿瘤患者放射治疗实施前、放疗分次间，必要时在放疗分次内需要进行体位验证，以确保偏差在阈值内。体位验证分为模拟定位机体位验证和治疗机体位验证。模拟定位机体位验证又分为X线模拟定位机体位验证和CT模拟定位机体位验证，各放射工作单位根据设备实际情况选择合适的方法。

1. 模拟定位机体位验证 放疗计划完成后，须在X线模拟定位机或CT模拟定位机进行位置验证，又称复位。可分两种情况，第一种是CT定位等中心和治疗计划等中心不一致，需要先在模拟定位机上通过坐标系统移动将CT定位等中心转换到治疗坐标等中心，然后将模拟定位机上实时获取的图像与计划系统生成的图像进行比对并判断位置误差；第二种是CT定位等中心和治疗计划等中心一致，可直接在模拟定位机上将实时获取的图像与计划系统生成的图像进行比对并判断位置误差。

（1）X线模拟定位机体位验证：放射治疗师根据热塑膜上的定位CT标记线，利用模拟定位机室内激光为患者摆位，如制模定位时使用了口腔咬合器，模拟定位机体位验证时亦要使用；分别于机架0°和90°时进行曝光，将患者模拟定位机X线影像与计划设计DRR（数字化重建片）进行比对。以等中心坐标点周围明显的骨性标志（鼻中隔、眼眶、颈椎、上颌骨等）为参考进行位置验证；如果验证等中心与计划等中心偏差在允许范围内（<3mm），由现场医师确认无误后，放射

治疗师在患者热塑膜上标记治疗摆位线，读取“0”位源-皮距和床高数值并做好验证记录。

（2）CT模拟定位机体位验证：按定位CT的标记线摆位，在等中心层面贴上定位标记后进行扫描。然后比对验证与定位的两次扫描相对应层面的图像是否一致，如果不一致则要查找原因，常见原因包括患者的标记线不准确、摆位不够精确以及等中心层面图像打印错误等。如果验证等中心与计划等中心偏差在允许范围内（<3mm），由现场医师确认无误后，对等中心点在患者热塑膜上的投影位置进行标记，标记线应该清晰、不易脱落。

主管医师现场确认摆位误差，若验证后等中心点误差≥3mm，应检查模拟定位机的机械精度有无超出允许范围、计划传输是否正确、患者是否按照要求着装等，排除其误差产生的原因，并重新摆位验证。若通过重复以上过程，等中心点误差仍然≥3mm，应停止体位验证，查找原因及时处理。

2. 治疗机体位验证

（1）阅读治疗单：患者首次放射治疗时，主管医师、计划设计的物理师与放射治疗师共同参与并签字确认；认真核对患者信息及其放射治疗计划（详细内容参考放疗计划核对部分），严格执行医嘱，发现疑问及时与主管医师、物理师沟通解决。

（2）治疗摆位：两位放射治疗师与患者先后进入机房，共同确认患者模具信息；检查治疗机机架、光栏、治疗床底座是否归零位；治疗实施前利用激光定位系统根据热塑膜上的参考标记，按定位时的体位进行摆位和固定。由于头颈部活动度较大，鼻咽癌放射治疗通常采用头颈肩热塑膜配合个体化头枕进行综合固定，可以将患者头颈肩的轮廓进行塑型，减少颈部的位移。在固定时注意体位呈自然状态，下颌稍微上仰，若上仰过度，会增加小脑的照射量。使用热塑膜固定时应与患者体表轮廓相吻合，两人同时固定卡扣，防止用力不均导致患者体位移动；摆位完成后，嘱咐患者保持体位不动，并告知患者如有不适可举手示意或按压呼救铃。非共面照射时，应旋转机架至设定角度，再旋转治疗床底座，防止机架与患者或治疗床发生碰撞；放射治疗师确认机房内只有患者本人，治疗室无异常后，关上屏蔽门。

（3）治疗机体位验证：利用治疗机集成的影像设备，在放射治疗机上进行体位验证。治疗机体位验证要求患者按照定位时的体位躺在治疗床上，在治疗前通过实时采集影像与计划影像进行匹配并在线纠正位置误差以确保放疗计划精准实施的一种方法。依据治疗机机载影像采集系统的不同，目前治疗机体位验证常见的方式有电子射野影像装置（EPID）验证、机载锥形线束CT（CBCT）验证等。

1）EPID验证：是利用治疗射线拍摄数字化射野影像，并配有分析软件，对误差进行自动分析和计算。放射治疗师为患者摆完位后在图像引导系统中选择EPID验证模式；打开EPID板调至标准位置，机架角在0°和90°两个方向拍摄正侧位EPID验证片并与计划CT DRR进行比较，以辐射范围内明显的骨性标志作为图像配准参考标记（第1~2颈椎、上颌骨及鼻中隔等）。图像引导系统自动完成图像配准并生成三维方向误差（*X*轴代表左右方向，*Y*轴代表头脚方向，*Z*轴代表前后方向），根据误差结果调整治疗床的位置。如各方向误差<3mm，则摆位通过并记录验证数值实施治疗；如误差≥3mm，需重新摆位再次拍摄验证片；若误差仍大于许可范围，应查明原因处理后才可进行治疗。

2）CBCT验证：在技术条件允许的情况下，优先采用CBCT进行影像验证，将获取的患者三维图像与计划CT参考图像进行在线匹配，计算出位置误差。放射治疗师摆位完成后，首次加载CBCT参考图像，同时生成和传输必要的感兴趣结构，用于配准效果评价；选择头部扫描模式采集图像，由于头颈部骨性组织较多，配准时需要选择合适的配准框范围，包括鼻咽部靶区所在的颅骨部分及颈椎部分（配准范围参考如下：前界——鼻尖；后界——枕骨；上界——眉弓；下界——第5颈椎，可根据靶区范围适当调整）。自动配准完成后要对配准结果进行人工审核（图8-1-3），观察配准效果时不仅要考虑骨性结构的配准，还须考虑处方剂量线覆盖CBCT图像上靶区范围，

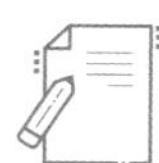

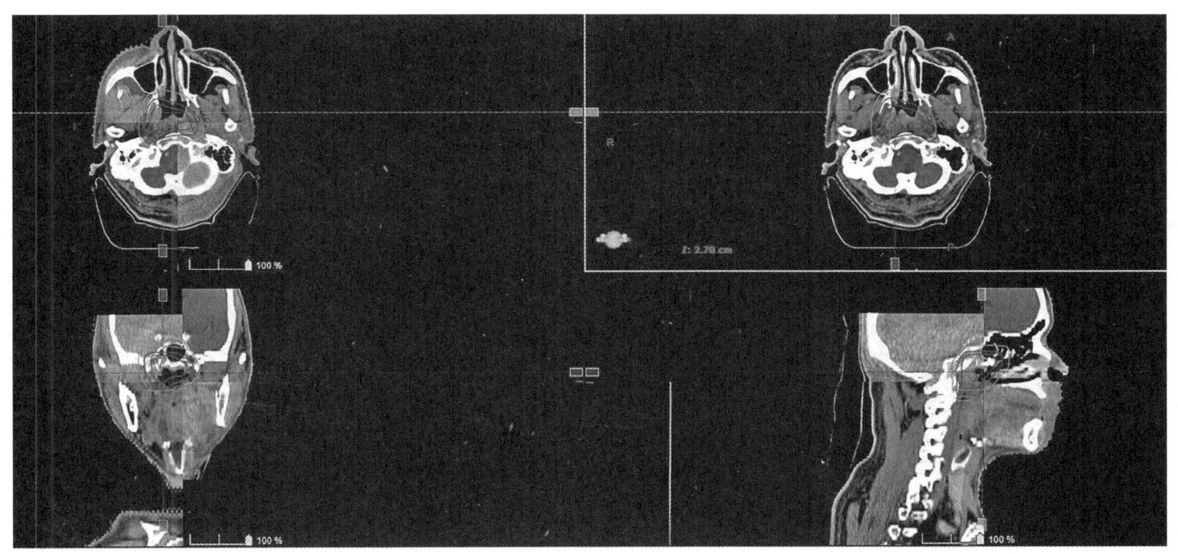

图 8-1-3　鼻咽癌 CBCT 验证图像(数字彩图)

同时也要关注危及器官耐受剂量线与危及器官的相邻情况。最后通过移动治疗床来修正摆位误差,并进行摆位标记。考虑到鼻咽癌体位固定可靠、位置重复性较好,当任何一个轴向旋转误差大于 3°,三维方向即 X、Y、Z 三个方向任一方向位置平移偏差≥3mm 时,必须仔细查找原因,切忌随意移床修正误差进行治疗。体位验证配准频率建议前 3 次放疗执行 CBCT 验证,以后可每周 1 次。放射治疗师若发现患者体重变化明显或体表外轮廓变化较大等情况,须及时联系主管医师及时妥善处置。

3. 实施治疗　治疗实施前两位放射治疗师须再次核对患者信息、计划信息,确认无误后方可出束治疗。治疗过程中放射治疗师应密切监控患者情况,发现异常立即中断治疗并进入机房处理;全程观察机器运转情况,如 MLC 是否按计划驱动,治疗机架是否旋转,有无报警、异响等,如有异常立即中断治疗并与相关工作人员联系查找原因,以确保患者放疗安全,杜绝放疗事故的发生;治疗结束后,保存记录,放射治疗师进入机房并解除患者的固定装置,机架归零,将治疗床降至合适位置,协助患者离开治疗床,放置好模具;注意保护患者的隐私,待其穿好衣物后,方可呼叫下一位患者。放射治疗师按要求及时填写放射治疗记录单,正确记录治疗日期、次数、单次剂量、累积剂量等,执行当次操作的两名放射治疗师共同签名。

二、喉癌放射治疗计划实施

喉癌(laryngeal carcinoma)是发生于喉部的恶性肿瘤,喉结构主要由骨骼、黏膜和肌肉组成。喉癌治疗手段主要为手术和放射治疗。喉癌的治疗效果相对较好,预后与全身情况、病理类型、临床分期、肿瘤部位等多种因素有关。

喉位于颈前中央,成人相当于第 4~6 颈椎椎体水平,其上方与口咽相延续,下方与气管相通,两侧及后方与下咽相连。解剖学上将喉分为声门上区、声门区和声门下区三个区域(图 8-1-4)。声门上区是指声带以上的喉部,声门区包括声带前、后联合及声带游离缘下 0.5cm 范围内的区域,声门下区是指声门区以下至环状软骨下缘水平,长约 2cm,包括声带游离缘下 5mm 至第 1 气管环上缘之间的结构。喉旁有两个间隙,会厌前间隙和声门旁间隙,这些间隙和喉癌的局部扩展有着密切的关系。

(一) 概述

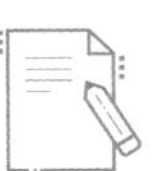

1. 流行病学与病理分型　喉癌的发病率近年有增多的趋势,全球每年有超过 18 万例新发

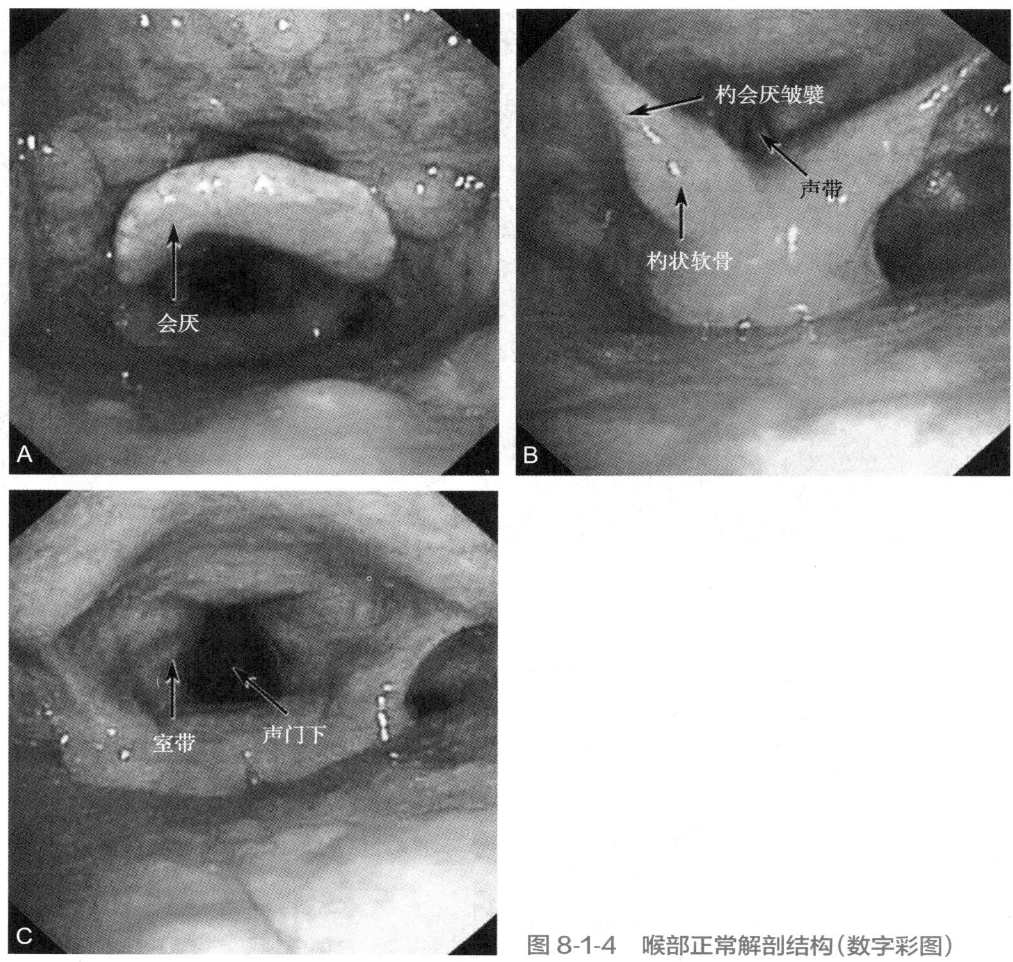

图 8-1-4 喉部正常解剖结构(数字彩图)

喉癌病例,死亡病例约有 10 万例。60%~65% 发生于声门区,30%~35% 发生于声门上区,仅 5% 发生于声门下区。发病年龄多集中于 50~70 岁,30 岁以下人群发生喉癌的概率不超过 1%。男性多见,男女之比为 4∶1,其中女性声门上区喉癌多于男性,而男性声门区喉癌则多于女性。目前已肯定了吸烟与喉癌的发生有着明确的相关性,吸烟者与非吸烟者相比,喉癌的发生率及第二肿瘤的发生率均明显增加。

喉癌的病理组织分型 90% 以上为鳞癌,且分化程度较高,其中分化程度最好的是声门区,分化程度较差的是声门上区,分化程度介于两者之间的是声门下区。少见的肿瘤包括小涎腺来源的肿瘤,其他肿瘤如软组织肉瘤、淋巴瘤、浆细胞瘤等,但甚为少见。

2. 临床症状、体征和自然病程

(1)临床症状:喉癌的常见症状有声音嘶哑、咽部不适、疼痛以及咽下疼痛等。声音嘶哑是声门区癌的早期症状,但对于声门上、下区癌,如出现声音嘶哑则为晚期病变,痰中带血或呼吸困难则是后期症状。部分患者无明显症状,多以颈部包块就诊,包块多位于上颈部。

(2)体征

1)喉部肿物:观察喉外形是否有变化,即甲状软骨有无膨大、异位;推移喉部并注意喉摩擦音是否存在,若喉摩擦音消失提示肿瘤向喉外发展。通过喉镜可见,直接观察喉部隆起的肿物,并判断肿瘤所在亚区。

2)颈部淋巴结肿大:颈部淋巴结转移与肿瘤生长部位及原发肿瘤分期相关。局限于声带的声门区癌很少发生颈部淋巴结转移;声门上区癌淋巴结转移常见,确诊时约 2/3 的病例有淋巴结

转移，其中 1/3 为双侧转移；声门下区癌少见，淋巴结转移概率一般不超过 20%。

3）部分患者可表现为病变侧牵扯性耳痛，为晚期表现，多为舌根、口咽侧壁结构受侵。

（3）自然病程

1）局部扩散：发生于不同部位的喉癌，局部扩散方式不同。声门上区癌发生在舌骨上会厌者有向上、向前发展的特点，多表现为外生型肿物；而发生在舌骨下会厌者则表现为不规律的结节样生长。假声带发生的肿瘤多表现为黏膜下浸润生长。声带癌多发生于声带的游离缘和上缘，容易早期发现和诊断。声门下区癌容易早期侵犯环状软骨，声带固定较常见。

2）淋巴结蔓延：声带部位基本没有淋巴管，声带癌一旦侵犯邻近的颈部组织，则可发生喉前方、气管前、喉旁等淋巴结转移。声门上区不仅有丰富的淋巴管而且双侧相互交叉，因此淋巴结转移常见，主要为上、中颈部，下颌下淋巴结转移较少见。声门下区癌最常见的转移部位为气管周围淋巴结，其次为纵隔淋巴结。

3）血行转移：喉癌的远处转移并不多见，但颈部多个淋巴结转移或颈部淋巴结包膜受侵时，远处转移明显增加。最常见的远处转移部位为肺，其次为骨和肝脏。

3．诊断与临床分期

（1）诊断：声音嘶哑是声门区癌的早期症状，但大部分喉癌生长部位隐蔽，早期症状无特异性，容易被漏诊和误诊。在临床工作中必须认真询问病史和仔细体检，关注喉癌患者的主要症状及体征。喉部 CT 是喉癌首选影像手段，对明确喉深层结构的侵犯范围有提示作用。因 MR 扫描时间较长，且喉部器官随呼吸、吞咽运动，喉 MRI 检查不作为首选，但 MRI 在鉴别喉旁间隙、软组织及软骨结构的早期受侵方面有优势，可作为 CT 的有效补充手段。目前，喉肿物活检是唯一的确诊手段，因活检可导致出血、水肿，建议活检在 CT/MRI 检查之前进行，以免与肿瘤相混淆。纤维咽喉镜检查和胃镜检查是对影像检查的有效补充。

（2）临床分期：目前临床上采用的是 AJCC 第八版分期系统，T 分期根据原发肿瘤属于声门上区、声门区或声门下区而有不同定义。

（二）治疗原则和放疗计划核对

1．治疗原则

（1）综合治疗原则：喉癌确诊后的治疗手段主要为手术和放射治疗。早期喉癌无论是采用手术还是放射治疗，其总生存期相似。而采用放射治疗，则不仅能起到与根治性手术一样的效果，且能有效地保留患者的发音及吞咽功能的完整性。即使是放射治疗后残存或放射治疗后复发，再采用挽救性手术也仍有着较高的治愈率。在喉癌治疗方案的选择上，必须考虑最大可能地提高喉癌的局部控制效果，以及在保证局部控制的基础上，尽最大可能保留患者的喉功能。因此，临床上早期喉癌可首选放射治疗，中晚期病变也可给予根治性放射治疗，如疗终残存或疗后复发，可行手术挽救。早期喉癌患者不推荐化疗，局部晚期喉癌患者推荐行同期放化疗或术后同期放化疗。靶向治疗一般应用于不能耐受同步放化疗者，直接采用放疗 + 靶向治疗。

（2）放射治疗原则：早期喉癌可首选根治性放射治疗，晚期病例可作计划性术前放射治疗；低分化癌或未分化癌可首选放射治疗，晚期病例可行姑息减症治疗。术后放射治疗的指征：手术切缘不净、残存或安全边界不够；局部晚期病变如 T_3、T_4 病变；广泛性的淋巴结转移或淋巴结包膜受侵或转移的淋巴结直径超过 3cm；周围神经受侵。

2．放疗计划核对　参考鼻咽癌放疗计划核对部分。

（三）治疗前准备和注意事项

1．心理支持　喉癌术后患者因喉的缺失而出现发音功能障碍，这些患者常欲表达而不能，表现为非常急躁，放射治疗师与患者耐心交流显得尤为重要。对发音困难的患者可用笔、纸进行交谈，及时了解患者需求，书写交流用语应简短明了，字迹应清晰易辨。放射治疗师用和蔼的态

度、温和的语言、娴熟的操作技能营造良好的医疗氛围，消除患者的心理障碍，使他们获得安全感和信任感，从而积极配合治疗。

2. 饮食指导 喉癌患者放疗期间易出现吞咽困难等情况，食物应尽量细软、易消化；摄入富含蛋白质和维生素的食物，保证充足的营养，增强抵抗力，如牛奶、禽肉、鸡蛋等，可以将水果榨成鲜汁，以便于患者饮用；食欲缺乏者可少量多餐。出现咽部不适、声音嘶哑的症状，可用中药泡水做茶饮，起到良好的保健作用，如胖大海等，具体中药和方法可咨询主管医师。

3. 放疗宣教 喉癌发病与吸烟关系密切，患者中约95%有长期吸烟史。放疗疗程中用声过度或继续吸烟，将会导致急性放射治疗反应明显增加，放射治疗师须告知患者治疗期间的注意事项及戒烟的重要性，必要时遵医嘱定期雾化吸入以减轻急性反应的程度。喉切除患者由于生理结构破坏，反射功能降低，嘱患者尽量将痰液及脱落的坏死组织咳出，防止误吸引起肺部并发症。

4. 其他准备

（1）尽量剪去长发，以短发为宜，且需与制模定位时保持一致。

（2）摘掉耳环、项链、发夹、眼镜等物品。

（3）上身着单件低领口棉质薄内衣，每次放疗着装统一。

（4）对于气管切开的患者，放疗时必须更换塑料套管或硅胶套管，避免治疗线束照射在金属套管上而产生二次辐射对局部造成损伤。为了降低气管套管对患者的刺激，可将气管切开处的热塑膜剪开形成开窗镂空，同时嘱咐患者注意喉部保护，及时对气管分泌物进行清理，做好模具的清洁工作。

（5）嘱患者治疗时平静呼吸，减少吞咽动作。

5. 注意事项

（1）放射治疗师在患者躺下时托住其后背及肩部，降低对气管部位的刺激。

（2）喉癌患者颈部皮肤放射性损伤较普遍，嘱其不要穿高领、紧身衣物，建议穿低领、纯棉薄上衣，平时注意颈部保护，防寒、防晒等。

（3）部分喉癌的患者由于不能吞咽，需要使用鼻饲管来输送必要的水分和食物，需将鼻饲管粘贴牢固以防止鼻饲管脱出而导致反复插管和误吸。

（四）体位验证及治疗实施

1. 模拟定位机体位验证 受到呼吸和吞咽的影响，喉的位置可能移动，导致部分区域漏照射；喉癌放疗过程中如并发水肿和局部炎症，也会造成靶区位置发生变化，模拟定位机体位验证在保证放疗精确实施中起到重要作用。具体参考鼻咽癌模拟定位机体位验证部分。

2. 治疗机体位验证 因颈部凹凸不平，下颌及肩部活动度很大，所以喉癌放射治疗通常采用头颈肩热塑膜配合个体化头枕的固定方式，以保证治疗体位的稳定性与重复性。两位放射治疗师合作将热塑膜与患者体表轮廓吻合并同步固定卡扣，摆位动作轻柔勿用力按压，以免引起患者不适；使用鼻饲管的患者，要将软管穿过热塑膜并帮助其固定，防止管道脱出；气管切开的患者，摆位时要尽可能避免热塑膜对气管套管触碰以减少气管的刺激。具体方法参考鼻咽癌治疗机体位验证部分。

3. 实施治疗 具体方法参考鼻咽癌实施治疗部分。

三、脑瘤放射治疗计划实施

原发性颅内肿瘤指发生于颅内各种组织如脑膜、脑组织、脑神经等的肿瘤。继发性颅内肿瘤指源于身体其他部位肿瘤转移至颅内。影响脑瘤预后的因素很多，年龄、病理类型、组织学分级、伴随症状、手术范围和照射剂量均是影响预后的主要因素。治疗的并发症包括颅内高压、放射性皮炎、脱发、记忆力减退、反应迟钝、视力下降、白细胞下降、恶心呕吐等。

(一) 概述

1. 流行病学、病因与病理分型

(1) 流行病学与病因：颅内肿瘤可发生于任何年龄，以 20~50 岁最为多见，男性略多于女性。少儿以颅后窝及中线肿瘤较多见，主要为髓母细胞瘤、颅咽管瘤及室管膜瘤。成人以大脑半球胶质瘤为最多见，占脑瘤的 45%，如星形细胞瘤、胶质母细胞瘤、室管膜瘤等。老年人以胶质母细胞瘤、转移癌多见。垂体瘤发生于鞍区，听神经瘤发生于小脑桥脑角区，血管网织细胞瘤发生于小脑半球较多，小脑蚓部好发髓母细胞瘤。中枢神经系统肿瘤形成的病因不明，原发性脑肿瘤唯一确立的危险因素是电离辐射暴露。

(2) 病理分型

1) 神经上皮来源的肿瘤，包括星形细胞瘤、少突胶质细胞瘤、室管膜瘤、混合性胶质瘤、脉络丛肿瘤、松果体肿瘤、胚胎性肿瘤(原始神经外胚层性肿瘤，PNET)。

2) 脑神经和脊神经肿瘤，如神经鞘瘤、神经节胶质细胞瘤。

3) 脑膜肿瘤，如脑膜瘤。

4) 淋巴造血细胞的肿瘤，如原发性中枢神经系统恶性淋巴瘤。

5) 生殖细胞肿瘤。

6) 垂体肿瘤。

7) 转移癌。

2. 常见颅内肿瘤

(1) 星形细胞瘤(astrocytoma)：星形细胞瘤是最常见的胶质瘤，占胶质瘤的 40%，可生长在脑或脊髓内的任何地方。成人星形细胞瘤大多位于大脑，儿童星形细胞瘤常位于小脑及脑干。就肿瘤恶性程度而言，可分为四级。Ⅰ级：毛状星形细胞瘤(pilocytic astrocytoma)；Ⅱ级：星形细胞瘤(astrocytoma)，属低恶性肿瘤；Ⅲ级：分化不良星形细胞瘤(anaplastic astrocytoma，AA)；Ⅳ级：多形性胶质母细胞瘤(glioblastoma multiform，GBM)，属高度恶性肿瘤。

对于完全切除的Ⅰ级星形细胞瘤可不作术后放疗，次全切除术也可密切随诊，活检术后尽快开始放疗，若肿瘤进展应该接受术后放疗。恶性胶质瘤占原发性中枢神经系统肿瘤的 30%，对于这类肿瘤，术后放疗已成常规。对低度恶性星形细胞瘤应行小野照射，国外资料显示：手术加放疗 5 年生存率为 50%~79%，10 年生存率为 30%~67%。高级别星形细胞瘤(Ⅲ~Ⅳ级)无论手术有无残留，术后均应辅以放射治疗；若为不能手术或拒绝手术者，也可做单纯放疗；放疗也可作为复发的挽救性治疗措施。有研究显示，高级别星形细胞瘤术后放疗比单纯手术患者中位生存期可延长 20 周。

(2) 垂体瘤(hypophysoma)：占中枢神经系统原发肿瘤的 10%~15%，75% 的垂体瘤具有分泌激素的功能。男女发病比例为 1∶2.5。90% 以上为良性肿瘤。正常垂体位于颅底中央、蝶鞍上面的垂体窝内。垂体由腺垂体(相当于前叶)和神经垂体(相当于后叶)组成，垂体的前上方是视交叉。垂体瘤主要发生在垂体前叶，因此垂体瘤向上发展可压迫视交叉导致双颞侧偏盲，挤压丘脑下部而致视野缺损；向两侧侵袭可到海绵窦，其内有第Ⅱ、Ⅲ、Ⅳ、Ⅴ、Ⅵ对脑神经，从而引起相应脑神经症状；向下至蝶窦，向上发展顶起垂体；少数病变蔓延可侵袭颞叶、第三脑室和颅后窝。

按肿瘤细胞内分泌功能分为：催乳素腺瘤、生长激素腺瘤、促肾上腺皮质激素腺瘤、促甲状腺激素腺瘤、促性腺激素腺瘤、混合激素腺瘤和无内分泌功能腺瘤。按肿瘤大小分为：肿瘤小于 1cm 为微腺瘤；肿瘤大于 1cm 为大腺瘤；大于 4cm 为巨大腺瘤。

临床主要有肿瘤增大后引起的神经压迫症状和功能性腺瘤分泌过多激素所引起的内分泌功能紊乱的临床症状。主要可表现为视觉障碍、头痛及垂体功能低下等症状。MRI 表现为鞍内、鞍上或两者兼有的团块状或结节状异常信号，肿瘤边界清楚，信号较均匀，T_1WI 呈稍低信号，T_2WI 呈稍高信号，动态增强扫描呈早期强化。

垂体细胞瘤治疗方法首选手术，手术目的是全切或大部分切除肿瘤，术后放射治疗已成常规。药物治疗方面溴隐亭治疗可以使 70%~90% 的患者获得较好疗效。垂体瘤放疗后患者需终身随诊。每半年监测垂体激素水平及行增强磁共振检查。国外学者长期随诊发现半数以上患者有垂体功能不全，1.5%~2.3% 的患者出现继发性视力丧失。

（3）髓母细胞瘤（medulloblastoma，MB）：是发生在小脑的原始神经外胚层瘤，发病原因不明。儿童多见，5~9 岁高发，男∶女大致为 1.3∶1，约占儿童肿瘤的 20%。好发于颅后窝中线部位，75% 以上源于小脑蚓部。临床表现主要为颅内压增高、共济失调及转移引起的相关症状。颅内压增高是由于肿瘤易阻塞第四脑室而引起脑积水及颅内压增高，出现头痛、呕吐、视盘水肿等症状和体征；小脑症状表现为共济失调、复视、视力减退、展神经麻痹、面瘫等，亦可有强迫头位及颈部抵抗；绝大多数转移患者是种植在脊髓的软膜，累及脑和脑室者约占半数，颅外转移多为血行播散，常见的部位是肺及骨骼。

髓母细胞瘤呈高度恶性，生长极其迅速，自发病至就诊平均在 4 个月左右，最短的 10 天，最长的 1 年左右。肿瘤浸润性生长，手术不易全部切除，且有沿脑脊液产生播散性种植的倾向。MRI 检查可见髓母细胞瘤的实质部分表现为长 T_1 和长 T_2，信号强度上的特点不突出，发生坏死或囊变时，内部可见到比肿瘤更长 T_1、更长 T_2 的病灶区。二乙烯五胺乙酸钆（Gd-DTPA）增强扫描可发现肿瘤的实质部分呈显著增强，正中矢状扫描图对诊断尤为重要。对于髓母细胞瘤沿脑脊液发生播散性种植的检查，MRI 矢状位或冠状位扫描更有价值，种植病灶亦可被 Gd-DTPA 显著增强。

髓母细胞瘤的治疗应该根据患儿的临床分期和风险分期，选择手术、放疗、化疗三种治疗手段，以提高肿瘤治愈率和降低正常组织的损伤，减少对生长发育和智力的影响。术后患者平均生存 0.9 年，成人的预后较儿童为好。目前 5 年存活率多数统计在 30% 以上，最高统计达 80%，个别的可生存达 10 年以上。

3. 临床症状、体征和自然病程

（1）颅内压增高症状与体征

1）头痛、呕吐、视力障碍：绝大多数患者均可出现，一般呈进行性加重，其出现早晚主要取决于肿瘤的部位、肿瘤生长速度、脑水肿程度和全身功能状态等因素。

2）脑疝形成：脑疝是脑肿瘤或脑损伤引起颅内压力不断加剧的结果，有小脑幕切迹疝、小脑蚓部疝、枕骨大孔疝等。脑疝发生部位和时间不同，患者可出现严重头痛、恶心呕吐、意识障碍、瞳孔散大等症状，严重者可出现呼吸、循环衰竭等。

（2）神经系统定位症状及体征

1）幕上区域肿瘤：额叶肿瘤表现为癫痫发作等精神症状；中央区肿瘤表现为偏瘫、偏身感觉障碍；顶叶肿瘤多为感觉障碍，发作前可有肢体麻木等异常感觉；颞叶肿瘤多为视野缺损；鞍区肿瘤除视野缺损外，还有内分泌功能紊乱表现。

2）幕下区域肿瘤：小脑肿瘤主要表现为患侧肢体共济失调，还可出现患侧肌张力减弱或无张力，膝腱反射迟钝，眼球水平震颤，有时也可出现垂直或旋转性震颤。脑干肿瘤表现为交叉性麻痹。小脑脑桥角肿瘤表现为同侧第Ⅶ、Ⅷ、Ⅸ、Ⅹ、Ⅺ、Ⅻ对脑神经受损表现。

（3）自然病程

1）中枢神经系统肿瘤有浸润性生长和非浸润性生长的特点。浸润性生长的肿瘤多为恶性肿瘤，肿瘤与正常组织间无明显界线，肿瘤细胞通过周围水肿区浸润到远处或经脑脊液播散至其他部位；非浸润性生长的肿瘤多为良性，肿瘤与正常组织间有明显界线。

2）原发肿瘤颅外转移少见，但高级别的胶质瘤、血管外皮细胞瘤、肉瘤、高级别星形细胞瘤可见。血行转移多发生在肺。接受脑室腹腔分流以减少梗阻性脑积水的患者容易出现腹腔及腹膜转移。

3）一些脑和脑膜高级别的肿瘤可以通过种植的方式进入蛛网膜下腔、脑室和椎管内，如胶质母细胞瘤、室管膜母细胞瘤、髓母细胞瘤、中枢神经系统淋巴瘤。

4. 诊断　早期发现、早期诊断对提高脑瘤的疗效十分重要，但往往是患者在出现头痛、癫痫发作、晕厥等神经症状时才会就医。MRI 或 CT 等被视为脑瘤的有效诊断措施。脑肿瘤影像学的三大特征为水肿、增强效应、坏死（图 8-1-5）。CT 对于少突胶质瘤诊断有特异性，90% 病例以钙化为特征。脊髓磁共振对一些高级别的肿瘤十分重要，有助于临床分期的确定、指导治疗及评估预后。脑脊液细胞学检查对于判断脊髓内有无种植播散亦十分重要。PET-CT 在中枢神经系统良恶性肿瘤鉴别诊断中有一定的临床价值。

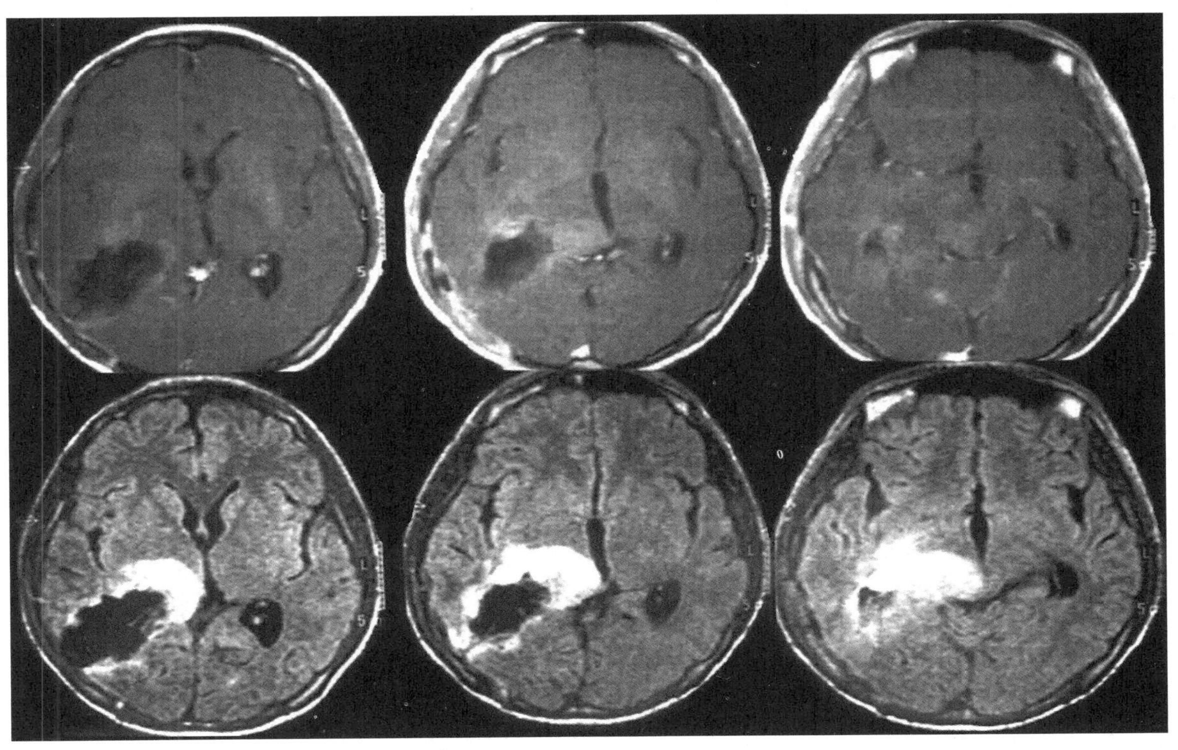

图 8-1-5　T_1WI 增强和 FLAIR 增强显示脑部胶质瘤

（二）治疗原则和放疗计划核对

1. 治疗原则

（1）手术：一旦确诊颅内肿瘤，无手术禁忌证者首选手术。手术的目的是提供病理诊断，尽可能切除肿瘤，缓解颅高压症状。

（2）立体定向活检术：适用于因手术风险不宜手术者，可明确诊断，为下一步治疗提供依据。但需注意取材部位的风险性及与患者的良好沟通。

（3）放射治疗原则：遵从临床剂量学四原则，保证安全、有效、低毒，保证患者生活质量。符合这一原则的计划必须做到靶区定位精确，勾画准确，剂量恰当，布局合理，有二维放疗技术、三维适形放疗技术、调强放疗技术和立体定向放疗技术等。

（4）化疗：单纯化疗很少作为治疗颅内恶性肿瘤的方法，替莫唑胺广泛用于高级别胶质瘤的同期放化疗及辅助治疗，其他如司莫司汀、硝基脲类、长春新碱等可联合手术及放疗使用。

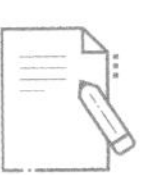

（5）分子靶向药物治疗：贝伐珠单抗在复发性高级别肿瘤治疗中有一定疗效，靶向治疗加入标准治疗可提高胶质瘤的生存期。

2. 放疗计划核对 参考“鼻咽癌放射治疗计划实施”的相关部分。

（三）治疗前准备和注意事项

1. 心理支持 脑部肿瘤会导致一系列神经系统损伤，并伴有各种功能障碍，如精神紊乱、视力障碍甚至瘫痪等，使患者产生自卑心理，不愿配合治疗。放射治疗师要了解脑瘤患者的心理状态，满足其合理的需求，鼓励多与他人沟通，并保持积极良好的心态配合治疗。

2. 饮食指导 脑瘤患者因为肿瘤压迫的原因可引起颅内高压的症状，出现头痛、恶心、呕吐，导致患者食欲缺乏。饮食上要摄入高蛋白、维生素丰富且易吸收的食物，增加患者的营养支持。

3. 放疗宣教 脑瘤患者在放疗期间会有照射区域脱发现象，嘱患者不要过分担心，治疗结束后头发会逐渐长出；患处避免阳光直射，夏日可戴质地柔软的帽子遮阳；放疗后可静卧 30 分钟缓解不适；对于有行走困难、言语不利等功能障碍者应鼓励尽早进行康复训练；出现头痛、呕吐等情况，应及时告知医生以便妥善处理。

4. 其他准备

（1）行走困难的患者放疗前需准备好轮椅、转运平车等出行工具并有专业人员护送。

（2）治疗前全面评估患者一般情况，对于有意识障碍、癫痫史等患者，应在放疗时采取必要的措施保证患者的放疗质量及治疗过程中的安全。如有意识障碍者在放疗前准备约束工具，防止放疗过程中坠床事故的发生。

（3）头发、着装等要求同定位时一致。

5. 注意事项

（1）脑瘤放疗过程中常会出现颅内压升高，进而导致头痛、呕吐、视力障碍等症状，放射治疗师在放疗期间应多关注患者主诉，若有头痛加重等情况，及时联系主管医师对症处理。

（2）视野缺损、偏瘫患者在上下治疗床、行走等过程中均需由专人陪护，防止跌倒。

（3）对有癫痫发作史的患者，治疗过程中放射治疗师应严密观察监控，防止放疗过程中患者体位移动及坠床的发生，并备好压舌板等急救物品。

（四）体位验证及实施治疗

脑瘤的体位验证及实施治疗的方式方法与鼻咽癌的体位验证及实施治疗基本一致，具体参考“鼻咽癌放射治疗计划实施”部分。

（唐源　孙丽）

第二节　胸腹部肿瘤放射治疗计划实施

胸腹部肿瘤容易随着呼吸或肠道运动而移动，不仅会影响 CT 扫描影像的真实性，还影响靶区勾画和治疗时靶区准确性。所以在胸腹部肿瘤放疗期间需要对肿瘤和危及器官的运动进行管理，随时调整放疗照射的位置，并借助图像引导技术来提高治疗精确度。

一、肺癌放射治疗计划实施

肺癌（lung cancer）是我国常见的恶性肿瘤之一。肺脏位于胸廓内纵隔的两侧，表面覆盖有脏胸膜，壁胸膜则附在胸壁内侧、膈肌和纵隔上。左肺 2 个叶，右肺 3 个叶，气管于胸腔入口进入上纵隔，在 T_5 水平分为左、右支气管。左、右支气管，肺动、静脉，支气管动、静脉和淋巴组织等组成了肺门结构。起源于主支气管、肺叶支气管的肺癌，称为中央型肺癌。起源于肺段支气管远侧的肺癌，位于肺的周围部位者称为周围型肺癌（图 8-2-1）。

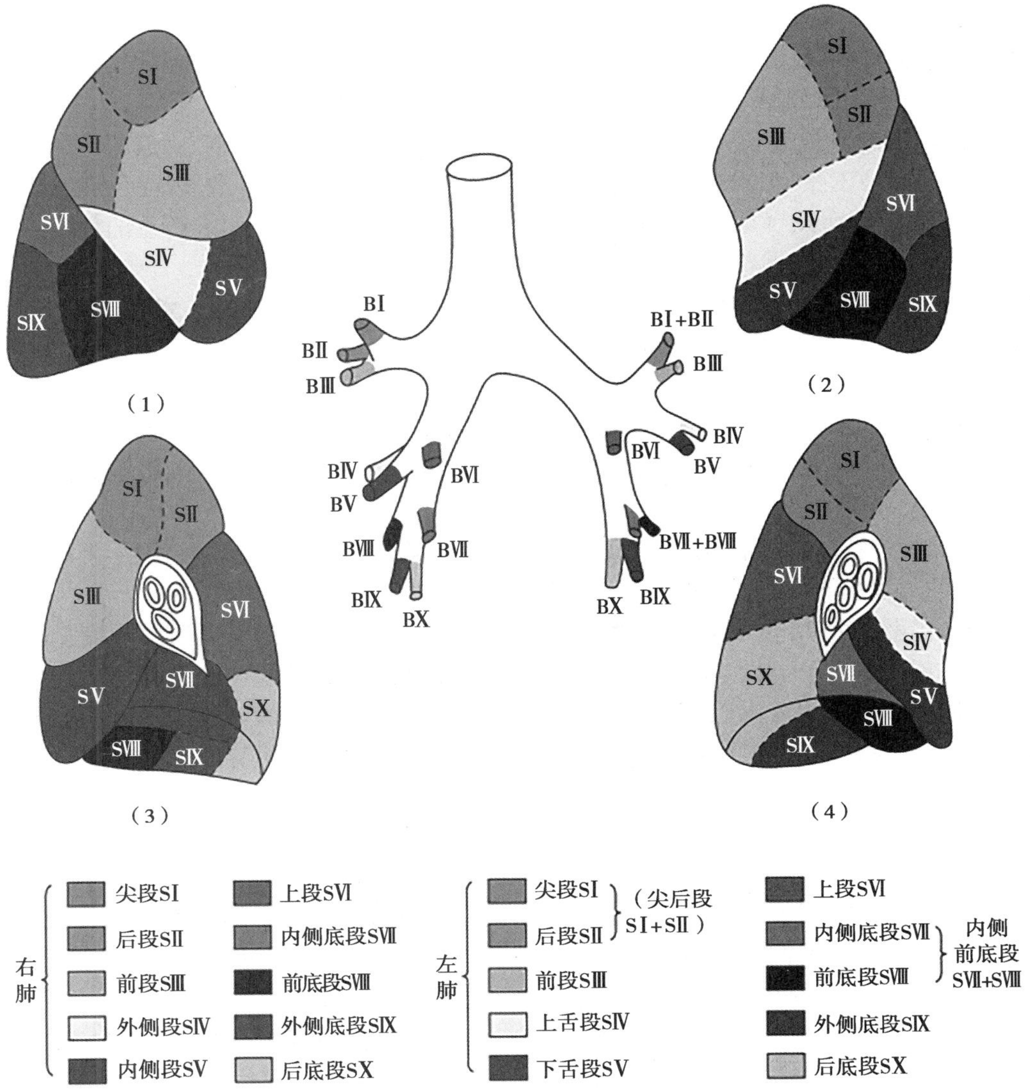

图 8-2-1　肺段支气管和支气管肺段（数字彩图）

（一）概述

1. 流行病学、病因与病理分型

（1）流行病学与病因：肺癌在全球男性癌症死因中居首位，在女性癌症死因中居第 2 位。2018 年，全球约有 210 万例新发肺癌，约 180 万例死亡。控制烟草可降低肺癌的发病率。戒烟可以逐渐降低肺癌风险，但不能降至基线水平。其他形式的烟草烟雾，包括二手烟，也会显著增加肺癌风险。

1）吸烟：是肺癌最重要的高危因素，烟草中的多链芳香烃类化合物和亚硝胺均有很强的致癌活性，通过多种机制导致支气管上皮细胞 DNA 损伤，使得癌基因（如 *ras* 基因）激活和抑癌基因（如 *p53*、*FHIT* 基因等）失活，进而引起细胞的转化，最终癌变。

2）其他因素：包括职业和环境接触、电离辐射、既往肺部慢性感染、大气污染及遗传等因素。

（2）病理分型：根据组织学检查结果，大约 95% 的肺癌被分类为小细胞肺癌（small cell lung cancer，SCLC）或非小细胞肺癌（non-small cell lung cancer，NSCLC），如鳞癌、腺癌、大细胞癌和小细胞癌等。由于生物学行为、自然病程和对治疗的反应有明显差异，对肺癌进行正确分期、治疗和预后判断需要这种区分。其他细胞类型的肺癌约占 5%。

2. 临床症状、体征和自然病程

（1）局部症状：是指由肿瘤本身在局部生长时刺激、阻塞、浸润和压迫组织所引起的症状。具体表现为咳嗽、痰中带血或咯血、胸痛、胸闷、气急及声音嘶哑等。

（2）全身症状：主要表现为发热和恶病质。肿瘤阻塞段或支气管开口，引起相应的肺叶或肺段阻塞性肺炎或肺不张，可出现发热症状；肿瘤坏死组织被机体吸收可表现为癌性发热。肺癌晚期由于感染、疼痛所致食欲减退，肿瘤生长和毒素引起消耗增加，可引起严重的消瘦、贫血、恶病质。

（3）肺外症状：由于肺癌所产生的某些特殊活性物质（包括激素、抗原、酶等），患者可出现一种或多种肺外症状。如肺源性骨关节增生症、与肿瘤有关的异位激素分泌综合征及神经-肌肉综合征等。

（4）外侵和转移症状：主要包括淋巴转移、胸膜受侵和（或）转移、上腔静脉综合征（superior vena cava syndrome，SVCS）、肾转移、消化系统转移、骨转移、中枢神经系统症、心脏受侵和转移及周围神经系统症状。

（5）自然病程：肺癌的生长速度以及扩散和转移情况，取决于癌细胞的组织学类型和分化程度以及患者的免疫功能状态。一般有下列数种病程。

1）局部扩散：肿瘤在支气管壁发生后可向支气管腔内生长，引致管腔狭窄或完全阻塞。肿瘤向支气管外长大即侵入肺组织，再蔓延扩展侵及邻近的器官组织。中央型肺癌蔓延扩展入肺门、纵隔后即可压迫或侵犯淋巴、血管、神经以及位于纵隔的多种器官和组织。靠近肺边缘部位的周围型肺癌则常侵及胸膜，引起胸膜腔积液和胸壁转移。肿瘤尚可穿越肺叶间裂侵入相邻的其他肺叶。巨大的肿瘤由于中心部分缺血、组织坏死、液化，可形成癌性空洞。

2）淋巴蔓延：淋巴转移是支气管肺癌常见的主要扩散途径。癌细胞经支气管和肺血管周围的淋巴管道先侵入邻近的肺段或肺叶、支气管旁淋巴结，然后根据肺癌所在部位到达肺门、气管隆嵴下、纵隔、气管旁淋巴结，再累及锁骨上、前斜角肌和颈部淋巴结。纵隔气管旁和颈部淋巴结转移，一般发生在肺癌的同侧，左侧肺癌淋巴结转移可发生在肺癌的对侧，即交叉转移。肺癌侵入胸壁和膈面胸膜后，可经淋巴转移到腋下、颈部和上腹部淋巴结。

3）血行转移：肺癌发生血行转移者病变已进入晚期。通常癌细胞侵入肺静脉系统，然后经左心随体循环血流而转移到全身各处器官和组织，最常见的转移部位有肝、骨骼、肾上腺、肾、脑等。

4）气道播散：少数肺癌脱落的癌细胞可经气管扩散植入同侧或对侧其他肺段或肺叶，形成新的癌灶。

3. 诊断与临床分期

（1）诊断：CT 检查可了解肺癌的部位和大小，看到由于支气管阻塞引起的局部肺气肿、肺不张或病灶邻近部位的浸润性病变或肺部炎症。支气管镜检查可直接窥查支气管内膜及管腔的病变情况，可进行肿瘤组织病理活检，或吸取支气管分泌物做细胞学检查，以明确诊断和判定组织学类型。确诊需要组织学及细胞学检查，痰细胞学检查需≥3 次，可纤维支气管镜检查并取活检；经以上检查未能取得病理者，可选择经皮肺穿刺、浅表淋巴结穿刺或胸腔积液细胞学检查。纵隔镜检查主要用于伴有纵隔淋巴结转移，不适合于外科手术，而其他方法又不能获得病理诊断的患者。PET-CT 可获得各方位的断层图像，准确地对肿瘤进行分期和评价疗效，判定肿瘤复发；PET-CT 为肺癌的分期和靶区勾画提供了更加准确的影像学信息，可提高 25%~50% 的肺癌患者靶区勾画的准确性。ECT 骨显像可较 X 线片更早地发现骨转移病灶。

（2）临床分期：目前临床上采用的是 AJCC 第八版分期系统的 TNM 分期标准，SCLC 也可采用美国退伍军人医院 1973 年临床分期结合 TNM 分期的标准。

局限期：肿瘤限于一侧胸腔内及其引流的局部淋巴结，包括双侧肺门淋巴结、双侧纵隔淋巴结、双侧锁骨上淋巴结。同侧胸腔积液不论细胞学是否阳性，左侧喉返神经受累、上腔静脉压迫综合征也列为局限期。局限期也可以简单地理解为肿瘤局限于一个可接受的放射野所能包括的范围。

广泛期：肿瘤超出上述范围，不能为一个放射野所包括。心包受累、双侧肺间质受累属于广泛期。

（二）治疗原则和放疗计划核对

1. 治疗原则

（1）综合治疗原则

1）NSCLC 的治疗原则：Ⅰ、Ⅱ期若无手术禁忌证，应首选手术或手术为主的综合治疗，术后应根据不同的病理类型和临床分期，酌情配合放化疗的综合治疗。对因高龄或严重的内科并发症等不能手术或拒绝手术者，放疗可作为一种根治性治疗手段，能获得与手术相似的局部控制率。局部ⅢA 和ⅢB 期由于已有纵隔器官受累（T_4）和/或伴有锁骨上区（N_3）等转移，均不适合手术。根据病理类型采用同步放化疗的综合治疗模式；也可以根据患者的情况采用序贯放化疗方式治疗。Ⅳ期患者如状态允许，可适当采用化疗或采用以减轻症状、改善生存质量为目的的局部姑息放疗及其他支持治疗。

2）SCLC 的治疗原则：属于全身疾病，鉴于它的生物学特性，应首选化疗，辅选手术与放疗。对于局限的临床Ⅰ期，可行肺叶切除术加纵隔淋巴结清扫术；其他局限期应采用以化疗为主的综合治疗，辅以原发肿瘤的局部手术或放射治疗。广泛期一般以化学治疗为主，也可同步放化疗，手术也作为处理放化疗后残留灶的手段。脑是 NSCLC 远处转移的好发部位，发生率可高达 50% 左右，而 SCLC 经过系统的放化综合治疗后生存 3 年以上的患者中，其脑转移发生率也高达 60%~70%。目前建议进行全脑预防性照射。

（2）放射治疗原则：放射治疗是肺癌治疗的一个重要手段，临床上大多数肺癌患者需要接受放疗。鉴于原发肿瘤复发多发生在照射野内及扩大照射体积后带来的相关不良反应。如果大体肿瘤都不能够得到有效控制，而通过扩大照射范围将周围转移淋巴结或亚临床病灶包含在照射野内则没有意义，通常只进行累及野的照射，一般不做淋巴结引流区的预防性照射。

姑息性放射治疗是早期不能手术或局部晚期手术不能切除而又无远处转移，且能耐受放疗的有效措施。对于一些高龄、肺功能差及肿瘤过大的肺癌患者，接受诱导化疗后的照射靶区可包括可见肿瘤，对淋巴结引流区仅进行累及野照射。以下紧急情况，如严重的大气管阻塞、大咯血、上腔静脉阻塞、有症状的骨转移和脑转移，应首选单纯放射治疗，加或不加化学治疗，以达到缓解症状、控制病情和提高生存质量的目的。因肺癌引起的上腔静脉综合征属于急症，放疗应尽早开始。

SCLC 放疗适应证：KPS≥60 分，白细胞计数≥3.5×10^9/L，血红蛋白≥100g/L；无远处转移；手术禁忌或拒绝手术的周围型孤立病变；无严重内科疾病等患者。对于根治性手术后没有发现新的转移病灶者；局限期患者经过放、化综合治疗达到完全缓解者进行脑预防性照射（PCI）。

腔内后装放射治疗的适应证：原发肿瘤表浅者；足量的外照射结束时，器官内局部仍有原发病灶残留；器官、支气管腔内肿瘤阻塞引发的肺不张或阻塞性炎症；外照射后气管局部复发者；术后支气管残端阳性或术后残端复发者。

2. 放疗计划核对 运用于肺癌的放疗技术常与靶区运动控制有关，技术种类繁多，放疗计划的核对显得尤为重要。放射治疗师在每次放疗实施前除了认真核对患者常规信息如姓名、性别、影像号（ID 号）等外，应特别注意放疗部位、分割方式或分次剂量、处方剂量、照射总次数、是否使用特殊治疗技术（如呼吸门控技术、光学表面监测技术等）等。还应特别注意治疗床、机架、准直器参数以及各治疗野机器跳数等。为保证放疗安全可靠的实施，放疗信息核对须贯穿于整个放疗流程中。

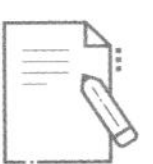

（三）治疗前准备和注意事项

1. 心理支持 患者维持坚韧、自强、乐观的心态，可提高其生活质量并对治疗有积极作用。肺癌患者会有不同程度的躯体不适，如疼痛、疲乏、食欲减退等，进而出现焦虑、恐惧情绪。因此，放射治疗师要给予患者足够的心理支持，包括疾病及放疗知识的宣教，鼓励患者合理表达自己的需求，使其更好地接受治疗及消除恐惧心理。

2. 饮食指导 患者放疗期间以清淡饮食为主，注意补充高蛋白、充足热量及丰富维生素食物；少食油炸、腌制食品及深加工的肉类；食物的选择及烹饪手法亦可多样化，以增加患者食欲。放疗中后期如出现吞咽困难、进食不畅、胸骨后疼痛等症状，可进半流质或流质饮食，并进食后饮用温开水冲洗食管；推荐少吃多餐，食欲不佳或无法进食者可以考虑肠内营养支持。

3. 放疗宣教 放射治疗师可以给患者或家属发放健康宣传册，介绍放疗相关知识，包括治疗时间、疗程、康复锻炼、心理调节方式等内容；告知呼救铃的使用方法、保持体表标记清晰的重要性、体位固定装置的正确放置、皮肤护理及皮肤保护剂的使用等。普及放疗相关并发症如放射性肺炎、放射性食管炎等应对方式、注意事项等。指导患者进行呼吸锻炼，治疗过程中保持平静呼吸。

4. 患者评估 肺癌患者放射治疗时受呼吸运动影响较大，放射治疗师应先评估患者呼吸状态，若有气急气喘、呼吸困难、咳嗽严重等情况，应预先进行相应临床处理，必要时暂停放疗。

5. 其他准备

（1）呼吸控制：呼吸运动会使肺部肿瘤病灶发生偏移，从而影响放射治疗的准确性，采取一定的呼吸控制方法可以显著增加放射治疗的准确性。目前有多种解决呼吸运动对肺癌放射治疗影响的临床方案，主要有屏气呼吸技术、呼吸门控技术、腹部加压技术、肿瘤追踪技术等。其中屏气呼吸技术主要包括主动呼吸控制技术（active breathing coordinator，ABC）和自主深吸气屏气技术（voluntary deep inspiration breath-hold，vDIBH），这两种方案是现阶段实现DIBH的主要方式。按呼吸控制的工作原理可归纳为两类：一是限制机器，即通过相应探测装备检测患者呼吸运动，超过限定范围时中断照射；二是限制患者，即利用呼吸控制装置，在患者呼吸达到既定阈值时，控制呼吸进行治疗。对于拟行呼吸控制技术放疗的患者，放射治疗师应把握先呼吸训练，再放射治疗的原则。

（2）衣着装饰：摘除耳环、项链、发夹、眼镜等所有饰品，上身裸露，下身着单件薄款长裤，换拖鞋或者穿鞋套，每次放疗时着装应一致。

（3）患者放疗前在治疗等待区应充分休息，使呼吸平缓，这样有利于照射时呼吸幅度减小，靶区照射脱漏的可能性降低。

6. 注意事项

（1）治疗时患者的呼吸幅度不宜过大，采用平静呼吸或浅呼吸，尽量与定位时保持一致；对于采用呼吸门控技术治疗的患者，在治疗实施前可以进行简短的呼吸训练，放射治疗师也可为患者制订相应的呼吸训练计划，并指导、监督患者完成相应的训练，以便患者的治疗顺利进行。

（2）受患者呼吸运动的影响，体表标记线会随之移动，这使标记线与激光线的核对变得困难，放射治疗师在进行摆位时应在相对一致的呼吸条件下进行，以降低呼吸运动带来的影响，必要时可用已获取的治疗床数据作为必要的摆位参考。

（四）体位验证及治疗实施

胸部体位固定方式较多，且肺癌病灶随呼吸移动变化明显，其间任一环节出现偏差都会影响放射治疗的精确性，特别是一些采用立体定向放射治疗的患者，对治疗精确性的要求更高，需要放射治疗前甚至治疗中间进行体位验证，确保放疗计划准确实施。

1. 模拟定位机体位验证 放射治疗计划准备完成后，须在X线模拟定位机或CT模拟定位机上将患者的CT定位等中心与计划等中心进行模拟验证，以确保治疗时体位的准确性。

（1）X 线模拟定位机体位验证

1）确认治疗中心：放射治疗师根据热塑膜上或体表上的定位 CT 标记线，利用模拟定位机室内激光为患者摆位，如患者使用了呼吸门控装置，模拟定位机体位验证时亦须使用。根据患者的放疗计划单确定移床数据，正确找到计划等中心点在患者热塑膜或体表上的投影位置。

2）验证影像和计划影像的匹配：调取该患者模拟定位机验证复位影像资料，分别于机架正位 0° 和侧位 90°（或 270°）时进行曝光，将患者模拟定位机 X 线影像与计划设计 DRR 进行匹配，包括垂直方向 DRR 和水平方向 DRR，必要时还可在 45°（或 315°）方位上进一步验证。肺癌患者的放疗中心坐标点一般位于病灶附近，匹配时以病灶附近的相对稳定的骨性标志作参考，如椎体、近体中线的肋骨等。

3）治疗中心的标记：如果复位时等中心与计划等中心的偏差在医生允许的范围内，将等中心点在患者热塑膜或体表上的投影位置进行标记，标记线应该清晰且不易脱落。因标记线受呼吸运动影响较大，两位放射治疗师在标记时可选择在患者吸气末、呼气末或折中部位标记，并记录床高数值以弥补上述不足。

（2）CT 模拟定位机体位验证：在 CT 模拟定位机上正确打开患者的验证计划，放射治疗师经双向核对后按照定位 CT 的要求对患者进行摆位。在等中心层面贴上标记点（铅点）后进行扫描，如患者使用了呼吸门控等装置，扫描时亦要使用。将扫描的图像与计划的图像进行对比，确定患者的等中心误差，若误差在阈值范围内，将患者热塑膜或体表上的投影位置进行标记。若误差超过医师认可的范围，排除其误差产生的原因并重新验证。

2. 治疗机体位验证

（1）阅读治疗单：放射治疗师要认真阅读并核对治疗单，正确理解并遵守医嘱。放疗前对特殊备注、特殊技术运用的含义应十分清楚，可在治疗单上标注供后续放疗参考。对非共面治疗应特别注意床座、机架、准直器等旋转方向。

（2）治疗摆位：胸部肿瘤受呼吸运动影响很大，在摆位时应尽量让患者处于平静呼吸或浅呼吸状态，对气喘明显者应评估患者能否耐受放疗。用热塑膜固定时，使热塑膜的凹凸轮廓与患者体表轮廓相吻合，两位放射治疗师同时扣紧网膜，防止用力不同步导致体位移动；用真空垫固定时，使患者背部的轮廓与真空垫的塑型轮廓相重合，放射治疗师应在患者相同的呼吸状态下查看摆位标记线，防止因呼吸状态不同导致的读数误差。摆位标记线与激光系统重合后，读取源-皮距和床高与治疗单进行核对。使用呼吸控制放疗的患者，需按照计划单要求正确使用呼吸控制装置。摆位完成后治疗机架空转一周测试碰撞十分重要，确认机架旋转路径无障碍物，不会与患者、治疗床等发生碰撞。

（3）治疗机体位验证：肺癌患者在放射治疗过程中因为体型变化、呼吸运动及肿瘤区变化等都会对治疗位置产生很大的影响，治疗机体位验证通过治疗前实时采集的影像和计划影像的匹配在线纠正位置误差，以确保放疗计划的准确实施。目前治疗机体位验证常见的方式有 EPID 验证、CBCT 验证。

1）EPID 验证：EPID 是在二维层面上通过较清晰的骨性标志来验证治疗体位的方法，利用加速器产生的兆伏级 X 线来获取验证影像。放射治疗师核对患者信息及计划信息后按照定位的要求为患者进行摆位，摆位完成后打开 EPID 验证板，在机架 0° 与 90° 曝光获得正位及侧位验证片；调整到合适的窗宽窗位后，将拍摄的正侧位验证片与 DRR 进行比较，0° 正位图像主要通过胸椎及近中线的肋骨来验证患者的头脚方向及左右方向，90° 侧位图像主要通过胸椎及胸骨来验证患者的腹背方向，验证完成后，会产生三维方向的摆位误差，若误差在允许范围内，通过调整的治疗床位置来纠正误差，完成治疗；若误差超过允许范围，则需查找原因，进行解决。

2）CBCT 验证：在设备条件允许的情况下，对肺癌患者应优先考虑使用 CBCT 进行位置验证。放射治疗师核对患者信息及计划信息后按照定位的要求为患者进行摆位，通过移动治疗床使激

光线与热塑膜或体表上的标记线重合。选择胸部 CBCT 扫描模式采集图像，配准前需要选择合适的配准框范围，配准范围的选择原则：在尽可能覆盖 PTV 的情况下，包含一些周围相对稳定的解剖结构，如前界可包括胸骨，后界包括胸椎棘突，左右界包括患侧肋骨及健侧椎体，上下界超过 PTV 2cm。在进行图像配准时，可根据靶区的具体情况，个体化地选择配准方案，配准时选择肺窗对靶区部位进行逐层核查（图 8-2-2）。对肺上段肿块，因其受呼吸运动影响较小，匹配时以肿块、胸椎及肺尖轮廓等作参考；对于肺内靠近纵隔的肿块，匹配以肿块、胸椎、肺门及隆突等作参考；对于肺下段及肺外缘的肿块，呼吸运动对肿块位置影响较大，配合使用呼吸门控技术会提高治疗的精准性，匹配时以肿块、肋骨及胸椎等作参考。放射治疗师在匹配 CBCT 时还应关注患者胸部影像的异常情况，如患者胸腔积液、炎症、肺不张程度的变化；肿瘤区大小及相对位置的改变等，若变化较大造成靶区移位有漏照、误照风险时，应暂停放疗并与主管医师联系。通过匹配可获得摆位误差，若误差在允许范围内，则可移动治疗床来纠正误差，并重新进行体表标记，作为下次摆位的依据；若误差超过允许范围，则应查找原因，必要时重新进行摆位扫描。对于 CBCT 验证频率，建议患者前 3~5 次治疗执行 CBCT 验证，根据前几次的摆位误差数据决定后续 CBCT 的使用频率，酌情选择 1~3 次/周；如果是立体定向放射治疗，则须每次执行 CBCT 验证。使用呼吸门控技术的患者，在扫描 CBCT 时也应进行相应的门控操作，确保采集的图像与定位时一致。医师须每周查看 CBCT 图像，既可观察配准的准确性，也可监测放疗期间肿瘤变化的情况和患者肺部其他并发症的情况。

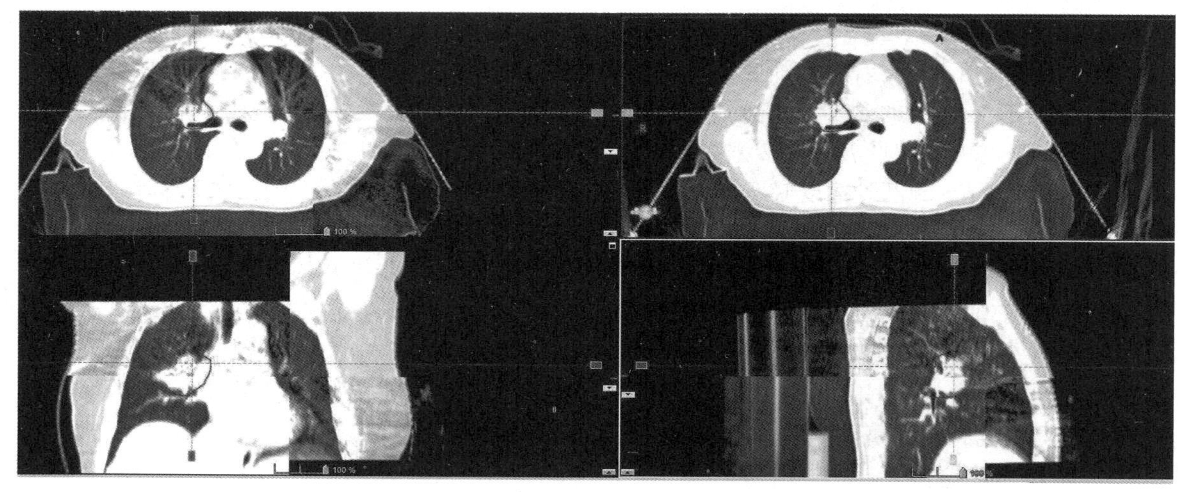

图 8-2-2　肺癌 CBCT 验证图像（数字彩图）

3. 实施治疗　放射治疗师再次核对患者信息及计划信息后开始实施放射治疗，治疗过程中应通过监控密切观察患者及机器运行情况，发现异常立即中断治疗并进入机房处理。使用呼吸门控技术治疗的患者，放射治疗师还应关注患者的呼吸状态，如有问题，及时通过对讲系统与患者沟通，有条件的单位可以使用视频对讲系统，提高患者的适应性。治疗完成后，进入机房调整机架及治疗床，将治疗床降至最低位置，搀扶患者下治疗床，嘱患者穿好衣服，放置好模具，安全地离开治疗室。最后做好放疗治疗单的记录工作。

二、食管癌放射治疗计划实施

食管癌（esophageal cancer）是指从下咽部至食管胃结合之间食管上皮来源的恶性肿瘤。食管是长管状的器官，是消化道最狭窄的部分。它的上端在环状软骨处与咽部相连接，下端穿过膈肌 1~4cm 后与胃贲门相接。从中切牙到食管入口处的距离约 15cm，到贲门约 40cm。

食管癌的分段采用 AJCC 分段标准(图 8-2-3)。颈段食管:上接下咽,向下至胸骨切迹平面的胸廓入口,内镜检查距中切牙 15~20cm。胸上段食管:上自胸廓入口,下至奇静脉弓下缘水平,内镜检查距中切牙 20~25cm。胸中段食管:上自奇静脉弓下缘,下至下肺静脉水平,内镜检查距中切牙 25~30cm。胸下段食管:上自下肺静脉水平,向下终于胃,内镜检查距中切牙 30~40cm。食管的 3 个生理狭窄:第 1 个狭窄为起始部,环状软骨下缘,即相当于第 6 颈椎下缘平面,距中切牙 15cm;第 2 个狭窄位于左主支气管的后方与食管交叉处,即第 4~5 胸椎之间的高度,距中切牙约 25cm;第 3 个狭窄为食管通过膈的食管裂孔处,相当于第 10 胸椎水平,距中切牙约 40cm。食管的这 3 个狭窄,是异物易滞留和食管癌的好发部位。

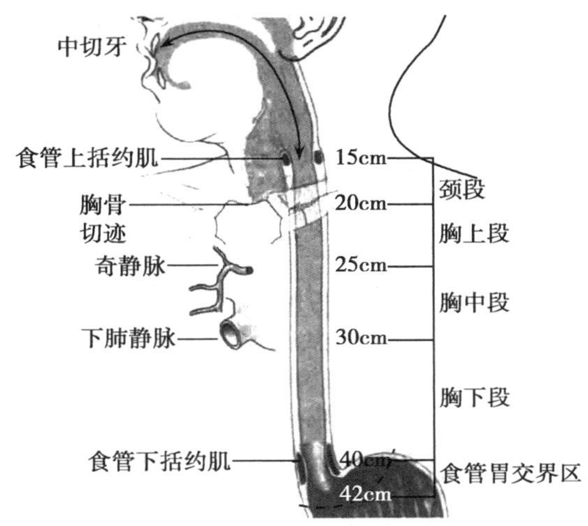

图 8-2-3　食管癌病变部位分段国际标准

(一) 概述

1. 流行病学、病因与病理分型　在 20 世纪大部分时间里,全球食管癌病例中绝大部分都是鳞状细胞癌(squamous cell carcinoma,SCC)。但在过去 30 年里,食管、食管胃结合部以及胃贲门部腺癌的发病率迅猛上升。我国是食管癌的高发国家,食管癌中 95% 以上是鳞状细胞癌,少数为起源于食管腺体或异位胃黏膜的腺癌,偶见有腺鳞癌。

食管癌的确切病因目前尚不清楚。食管癌的发生与该地区的生活条件、饮食习惯、存在强致癌物、缺乏一些抗癌因素及有遗传易感性等相关。目前发现,亚硝胺,真菌毒素,饮食刺激与食管慢性刺激,饮食缺乏维生素 A、维生素 B_2 和维生素 C,遗传因素和人乳头状瘤病毒感染与食管癌发生密切相关。

早期食管癌按其形态可分为隐伏型、糜烂型、斑块型和乳头型,中晚期食管癌的病理形态可分为髓质型、蕈伞型、溃疡型、缩窄型、腔内型和未定型,其中髓质型分化程度最高。少数中、晚期食管癌不能归入上述各型者,称为未定型。组织病理学有鳞状细胞癌、腺癌、黏液表皮癌、癌肉瘤等,其中以鳞状细胞癌最常见,占 90% 以上。

2. 临床症状、体征和自然病程

(1)症状:吞咽食物时有哽咽感、异物感、胸骨后疼痛或明显的吞咽困难等,考虑有食管癌的可能,应进一步检查。吞咽食物时有哽咽感、异物感、胸骨后疼痛一般是早期食管癌的症状,而出现明显的吞咽困难一般提示食管病变为进展期。而临床诊断为食管癌的患者出现胸痛、咳嗽、发热等,应考虑有食管穿孔的可能。

(2)体征:大多数食管癌患者无明显相关阳性体征。临床诊断为食管癌的患者近期出现头痛、恶心或其他神经系统症状和体征,骨痛、肝大、皮下结节、颈部淋巴结肿大等提示有远处转移的可能。

(3)自然病程

1)局部扩散:肿瘤最先向黏膜下层扩散,继而向上、下及全层浸润,很易穿过疏松的外膜侵入邻近器官。

2)淋巴蔓延:肿瘤首先进入黏膜下淋巴管,通过肌层到达与肿瘤部位相应区域的淋巴结。颈段癌可转移至喉后、颈深和锁骨上淋巴结;胸段癌转移至食管旁淋巴结后,可向上转移至纵隔淋巴结,向下累及贲门周围的膈下及胃周淋巴结,或沿着气管、支气管至气管杈淋巴结及肺门淋巴结。中、下段癌亦可向远处转移至锁骨上淋巴结、腹主动脉旁和腹腔淋巴结。

3）血行转移：发生较晚，可以转移到肝、肺、骨、肾、肾上腺、脑等。

3. 诊断与临床分期 对于吞咽困难的患者，特别是40岁以上者，除非已证实为良性病变，否则应多次检查及定期复查，以免漏诊及误诊，主要的检查方法有：食管吞钡造影、内镜检查及胸腹部CT检查。食管吞钡造影所显示早期食管表现为局限性食管黏膜皱襞增粗、中断，小的充盈缺损及浅在龛影；中晚期则为不规则的充盈缺损或龛影，病变段食管僵硬、成角及食管轴移位；肿瘤巨大时可出现软组织肿块影。严重狭窄病例，其近端食管扩张。食管纤维内镜检查可直接观察病变形态和病变部位，采取组织性病理学检查；超声内镜检查则可判断肿瘤侵犯深度、食管周围组织和结构有无受累及局部淋巴结转移情况。胸腹部CT检查能显示食管癌向管腔外扩展的范围及淋巴结转移情况，为判断能否手术切除提供帮助。

目前临床上采用的是AJCC第八版分期系统的TNM分期标准。

（二）治疗原则和放疗计划核对

1. 治疗原则 临床上应采取综合治疗的原则。即根据患者的机体状况，肿瘤的病理类型、侵犯范围（病期）和发展趋向，有计划、合理地应用现有的治疗手段，以期最大幅度地根治、控制肿瘤和提高治愈率，改善患者的生活质量。食管癌的治疗主要分为手术治疗、放射治疗和化学治疗。

（1）手术治疗：若全身情况良好，有较好的心肺功能储备，无明显远处转移征象者，可考虑手术治疗。

（2）放射治疗：食管癌手术治疗有较明确的禁忌证，如肿瘤有明显的外侵或有并发症，如有较严重心脏病等则不适合手术。因此，能行根治性手术的患者只占全部患者的1/4。放射治疗是目前食管癌主要的、有效的、安全的手段之一，其适应证较广：①早期或病变期可以手术但因内科疾病如高血压、心脏病等不能手术或不愿手术者，放射治疗的5年生存率为20%~73%。②对局部疾病偏晚者，可先行术前放疗，其结果可提高切除率，降低淋巴结转移率，使得部分不能手术者获得手术，特别是达到放疗后，病理完全缓解，其生存率明显提高，5年生存率可达到50%~61%。③单一放射治疗，由于多数患者在就诊时已经是中晚期，对已失去手术治疗机会者，可根据患者的情况行根治性和姑息性放射治疗或放疗合并化疗。④术后放射治疗：姑息手术后的患者，采取术后放射治疗能达到较好的效果；根治术后预防性放射治疗，目前国际上没有肯定的结论。多数研究证实根治术后放疗能降低放疗部位淋巴结转移复发率，不增加吻合口的狭窄，更主要的是能提高Ⅲ期食管癌和有淋巴结转移患者的生存率，因此，目前认为有选择性地进行术后放射治疗对部分患者是有益的。

食管癌患者的预后总的来说是鳞状细胞癌好于腺癌，早期食管癌无转移外侵者5年生存率为60%，已外侵转移或中段食管癌5年生存率小于25%，平均5年生存率为18.1%~40.8%。大多数肿瘤仍是出现区域或远处转移时才发现，多学科综合治疗能够改善食管癌预后。

（3）化学治疗：食管癌化疗分为姑息性化疗、新辅助化疗（术前）、辅助化疗（术后）。化疗原则：①必须掌握临床适应证；②必须强调治疗方案的规范化和个体化。

2. 放疗计划核对 食管癌与肺癌的放疗计划核对有诸多相似之处，其内容详见本章节肺癌部分。

（三）治疗前准备和注意事项

1. 心理支持 单纯放疗患者对放疗疗效的期望较高，希望短期治疗便能缓解进食困难症状，使食管通畅度恢复到正常水平；而术后放疗患者则致胃容量变小，导致进食量小而烦恼。放射治疗师应进行科学引导，让患者了解疗效，接受术后合并症，减少不必要的失望，早日回归正常生活。对于使用鼻饲管的患者，放射治疗师在使用模具时告诉患者相关注意事项，积极主动地帮助患者更好地适应体位固定过程，降低患者插管脱落的风险。

2. 饮食指导 食管癌患者放疗期间极易引起咽喉疼痛、吞咽困难等反应，患者饮食应以无

刺激、细软饮食为主,采取细嚼慢咽形式,少食多餐,必要时可进流食;注意补充高蛋白质、充足热量以及丰富维生素食物;因受照射食管比较脆弱,避免食用过热、粗糙过硬、带刺、辛辣等刺激食物;每次进食完毕,口服温开水冲洗食管,减轻黏膜充血水肿,丸片剂药物应碾碎后用温开水冲服。无法进食者可以经肠道或静脉补充营养。

3. 放疗宣教　患者治疗期间应平静呼吸,尽量不做吞咽动作。未手术单纯放疗患者会伴有一定的吞咽后食管疼痛,可提前告知患者。若食管疼痛持续或同时伴有发热,或出现进食饮水呛咳等情况应及时向医师汇报以便尽早处理。

4. 其他准备

(1)饮食准备:患者放疗前半小时尽量不要进食,防止因食管蠕动引起的靶区移位,术后放疗患者残胃中食物含量应与定位 CT 时保持一致,对于需空腹治疗的患者,按医嘱要求执行。

(2)衣着装饰:摘除耳环、项链、发夹、眼镜等所有饰品,上身裸露,下身着单件薄款长裤,换拖鞋或者穿鞋套,每次放疗着装须统一。

(3)部分食管癌患者因摄入不足,导致偏冷怕寒,治疗期间对这类患者应注意保暖,以免受凉。

5. 注意事项

(1)食管癌患者治疗时尽量不要做吞咽动作,以免造成靶区移动影响疗效。

(2)随着治疗次数的增加,部分患者在放疗的中后期会出现显著体重变化而影响身体轮廓,放射治疗师应关注患者的体位固定情况,发现模具与体表轮廓不吻合时应及时进行影像验证,必要时需联系主管医师为患者重新做定位 CT,重新勾画靶区。

(3)未手术食管癌患者放疗后食管疼痛很常见,多数是放射性食管炎,主要表现为轻度吞咽疼痛、进食困难加重、胸骨后烧灼感等,产生的原因主要是照射所致食管黏膜充血、水肿、渗出及糜烂等。少数则可能是食管穿孔前表现,对于食管疼痛应予以足够重视,情况不明者应与主管医师联系。

(四)体位验证及治疗实施

食管癌患者放疗的体位验证和治疗实施与肺癌有诸多相似之处,具体参考肺癌体位验证和实施治疗部分。

三、乳腺癌放射治疗计划实施

乳腺癌(breast cancer)是女性中最常见的恶性肿瘤,近年来,我国乳腺癌的发病率也有逐步上升的趋势,尤其在沿海一些大城市。发病在 45~50 岁时达到最高峰,男性乳腺癌甚为少见。由于乳腺癌筛查的提升和辅助治疗的进步,乳腺癌死亡率已在下降。

成人的乳房位于第 2~6 肋间,在水平位于胸骨缘和腋中线之间。乳腺组织还延伸至腋窝形成腋尾。乳房包含 3 种主要结构:皮肤、皮下组织和乳腺组织,其中乳腺由上皮成分和间质成分共同构成。胸浅筋膜包裹乳房,并与腹部浅筋膜相连续。乳房底面是胸深筋膜,覆盖胸大肌和前锯肌。纤维带状组织(Cooper 悬韧带)连接上述两层筋膜,是支撑乳房的天然结构。

乳房的淋巴引流是通过浅淋巴管和深淋巴管,淋巴液从浅层淋巴网单向流向深部,从深层皮下和乳房内淋巴管离心流向腋窝淋巴结、内乳(internal mammary,IM)淋巴结和锁骨淋巴结。虽然乳房大部分区域引流至腋窝淋巴结,但也可同时或单独引流到其他淋巴结(图 8-2-4)。

(一)概述

1. 流行病学、病因与病理分型

(1)流行病学与病因:乳腺癌在全球范围内每年诊断超过 200 万例,也是女性癌症致死的主要原因。病因尚未完全清楚,研究发现乳腺癌的发病存在一定的规律性,具有乳腺癌高危因素的

女性容易患乳腺癌。所谓高危因素是指与乳腺癌发病有关的各种危险因素。家族史是乳腺癌发生的危险因素，近年发现乳腺腺体致密也成为乳腺癌的危险因素。乳腺癌的危险因素还包括：月经初潮早（<12 岁）、绝经迟（>55 岁），未婚、未育、晚育、未哺乳，患乳腺良性疾病未及时诊治，经医院活检（活组织检查）证实患有乳腺非典型增生，胸部接受过高剂量放射线的照射，长期服用外源性雌激素，绝经后肥胖，长期过量饮酒，以及携带与乳腺癌相关的突变基因。

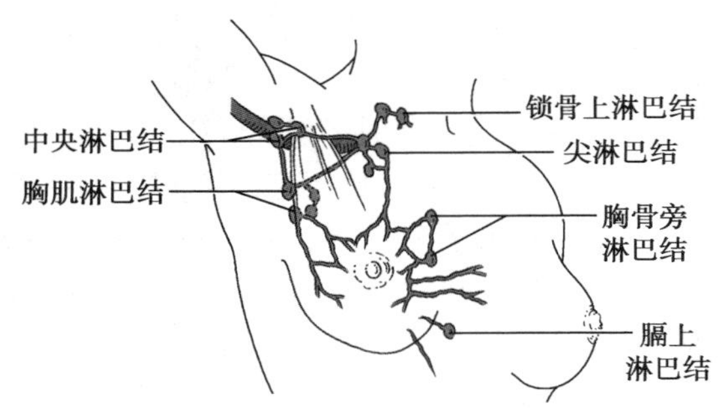

图 8-2-4　乳房的淋巴引流

（2）病理分型：乳腺癌的病理组织学依据癌细胞对周围组织的侵犯程度和远处转移可能性的大小，大体分为非浸润性癌、微小浸润性癌、浸润性癌。非浸润性癌：又称原位癌，包括导管原位癌、乳腺佩吉特（Paget）病。癌细胞局限在上皮基底膜内生长，有发展为浸润性乳腺癌的倾向。常伴发各种乳腺腺病，并可伴随乳腺浸润癌的发生。原位癌进展成为浸润癌常需要几年乃至十几年的时间。

1）微小浸润性癌：间质内出现单个或多个独立的显微镜下浸润灶，每个病灶大小均≤1mm。最常见于高级别导管原位癌，发生淋巴结转移的概率很低。

2）浸润性癌：指癌细胞已经突破上皮基底膜的限制，广泛侵犯周围组织，容易发生转移，包括浸润性非特殊癌、浸润性小叶癌、小管癌、筛状癌、黏液癌、伴有髓样特征的癌、浸润性微乳头状癌、化生性癌等。

组织学分级主要根据乳腺腺管形成程度、细胞核异型性及核分裂计数分为Ⅰ级（高分化）、Ⅱ级（中分化）、Ⅲ级（低分化），与患者预后显著相关。免疫组化及分子分型：雌激素受体（estrogen receptor，ER）、孕激素受体（progesterone receptor，PR）、Ki-67 和人类表皮生长因子受体 2（human epidermal growth factor receptor-2，HER-2）是判断乳腺癌分子分型、指导治疗和判断预后的 4 项关键免疫组织化学（immunohistochemistry，IHC）指标。

2. 临床症状、体征和自然病程

（1）临床症状和体征：乳腺癌的症状可多种多样，常见的有：乳腺肿块、皮肤改变、乳头改变、乳头溢液、乳腺疼痛、腋窝淋巴结肿大等。了解这些症状有助于临床的正确诊断和鉴别诊断。但是必须指出的是，乳腺癌从开始发生到临床出现症状需要 2~3 年的时间，大多数的乳腺原位癌、早期浸润癌及一部分浸润性癌是没有任何症状和体征的，而是通过乳腺 X 线摄影普查发现的。

1）乳房肿块：90% 以上的患者是无意中发现乳房肿块而就诊的。典型的乳腺癌多表现为无痛性肿块，质地硬，表面不光滑，与周围分界不清。临床体检或乳腺影像学检查均未发现乳房内可疑病灶的乳腺癌被称作隐匿性乳腺癌。

2）皮肤改变：乳腺癌的皮肤改变除了“酒窝征”“橘皮样变”、溃疡和卫星结节外，还有一种特殊类型乳腺癌，其表现为乳腺皮肤红、肿，皮肤增厚，皮温升高等类似炎症的改变，称为炎性乳腺癌。

3）乳头改变：①乳头糜烂是乳头佩吉特病（又称湿疹样癌）的典型症状，常伴乳头瘙痒；②乳头回缩是肿瘤侵及乳头或乳晕下区所致。乳腺的纤维组织和导管系统因肿瘤累及而缩短，牵拉乳头，使其回缩，偏向一侧。

4）乳房疼痛：乳腺癌大都是无痛性肿块，但少数患者可以出现乳房牵拉感或轻微的疼痛，晚期病例肿瘤直接侵犯胸壁神经可引起明显的疼痛。

5）局部淋巴结肿大：大多乳腺癌细胞可沿小叶周围细小淋巴管引流到乳头部进入乳晕下淋

巴管丛，再向腋窝淋巴结引流，并可能同时向内乳淋巴结引流。最常见的淋巴转移部位是同侧腋窝淋巴结。

6）远处转移：包括远处淋巴结转移和血行转移。远处淋巴结转移主要表现为锁骨上淋巴结、对侧腋窝及纵隔淋巴结转移。血行转移以骨、肺、肝、胸膜、肾上腺、脑等部位转移较为常见，在治疗失败的病例中 40%~60% 有骨及肺转移。由于转移可以出现相应部位的症状，如骨转移时有局部疼痛，肺转移可引起干咳、咯血等症状。

（2）自然病程

1）局部扩展：肿瘤可直接侵犯皮肤、胸肌筋膜、胸肌等周围组织。

2）淋巴蔓延：原发病灶在乳头、乳晕区及乳房的外上象限，肿瘤细胞多沿胸大肌外侧缘淋巴管侵入同侧腋窝淋巴结，然后侵入锁骨下淋巴结、锁骨上淋巴结，进而经胸导管（左）或右淋巴管侵入静脉血流而向远处转移，约占 60%。原发病灶在乳房内侧部分，肿瘤细胞可通过内侧淋巴管侵入胸骨旁淋巴结，继而到达锁骨上淋巴结，并通过同样的途径进入血液循环，占 20%~30%。

3）血行转移：肿瘤细胞除可经淋巴途径进入静脉外，亦可直接侵入血液循环而向远处转移，最常见的远处转移部位依次为肺、骨、肝。

3．诊断与临床分期　早期诊断是提高疗效的关键。应结合患者的临床表现及病史、体格检查、影像学检查、组织病理学或细胞病理学检查进行诊断与鉴别诊断。可触及肿块，采用针吸活检或手术切除活检明确诊断。临床摸不到肿块，需通过影像学检查发现可疑病变，可借助影像学检查定位进行活检，病理学检查是乳腺癌诊断金标准。

乳腺 X 线摄影（钼靶显像）是临床常用且有效的早期发现乳腺癌的方法，目前是乳腺癌普查的主要工具。对鉴别乳腺良恶性肿块有一定的诊断价值，适合 35 岁以上、非妊娠期的妇女。B 超检查简便易行且常用，对可疑病变区可反复进行比较和随访。采用高分辨力的高频探头及彩色多普勒技术后，其鉴别良、恶性肿瘤的准确性较高。对有乳头溢液的妇女，应该进行溢液涂片细胞学，还应该进行乳管内视镜检查。乳腺 MRI 是利用乳腺癌的血供较周围正常组织丰富这一原理来对乳腺病灶的良恶性做出判断，具有很高的敏感性和特异性；能准确显示病灶范围及发现亚临床病灶，适合于乳腺癌保乳手术前的常规检查及乳腺癌高危人群的普查。

病理学检查包括细胞学诊断及活组织检查。对有乳头溢液的病例，可做溢液涂片细胞学检查，阳性率可达 50%；对于乳头糜烂，怀疑为乳头佩吉特病时可做糜烂部位的刮片或印片检查，阳性率为 70%~80%。细针吸取细胞学检查具有简便、快速、经济、准确等优点，对乳腺肿块的诊断敏感性较高。切除活检是获得乳腺疾病组织学诊断最常用的方法。术中快速冰冻切片检查的优点是乳腺癌的活检与治疗可一起完成，但缺点是在诊断交界性病灶和乳腺癌的分型诊断方面与标准的石蜡切片诊断仍有一定的差异，后者才是最终的诊断。空芯针活检不仅可以获得组织学诊断，而且还具有经济、安全、微创等特点，是一种较好的术前确诊方法。空芯针活检既适用于临床可疑肿块的诊断，也适用于影像学异常的亚临床乳腺病灶的诊断。

目前临床上采用的 AJCC 第八版分期系统，加入了组织学分级、雌激素受体（ER）、孕激素受体（PR）和人类表皮生长因子受体 2（HER-2）状态。

（二）治疗原则和放疗计划核对

1．治疗原则

（1）综合治疗原则：根据患者的年龄、月经状态、肿瘤分期、组织学分级、激素受体情况、细胞增生能力及 *HER-2* 基因表达水平等情况，采用手术、放射治疗、化疗、内分泌治疗或靶向治疗的综合治疗方式。Ⅰ期，以手术治疗为主，目前趋向保乳手术联合放疗，对具有高危复发倾向的患者可考虑术后辅助化疗；Ⅱ期，先手术治疗，术后根据病理和临床情况进行辅助化疗。对肿块较大、有保乳倾向的患者，可考虑新辅助化疗。对部分肿块大、淋巴转移数目多的病例可选择性放疗；Ⅲ期，新辅助化疗后再行手术治疗，术后根据临床和病理情况做放疗和化疗；Ⅳ期，以内科治疗为

主的综合治疗；如果患者激素受体阳性，可考虑给予内分泌治疗。

（2）放射治疗原则

1）早期乳腺癌的局部切除术后：Ⅰ、Ⅱ期乳腺癌的保乳手术加术后放疗是目前乳腺癌治疗的主要方法之一。手术切除乳腺原发病灶，放疗控制乳腺内的亚临床病灶，不仅能保留完整的乳房，达到美容的效果和功能，而且与根治术或改良根治术相比，无论是生存时间，还是肿瘤局部控制，均无显著性差异。

2）乳腺癌根治术或改良根治术后：术后辅助放疗可降低局部和局部淋巴结的复发率，提高治愈率。主要针对原发病灶 T_3 及以上或腋窝淋巴结转移数≥4 个者。

3）局部晚期（Ⅲ期）和炎性乳腺癌放疗：适应证是原发病灶直径 >5cm（T_3），或有皮肤、胸壁粘连固定（T_4），和/或局部淋巴结互相融合（N_2 或 N_3），但尚无远处转移的乳腺癌。

4）根治术后的局部复发和局部淋巴结转移：局部复发的治疗原则是手术切除、放射治疗、全身化学治疗及内分泌治疗等综合治疗，放疗在复发的治疗中有很重要的地位。

5）针对乳腺癌远处脏器转移的放疗，目的往往是姑息性的，旨在缓解症状、减轻痛苦、改善生存质量。对骨和脑转移者，放射治疗应是首选且有效的局部治疗方法。

2. 放疗计划核对 乳腺癌放射治疗计划实施前应按照相关规定和流程严格执行核对。根据运用的放疗方式不同，放疗计划核对的内容也略有不同。

（1）采用二维放射治疗技术时，放射治疗师应逐项核对放射治疗单各项参数信息，并查看二维放射治疗具体的实施方式，如单纯切线野照射、切线野加锁骨上野及内乳野照射、电子线照射等。同时还需核对切线野照射角度是否对穿；动态滤板使用情况；使用动态滤板时的射野面积、准直器角度以及动态滤板的方向换算是否正确；是否放置填充物或使用铅挡块等。

（2）采用三维放射治疗技术时，放射治疗师必须认真核对治疗单上的各项参数与治疗计划系统内参数的一致性，主要包括患者的基本信息、诊断信息、机器型号、计划类型、分割方式、处方剂量、照射部位、照射次数、体位要求、固定方式等。同时还需要核对患者的体位验证要求、是否使用填充物、治疗示意图是否正确完整以及特殊治疗技术的使用情况（如门控技术）等。

（三）治疗前准备和注意事项

1. 心理支持 乳腺癌放疗过程中可能会对患者的情绪和心理健康造成一系列影响，因此放射治疗师对乳腺癌患者的心理支持工作是非常必要的。疗程中，放射治疗师应与患者构建良好的医患关系，鼓励患者积极参与治疗，主动给患者讲解乳腺癌放射治疗的疗效和进展，以提高患者的治疗信心。还可通过安排乳腺癌患者在相同治疗机同一时间段的治疗，鼓励与其他患者进行交流，分享治疗经验和感受，帮助建立新的社交关系，以减轻患者抑郁、焦虑等情绪。针对乳房切除术的患者，治疗师应告知患者乳房切除并不会影响生活、工作和社交，并且可以进行乳房重建手术，以帮助患者恢复自尊心和自信心。同时还应对患者的丈夫进行相关心理辅导，帮助他们了解乳腺癌的治疗过程和乳房切除术的影响，鼓励夫妻之间积极沟通，分享彼此的情感和需求，并提供支持和理解，让患者感受到家庭的温暖和关爱。

2. 饮食指导 乳腺癌患者放疗期间应以清淡饮食为主，多食用高蛋白质、高热量及维生素丰富的食物，忌油炸、烧烤、辛辣等刺激性食品。尽量减少高脂肪类食物及碳水化合物的摄入，避免食用含雌激素高的食品或保健品。同时还应保持良好的心态，坚持适当的运动和规律的生活作息。

3. 放疗宣教 科学且全面的放疗宣教可以帮助乳腺癌患者理解和应对放射治疗中的各种问题和不良反应。宣教时，放射治疗师应向患者详细介绍治疗方案和治疗过程，告知其放疗的具体时间、频率及持续时长等；宣教放疗前的相关准备工作，如佩戴假发的患者治疗前应取下假发，提前摘除耳环、项链、眼镜等饰品，禁止穿戴有钢圈的文胸避免乳腺受压变形等；叮嘱其保持体表标记线清晰，尽量穿着柔软宽松的棉质衣物，保持照射区域皮肤干燥透气。同时还应宣教放疗期

间可能出现的一些副作用(如皮肤红肿、食欲减退、疲劳、恶心、呕吐等)及相应的缓解办法,若有不适症状应及时与医生取得联系。

4. 其他准备

(1)功能锻炼:乳腺癌术后放疗患者需做好患侧手臂的功能锻炼,以保证患侧手臂向上伸展能到达临床放射治疗的要求。功能锻炼时,患者应将患侧上肢外展并沿指尖方向尽量抬高做爬墙运动,也可以使用患侧手臂重复做梳头动作,抑或采用患侧手臂摸对侧耳朵进行训练。锻炼过程中应逐渐缓慢增加幅度,直至患侧手臂能够越过头顶完成触耳动作。

(2)呼吸训练:临床需辅助门控技术进行呼吸运动管理的,应提前对患者进行呼吸训练,以提高治疗效率及投照的精准度。训练时,应保持治疗体位,让患者利用显示屏调整自己的呼吸幅度和频率,以保证治疗时的呼吸与定位 CT 时一致。一般不推荐肺功能较差、屏气时间较短、配合度不高的乳腺癌患者使用呼吸门控技术。

5. 注意事项　乳腺癌放疗患者应尽量避免太阳直射皮肤,不能擅自在照射区域使用刺激性油膏或其他药物。洗澡时使用全棉软毛巾轻轻蘸洗,不宜用肥皂、沐浴露等洗涤用品,水温不宜过高,避免刺激皮肤。尽量保持乳房、腋窝等照射区域的清洁、干燥,如有灼热、瘙痒感可局部轻拍,切勿用手抓挠,若发生局部感染时,与管床医师联系进行抗感染治疗。若皮肤上的标记线因衣服摩擦而脱落或随汗渍的晕染变模糊时,及时请医生或治疗师描画。放射治疗师执行电子束放疗需升高治疗床时,要关注限光筒和患者的位置关系,不能压迫到患者。

(四)体位验证及治疗实施

放疗计划实施前,放射治疗师需要对患者进行体位验证,以校准患者的治疗中心、照射靶区等位置的精准性,确保达到临床治疗要求后才可进行放射治疗计划的实施。

1. 模拟定位机体位验证　由于二维常规放射治疗不需要使用治疗计划系统(TPS)进行计划设计,所以没有模拟复位过程。使用二维放射治疗的患者,临床治疗前一般可直接在治疗机上通过查看灯光野的投射范围与体表标记线是否一致进行验证。三维放疗计划则会根据布野范围重新生成一个新的治疗摆位中心,计划系统自动计算出该摆位中心相对于 CT 定位标记点的三维方向位移值,治疗师根据位移值在 X 线模拟定位机或 CT 模拟定位机上进行体位验证工作。

(1)X 线模拟定位机体位验证:治疗师根据医嘱要求对患者进行规范摆位后,调取模拟定位机验证复位影像资料,并分别于 0° 和 90°(或 270°)机架角时进行曝光,以获取患者正侧位验证片与 DRR(数字化重建片)进行比对,必要时还可在 45°(或 315°)位置上进行进一步验证。配准应参考中心点坐标周围的骨性标志(胸骨、肋骨、胸椎、锁骨等)进行位置验证,如正位时,以椎体和肋骨作为参考;侧位时,以椎体和胸骨作为参考。配准误差通过临床要求(<5mm)后,治疗师需在模具及患者体表重新标记治疗摆位线,读取并记录"0"位源-皮距、床高等各项相关参数。使用乳腺托架的,则还应记录乳腺托架的头枕、臂托、腕托、臀阻等位置的刻度参数。

(2)CT 模拟定位机体位验证:治疗师根据 CT 定位标记线进行规范摆位,调整患者体位并移动治疗床以确保患者体表和模具上的标记线与激光灯完全一致。根据计划系统计算出的移床位移值调整至治疗中心层面进行 CT 扫描验证。通过验证后进入机房沿激光线重新描画十字线。如若使用门控技术,则应在患者屏气状态下进行体位验证。

2. 治疗机体位验证

(1)阅读治疗单:治疗实施前,治疗师应认真核对患者的各项基本信息,检查治疗计划单与计划系统内参数的一致性,严格执行医嘱,发现问题及时与主管医师、物理师沟通解决。

(2)治疗摆位:是放射治疗的关键环节,对于患者的治疗效果和安全起着至关重要的作用。根据放疗方式的不同,治疗摆位分为常规二维放射治疗摆位和三维放射治疗摆位。

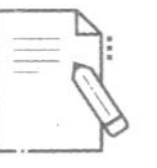

1)二维放射治疗摆位:乳腺癌二维放射治疗根据医师在模拟定位机定位方式的不同,临床的摆位方法也略有不同,临床常见的主要有等中心半野切线照射摆位和等中心 1/4 野切线照射

摆位。

等中心半野切线照射摆位：首先，嘱患者按模拟定位机定位时的体位要求垂直躺正，放射治疗师通过调整患者体位及升降治疗床的方法使射野中心对准体表治疗中心点。然后，将纵轴（*Y* 轴）上半部 *Y*2 关闭到中心线（即乳腺切线野上缘界线），将纵轴下半部 *Y*1 和横轴（*X* 轴）开至切线野的照射面积大小，预转机架角度至医嘱规定角度，利用灯光野核对内外切线野摆位情况，照射锁骨上野时，则将射野中心对准锁骨上野下缘，通过升降床对好源-皮距，关闭纵轴下半部（*Y*1），用纵轴上半部和横轴（*X* 轴）将锁骨照射野的上缘和野两侧边缘对齐、对准。

等中心 1/4 野切线照射摆位：摆位流程基本同等中心半野切线照射，但在对照射野方式上有所不同。同样将纵轴上半部 *Y*2 关闭，用纵轴下半部 *Y*1 来对切线野长度，而横轴（*X* 轴）在照射内切野时（右乳为例）需将右半部分 *X*2 关闭，只用左半部 *X*1 来对切线野的宽度。在外切线野照射时，*Y* 轴仍不变，*X* 轴的左半部 *X*1 关闭，用 *X* 轴的右半部 *X*2 来对切线野的宽度。摆位完成后应确保灯光野与内外切线野完全吻合。使用适形挡铅时，应按要求插入托架并放入正确的适形挡铅，查看灯光野投射范围与体表标记范围是否一致。使用电子线对患者锁骨上野、内乳野或胸壁野进行照射时，治疗师应提前更换好托架及规定型号的电子限光筒，并放入正确的电子线铅块，确保铅块方向正确且不会掉落后，调整治疗床高度至源-皮距 100cm，使灯光野投射范围与体表电子线标记范围一致。部分无法到达 100cm 距离的照射部位应以不压迫患者为宜。

2）三维放射治疗摆位：乳腺癌三维放射治疗应根据模拟定位的体位固定方式对患者进行摆位。由于乳房活动度较大，临床常采用乳腺托架结合真空垫（或发泡胶）进行联合固定，在保证患者自然体位的前提下提高了患者的舒适度，同时还能减少患者不自主下滑的问题。使用乳腺托架结合真空垫（发泡胶）固定摆位时，需由两位治疗师共同确认患者模具信息，正确地调节好乳腺托架的各项参数，并将模具放置在乳腺托架上，按照定位要求对患者进行正确摆位：治疗师辅助患者坐入固定垫的末端，托住患者后背使其缓慢躺入模具内，嘱患者将双臂及手腕上抬置于臂托、腕托内，检查患者身体的长轴线与治疗床的 *Y* 轴是否平行，并利用激光线对准两侧乳腺托架刻度及模具摆位线，调整患者体位，使患者体表摆位线及中心“米”字线与激光线完成重合，最后还需核对“0”位时的源-皮距和床高等数值。行锁骨上野照射的患者头应偏向健侧，避免照射气管、喉等重要器官。使用补偿物者，则应按医嘱要求在患者体表的规定部位放置补偿物，确保补偿物贴紧皮肤且不会滑落。摆位完成后，提醒患者保持身体不动，如有不适应及时举手示意，并做好保暖工作。乳腺癌放疗多为偏中心治疗，摆位完成后应模拟旋转机架一周，防止机架碰撞患者或治疗床，确保治疗过程的安全。辅助使用呼吸门控技术时，应提前连接好相关呼吸运动管理装置，检查患者呼吸波形的稳定性，并应提前训练患者吸气或屏气，直至患者能够完全配合。

（3）治疗机体位验证：乳腺癌放疗过程中常因乳腺的牵拉、手臂的摆放位置或头部偏转的角度等，影响了最终的治疗效果。所以治疗实施前通常会利用治疗机的机载影像设备进行体位验证，通过在线纠偏校准以确保放疗计划的准确实施，以期达到更好的治疗疗效。临床常见的治疗机体位验证方式主要为 EPID 验证和 CBCT 验证。

1）EPID 验证：摆完位后，治疗师应在图像引导系统中选择 EPID 验证模式，调整 EPID 板至合适位置，分别于机架角为 0° 和 90° 的方向进行曝光，获取正侧位 EPID 验证片与模拟定位片或数字化重建片（DRR）进行比较。配准同样应以辐射范围内的骨性标志作为图像配准参考标记（胸椎前缘、胸骨及肋骨等）。配准完成后，若移动误差满足临床要求（<5mm），依据规则对患者的体位进行校正和重新标记记录。若误差≥5mm，则应查找分析原因并进行重新摆位和验证。

2）CBCT 验证：是目前乳腺癌放疗最常用的治疗体位验证方式。摆位完成后，治疗师应按医嘱要求加载 CBCT 参考图像，选择胸部 CBCT 扫描模式，设置合适的感兴趣区配准框范围。乳腺癌放疗感兴趣区的配准框范围建议包括乳腺的全部靶区及其所对应的胸椎、胸骨（配准范围参考如下：前界—胸骨前缘；后界—对应的胸椎后缘；上界—锁骨头上缘 2cm；下界—靶区下缘 2cm，可

根据靶区范围酌情调整)。配准时,通过自动配准结合人工审核的方法,逐层查看乳腺靶区位置的重合情况以及靶区附近骨性结构的配准情况,确保治疗体位与定位的一致性(图 8-2-5)。通过验证后进行移床纠偏,校正摆位误差,并依据要求用记号笔沿激光线重新描画治疗摆位线。乳腺癌的 CBCT 验证频率建议放疗前 3 次执行每日 CBCT 扫描,以后每周执行 1~3 次。皮肤松弛、过度肥胖以及年老配合度较差者,则须执行每次 CBCT 扫描。

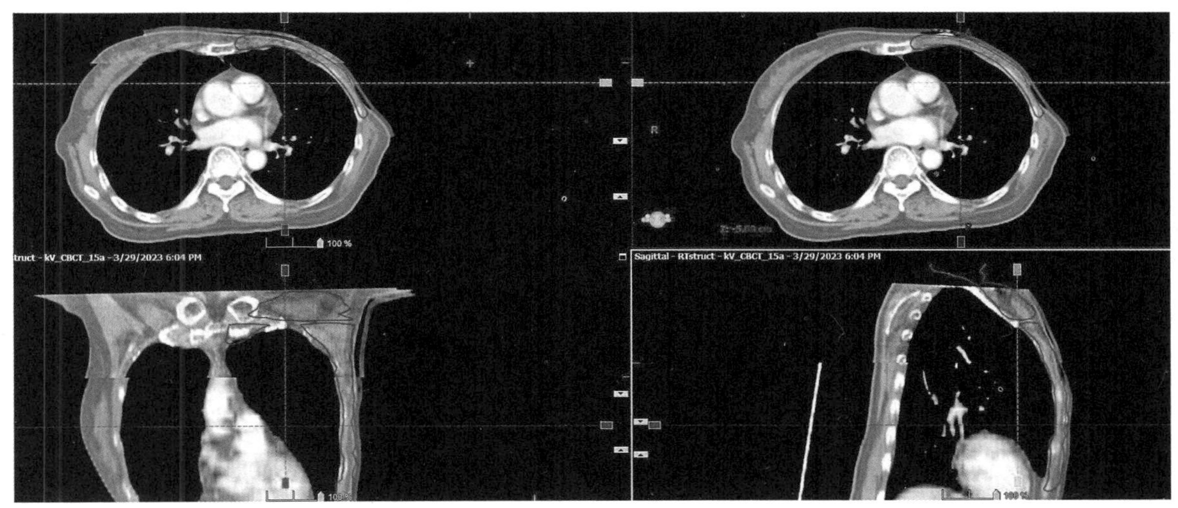

图 8-2-5 乳腺癌 CBCT 图像验证(数字彩图)

3. 实施治疗 二维常规放射治疗实施前,两位治疗师应再次核对手动输入的各项治疗参数,或调取的治疗计划参数与对应照射部位的一致性,确保患者无特殊情况后即可开机治疗。该照射野治疗完成后,放射治疗师需再次输入下一个照射野的各项参数或调取下一个照射野对应的治疗计划。核对无误后再次进入机房,调整机架角度至零位,观察患者体表标记线与激光线是否重合,确保患者没有发生位移后再进行下一个照射野的治疗。放射治疗师还应按照要求严格执行各项医嘱,如使用适形挡铅或电子线治疗时,治疗前需再次确认灯光野的投射范围与体表标记范围的一致性;使用楔形板时应注意楔形板的方向、宽度和楔形角度;如使用 T 形枕或填充物等,都应按照医嘱准确执行。

三维放射治疗计划实施前,两位放射治疗师同样应再次核对患者信息、计划参数,并查看监视器内的患者状况,确认一切无误后按下治疗键进行出束治疗。

乳腺癌患者在治疗实施过程中采用呼吸门控技术来提高放射治疗的精准性,乳腺癌临床放疗常用的呼吸门控技术主要为主动呼吸控制技术(ABC)和深吸气屏气技术(DIBH),主动呼吸控制技术是利用带有活瓣的导管辅助可视化的呼吸监测设备来控制患者的呼吸。治疗过程中,患者可以根据显示屏幕内的呼吸信息通过折射眼镜调整呼吸状态。当呼吸深度到达设定范围时,按下手中的控制按钮,空气流通阀门自动关闭,患者开始屏气,同时加速器开始出束;乳腺癌放疗深吸气屏气时间通常建议设定为 25 秒左右,可根据患者呼吸情况适当延长。屏气结束后活瓣自动开放,患者调整呼吸。如此往复,直至治疗结束,通常一次治疗患者需屏气 6~10 次。深吸气屏气技术是通过实时位置追踪系统(RPM)监测患者呼吸时的体表轮廓变化,并实时反馈位置信号给加速器控制系统,进而控制出束的一种放射治疗技术。该技术不仅要求患者具备良好的深吸气屏气能力,而且需要放射治疗师与患者进行配合。治疗实施过程中,患者可根据放射治疗师的语音提示进行深吸气屏气。当屏气幅度达到预置要求,即患者体表位置信号达到设定范围内时,加速器开始出束治疗。如此反复,直至治疗结束,有条件的单位可为患者提供视频通话装置,以

提高治疗的效率。

放射治疗师在治疗过程中应全程密切关注患者情况、加速器运行状况以及相关辅助设备的各项参数，以确保患者的治疗安全，杜绝放疗事故的发生。待治疗结束后做好相关记录，进入机房协助患者离开治疗床。

四、肝癌放射治疗计划实施

原发性肝癌主要包括肝细胞癌（hepatocellular carcinoma，HCC）和胆管细胞癌（cholangiocarcinoma，CC），在我国肝癌多发生在慢性肝病或肝硬化的基础之上，起病隐匿，早期症状不明显，确诊时大多数患者已经是局部晚期或已发生转移，预后很差。随着血清甲胎蛋白和肝脏超声联合筛查手段在肝炎和肝硬化患者中的应用，肝癌的手术切除率有所增长，但即使为可手术患者，5 年的复发率也高达 70% 以上，多学科综合治疗是提高患者生存率的有效途径。

肝脏分为左、右两叶，根据血供或胆管分布进一步将肝脏分为 8 段（Couinaud 分段法），肝脏具有来自门静脉和肝总动脉的双重血供。肝总动脉起自腹腔干，血液中含氧丰富，占肝脏供血的 20%~25%。其余 75%~80% 的血液由门静脉供应，门静脉由脾静脉和肠系膜上静脉汇合而成，门静脉血液含氧较少，但是富含小肠吸收的营养物质。肝左动脉、肝右动脉和门静脉逐级产生分支供应各肝段，然后再分为更小的血管，最终成为毛细血管，供应由肝细胞组成的肝小叶。血液最终在肝血窦中汇集，而后依次流入小叶中央静脉、微静脉和肝段静脉，最终经肝静脉汇入下腔静脉（图 8-2-6）。

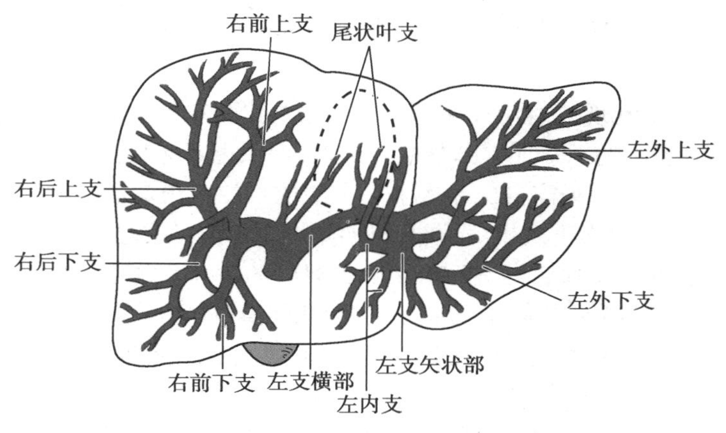

图 8-2-6　肝门静脉的分支

（一）概述

1．流行病学、病因与病理分型　肝癌在全球常见癌症排行中居第 6 位，2018 年的新增病例约为 84 万例，原发性肝癌在全球癌症相关死因中排第 3 位，5 年生存率为 18%，是仅次于胰腺癌的第 2 大致死性肿瘤。HCC 好发于男性，男女比例约 3∶1。目前已发现多项导致 HCC 的危险因素，肝实质损伤导致肝硬化是大多数危险因素的共性。慢性乙型肝炎病毒或丙型肝炎病毒感染是大多数 HCC 病例的基础。任何病因所致肝硬化都有发生 HCC 的风险，胆管细胞癌的发病率远较 HCC 低，但在我国呈逐年增高趋势，其发病因素包括胆管囊肿、胆管结石等。

HCC 占原发性肝癌的 90% 以上，是最常见的病理类型，大体分型可分为结节型、巨块型和弥漫型。肝内胆管细胞癌较少见，起源于胆管二级分支，以远肝内胆管上皮细胞为主，一般仅占原发性肝癌不足 5%。混合型肝癌比较少见，即 HCC 和胆管细胞癌混合型肝癌，在一个肝肿瘤结节内，两种成分混杂分布、界线不清，分别表达各自的免疫组化标志物。原发性肝癌中还有些少见类型，如透明细胞型、巨细胞型、硬化型肝癌等。

2. 临床症状、体征和自然病程

（1）临床症状：早期肝癌可无症状，通常直径在 5cm 以下的小肝癌，70% 左右无症状。肝癌患者的症状来自肝内的肿瘤或肝炎、肝硬化，易混淆。肝癌患者由于肿瘤变大，会出现腹痛、食欲缺乏、腹胀、乏力、消瘦、发热、黄疸等，但这些大多已属于中晚期症状，且缺乏特异性。有肝病基础者也可出现牙龈出血或鼻出血，合并肝硬化门静脉高压者，可出现上消化道出血。肿瘤位于肝脏包膜下，易破裂导致包膜下出血或腹腔积血。副癌综合征为肝癌的少见症状，如红细胞增多症、低血糖症等。

（2）体征：肝大，伴或不伴结节、上腹部包块、黄疸、腹水、脾大、下肢水肿。如肝硬化明显，可出现肝掌、蜘蛛痣，部分男性患者出现乳房发育，门静脉高压或下腔静脉阻塞者则会出现腹壁静脉曲张。

（3）自然病程

1）肝内转移：最常见，约占肝癌转移患者的 70%，这是由于肝癌易出现门静脉及分支癌栓，脱落后在肝内引起多发性转移灶。如果门静脉主干癌栓阻塞，往往引起或加重原有的门静脉高压。

2）肝外转移：淋巴转移以肝门淋巴结最常见，也可转移至胰腺、脾和主动脉旁淋巴结，偶尔累及心包横膈和锁骨上淋巴结。血行转移以肺转移最为多见，也可转移至肾上腺及骨，种植转移较少见。

3. 诊断与临床分期　血清肿瘤标志物可作为肝细胞癌重要的检测指标。最常用的标志物为血清甲胎蛋白（AFP），70% 肝细胞癌患者血清中 AFP 升高。CA19-9 可作为胆管细胞癌的标志物，70% 胆管细胞癌患者出现血清 CA19-9 升高。影像学检查包括腹部 B 超、腹部 CT/MRI、PET-CT 及血管造影等。病理组织学和/或细胞学是诊断原发性肝癌的金标准，也可为临床评估肝癌复发风险和远期预后及制订个体化治疗方案提供有价值的参考依据。

原发性肝细胞癌的特征性影像诊断很重要，其典型的影像学表现是肝内占位，动态增强 MRI、动态增强 CT、超声造影及普美显动态增强 MRI 显示有动脉期病灶明显强化、门脉或延迟期强化下降的“快进快出”典型特征。

原发性肝癌诊断后，还需对肝功能进行分级，以指导治疗方案的选择。现多采用 Child-Pugh 分级，整合了 5 个变量，包括血清白蛋白、胆红素、腹水、脑病和营养状况。

肝细胞癌的分期有 BCLC 分期（巴塞罗那分期）、UICC/AJCC 分期、Okuda 分期、意大利肝癌（CLIP）分期等，各种分期均有其优缺点，可互相参考或借鉴。目前应用最广泛的是 BCLC 分期，将肝癌患者分为 4 期：早期（stage A，能接受根治性治疗的患者）、中期（stage B）、进展期（stage C，中期和进展期定义为不能采用根治性治疗的患者）及晚期（stage D，生存时间预计不超过 3 个月者），归纳出每期中对预后有明显作用的因素。BCLC 分期最大的特点是其对治疗的指导作用以及对早期患者的鉴别作用，临床实用性很强。

（二）治疗原则和放疗计划核对

1. 治疗原则

（1）综合治疗原则：原发性肝癌的治疗分为局部治疗与全身治疗。局部治疗有外科手术切除、瘤内酒精注射、射频治疗和局部放射治疗；全身治疗有化疗、分子靶向和免疫治疗。外科手术是原发性肝癌的重要治疗手段，但 80% 肝癌患者在确诊为原发性肝癌时，或因肿瘤大、癌栓或远处转移、肝功能较差及其他内科疾病，而失去手术切除的机会。非手术治疗最常见的是经肝动脉栓塞化疗、射频和瘤内酒精注射，主要针对小于 3cm 的肝内肿瘤。外照射放射治疗（外放疗）结合其他治疗方法，对多期肝癌均适用。

（2）放射治疗原则

1）肝细胞癌的放疗适应证：肝细胞癌患者无论肿瘤位于何处，均可考虑外放疗带来的益处，但肝功能 Child-Pugh C 级为肝内病灶放疗的相对禁忌证。小肝细胞癌不宜手术切除者，立体定向放疗与射频消融可作为替代治疗手段。肝细胞癌窄切缘术后需辅助放疗。对局限于肝内的肝细胞癌，接受介入栓塞化疗后有肿瘤残存者，外放疗可补充介入治疗的不足，巩固疗效，延长患者生存期。肝细胞癌伴有门静脉/下腔静脉癌栓者可考虑放疗。肝细胞癌出现肝外转移，出现或潜在出现转移灶浸润、压迫导致的症状如疼痛、黄疸、咳嗽等，外放疗可有效缓解症状，提高生存质量或延长生存期。

2）肝内胆管细胞癌的放疗适应证：小肝内胆管细胞癌不宜行外科手术切除者，应该考虑立体定向放疗。不能手术切除的肝内胆管细胞癌，可接受外放疗或放化疗结合的综合治疗。对根治性切除的肝内胆管细胞癌，不必行术后辅助放化疗；而 R1 或 R2 切除者，术后放化疗可延长患者生存期。

2. 放疗计划核对 精准地执行放疗计划可确保患者剂量投递的准确性，而放疗计划的核对是实现准确放疗的前提，主要包括患者基本信息确认、放射治疗单核对和治疗机参数核对三个方面，具体内容详见本章上述章节。

（三）治疗前准备和注意事项

对于需要接受“金属标志物（金标）”穿刺的患者，提前按介入穿刺的要求做好相关准备工作，做好凝血功能、血常规、心电图、肺功能等检查，术前 4 小时禁食，术前无须禁水，需有家属陪同等；对于需要使用磁导航引导放疗的患者，定位前需要通过穿刺的方式植入“信标”。其他治疗前准备和注意事项的相关内容与肺癌相似，详见肺癌章节。

（四）体位验证及治疗实施

对于有内置“金标”和“信标”的肝癌患者，做体位验证和治疗实施前的图像匹配时，要以“金标”和“信标”作为配准目标。而模拟定位机及治疗机的体位验证、治疗实施方法与肺癌相似，详见肺癌章节。

（唐源　孙丽　栾添）

第三节　盆腔肿瘤放射治疗计划实施

常见的盆腔恶性肿瘤主要包括宫颈癌、前列腺癌和直肠癌等。放疗在盆腔肿瘤的治疗中发挥着重要作用，由于膀胱、直肠的充盈或者排空会导致靶区及危及器官位置的变化，不同的体位与小肠的受照体积和剂量密切相关，所以对膀胱、直肠、小肠等器官的运动管理是盆腔肿瘤放疗成功与否的关键环节。

一、宫颈癌放射治疗计划实施

宫颈癌（cervical carcinoma）是最常见的妇科恶性肿瘤，目前认为人乳头状瘤病毒感染，特别是高危型的持续感染，是引起宫颈癌的基本原因。分子流行病学调查发现 90% 以上宫颈癌标本中有高危 HPV 型 DNA 存在。其他相关因素有早年分娩、多产、高危男性伴侣及机体免疫功能降低等。宫颈癌治疗早期以手术为主，中晚期以放疗为主，辅以化疗的综合治疗。影响宫颈癌预后的因素，除临床分期外，与局部肿瘤大小、病理类型、分化程度、淋巴转移及治疗方法密切相关。

（一）概述

1. 流行病学、病因与病理分型 2020 年，全球宫颈癌新发病例数估计为 60 万例，死亡病例数为 34 万例，是第四常见的女性癌症。世界各国宫颈癌地理分布差异大，发展中国家发病率最高，特别是亚洲及非洲；爱尔兰、芬兰及荷兰等国发病率低。我国宫颈癌发生有地域聚集性，农村高于城市，山区高于平原。发病高峰年龄是 45~55 岁，其危险性具有明显的社会分层现象。我国

资料显示，宫颈癌大多数发生在经济、文化及卫生均不发达的偏僻农村或山区，在经济条件好的大城市，发病率很低。近年来，宫颈癌发病率呈下降趋势，但年轻妇女宫颈癌发病率有上升趋势。

宫颈癌可分为鳞状细胞癌（占90%以上，包括乳头状鳞癌、梭形细胞癌、囊性基底细胞癌等）、腺癌（占5%左右，包括内膜样腺癌、透明细胞癌、黏液腺癌、浆液性乳头状癌等）及混合癌（腺鳞癌）；混合癌及其他罕见癌占5%以下。有少数宫颈癌由于细胞分化太差，无法明确其细胞来源，称未分化癌。

2. 临床症状、体征及自然病程

（1）临床症状和体征：早期宫颈癌常无症状和明显体征，部分患者是在普查时发现的；随着病变发展后可出现以下症状和体征。

1）阴道流血：最常见症状为接触性出血，发生在性生活后或妇科检查后；后期则为不规则阴道流血或绝经后阴道出血。出血量则与肿瘤侵及间质内血管情况有关；晚期若侵蚀大血管可引起大出血。部分患者也可表现为经期延长，经量增多。

2）阴道排液：多数有阴道排液增多，可为白色或血性，稀薄如水样或米泔状，早期无异味。晚期因肿瘤组织表面坏死伴感染，可有大量泔水样或脓性恶臭白带。

3）晚期症状：晚期宫颈癌，肿瘤侵犯邻近组织器官及神经受累时，若侵及盆腔，压迫神经，表现为一侧骶髂部持续性剧烈剧痛；输尿管受侵时，可出现肾盂积水，侵犯膀胱和直肠时可出现尿频尿急、便秘、疼痛等症状，严重者可出现膀胱阴道瘘；晚期患者可有贫血、恶病质等全身衰竭症状。

（2）自然病程

1）局部扩散：直接蔓延为宫颈癌转移最常见的扩展方式。因宫颈上皮缺乏淋巴管、血管，基底膜能阻止癌细胞的浸润，原位癌不发生转移，原位癌转变为浸润癌时，向邻近组织扩散。向下可侵入阴道上皮与间质，阴道穹受侵，向下蔓延可达阴道下端及外阴。癌灶向两侧蔓延穿破宫颈肌层波及宫颈周围结缔组织，蔓延至骶韧带及盆壁组织，整个盆腔可形成坚硬的癌灶，呈“冰冻骨盆”。膀胱三角区与宫颈及阴道前壁紧密相连，肿瘤向前蔓延可侵犯膀胱、向后侵犯直肠壁，甚至造成膀胱阴道瘘及直肠阴道瘘。向上经宫颈管蔓延至子宫体（图8-3-1）。

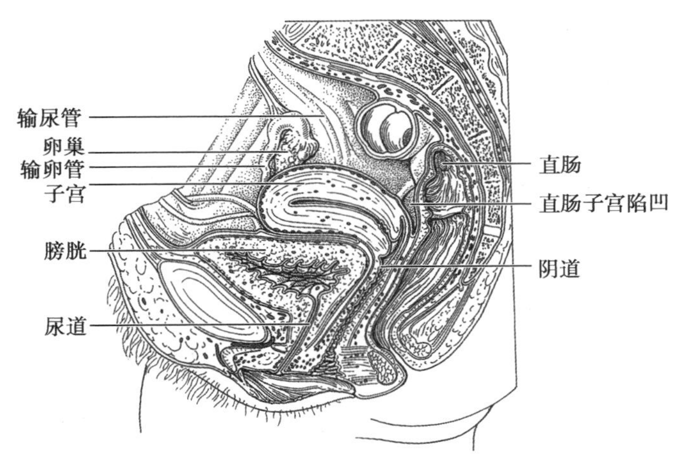

图 8-3-1　女性盆部正中矢状位

2）淋巴蔓延：淋巴管是宫颈癌最重要最常见的转移途径。宫颈癌淋巴结转移是由原发病灶通过其所侵犯的淋巴管向宫旁、闭孔、髂内、髂外淋巴结，然后上行向髂总淋巴结转移，下一步转移至腹主动脉旁淋巴结。也可以经骶前淋巴结直接交通于腹主动脉旁淋巴结，发生转移。晚期甚至可以转移到锁骨上淋巴结区及全身其他淋巴结。其转移途径：①宫颈癌灶基底淋巴管→宫旁淋巴结→闭孔淋巴结→髂内、外淋巴结→髂总淋巴结→腹主动脉旁淋巴结→锁骨上窝淋巴结；②宫颈癌灶基底淋巴管→骶前淋巴结→腹主动脉旁淋巴结。

3）血行转移：也是宫颈癌重要的转移途径之一。宫颈癌晚期或者分化程度低的患者，容易通过血行转移扩散到肺、肝、骨、脑等部位。

3. 诊断与临床分期

（1）诊断：根据病史、临床表现，妇科三合诊，尤其有接触性阴道出血者，结合宫颈肿瘤进行

活体组织检查即可明确诊断宫颈癌。病理学检查确诊为宫颈癌后，必须由两名有经验的妇科肿瘤医师行妇科检查，进行详细描述。根据患者X线胸片、静脉肾盂造影、膀胱及直肠镜检查，借助B超、CT、MRI、PET-CT等影像学检查全面评估原发病灶及转移灶情况，确定临床分期。对诊断不明确的患者，可行宫颈刮片细胞学检查、碘试验、阴道镜检查等。

（2）临床分期：是指导治疗、估计预后的指南。由于各人对盆腔肿瘤扩散情况在检查和判断上的差异，临床分期上常有分歧。因此，应严格按国际临床分期的标准和要求进行分期，以缩小在分期上的差距。目前广泛采用的是国际妇产科联盟提出的宫颈癌国际临床分期（2018年）。

（二）治疗原则和放疗计划核对

1. 治疗原则

（1）综合治疗原则：临床研究表明，手术、放疗和/或化疗三者的合理应用，可有效改善宫颈癌的疗效。大样本临床研究表明，早期宫颈癌病例（Ⅰ~ⅡA）单纯根治性手术与单纯根治性放疗两者疗效近似，5年生存率、死亡率、并发症概率相似。随着放射治疗技术及化疗药物的进步和发展，手术治疗逐渐走向个体化，缩小手术范围，合理结合放疗和/或化疗，已取得较好的疗效。

对于ⅡB及其以上中晚期宫颈癌，国际公认的首选方法是放疗。国内外大量临床研究表明，以顺铂为基础的同步放化疗与单纯放疗相比，患者长期生存获益，同步放化疗目前已成为中晚期宫颈癌治疗的标准模式。疗效获益在于：①同步化疗可加强放疗杀灭原发肿瘤和消灭微小转移病灶的力度；②同步化疗后可诱导肿瘤细胞周期的同步化，从而对放射线更敏感；③化疗还可抑制亚致死放射修复来增加放射剂量-反应曲线的梯度，以达到增加肿瘤细胞死亡的目的。

新辅助化疗是在术前或放疗前给予1~3周期化疗，使肿瘤负荷减少及消灭微小转移病灶，从而减小手术或放疗范围。然而，从目前资料来看，新辅助化疗虽能有效提高近期反应率，但长期生存无获益。总之，综合治疗是治疗恶性肿瘤的总趋势，是提高恶性肿瘤疗效的一个重要而有希望的途径。

（2）放射治疗原则：宫颈癌的放疗中，腔内近距离放疗与体外照射的合理配合，是宫颈癌放疗成功的关键。宫颈癌的放射治疗原则：在尽最大努力保护正常组织和重要器官前提下，最大限度地杀灭癌细胞，即尽量提高治疗效果，降低并发症。

1）明确诊断，确定肿瘤范围，准确分期，评估患者全身情况。

2）减少正常组织受量，尽量维持器官的生理功能。

3）合理选择放射治疗方法、剂量、疗程。

4）个体化治疗。

5）放疗同时结合患者情况，行同步化疗等综合治疗。

2. 放疗计划核对 放射治疗师作为放疗计划的最终执行者，反复且仔细地核对计划是治疗实施成功的基本保障，它能有效防止实施过程中因为某些环节被忽略而导致的放射治疗差错及事故。治疗师对宫颈癌放疗计划核对的工作内容与其他部位的肿瘤相似，详细内容可参见本章第一节“鼻咽癌放射治疗计划实施”。

（三）治疗前准备和注意事项

1. 心理支持 宫颈癌是发生在女性生殖器官的妇科恶性肿瘤。因涉及女性器官，受传统思想影响，其疾病情况不愿意被人提及，这在一定程度上影响了该病的诊治。放射治疗师应了解患者这一心态，设法让患者正确对待此病，消除其心理影响，以利今后的治疗复查。该病放疗阶段治疗时间较长，放射治疗师作为放疗计划的实施者，更是长期治疗过程中的陪伴者，通过相关的心理干预措施解除患者焦虑、紧张、恐惧等情绪。鼓励宫颈癌患者之间的相互交流沟通，并引导家属共同参与对患者的心理干预。

2. 饮食指导 宫颈癌放疗患者的日常饮食没有特殊禁忌，但食物摄取应营养均衡。饮食过程中主要注意以下几点：①每日应多饮水，可饮用果汁、茶等软饮替代，有利于排出体内的毒素，

减轻全身症状；②不宜长久坐卧，适当的餐前运动可增加食欲；③长期营养摄入不足者，应加强进食，或者在医师指导下进行肠内肠外营养补充。部分宫颈癌放疗患者会在疗程中出现便秘或腹泻，这种情况应注意适当地调整饮食结构。

（1）便秘者：多吃蔬菜、水果和全谷物面包等富含纤维素的食物；适当的腹部按摩或运动，促进肠胃蠕动，缓解便秘。

（2）腹泻者：少食多餐，勿食辛辣、油腻、煎炸、过甜食品；尽量避免生冷饮食；减少食用豆制品、碳酸饮料等产气食品；多摄入富含钠、钾元素的食物，如橙汁、带皮土豆等。

3. 放疗宣教　良好且全面的放疗宣教可以有效提高患者与治疗师之间的配合度，从而提升放射治疗的整体疗效。宫颈癌放疗的宣教内容主要包括：①告知患者具体放疗时间、放疗频次，一般为每日治疗 1 次，一周 5 次；②告知患者存取模具时的注意事项，如真空垫不可触碰尖锐物品，以防漏气，记住模具摆放的位置；③强调体表摆位标记线的重要性，不清楚时应及时找医师或治疗师描画，切勿自行描画而引起治疗偏差；④应着宽松绵软衣物，并勤换贴身内衣，以保持照射部位皮肤干燥清洁，会阴部应清洁，以减少或避免泌尿系统感染；⑤疗程中注意胃肠功能改变，如有腹痛、腹泻等症状应及时报告医生。

4. 其他准备　影响盆腔肿瘤三维放疗计划精确实施的主要因素除了临床常见的治疗摆位误差外，还有器官自身运动和形变引起的误差。宫颈癌患者的器官运动偏差主要来源于膀胱的充盈程度，故放疗计划实施前指导患者应根据 CT 模拟定位时的要求进行膀胱充盈准备。膀胱充盈一致性的管理有多种方法，可通过排空膀胱实现，但却增加了膀胱本身的照射体积；有些则通过充盈膀胱来实现，但实际上以患者的主观感受很难实现每次膀胱充盈的量一致。比较推荐的做法是排空膀胱后饮水 500ml，憋尿 30 分钟后治疗。有条件者可结合使用膀胱容量测量仪测量膀胱容量，容量达到定位时的体积即可进行放疗计划实施。

5. 注意事项　宫颈癌患者疗程中应注意摄入充足的营养，补充蛋白质、糖及维生素等，并定期检查血常规；腹泻或出血严重者停止放疗，并请主管医师进行及时处理。部分伴有梅毒、乙肝、丙肝等传染病者应提前做好防范措施，防止交叉感染。宫颈癌放疗受膀胱容积的影响较大，有条件者可采用超声引导技术对膀胱容积进行量化。

（四）体位验证及治疗实施

放疗计划实施前的体位验证，特别是首次治疗前的验证是非常重要的步骤。只有通过验证才能确保患者在治疗机上治疗时的中心位置与治疗计划相符，并须在主管医师、物理师签字确认后才能给予治疗。因此，放疗计划实施前的体位验证能够保证治疗的安全性和有效性，是必不可少的步骤。

1. 模拟定位机体位验证

（1）X 线模拟定位机体位验证：宫颈癌三维放射治疗临床常使用真空垫进行体位固定，治疗师需辅助患者躺平躺正，嘱手指交叉置于头顶，并利用模拟定位机机房内的激光灯进行摆位，确保患者体表摆位标记线与激光灯完全重合。摆位完成后根据患者信息调取模拟定位机校位参考图像，分别于机架角 0° 和 270° 获取正侧位影像，与计划 DRR 进行校准比对。宫颈癌模拟定位机验证通常根据中心坐标点周围的腰椎、尾椎、骨盆等骨性标志进行校准比对，并根据校准比对结果判断等中心点的准确性。如符合要求（<5mm），在患者体表或热塑膜上重新标记验证后的治疗中心十字线，并读取源-皮距、治疗床高等参数数值，做好验证记录后将相关影像资料传输至工作站。若不符合要求（$\geqslant 5$mm）则需进行再次摆位和校对。

（2）CT 模拟定位机体位验证：宫颈癌 CT 模拟体位验证的摆位步骤应与 CT 模拟定位时一致，患者需根据医嘱要求提前进行膀胱充盈准备，临床一般采取仰卧位，躺平躺正后手指交叉置于头顶，治疗师根据激光灯进行正确摆位。若定位时采用的是绝对坐标定位法，在确保激光定位系统与等中心位置重合后，可直接在患者体表及真空垫上标记等中心点并进行扫描验证；若采用相对

坐标定位法，摆位完成后还需根据放疗计划单上的移床参数移动治疗床或移动激光灯找到等中心点，并在等中心层面贴上定位标记后移至CT扫描层面进行扫描验证，校对扫描图像的中心位置图像与治疗计划中心位置图像的一致性。验证通过后进入机房重新描画治疗坐标标记线，确保标记线清晰准确、长短粗细适中、不易脱落。若误差超出允许范围则需查找原因并重新进行验证。

2. 治疗机体位验证

（1）阅读治疗单：治疗单详细记录了患者的放射治疗方案和剂量要求，治疗师需仔细阅读治疗单并注意核对治疗计划系统内的各项参数是否与其保持一致，主要包括患者的基本信息、诊断信息、放疗方案、模具使用情况等，要特别注意治疗单的标注，如有无对膀胱充盈的要求及如何要求的等。

（2）治疗摆位：是放疗实施过程中至关重要的环节，微小的摆位误差即可引起靶区剂量的显著变化，进而影响整体的治疗疗效，放射治疗师必须要拥有高度的责任心和足够的经验以保证治疗摆位的精准性。要求执行双人摆位、双向核对，具体步骤如下：核对并调取患者治疗计划；进入机房将机架角度、光栏角度、床底座、六维床位置等复位归零；根据模具信息询问患者姓名，回答无误后辅助患者上治疗床；嘱患者仰卧于模具内，躺平躺正，手指交叉置于头顶；调节治疗床高度使患者体表标记线与激光线完全重合，并将灯光野中心对准治疗中心“米”字线。摆位完成后嘱患者保持体位不动，如有不适及时挥手示意。预旋转机架一周，防止治疗过程中机架触碰患者或治疗床，消除安全隐患。离开治疗机房后双人再次核对患者各项参数信息，并通过监视器观察患者的状态，确保准确无误。

治疗摆位过程中，放射治疗师应多与患者沟通，辅助其调整体位，以减少位置偏差。若多次调整体位仍无法达到预期效果，应进行重新摆位，直至摆位线与激光线完全重合。

（3）治疗机体位验证：是放射治疗计划实施前的最后一步，更是减少摆位误差、提高患者体位重复性的关键环节。它是利用X线或者锥形线束CT扫描获取实时位置图像与定位参考图像进行在线配准，并通过自动移床的方式校正摆位误差。

1）EPID验证：宫颈癌放疗的EPID临床验证是通过机载的影像系统分别于0°和90°方向进行平面图像采集，获取图像时需确保与计划系统传输的参考图像方向一致即可。通过治疗机获取正侧位验证片与DRR进行配准，采用点、曲线或人工等方法，利用不同的影像审核模式（如颜色重叠法、双窗观察法等）观察影像，使治疗中心附近的骨性标志完全重合，记录配准误差数据，满足临床要求后移床修正并实施治疗，一般要求误差<5mm。由于EPID使用兆伏级射线进行图像采集，图像分辨力较低，软组织结构模糊，验证片上很难分辨膀胱的充盈程度，所以宫颈癌临床EPID验证应用范围较少。

2）CBCT验证：是宫颈癌放疗较为常用的在线体位验证技术，验证步骤主要包括：①加载参考CBCT图像：设置等中心参考点、图像投影帧数、图像配准方式、感兴趣区范围（配准框范围建议包括骨盆周围的骨性结构）等；②图像扫描重建：摆位完成后，更换准直器、滤线器型号并选择对应的盆腔扫描模式，利用机载kV级X线源围绕患者扫描360°以获取大量的二维图像重建成三维图像，重建参数512×512分辨力，层厚5mm；③图像配准（图8-3-2）：宫颈癌CBCT图像一般以灰度配准为主并参考周围骨性标志。自动配准完成后，先观察整体配准结果，再逐层查看配准框范围内的结构位置变化并进行手动微调：头脚方向上，以冠状面和矢状面配准，参考骶髂关节以及腰椎、骶椎位置；左右方向上，以冠状面配准，参考骨盆内缘位置；腹背方向上，以横断面和矢状位配准，参考股骨头、骨盆边缘及骶椎位置，要求三维配准误差范围<5mm，旋转误差<3°。配准时还需特别注意膀胱充盈情况是否会影响靶区位置的变化；④移床纠偏：配准误差范围得到医师认可后进行移床纠偏。若配准误差超出临床要求，则应重新进行摆位和验证。若多次摆位仍不能纠正应及时分析原因并请主管医师进行确认。宫颈癌的CBCT验证频率：建议疗程前3~5

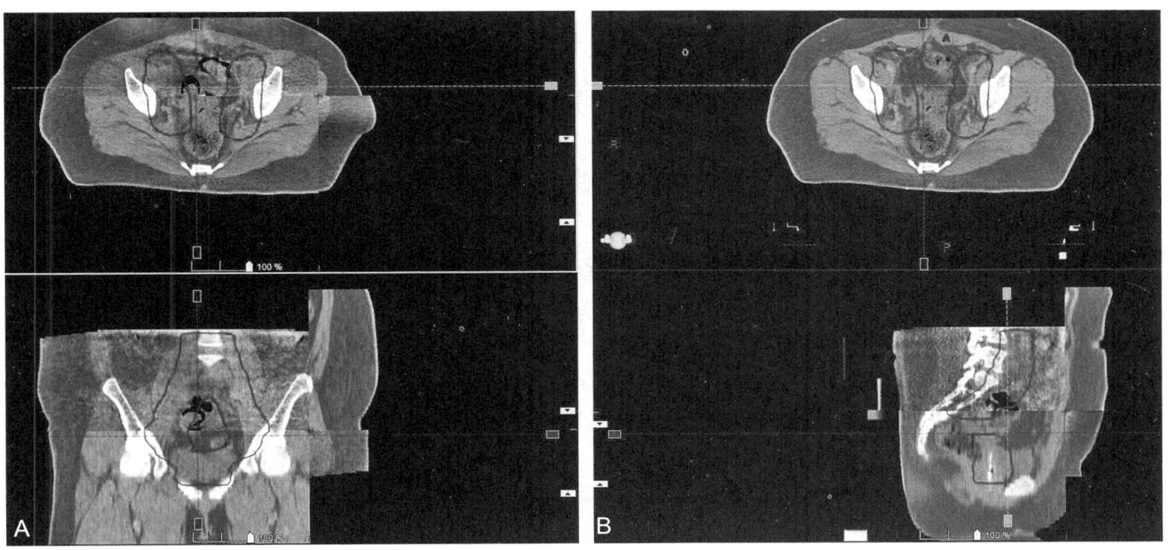

图 8-3-2　宫颈癌 CBCT 图像验证（数字彩图）
A. 自动配准后的整体图示；B. 逐层手动配准图示。

次每次均行 CBCT 扫描，以后每周 1~3 次即可。年老、肥胖、配合度较低者则应执行每次 CBCT 扫描。

3）超声图像引导验证：临床上的超声图像引导验证（图 8-3-3）是通过建立超声图像坐标和加速器空间坐标的对应关系，实现非侵入、无辐射的图像引导放疗方式。利用超声图像引导验

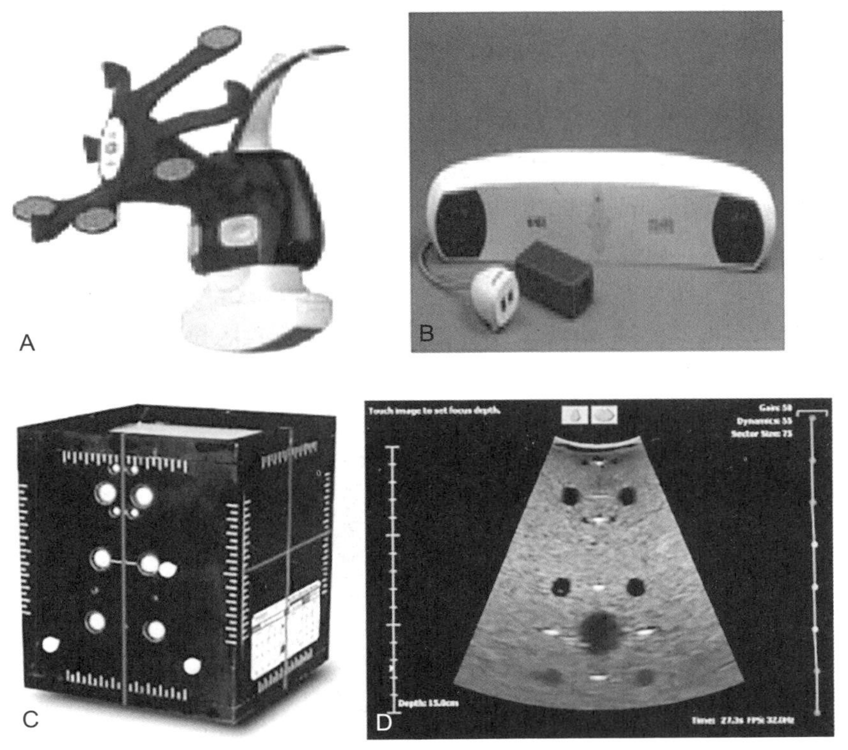

图 8-3-3　Clarity 系统超声引导设备
A. 加装反光片的超声探头；B. 红外追踪发射接收器；C. QA 模体；D. 超声标准图像。

证，患者需要在CT模拟定位时行超声扫描，获取超声参考图像。具体实施步骤：①定位前半小时，患者需排空膀胱并饮水500ml后憋尿，憋尿完成可通过膀胱容量测量仪测量膀胱容量；②膀胱充盈后对患者分别进行CT模拟定位和超声扫描定位，并将CT图像和超声扫描图像传送至治疗计划系统，进行靶区勾画和计划设计；③利用Clarity系统的Daily QA建立起B超图像坐标后，治疗师根据医嘱进行摆位；④摆位完成后，医师进行B超图像扫描，并与定位时的超声参考图像进行配准移床纠偏；⑤初次纠偏完成后，一般会再行CBCT图像扫描，以确认超声引导纠偏结果的准确性，符合要求后方可进行治疗实施。充盈的膀胱可为子宫提供一个声学窗口，利于观察其位置和形状；低膀胱容量会增加超声衰减，影响超声系统对靶区真实形状的判断，导致出现摆位误差。超声图像引导验证对操作者采集的图像质量要求较高，需对膀胱充盈程度进行管理，使其在整个放疗流程中保持一致。目前手持超声图像引导虽然在国内外都有应用，但因其无法实时监控，且受操作者主观因素的影响较大，在临床中须与CBCT图像作为互补的方式应用于盆腔肿瘤的放疗中。

3. 治疗实施 是放射治疗计划执行的最终步骤，它不仅仅是将计划中的辐射剂量输送到患者身上，更是影响患者放疗疗效的关键。治疗实施的质量直接影响着患者的治疗效果和生存率，因此治疗师完成上述所有步骤后需再次核对患者信息以及各项治疗参数，以保证操作的准确性和安全性。治疗过程中，治疗师更应全程集中精神观察监视器内的患者情况、机器运转情况以及MLC运动是否合理等，如有异常应立即中断治疗并及时进行处理。治疗结束并做好相关记录后进入机房，降低治疗床至合适位置搀扶患者出治疗床，待患者存储好模具安全离开治疗机房后再进行后续患者的放疗工作。

二、前列腺癌放射治疗计划实施

前列腺癌（prostate carcinoma）是指发生在前列腺的恶性肿瘤，包括腺癌（腺泡腺癌）、导管腺癌、尿路上皮癌、鳞状细胞癌和腺鳞癌，其中腺癌占95%以上。发病率随着年龄的增加而增长，在55岁前处于较低水平，55岁后逐渐升高，高峰年龄是70~80岁。家族遗传型前列腺癌患者发病年龄稍早，年龄≤55岁的患者占43%。前列腺癌应注意早期筛查和诊断。

前列腺位于膀胱颈部下方和泌尿生殖膈之间，包绕后尿道，后靠直肠壶腹，前以耻骨前列腺韧带与耻骨相连。前列腺分成5叶，即前叶、中叶、后叶及两侧叶。其中以两侧叶最大，位于尿道两侧，直肠指诊可触及；两侧叶相当于前列腺的周边区，内含腺管最多。前列腺中叶嵌在两侧叶之间，精阜由此发育而来。后叶形成前列腺尖部，即直肠指诊能触及的部分。前列腺腺体区包括移行区、中央区、外周区。非腺体区即前纤维基质区，主要由纤维及平滑肌组织组成。外周区为前列腺炎及前列腺癌的最好发病区域；前列腺增生则多发生于移行区和尿道周围腺体区（图8-3-4）。

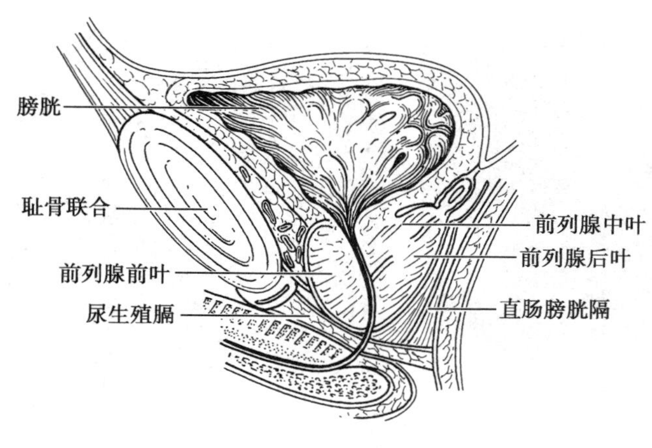

图8-3-4 前列腺的位置

（一）概述

1. 流行病学、病因与病理分型　前列腺癌是全球常见的男性癌症之一，据估计每年有 160 万例新发病例和 36 万例死亡病例。前列腺癌的发生与遗传因素有关，家族史是前列腺癌的高危因素，如一级亲属患有前列腺癌的男性的发病危险是普通人的 2 倍。近年来，慢性炎症和前列腺癌的相关性成为关注热点，有性传播疾病或前列腺炎病史的男性的前列腺癌发病危险增高，并且遗传流行病学提示的前列腺癌高危基因是炎症反应的调控基因。

根据世界卫生组织（WHO）的组织学分类，将前列腺原发性恶性肿瘤分为上皮性肿瘤、神经内分泌肿瘤、前列腺间质肿瘤、间叶性肿瘤、血管淋巴系肿瘤及其他类型。其中 95% 以上的前列腺恶性肿瘤为腺癌。在前列腺癌的病理分级方面，目前最常使用 Gleason 评分系统，依据前列腺癌组织中主要结构区和次要结构区的评分之和将前列腺癌的恶性程度划分为 2~10 分，分化最好的是 1+1=2 分，最差的是 5+5=10 分。

2. 临床症状和体征

（1）早期：常无症状，但肿瘤侵犯或阻塞尿道、膀胱颈时，则会发生类似下尿路梗阻或刺激症状，严重者可能出现急性尿潴留、血尿、尿失禁。

（2）压迫症状：压迫尿道可引起进行性排尿困难，压迫直肠可引起大便困难或肠梗阻，也可压迫输精管引起射精缺乏，压迫神经引起会阴部疼痛，并可向坐骨神经放射。

（3）转移症状：可侵及膀胱、精囊、血管神经束，引起血尿、血精、阳痿。盆腔淋巴结转移可引起双下肢水肿。骨转移常见，引起骨痛或病理性骨折、截瘫。还可侵及骨髓引起贫血或全血象减少。

3. 诊断和临床分期

（1）诊断：主要依靠直肠指诊（digital rectal examination，DRE）、前列腺特异性抗原（prostate specific antigen，PSA）、经直肠超声检查（transrectal ultrasonography，TRUS）和盆腔 CT、MRI 检查，CT 对诊断早期前列腺癌的敏感性低于 MRI，必要时进行全身核素骨显像检查，确诊需要通过前列腺穿刺病理活检。其恶性程度可通过组织学分级进行评估，最常用的是 Gleason 评分系统。

PSA 具有较高的阳性诊断预测率，可提高局限性前列腺癌的诊断率和增加前列腺癌根治性治疗的机会。血清总 PSA（tPSA）>4.0ng/ml 为异常，对初次 PSA 异常者建议复查。当 tPSA 介于 4~10ng/ml 时，发生前列腺癌的可能性大于 25%。游离 PSA（fPSA）和 tPSA 作为常规同时检测。fPSA 是提高 PSA 水平处于灰区的前列腺癌检出率的有效方法，当 tPSA 介于 4~10ng/ml 时，fPSA 水平与前列腺癌的发生率可能呈负相关。PSA 速率（PSA velocity，PSAV）即连续观察血清 PSA 水平的变化，前列腺癌的 PSAV 显著高于前列腺增生和正常组，当 PSAV>0.75ng/（ml·年）[正常值为<0.75ng/（ml·年）] 怀疑前列腺癌可能，PSAV 较适用于 PSA 值较低的年轻患者。MRI 检查可以显示前列腺包膜的完整性、是否侵犯前列腺周围组织及器官，还可显示盆腔淋巴结受侵犯的情况及骨转移的病灶。对临床分期有较重要的诊断作用。ECT 显像可比常规 X 线片提前 3~6 个月发现骨转移灶，敏感性较高但特异性较差。一旦前列腺癌诊断成立，建议进行全身骨显像检查(特别是在 PSA>20，GS 评分 >7 等)，有助于判断前列腺癌准确的临床分期。

（2）危险度分组和临床分期

1）危险因素分析：局限期的前列腺癌(无淋巴结转移，无远处转移) 根据血清 PSA、Gleason 评分和临床分期将前列腺癌分为低危、中危、高危三组，以便指导治疗和判断预后。NCCN 指南中也有类似的危险度分组标准，分级更多，包含：极低危组，低危组，中危偏好组，中危偏差组，高危组以及极高危组。

2）分期：其目的是指导选择治疗方法和评价预后。通过 DRE、PSA、穿刺活检阳性针数和部位、骨扫描、CT、MRI 及淋巴结切除来明确分期。依据 AJCC 制定的第八版（TNM）分期系统，T 分期表示原发肿瘤的局部情况，主要通过 DRE 和 MRI 来确定，前列腺穿刺阳性活检数目和部位、

肿瘤病理分级和 PSA 可协助分期;N 分期表示淋巴结情况,只有通过淋巴结切除才能准确了解淋巴结转移情况。N 分期对准备采用根治性疗法的患者是重要的,分期低于 T_2、PSA < 20ng/ml 和 Gleason 评分 <6 的患者淋巴结转移的机会小于 10%,可保留淋巴结切除术。M 分期主要针对骨骼转移,骨扫描是最适合的检查。尤其对病理分化较差(Gleason 评分 >7)或 PSA > 20ng/ml 的患者,应常规行骨扫描检查。

(二)治疗原则和放疗计划核对

1. 治疗原则

(1)综合治疗原则

1)局限期前列腺癌治疗:由于 PSA 检测的广泛应用,大多数前列腺癌患者在无症状的局限期即可被确诊。通过对 Gleason 评分,PSA 水平和临床分期等能对患者的预后进行有效的分层,而不同的分层分别对应于不同的根治概率。选择治疗方法时,除了考虑根治的概率外,还应考虑患者的预期生存时间、合并症、可能的治疗副作用及患者的意愿等。

2)晚期前列腺癌的治疗:激素依赖型患者以内分泌治疗为主。如果是激素非依赖型患者,若无禁忌则可予以化疗。骨转移患者可应用唑来膦酸治疗。也可以采用去势疗法,去势疗法的副作用包括阳痿、性欲丧失,以及因雄激素水平下降而产生的皮肤潮红、肌肉萎缩、疲劳、男性乳腺发育和骨质疏松等。

(2)放射治疗原则

1)外照射放疗:具有疗效好、适应证广和并发症少等优点,适用于各期患者。早期患者($T_{1\sim2}N_0M_0$)行根治性放射治疗,其局部控制率和 10 年无病生存率与前列腺癌根治术相似。局部晚期前列腺癌($T_{3\sim4}N_0M_0$)的治疗原则以放疗和内分泌治疗为主。对于术后精囊受侵、切缘阳性或术后 PSA 持续升高患者,可行辅助性放疗。放疗也可用于晚期或转移性前列腺癌患者的姑息性治疗,以减轻症状、改善生活质量。

2)近距离治疗(brachytherapy):包括后装治疗和永久性粒子植入治疗等,是将放射源密封后直接植入被治疗的组织内或放入人体的天然腔内进行照射。其目的在于通过三维治疗计划系统的准确定位,将放射性粒子植入到前列腺内,提高前列腺的局部剂量,而减少直肠和膀胱的放射剂量。可作为单一的治疗手段应用于低危组的患者,也可与外照射联合用于中危组的患者,高危组患者不宜采用后装治疗。

2. 放疗计划核对 治疗计划的核对与其他部位的肿瘤相似,详细内容参考本章第一节放疗计划核对部分。

(三)治疗前准备和注意事项

1. 膀胱准备 前列腺癌放疗计划实施前同样存在膀胱充盈管理,膀胱充盈可有效减少小肠的照射体积,降低肠道的放疗不良反应。膀胱充盈管理可参考宫颈癌的膀胱充盈管理方法,有条件者也可辅助使用膀胱容量测量仪或超声进行辅助容量探测。

2. 直肠准备 直肠是前列腺癌放疗的重要危及器官,每次治疗前的直肠准备情况将直接影响整个疗程的疗效和毒副作用。为了避免直肠在治疗过程中的体积变化引起靶区位置的改变,临床最常采用的方法就是排空直肠,这可以有效限制直肠的体积变化,降低分次间和分次内的直肠移动误差。因此,在实施放疗计划之前,应尽量排空直肠,以确保直肠形态的相对重复,降低放射性直肠炎的发生概率。

3. 注意事项 由于前列腺的解剖位置特殊,紧邻膀胱和直肠,且直肠对放射线的耐受量低,疗程中应密切关注前列腺癌患者胃肠道和膀胱的急慢性不良反应,如有不适需及时与医师取得联系以进行对症处理。

除了上述膀胱准备、直肠准备和注意事项之外,心理支持、饮食指导、放疗宣教与其他部位的肿瘤相似,详细内容参考本章第一节放疗计划核对部分。

（四）体位验证及治疗实施

前列腺癌临床放疗实施前的体位验证，其目的就是确保患者的姿势、位置等参数的准确性，以保证治疗效果的最大化。具体来说，每次治疗时患者除了必须保持相同的体位之外，还必须确保验证和治疗时膀胱充盈度、直肠排空状态与 CT 定位时一致，使靶区和危及器官位置准确。

模拟定位机体位验证、治疗机体位验证、治疗实施与宫颈癌相似，详细内容参考体位验证及治疗实施部分。

三、直肠癌放射治疗计划实施

直肠癌（rectal carcinoma）是指直肠齿状线以上至乙状结肠起始部之间的肿瘤。随着我国经济发展，人们生活方式及膳食结构的变化，其发病率逐年增高，是我国常见的恶性肿瘤之一。手术是直肠癌主要的治疗方式。全系膜切除术（total mesorectal excision，TME）自开展以来，对降低直肠癌术后局部复发有重要作用，但直肠癌的外科治疗整体结果仍难以令人满意，其根治术后 5 年生存率仍在 50% 左右。治疗失败的主要原因在于局部复发和远处转移率较高，因此，术前放化疗及术后辅助放疗成为直肠癌的重要治疗模式。

直肠位于盆腔，长 10~15cm，上段与乙状结肠相接，起自第 3 骶椎平面，下端于齿状线处与肛管相连。通常直肠被分为 3 段：肛缘上 5cm 以下为直肠下段，5~10cm 为中段，10~15cm 为上段，肿瘤位于不同区域的预后不同，可采用不同手术方式和治疗模式（图 8-3-5）。

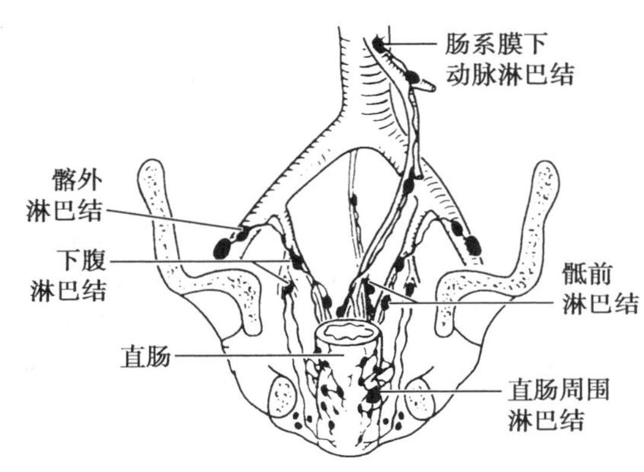

图 8-3-5　直肠癌的解剖和淋巴引流

直肠癌的血供主要来自直肠上动脉和直肠下动脉。直肠上动脉是由肠系膜下动脉延伸向下，在直肠上端的后方分为两支，沿直肠两侧向下形成的，主要供应齿状线以上的直肠血液运行。直肠下动脉起自髂内动脉或会阴内动脉，沿直肠两侧韧带进入直肠，主要供应下段直肠血液运行。

直肠癌的淋巴引流通常沿同名血管走行，以齿状线为界，直肠的淋巴引流分为上下两组：齿状线以上的直肠淋巴为上组，以下为下组。上组的淋巴引流分为 3 个方向：①向上沿直肠上动脉引流至肠系膜下动脉和腹主动脉旁淋巴结；②向两侧经直肠下动脉延伸至骶前淋巴结；③向下可经肛提肌上淋巴结或穿过肛提肌至坐骨直肠窝淋巴结，然后沿肛内血管至髂内淋巴结。齿状线以下的下组淋巴结经会阴引流至双腹股沟淋巴结。由于上下两组淋巴引流网存在广泛吻合，所以少数直肠癌也可通过淋巴道转移到腹股沟淋巴结。

（一）概述

1. 流行病学、病因与病理分型

（1）流行病学和病因：直肠癌的流行病学特点是具有明显的地域分布差异，高发地区如北美、西欧、澳大利亚和新西兰；低发地区包括非洲、亚洲和南美。我国直肠癌的特征：男女性别之比为 1.3∶1；我国结直肠癌中直肠癌占 50% 以上，且 80% 以上的直肠癌位于直肠中下段；我国沿海东部地区比内陆西北地区高发，城市较农村发病率高。其病因目前尚未完全明确，流行病学调查提示主要与遗传、饮食习惯、大肠非癌性疾病（如腺瘤、血吸虫性结肠炎、慢性溃疡性结肠炎）和环境因素（肠道细菌、化学致癌物质、土壤中缺钼和硒）有关。

（2）病理分型：直肠来源于后肠末端的泄殖腔后份，上皮起源于内胚层，为单层柱状上皮，因此直肠癌多为腺癌。

1）腺癌：癌细胞排列呈腺管状或腺泡状。根据其分化程度，按 Broder 法分为Ⅰ~Ⅳ级，即低

度恶性（高分化）、中等恶性（中分化）、高度恶性（低分化）和未分化癌。大多数直肠癌（95%）为腺癌。

2）黏液腺癌：癌细胞分泌较多黏液，黏液可在细胞外基质中或集聚在细胞内将核挤向边缘，细胞内黏液多者预后差。

3）未分化癌：癌细胞较小，呈圆形或不规则形，呈不整齐的片状排列，浸润明显，易侵入小血管及淋巴管，预后差。

2. 临床症状、体征和自然病程

（1）临床症状和体征

1）肠道刺激症状和排便习惯改变：主要表现为直肠刺激症状，便频、里急后重、肛门下坠、便不尽感、肛门痛等。

2）血便：大便表面带血和（或）黏液，严重时有脓血便。肿瘤破溃出血，呈鲜红或暗红，一般出血量不多，间歇性出现。如肿瘤位置较高，血与粪便相混则呈果酱样大便。

3）肠梗阻：当肿瘤浸润肠壁引起直肠狭窄，可出现大便变形、变细（呈铅笔状、羊粪状），如病情继续发展，则可出现肠梗阻。

4）贫血、消瘦、发热、乏力等全身症状：由于肿瘤生长消耗体内营养，长期慢性出血会引起患者贫血；肿瘤继发感染，可引起发热和中毒症状。

（2）自然病程

1）直接扩散：包括在黏膜和黏膜下层向周围蔓延并向深部组织浸润至肠壁各层。癌肿蔓延环绕肠管的倾向较大，因而容易形成肠腔狭窄，但向上下蔓延的距离不大，很少超过肿瘤边缘以外 2~3cm。当肿瘤穿透直肠壁后可侵犯邻近器官，如前列腺、膀胱、子宫和骶骨。

2）淋巴蔓延：肠壁浸润的深度与淋巴转移的危险性有关，淋巴转移率随肿瘤恶性度增高而显著增加，肿瘤分化差的淋巴结阳性率高达 60%。淋巴转移是直肠癌的主要扩散途径，是影响直肠癌预后的重要因素。

3）种植转移：直肠癌浸润生长浸透浆膜层后，部分肿瘤细胞可从浆膜表面脱落种植于腹腔壁腹膜或盆壁。直肠癌的发生以低位直肠癌为主，肿瘤表面无腹膜覆盖，发生腹膜种植转移比较少见。

4）血行转移：直肠癌组织侵入静脉后，癌栓可以通过直肠上静脉、肠系膜下静脉、门静脉转移至肝内；也可由髂静脉转移至肺、骨和脑等；极少转移到肾上腺和肾脏。

3. 诊断与临床分期

（1）诊断：根据主要临床表现，采用直肠指诊简单易行，诊断价值非常高。我国 80% 以上的直肠癌做直肠指诊时可被发现，如采取左卧位可以扪及更高部位肿瘤。直肠指诊检查时动作要轻柔，切忌粗暴，要注意有无肿物触及，肿瘤到肛门的距离、大小、硬度、活动度，黏膜是否光滑，有无压痛及与周围组织关系，是否侵犯骶前组织。如果肿瘤位于前壁，男性患者必须明确与前列腺的关系，女性患者需做阴道指诊，查明是否侵犯阴道后壁。指诊检查完毕后应观察指套有无血迹。因此，在临床工作中必须认真询问病史和仔细体检。内镜活组织检查是唯一的确诊手段，在内镜检查时，还可以拍照、活检；腔内超声能清楚显示肠壁各层结构及周围组织器官，盆腔 MRI 可明确局部肿瘤情况，胸部、腹部 CT 可判断是否存在远处转移。

（2）临床分期：目前采用的是 TNM 分期，AJCC 制定的 TNM（第八版）分期系统对直肠癌的预后有明确的指导意义。

（二）治疗原则和放疗计划核对

1. 治疗原则

（1）综合治疗原则：临床上一般应采取以手术为主的综合治疗。根据患者的全身状况和各个脏器功能状况，肿瘤的位置、临床分期、病理类型及生物学行为等决定治疗措施。合理地利用

现有治疗手段，以期最大限度地根治肿瘤、最大限度地保护脏器功能和改善患者的生活质量。直肠癌的治疗主要有手术治疗、放射治疗、化学治疗及靶向治疗。

1）手术治疗：方式主要有直肠癌低位前切除术、经腹会阴直肠切除术（Miles 术）、Hartmann 手术等。大多数有经验的外科医师，对中高分化癌肿只要在肿瘤下缘切除 2cm 以上，还能与远端直肠或肛管吻合，在癌肿未浸润肛提肌的前提下，仍能行保留肛门手术。齿状线上 3cm 以内并已侵及黏膜下层的癌肿，原则上行 Miles 术。

2）化疗：可用于术前、术后及晚期患者。术前化疗多用于局部晚期直肠癌，通常与放疗联合应用，也越来越多地应用于潜在可切除的直肠癌肝转移患者。对Ⅲ期的根治性切除术后患者应采用辅助性化疗，目前推荐直肠癌术后辅助化疗的时间为 3~6 个月。转移性直肠癌的化疗可以延长转移性直肠癌患者的生存时间，提高生活质量，并可使部分无法手术切除的转移灶转变为可手术切除。

3）药物治疗：常用的靶向药物包括以表皮生长因子受体（EGFR）信号转导通路为靶点和以血管内皮生长因子（VEGF）为靶点的两类药物。针对晚期结直肠癌，靶向药物与化疗药物联合使用可提高疗效。

（2）放射治疗原则：直肠癌放疗或放化疗的主要模式为新辅助/辅助治疗、根治性治疗、转化性治疗和姑息治疗。新辅助放疗的适应证主要针对Ⅱ~Ⅲ期中低位直肠癌，包括长程放化疗（CRT）或短程放疗（SCRT）联合化疗。对于具有高危复发因素的Ⅱ~Ⅲ期直肠癌，或者为保留肛门括约肌需增加肿瘤退缩或争取观察等待策略者，推荐放化疗或短程放疗联合巩固化疗。对于中低风险、肿瘤负荷较小的Ⅱ~Ⅲ期直肠癌及 MRI 或超声内镜诊断的可手术切除的 T_3 期直肠癌，可以采取长程放化疗后间隔 5~12 周接受根治性手术，或者短程放疗联合即刻根治性手术（在放疗完成后 1 周内手术）；辅助放疗主要推荐用于未行新辅助放疗，术后病理分期为Ⅱ~Ⅲ期且为高危局部复发的直肠癌患者。不具备放疗设备和条件的医疗单位，对需要术前或术后放疗的患者，应推荐至有放疗设备和条件的医疗单位做放疗。

低位直肠癌有强烈保肛意愿的患者，可建议先行放化疗，如果肿瘤对放化疗敏感，达到临床完全缓解，可考虑等待观察的治疗策略；未达临床完全缓解，建议行根治性手术。

对于复发/转移但具有根治机会的直肠癌患者，如直肠病灶局部复发且切除困难，在之前未接受放疗的前提下，可考虑局部放疗使之转化为可切除病灶后再行手术切除；直肠癌患者姑息放疗的适应证为肿瘤局部区域复发和/或远处转移灶，或某些不能耐受手术，无法通过放疗和综合治疗达到治愈效果者。

2. 放疗计划核对　直肠癌的放疗计划核对与其他部位肿瘤一样，放射治疗师临床治疗前的计划核对工作主要包括：确认患者的基本信息、核对治疗单与加速器治疗计划的各项参数以及各项医嘱执行的准确性和合理性，以确保放疗计划能够实施并达到预期效果。

（三）治疗前准备和注意事项

直肠癌的治疗前准备和注意事项与宫颈癌、前列腺癌相似，具体参考宫颈癌、前列腺癌部分。

（四）体位验证及治疗实施

直肠癌的体位验证和治疗实施与宫颈癌、前列腺癌相似，具体参考宫颈癌、前列腺癌部分。

（唐源　孙丽　栾添）

第四节　特殊治疗计划实施

在常规治疗技术基础上，临床上还需要一些特殊的治疗方法，如全中枢肿瘤放射治疗、全骨髓放射治疗、全皮肤放射治疗等，与常规放射治疗技术相比，这些技术有着自己的特殊性和复杂性。

一、全中枢肿瘤放射治疗计划实施

全中枢肿瘤放射治疗主要用于一些可经脑脊液播散的恶性肿瘤，如髓母细胞瘤、生殖细胞瘤、室管膜瘤、中枢神经系统恶性淋巴瘤、脉络丛乳头状癌等。全中枢放射治疗靶区包括全脑和全脊髓，涉及人体范围较大，超出常规直线加速器最大照射范围，需要通过多野照射才能实现。全中枢肿瘤放射治疗要求多个射野衔接处既不能形成高剂量区，也不能出现剂量不足。

（一）概述

随着现代放疗设备和技术的发展，全中枢肿瘤也逐步采取精确放射治疗，可以有效地避免剂量重叠的“热点”和剂量不足的“冷点”，使靶区获得均匀有效的照射，同时正常器官得到更好的保护。精确的放射治疗计划由放疗医师和物理师共同制订，还需要放射治疗师精心地实施来完成。

（二）放疗计划核对

全中枢放射治疗计划比较复杂，需要两名放射治疗师共同核对各射野的治疗参数，杜绝部位照射错误的情况发生。

（三）治疗前准备和注意事项

1. 心理支持 全中枢照射肿瘤患者多为儿童，这些幼儿在面对治疗或陌生的环境时，会出现以下心理问题。①恐惧：陌生的环境、疾病的疼痛和各种诊疗操作都会给患儿带来恐惧心理；②分离性焦虑：幼儿住院后与母亲分离会感到焦虑不安，出现遗尿、拒食、发脾气等；③被动性依赖：表现为行为退化，患儿完全依赖父母和医护人员。放射治疗师首次与患儿接触时，不可强行从父母手中抱走，允许他们随身携带喜爱的玩具或物品；带领他们尽快熟悉候诊和治疗环境，用患儿易理解的语言和方式说明治疗过程。

2. 饮食指导 由于脑部放疗后可出现颅内压升高，导致恶心、呕吐、胃灼热感和食欲下降等，又因全脑全脊髓照射时涉及胃肠受量，可引起胃肠反应而加重恶心、呕吐甚至出现腹痛、腹泻、腹胀等症状。因此，需观察胃肠道反应，注意患者的饮食情况，鼓励其进食清淡、高热量、丰富维生素、高蛋白质、低脂肪的食物；不能进食者及时补充液体及电解质，如白蛋白等，增加机体的抵抗力，使放疗顺利完成。

3. 放疗宣教 放疗过程中会有不同程度的脑水肿，患者应避免过度兴奋和剧烈运动，放疗后应适当卧床休息后方可起床活动；放疗期间应注意保持照射野皮肤清洁干燥，选择穿着棉质柔软内衣，保持照射野标记清晰，以保证摆位治疗准确；放疗期间患者常有白细胞、血红蛋白、血小板下降，应限制人员探视，减少感染的易患因素。

4. 其他准备

（1）剪除长发，建议尽量剪短；患者上身裸露，下身只留内裤；摘除全身饰品/附件，如发夹和眼镜等。

（2）如果患儿无法配合，可以在使用麻醉或镇静剂（如水合氯醛）后于睡眠状态时进行体位固定及治疗。

5. 注意事项

（1）患儿由家长陪同进机房，学龄前儿童可以鼓励患儿参与治疗过程，让其自己脱衣服，增加患儿的参与感和成就感；低龄患儿若出现哭闹等极不配合情绪时，先由家长怀抱、安抚，待其情绪稳定以后或麻醉镇静后再进行治疗。

（2）摆位结束后，放射治疗师应迅速离开机房，缩短患儿独处时间，治疗时机器产生的声响会增加患儿的恐惧感和孤独感，在不影响治疗的前提下，可播放患儿喜欢的音乐或故事分散其注意力。控制室设有对讲系统，可与机房内患儿进行实时交流，并有监控设备，可观察到患儿治疗情况。

（3）应定期移动照射衔接处，以避免射野间“冷点”“热点”的出现。

（4）儿童患者做图像扫描时，在满足临床配准要求的情况下尽可能降低患儿接受的辐射剂量。如降低患者的曝光条件；减少 CBCT 扫描范围；MVCT 扫描时选择合适的螺距以减少扫描剂量；也可以采用无辐射的图像引导措施等。

（四）体位验证及治疗实施

1. 模拟定位机体位验证

（1）X 线模拟定位机验证：核对患者的固定装置及身份信息；嘱患者所着衣物与模拟定位时一致，按模拟定位时的体位躺在固定装置上。调整患者位置，使 *X*、*Y*、*Z* 方向激光灯分别与患者身上的标记线重合，并使用模具进行固定。移动定位床，使 *X*、*Y*、*Z* 方向激光灯与患者模具上设定的模拟定位中心十字线重合。放射治疗师调出患者定位 CT 数字化重建正侧位片。模拟定位机机架分别位于 0° 和 90°，拍摄正侧位 X 线片，并分别与数字化重建正侧位片进行匹配，选择骨性标志（颅骨边缘、鼻中隔、椎体边缘和椎间隙、盆骨边缘等）进行图像匹配，确定患者摆位误差。若摆位误差在允许范围内（头部 <3mm，体部 <5mm），在体位固定模具上沿激光线画上十字线，即治疗坐标标记，读取“0”位源-皮距和床高数值并做好验证记录。全中枢放射治疗分为全脑照射野、颈胸部脊髓野和腰部脊髓野，可重复上述步骤依次进行验证。

（2）CT 模拟定位机验证：核对患者的固定装置及身份信息；嘱患者所着衣物与模拟定位时一致，按模拟定位时的体位躺在固定装置上。调整患者位置，使 *X*、*Y*、*Z* 方向激光灯分别与患者身上的标记线重合，并使用模具进行固定。移动定位床，使 *X*、*Y*、*Z* 方向激光灯与患者模具上设定的模拟定位中心十字线重合。扫描方式与定位时一样，比对定位与复位的两次扫描相对应层面的 CT 图像是否一致。若摆位误差在允许范围内（头部 <3mm，体部 <5mm），沿激光线画上十字线，即治疗坐标标记。全脑照射野、颈胸部脊髓野和腰部脊髓野，可重复上述步骤依次进行验证。

主管医师现场确认摆位误差，在验证过程中，若头部位置误差≥3mm，体部位置误差≥5mm，排除相关因素后重新摆位验证。若通过重复以上过程，误差仍然超出允许范围，须查找原因及时处理。

2. 治疗机体位验证

（1）阅读治疗单：放射治疗师应仔细检查放射治疗单，包括患者基本信息、各治疗中心的参数核对等，并查看上级医师、物理师是否已审核并批准放疗计划的实施。

（2）治疗摆位：儿童患者由家长陪同进入治疗室；检查治疗机机架，光栏，床底座是否归零位；将治疗床面降至方便患者上下的最低位置；两位放射治疗师共同确认患者模具信息，患者所着衣物与模拟定位时一致，按模拟定位时的体位躺在固定装置上。全中枢肿瘤患者放疗体位可采用俯卧位或仰卧位，根据选择体位的不同，固定方式也有所区别。采用俯卧位放疗时，建议使用船形枕和头部热塑膜配合真空垫进行体位固定。采用仰卧位放疗时，建议使用一体化固定板 + 头枕 + 头颈肩热塑膜 + 体部热塑膜 + 体部真空垫联合固定。放射治疗师可站在患者头端观察并调整患者位置，使 *X*、*Y*、*Z* 方向激光灯分别与患者身上的标记线重合，并使用模具进行固定。移动治疗床，使 *X*、*Y*、*Z* 方向激光灯与患者模具上的治疗中心十字线重合。摆位完成后，嘱咐患者保持身体勿移动，治疗师在机房内将机架空转一周，确认机架旋转路径无障碍物，机架旋转不会与患者、治疗床和其他物品发生碰撞；非共面照射时，应做到先转机架再转床底座。嘱咐患者手握紧急呼叫铃。确认机房内只有患者本人后，关上屏蔽门。

（3）治疗机体位验证：全中枢肿瘤放射治疗机体位验证常用的方法有 EPID、CBCT 或螺旋断层 MVCT 验证。

1）EPID 验证：放射治疗师为患者摆位完成后，在图像引导系统中选择 EPID 验证模式；打开 EPID 板，使 EPID 板调整到标准位置，机架角为 0° 和 90° 两个方向拍摄正侧位 EPID 验证片，将拍摄的 EPID 验证片与模拟定位片或数字化重建片（DRR）进行匹配，手动调整窗宽窗位，获取

最佳的图像效果。脑部照射野以颅骨边缘为基准进行匹配；脊柱野以椎体边缘和椎间隙为基准进行匹配。确定患者的摆位误差：若头部 <3mm，体部 <5mm，则可以实施治疗。如误差超过上述标准，则重新摆位，再次进行验证。如误差仍大于许可范围，暂停治疗，需要查找原因并解决。全中枢放射治疗分为全脑照射野、颈胸部脊髓野、腰部脊髓野，可重复上述步骤依次在治疗前进行验证。

2）CBCT 验证：放射治疗师为患者摆完位后，加载 CBCT 参考图像，同时生成和传输必要的感兴趣结构，用于配准效果评价；选择正确的扫描条件行 CBCT 扫描（头部、胸部、腹部扫描条件不同）。配准范围要求包括靶区及周边重要骨性标志，如全脑照射野包括颅骨边缘，颈胸部脊髓野包括胸骨、椎体，腰部脊髓野包括骨盆等。然后与定位 CT 影像进行配准，采用自动或手动的方式将两幅图进行重合。确定患者的摆位误差：若头部 <3mm，体部 <5mm，旋转误差 <3°，则可以实施治疗。如果误差超出许可范围，需进入机房内重新摆位，再次进行位置验证。如误差仍大于许可范围，暂停治疗，需要查找原因并解决。全中枢放射治疗分为全脑照射野、颈胸部脊髓野、腰部脊髓野，可重复上述步骤依次在治疗前进行验证。建议前 3~5 次放疗执行 CBCT 扫描，以后每周 1~3 次。

3）螺旋断层 MVCT 验证：放射治疗师摆位完成后，分别选择头部、胸椎和腰椎数层进行断层扫描，并与定位 CT 图像进行匹配。一般选择自动配准，配准效果不满意时可以进行手动调整。全中枢肿瘤紧邻椎体，常选用骨性配准，配准范围包括靶区及周边重要器官，但因为全中枢肿瘤范围较大，所以一般选取颅底、胸段、腰骶段等三段求其平均值，配准误差均需在允许的范围内，旋转误差 <3°，则可以实施治疗。

3. 实施治疗 治疗实施前，两位放射治疗师须再次核对患者信息、计划信息等，确认无误后方可开机实施治疗。治疗过程中放射治疗师应全程密切观察患者情况及机器运转情况。如因机器故障治疗中断，患者呼吸困难、咳嗽移位或患儿从麻醉镇静中醒来，出现躁动等异常举动或情况，应立即终止治疗，将患者安全移出治疗室并与主管医师联系，做好治疗记录以便后续补充照射。全中枢放射治疗分为全脑照射野、颈胸部脊髓野、腰部脊髓野，可重复上述步骤依次治疗。

二、全骨髓放射治疗计划实施

全骨髓放疗是造血干细胞移植预处理的重要治疗手段，具有广谱的抗肿瘤活性和免疫抑制作用。全骨髓放疗的临床靶区（CTV）为全身骨骼，包括颅骨、下颌骨、肱骨、肩胛骨、锁骨、胸骨、椎骨、肋骨、髋骨、股骨、四肢骨等。

（一）概述

全骨髓放疗的目的是消除免疫抑制，便于捐赠骨髓的植入和再生。较高剂量的全身照射可以降低急慢性髓细胞性白血病患者移植后的复发率，提高白血病细胞的清除效果。传统的全身照射技术，增加照射剂量会增大正常器官的辐射毒性，因此全骨髓放疗技术相对比较复杂，需要放射治疗师和放射医师、物理师、工程师、护师等密切协作，精准实施治疗方案。

（二）放疗计划核对

螺旋断层放射治疗的全骨髓放疗计划可实现靶区很好的适形和剂量分布，减少了危及器官的平均受量。实现了全骨髓、脾脏、肝脏等区域的剂量“雕刻”，更好地实现了对晶状体、眼球、腮腺、口腔、心脏、肺、肾脏、胃等危及器官的保护。

治疗前放射治疗师除了要核对患者一般的身份信息和治疗信息外，还要特别注意它的照射方式，全骨髓放疗的治疗方式分一段式全身治疗和分别头先进和脚先进两段式治疗，治疗操作前务必弄清治疗方式；此外，它也需要位置验证、上级医师、上级物理师审核签名等。

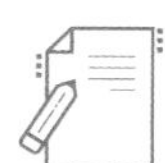

（三）治疗前准备和注意事项

1. 心理支持 血液病病情迁延，部分病友因感染出血等并发症而死亡，对患者是一种负性刺激；血液病患者多应用化疗、免疫抑制剂、激素等造成脱发、形体改变等；担心骨髓移植不成功，心理负担沉重。放射治疗师需详细解答患者提出的问题，讲解全骨髓放疗在造血干细胞移植中的重要作用，介绍全骨髓放疗的成功案例，增强他们战胜疾病的信心；鼓励家属多陪伴患者，共同度过治疗时期。

2. 饮食指导　患者在全骨髓放射治疗期间，调整饮食和增加营养非常重要。应进食清淡、少渣、易消化和刺激性小的食物，避免油腻、粗糙、带刺和辛辣的食物，以免损伤口腔和消化道黏膜。出现口腔溃疡时，饮食要以流食、半流食为主，如牛奶、菜粥、豆浆、面条等，应该严格注意饮食卫生，这一点非常关键。

3. 放疗宣教　告知患者放疗期间应杜绝感染的易患因素，注意体温变化，如体温≥38.5℃时应暂停放疗，并汇报主管医师。患者应注意个人卫生，采取保护性隔离、限制人员探视等措施，预防医源性感染。

4. 其他准备　患者治疗前保持充足的睡眠，实施全骨髓放射治疗前 1 小时保持空腹状态，治疗前 30 分钟可视情况给予肌内注射镇静止吐药，以减轻胃肠道放疗不良反应。

5. 注意事项

（1）选择合适的部位进行图像引导验证，如采用螺旋断层 MVCT 扫描，选择区域应尽量远离晶状体、睾丸、卵巢等对射线高度敏感的器官层面。

（2）单次治疗时间较长，治疗前需确认患者可以长时间保持仰卧位，同时需要密切监控患者的状态，防止出现呕吐而导致窒息。部分患者放疗后会出现头痛及恶心、呕吐症状，可给予甘露醇及止吐药物。若有明显的白细胞、血小板等指标异常或者发热症状，及时联系管床医师并对症处理。

（四）医疗准备

1. 成立医疗小组　因该放疗技术具有一定的特殊性，需成立临时医疗小组，包括放疗医师、物理师、工程师、放射治疗师、护师等，以应对治疗中可能遇到的各种突发情况。

2. 治疗室环境要求　因大量免疫抑制剂的应用，患者免疫力低下，容易感染，须在无菌条件下治疗，治疗前应清洁治疗室内的设备和物品，治疗机头、机架、治疗床、踏脚凳等可用 1∶2 000 的必泰液对上述区域擦拭 2 遍；治疗室地面可先用吸尘器除尘；再用 1∶2 000 的必泰液将地面擦拭 2 遍；机房空间用 2~4 盏紫外线灯照射消毒；监测设备等也须用 1∶2 000 的必泰液擦拭；进入治疗室的人员需穿隔离衣，戴隔离帽、手套和口罩。

3. 设备要求　治疗前须对使用的仪器设备做校准检测；检查操作室和治疗机房对讲系统是否正常。

（五）体位验证及治疗实施

早期使用 ^{60}Co 治疗机和加速器通过延长治疗距离的方式进行全身放射治疗，但因其无法避免对患者全身各部分重要器官的照射，加之计划复杂、照射时间长、患者保持体位困难，已逐渐被淘汰。现代螺旋断层放射治疗系统，治疗时机头随机架绕患者进行 360° 旋转，形成扇形束照射，同时治疗床缓慢跟进，治疗范围可以达到 160×40cm，具有图像引导功能，治疗时间缩短，靶区覆盖精确、正常组织和重要器官保护得好，是目前理想的全骨髓放射治疗方法。具备这种螺旋断层放射治疗设备的中心已经将其作为全骨髓放疗的标准模式。

1. 治疗机体位验证　通过现代螺旋断层放射治疗设备进行全骨髓放射治疗的患者在治疗机上实施体位验证，具体方法在实施治疗中一并介绍。

（1）阅读治疗单：全骨髓放射治疗技术相对复杂，治疗病例不多，放射治疗师对该治疗技术可能并不熟悉。因此，在患者首次放射治疗时，应仔细阅读治疗计划，确认主管医师、计划设计的物理师均已签名通过放疗计划，并掌握放射治疗技术要点，如有疑点应及时和主管医师、物理师沟通解决。

（2）治疗摆位：首次治疗时需对患者或家属进行详细宣教，尤其是低龄儿童，使其配合。根据热塑膜上的参考标记，利用激光定位系统按定位时的体位进行摆位和固定，两位放射治疗师共同确认患者模具信息。全骨髓放射治疗时患者取仰卧位，可采用一体化固定底板 + 头颈肩热塑膜 + 头枕 + 体部热塑膜 + 体部真空垫综合固定。摆位完成后，嘱咐患者保持身体不动并手握紧急呼叫铃，交代其碰到紧急情况立即按下呼叫铃以便及时通知治疗师。确认治疗室无异常后，离开机房，关上屏蔽门，确保机房内只有患者本人。

（3）治疗机体位验证：采用螺旋断层 MVCT 验证，螺旋断层放射治疗设备具有螺旋断层同源双能加速管，使得照射源和成像源共用同一坐标系，保证了治疗空间坐标和成像空间坐标的一致性，减小了系统误差。3.5MV 扇形束在治疗前进行扫描获得患者摆位影像，与计划 CT 影像在横断面、矢状面和冠状面对靶区进行配准，调整患者摆位误差，实现图像引导螺旋断层调强放疗。

分别选择头颈段、胸腹段和盆腔段数层进行断层扫描，并与定位 CT 图像进行匹配。一般选择自动配准，配准效果不满意时可以进行手动调整。选用骨性配准，配准范围要求包括靶区及周边重要器官，配准误差均需在允许的范围内，三维方向 <3mm，旋转误差≤3°，则可以实施治疗。

2. 实施治疗 治疗实施前，两位放射治疗师须再次核对患者信息、计划信息等，确认无误后方可开机治疗；治疗过程中治疗师应全程密切观察患者情况及机器运转状态。治疗结束后，放射治疗师进入机房并解除患者的固定装置，将治疗床降至合适位置，协助患者离开治疗床，放置好模具，待患者穿好衣物后，方可呼叫下一位患者；按要求认真填写治疗记录。

三、全皮肤放射治疗计划实施

全皮肤放射治疗是一种特殊治疗方式，通常采用全身电子线照射技术，是治疗皮肤恶性淋巴瘤（如皮肤蕈样肉芽肿）行之有效的方法。随着放疗技术的发展，除了全身电子线照射之外，也可以采用螺旋断层放射治疗技术进行全身照射。

（一）概述

全皮肤放射治疗实施的目的是在避免深部组织受量过高的前提下，均匀给予全身皮肤一定治疗剂量。采用普通加速器电子线或者螺旋断层放射治疗技术，进行全身皮肤照射，通过放疗计划的优化将剂量集中分布在体表皮肤，而全身皮下的器官得到较好的保护。

（二）放疗计划核对

除常规核对内容，全皮肤放射治疗与其他常见肿瘤的治疗方式差异较大，应注意核对每个射野的机架角度、电子束能量、剂量率设置、机器跳数、照射距离、人体角度、患者局部防护措施等。

（三）治疗前准备和注意事项

1. 心理支持 蕈样肉芽肿的病程长达数年或数十年不等，时而缓解时而加剧，加之皮损影响容貌，患者心理负担沉重，放射治疗师应向患者讲解蕈样肉芽肿对电子线非常敏感，全皮肤放射治疗疗效好，反应轻，并强调全皮肤放射治疗的必要性和有效性，增强患者的治疗信心。

2. 饮食指导 注意优质蛋白质、维生素、纤维素的摄入；放疗期间鼓励患者多饮水，保证每日尿量在 2 500ml 以上，有利于全皮肤放射治疗所致肿瘤细胞大量破坏、死亡而释放的毒素排出体外，减轻全身放疗反应。

3. 放疗宣教 告知患者治疗期间可能会出现手部和踝部水肿、皮肤轻度潮红；治疗结束后会有表皮萎缩出现皱纹、毛细血管扩张、皮肤干燥以及不均匀的色素沉着等并发症，以免患者紧张。治疗期间应选用全棉柔软的内衣，避免粗糙衣物的摩擦；照射野可用温水和柔软毛巾轻轻蘸洗，不宜使用肥皂水擦洗或热水浸浴；局部皮肤尽量避免使用碘酒、酒精等刺激性消毒剂，避免冷

热刺激等。照射区皮肤不宜用手工刀具剃毛发，可选用电动剃须刀，防止损伤皮肤造成感染；局部皮肤痒感不宜搔抓，皮肤脱屑切忌用手撕剥；多汗区皮肤如腋窝、腹股沟、外阴等处应保持清洁干燥。外出时避免日光直接照射。

4. 其他准备　治疗时患者需裸露皮肤，需提前去除所有装饰物，私处以内裤遮挡即可。此外还要准备好铅眼罩、铅指套等对晶状体、阴囊、指甲及趾甲等进行防护。

5. 注意事项

（1）全皮肤电子线照射，患者采取站立位，注意每个射野的重复性，同时注意保护眼睛、睾丸。

（2）全皮肤治疗的剂量分布需要及时监测，以保证治疗野剂量分布的均匀性与准确性，发现异常及时调整。

（3）每野间隔要观察患者体力情况。

（4）全皮肤放射治疗面积大，对患者血液系统影响较为明显，嘱咐患者放疗期间应特别关注血象变化情况，若有明显的白细胞、血小板等指标异常或者发热症状，应暂停治疗并及时与主管医师联系。

（四）医疗准备

1. 成立医疗小组　一般而言，全皮肤放射治疗与其他肿瘤治疗技术过程有很大不同，医疗人员对治疗设计、患者管理、治疗过程中可能遇到的情况等并不十分熟悉，有必要成立一个包括肿瘤医生、物理师、放射治疗师在内的临时医疗小组，全程单独负责该患者的放射治疗监管、修正、意外情况的处理等。

2. 设备要求　全皮肤放射治疗需用专用照射台，照射台通常为木质结构，高度 2m，宽度 1m，站立台面标有人体站立位置角度；其前固定有一块 3~7mm 厚的有机玻璃屏，又称为散射屏，使用该屏后皮肤的照射剂量可从 75% 提高到 90%，并可改善照射野内治疗剂量的均匀度。此外，有机玻璃屏还是一个剂量衰减屏，能把初始能量为 6MeV 的电子线衰减到 4MeV，使深度剂量易于控制在 1.2cm 处左右。

（五）体位验证及治疗实施

目前国内外开展全身电子线放射治疗主要采用双机架角多野照射技术。该技术治疗时将机架旋转至水平位置，根据具体机房条件将机架上下调整在 20° 附近，以获得在治疗距离 3~4m 处有足够大的均匀性照射野。

1. 体位固定　放射治疗专用照射台的放置要求为：在机架 90° 或 270° 时，应距离放射源 3~4m（照射距离根据各机房大小略有不同），照射台附近勿放置其他物品；患者站立在全皮肤放射治疗专用照射台上，双手上举并固定，调整体位时应充分暴露内侧皮肤，以提高身体各部位照射剂量的均匀性。

2. 体位验证

（1）阅读治疗单：患者首次放射治疗时，主管医师、计划设计的物理师与放射治疗师共同参与并签字确认。因为全皮肤放射治疗实施过程复杂，放射治疗师应仔细检查放疗计划，认真阅读治疗单、掌握治疗技术细节，在充分理解的基础上方可实施放疗。

（2）治疗摆位：首次治疗时需对患者交代相关注意事项。放射治疗师为患者调整体位，以患者脐部为界分为上、下两段照射，每段分为正前野、正后野、左前斜野、左后斜野、右前斜野和右后斜野 6 个照射野，每相邻野人体角度间隔 60°。上、下两段共 12 个照射野。在治疗过程中患者不能随意移动体位，同时协助患者对重要器官做好防护。治疗床底座 0°，准直器 0°，将机架转至医嘱设置的所需角度，治疗床须避开射线路径。

（3）治疗机体位验证：全皮肤放射治疗属于二维放疗，照射部位在体表，可用灯光野的投射位置直接观察体表照射位置是否正确。

3. 实施治疗 治疗时，上、下野分开照射，每天照射3个野，4天完成一个照射周期。第一天照射上半身的正前野、左后斜野、右后斜野；第二天照射上半身的正后野、左前斜野、右前斜野；第三天照射下半身的正前野、左后斜野和右后斜野；第四天照射下半身的正后野、左前斜野和右前斜野。使用该照射方法的患者头顶、脚底及会阴、大腿内侧等部位因被遮挡不能获得足够的剂量，可能需要局部补量，补量时仍用电子线予以局部照射。

（唐源　孙丽）

第九章　放射治疗管理法规及全流程安全保障

本章按照相关法律法规及标准要求，介绍了放射治疗项目建设的流程。从设备、环境和管理方面阐述了放射源分类、射线装置分类、放射治疗设备的质量控制、放射治疗机房的要求及如何保障放射治疗设备及环境辐射安全。重点介绍了放射治疗人员基本要求、放射防护培训、个人剂量监测、职业健康检查、放射工作人员权利、放射治疗质量保证大纲、患者全流程安全管理、辐射事故分级及应急处理原则、辐射事故经验总结等方面内容。

第一节　放射治疗相关的法律法规及建设流程

一、放射治疗相关法律法规

为保障从业人员、患者及公众的辐射安全，国家颁布了一系列法律法规及标准，在人员、设备、制度、放射场所等方面做出了相关规定。主要内容包括：从事放射治疗的工作人员应进行职业健康体检、放射防护知识培训、个人剂量监测等方面要求；放射治疗设备配置配套要求；放射治疗质量控制及管理制度要求；放射源管理要求；治疗过程中至少应有 2 名放射治疗师在岗要求；放射机房（包括加速器、CT 模拟定位机、X 线常规模拟定位机）场所及放射防护要求等。

放射治疗相关法律法规主要包括：《中华人民共和国职业病防治法》《中华人民共和国放射性污染防治法》《放射性同位素与射线装置安全和防护条例》《放射诊疗管理规定》《放射工作人员职业健康管理办法》《放射事故管理规定》《放射性同位素与射线装置安全和防护管理办法》《放射性同位素与射线装置安全许可管理办法》《关于建立放射性同位素与射线装置辐射事故分级处理和报告制度的通知》《卫生部核事故和辐射事故卫生应急预案》等。

二、放射治疗项目建设的流程

以医疗机构引进医用电子直线加速器项目为例，按照相关法律法规及标准要求，一般流程如下。

1. 加速器机房选址　科学选址，考虑周围环境，特别是与居民区的距离（最少不低于 50m）。

2. 机房平面布局图　加速器机房及配套用房的布局设计，包括模拟定位机房、后装治疗机、TPS 计划室、制模室等。

3. 机房放射防护设计　主射线朝向、机房面积、墙体厚度及迷路设计；新风排风系统及各种管道和电缆地沟穿墙设计；防护门设计。设计时尽可能考虑目前市场上最高射线能量和剂量率的加速器防护要求，同时满足各个厂家不同型号的加速器安装要求。

4. 机房专业施工图　由建筑专业设计院与放射防护专业人员共同设计。

5. 大型医用设备配置许可证　需按照国家配置要求取得甲类或乙类大型医用设备配置许可。

6. 职业病危害放射防护预评价　放射卫生检测评价机构出具职业病危害放射防护预评价报告书；卫生健康部门预评价报告的批复。

7. 环境影响评价 环评机构出具核技术利用环境影响评价报告书；生态环境部门环境影响评价报告批复；取得批复后向生态环境部门申请辐射安全许可证。

8. 机房建设工程 重点是机房放射防护工程，包括屏蔽材料、混凝土密度及配比和浇灌方式、防裂缝技术；各种穿墙管道防射线预埋。

9. 加速器机房装修 吊顶、墙面、地面装修；水电照明工程；空调、新风及排风管布置；电动防护铅门的安装。

10. 加速器设备安装工程 设备底座基坑及预埋；激光定位灯、紧急停止开关、监控摄像头、对讲机、网络、电缆及配电等安装。

11. 放射工作人员管理 职业健康体检；个人剂量监测；放射防护知识培训（需要同时参加卫生健康部门和生态环境部门举办的放射防护知识培训考试）。

12. 放射防护管理制度 放射防护管理机构及相关管理制度；质量保证方案及相关质控设备；辐射应急预案。

13. 放射防护控制效果评价 放射卫生检测评价机构出具职业病危害放射防护控制效果评价报告书以及设备性能验收检测和场所防护检测报告。

14. 放射防护现场竣工验收 卫生健康部门组织专家到现场进行项目放射性职业病危害放射防护竣工验收。

15. 放射诊疗许可证 竣工验收通过后，向卫生健康部门申请放射诊疗许可证，取得许可证后才能开始治疗患者。

16. 环境影响竣工验收 一般加速器开始使用3个月之内（最多不超过12个月），建设单位负责核技术利用环境影响竣工验收。

（孙丽　高岩）

第二节　放射治疗设备及环境的辐射安全保障

一、放射治疗设备的辐射安全保障

目前放射治疗设备主要包括定位设备、治疗设备和质控设备三大部分，这些设备若使用不当或失控，就会对公众、患者或医务人员产生一定的电离辐射损伤，因此我们对放射治疗设备辐射安全保障提出了相应的管理要求。

（一）放射源和射线装置管理

国家对放射源和射线装置实行分类管理。根据放射源和射线装置对人体健康和环境的潜在危害程度，从高到低将放射源分为Ⅰ类、Ⅱ类、Ⅲ类、Ⅳ类、Ⅴ类；将射线装置分为Ⅰ类、Ⅱ类、Ⅲ类。

1. 放射源分类 参照国际原子能机构的有关规定，将放射源分为Ⅰ类、Ⅱ类、Ⅲ类、Ⅳ类、Ⅴ类。

（1）Ⅰ类放射源：为极高危险源。在没有防护的情况下，接触这类源几分钟到1小时就可致人死亡。

（2）Ⅱ类放射源：为高危险源。在没有防护的情况下，接触这类源几小时至几天可致人死亡。

（3）Ⅲ类放射源：为危险源。在没有防护的情况下，接触这类源几小时就可对人造成永久性损伤，接触几天至几周也可致人死亡。

（4）Ⅳ类放射源：为低危险源。基本不会对人造成永久性损伤，但对长时间、近距离接触这些放射源的人可能造成可恢复的临时性损伤。

（5）Ⅴ类放射源：为极低危险源。不会对人造成永久性损伤。

上述放射源分类原则对非密封源适用。非密封源工作场所按放射性核素日等效最大操作量分为甲、乙、丙三级。甲级非密封源工作场所的安全管理参照Ⅰ类放射源。乙级和丙级非密封源工作场所的安全管理参照Ⅱ类、Ⅲ类放射源。

放射源的包装容器上应设置明显的放射性标志并配中文警示说明。放射源储存场所应当有完善的存入、领取、归还登记和检查的制度，做到交接严格，检查及时，账目清楚，账物相符，记录资料完整。放射源不得与易燃、易爆、腐蚀性物品同库储存；储存场所应当采取有效的防泄漏等措施，并安装必要的报警装置。应当定期对放射诊疗工作场所、放射性同位素储存场所和防护设施进行放射防护检测，保证辐射水平符合有关规定或者标准。

放射源要实行双人双锁和专人专管，放射源存放区域应安装监视系统，对源实施 24 小时不间断监控，以防发生放射源丢失事故。新源入院、旧源离院，都应由专业人员护送，确保放射源安装、运输和存储安全。

2. 射线装置分类 根据射线装置对人体健康和环境的潜在危害程度，从高到低将射线装置分为Ⅰ类、Ⅱ类、Ⅲ类。

（1）Ⅰ类射线装置：事故发生时，短时间照射可以使受到照射的人员产生严重放射性损伤，其安全与防护要求高。

（2）Ⅱ类射线装置：事故发生时，可以使受到照射的人员产生较严重放射性损伤，其安全与防护要求较高。

（3）Ⅲ类射线装置：事故发生时，一般不会使受到照射的人员产生放射性损伤，其安全与防护要求相对简单。

3. 辐射安全许可证 医院使用放射治疗设备应向生态环境主管部门申请并取得辐射安全许可证。

（1）除医疗使用Ⅰ类放射源、制备正电子发射计算机体层扫描用放射性药物自用的单位外，生产放射性同位素、销售和使用Ⅰ类放射源、销售和使用Ⅰ类射线装置的单位的辐射安全许可证，由国务院生态环境主管部门审批颁发。

（2）除国务院生态环境主管部门审批颁发的许可证外，其他单位的辐射安全许可证由省（自治区、直辖市）人民政府生态环境主管部门审批颁发。

（3）国务院生态环境主管部门向生产放射性同位素的单位颁发辐射安全许可证前，应当将申请材料印送其行业主管部门征求意见。

（4）生态环境主管部门应当将审批颁发辐射安全许可证的情况通报同级公安部门、卫生主管部门。

4. 放射治疗设备的报废处理 放射治疗设备使用一定年限后，如果设备超过使用年限或者技术性能落后不能满足工作需求或者设备损坏已无维修价值时，需要更新淘汰。对于需要报废的放疗设备，要严格按照国家和医院的有关国有资产和放射设备报废规定处置，要提前向辐射安全许可证发证机关报告，并办理注销手续。单位应明确报废设备的去向并记录在案，一般不能继续在其他地方使用，更不能到市场上流通。报废设备拆除过程中要严格保证拆除工作人员和拆除现场的安全。

（二）放射治疗设备的质量控制

随着科学技术的不断发展，放疗设备越来越先进和智能化，有力地推动了放疗技术的发展，但同时也带来诸多安全问题。一般来说，放疗设备可能产生的危害包括患者的非正常照射、工作人员或其他人员过量的电离辐射和机械碰撞损伤等。放射治疗设备的质量控制措施，对保证设备稳定性和辐射安全性起着重要的作用。因此，加强放射治疗设备的质量控制管理对提高肿瘤治疗精度和保障公众、患者和工作人员辐射安全有着重要的意义。放疗的精准度依赖于放疗设备的各项参数的精度，需要相关人员按要求做日检、周检、月检、季检、半年检、年检，建立严格的

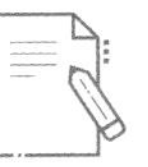

质控规范和质控记录制度。维修工程师应定期对设备进行保养维护，降低故障率，保证设备正常使用。

1. 日常质量控制检测项目 以医用电子直线加速器为例，日常质量控制检测项目主要包括：

（1）日检项目：防护门联锁、防护门防夹、视听监控设备、出束状态指示灯、激光灯定位准确度。

（2）周检项目：临床常用X线束输出剂量偏差、临床常用电子束输出剂量偏差、光距尺指示准确度。

（3）月检项目：防碰撞联锁功能、电子束限光筒联锁功能、立体定向配件联锁功能、楔形板和托架联锁功能、激光灯定位准确度、钨门到位准确度、多叶准直器到位准确度、十字叉丝中心位置准确度、准直器旋转同心度、机架旋转同心度、治疗床旋转同心度、机架和准直器角度指示准确度、治疗床角度指示准确度、辐射束轴相对于等中心点的偏移。

（4）季检项目：X线方形照射野的均整度、X线方形照射野的对称性、电子线照射野的均整度、电子线照射野的对称性、kV/MV二维图像校位准确度、CBCT图像校位准确度、kV/MV二维图像中心与MV照射野中心一致性、kV/MV二维图像几何形变、CBCT图像中心与MV照射野等中心一致性、CBCT图像几何形变。

（5）半年检项目：托架附件到位准确度、治疗床运动准确度、X线束输出剂量稳定性、电子束输出剂量稳定性、日稳定性（剂量）、临床常用X线深度吸收剂量特性、临床常用电子线深度吸收剂量特性、kV/MV二维图像高对比度分辨力、kV/MV二维图像低对比度分辨力、kV/MV二维图像均匀性和噪声、CBCT图像高对比度分辨力、低对比度分辨力、HU值稳定性、均匀性和噪声。

（6）年检项目：紧急开门、紧急开关功能、依照厂家检测指南完成其他安全联锁功能测试、光野与照射野一致性、治疗床床面负重下垂幅度和水平度、X线束剂量线性、楔形因子稳定性、EPID沿射束轴方向运动到最大范围时的到位精度、CBCT成像剂量。

2. 医用电子直线加速器性能检测项目与技术要求 具体参考第二章第四节。

（三）放射治疗设备管理相关规定

1. 开展放射治疗工作部门，至少配备一台远距离放疗设备、模拟定位设备和相应的治疗计划系统。

2. 放射治疗场所应当按照相应标准设置多重安全联锁系统、剂量监测系统、影像监控、对讲装置和固定式剂量监测报警装置；配备放疗剂量仪、剂量扫描装置和个人剂量报警仪。

3. 下列设备和场所设置醒目的电离辐射警示警告标志

（1）装有放射性同位素和放射性废物的设备、容器。

（2）放射性同位素和放射性废物储存场所，设有警告标志及必要的文字说明。

（3）工作场所的入口处。

（4）工作场所应当按照有关标准的要求分为控制区、监督区，在控制区进出口及其他适当位置，设有警告标志和工作指示灯。

4. 新安装、维修或更换重要部件后的设备，应当经省级以上卫生行政部门资质认证的检测机构对其进行检测，合格后方可启用。

5. 定期进行稳定性检测、校正和维护保养，由省级以上卫生行政部门资质认证的检测机构每年至少进行一次状态检测。

6. 按照国家有关规定检验或者校准用于放射防护和质量控制的检测仪表。

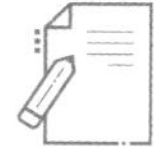

7. 设备的技术指标和安全、防护性能，应当符合有关标准与要求。不合格或国家有关部门规定淘汰的放射诊疗设备不得购置、使用、转让和出租。

二、放射治疗环境的辐射安全保障

为保障放射治疗环境的辐射安全，医院新建、扩建、改建放射治疗项目时，在可行性论证阶段应当进行职业病危害预评价。医疗机构应当向卫生行政部门提交放射性职业病危害预评价报告。卫生行政部门自收到预评价报告之日起30日内，做出审核决定并书面通知建设单位。未提交预评价报告或者预评价报告未经卫生行政部门审核同意的，不得开工建设。医院放射治疗设施设计应当符合国家职业卫生标准和卫生要求。其中，医疗机构放射性职业病危害严重的建设项目的防护设施设计，经卫生行政部门审查同意后，方可施工。放射治疗项目在竣工验收前，医院应当进行职业病危害控制效果评价。项目竣工验收时，其放射性职业病防护设施经卫生行政部门验收合格后，方可投入使用。

（一）放射治疗机房建设要求

1. 放射治疗机房一般单独建造或建在建筑物底部的一端。

2. 放射治疗机房及其辅助设施应同时设计和建造，并根据安全、卫生和方便的原则合理布置。

3. 放射治疗工作场所应分为控制区和监督区。治疗机房、迷路应设置为控制区；其他相邻的、不需要采取专门防护手段和安全控制措施，但需经常检查其职业照射条件的区域设为监督区。

4. 治疗机房有用线束照射方向的防护屏蔽应满足主射线束的屏蔽要求，其余方向的防护屏蔽应满足漏射线及散射线的屏蔽要求。

5. 治疗设备控制室应与治疗机房分开设置，治疗设备辅助机械、电器、水冷设备，凡是可以与治疗设备分离的，尽可能设置于治疗机房外。

6. 应合理设置射线束的朝向，直接与治疗机房相连的治疗设备控制室、其他用于办公的房间、公众活动区域等应尽可能避免被射线束直接照射。

7. X线管治疗设备的治疗机房、术中放射治疗手术室可不设迷路；γ刀治疗设备的治疗机房，根据场所空间和环境条件，确定是否选用迷路；其他治疗机房均应设置迷路。

8. 使用移动式电子加速器的手术室应设在医院手术区的一端，并和相关工作用房（如控制室或专用于加速器调试、维修的储存室）形成一个相对独立区域，移动式电子加速器的控制台应与移动式电子加速器机房分离，实行隔室操作。

9. 放射治疗机房应有足够的有效使用空间，以确保放射治疗设备的临床应用需要。

10. 放射治疗机房屏蔽材料的选择应考虑其结构性能、防护性能和经济因素，符合最优化要求，新建机房一般选用普通混凝土。

（二）放射治疗机房配套要求

1. 含放射源的放射治疗机房内应安装固定式剂量监测报警装置，确保其报警功能正常。

2. 放射治疗工作场所的入口处，应设有电离辐射警告标志；放射治疗工作场所应在控制区进出口及其他适当位置，设有电离辐射警告标志和工作状态指示灯。

3. 放射治疗设备控制台上应设置急停开关，除移动加速器机房外，放射治疗机房内设置的急停开关应使机房内的人员从各个方向均能观察到且便于触发，通常应在机房内不同方向的墙面、入口门内旁侧和控制台等处设置。放射源后装近距离治疗工作场所，应在控制台、后装治疗机设备表面人员易触及位置以及治疗机房内墙面各设置一个急停开关。

4. 控制室应设有在实施治疗过程中能够观察患者状态、治疗床和迷路区域情况的视频装置；还应设置对讲交流系统，以便操作者和患者之间进行双向交流。

（三）放射治疗机房通风要求

高能射线在与空气相互作用后，会产生少量的臭氧、氮同位素和氧化物。这些气体会对人体

产生不同程度的危害，如臭氧会对人的呼吸系统和视觉系统产生危害。放射治疗机房应设置强制排风系统，进风口应设在放射治疗机房上部，排风口应设在放射治疗机房下部，进风口与排风口位置应成对角设置，以确保治疗室内空气充分交换，通风换气次数应不小于 4 次/h。后期使用过程中，需定期检查通风系统工作情况，清理进风口并测量通风量。

（四）放射治疗区域内的闭路电视监视系统

治疗室和控制室均需安装监视系统。其中，治疗室内的监视系统应做到无死角的全方位监控，以确保患者和医务人员的安全。科室需定期检查监视系统的工作情况。

（五）机房防护门的安全要求

治疗室防护门除需符合辐射防护标准外，放射治疗设备都应安装门机联锁装置或设施，治疗机房应设有从室内开启治疗机房门及断电后手动开门的装置，防护门应具有防挤压功能，以保障患者和医务人员的安全。科室应定期对各治疗室的防护门进行保养，对防护门的安全保护装置性能进行检测。

（六）放射治疗区域的安全保卫工作

要切实做好防火、防水、防盗和防止非专业人员接触放疗设备等工作。定期组织工作人员学习消防设施的使用，定期检查消防设施是否完好、齐全。暴雨天气应组织人员值班，及时检查治疗机房有无进水的情况。工作人员下班后应及时锁好门窗，以防外人进入，造成安全隐患。

三、辐射安全管理制度的保障

科室应依据相关的法律法规，并结合医院科室放射治疗设备自身的特点，制定有效的辐射防护制度，并严格执行各项规章制度，认真抓好工作落实。具体制度包括辐射防护管理制度、辐射防护培训制度、辐射防护应急预案制度、放射源安全监管制度、放射治疗质量保证大纲等相关规章制度。除以上制度外，还应按照相关的法律法规，执行辐射防护管理规定。

（一）医院开展放射治疗工作应当具备的基本条件

1. 具有经核准登记的放射治疗诊疗科目。

2. 具有符合国家相关标准和规定的放射诊疗场所和配套设施。

3. 具有质量控制与安全防护专（兼）职管理人员和管理制度，并配备必要的防护用品和监测仪器。

4. 产生放射性废气、废液、固体废物的，具有确保放射性废气、废液、固体废物达标排放的处理能力或者可行的处理方案。

5. 具有放射事件应急处理预案。

（二）医院应当采取下列辐射防护管理制度

1. 设置或者指定放射防护管理机构或者组织，配备专职或者兼职的放射防护管理人员，负责本单位的放射防护工作。

2. 制订辐射防护计划和实施方案。

3. 建立健全辐射防护管理制度和操作规程。

4. 建立健全辐射防护和劳动者健康监护档案。

5. 建立健全工作场所放射性职业病危害因素监测及评价制度。

6. 建立健全放射性职业病危害事故应急救援预案。

7. 对可能发生急性放射性损伤的工作场所，用人单位应当设置报警装置，配置现场急救用品、冲洗设备、应急撤离通道和必要的泄险区。

8. 对放射工作场所和放射性同位素的运输、储存，用人单位必须配置防护设备和报警装置，保证接触放射线的工作人员佩戴个人剂量计。

9. 对辐射防护设备、应急救援设施和个人使用的防护用品，用人单位应当进行经常性的维护、检修，定期检测其性能和效果，确保其处于正常状态，不得擅自拆除或者停止使用。

（孙丽　高岩）

第三节　放射治疗相关人员的安全保障

放射治疗相关人员的安全保障对象主要是指放疗工作人员、放疗患者以及其他相关人员。辐射带来的伤害是无形和不可逆转的，所有的放疗相关工作人员都要把安全意识放在首位，严格按照本科室制定的放疗流程和操作规范进行相关操作。

一、工作人员的安全保障

（一）放射工作人员管理

1. 人员基本要求　放疗机构开展放射治疗工作应具备的人员：中级以上专业技术职务任职资格的放射治疗医师；病理学、医学影像学专业技术人员；大学本科以上学历或中级以上专业技术职务任职资格的放射治疗物理人员、放射治疗师和维修人员。放射工作人员应当具备下列基本条件：年满 18 周岁；经职业健康检查，符合放射工作人员的职业健康要求；放射防护和有关法律知识培训考核合格；遵守放射防护法规和规章制度，接受职业健康监护和个人剂量监测管理；持有《放射工作人员上岗证》。

2. 放射防护培训　放射工作人员上岗前需经过卫生健康部门组织的放射防护知识和法律法规培训并通过考核。放射工作人员上岗前应当接受放射防护和有关法律知识培训，考核合格后方可参加相应的工作。培训时间不少于 4 天。放射工作单位应当定期组织本单位的放射工作人员接受放射防护和有关法律知识培训。放射工作人员两次培训的时间间隔不超过 2 年，每次培训时间不少于 2 天。同时还应参加生态环境部门组织的核技术利用辐射安全与防护培训和考核，每 5 年培训一次。放疗医师、物理师、放射治疗师需要取得全国卫生专业技术职称资格证。科室应建立辐射防护与安全责任制度，并确保高级物理师在辐射防护管理中的专业权威性。

医院放射卫生管理人员应当接受放射卫生培训，遵守职业病防治法律、法规，依法组织本单位的辐射防护工作。对放射工作人员进行上岗前的放射防护培训和在岗期间的定期放射防护培训，普及职业卫生知识，督促放射工作人员遵守职业病防治法律、法规、规章和操作规程，指导放射工作人员正确使用职业病防护设备和个人使用的职业病防护用品。放射工作人员应当学习和掌握相关的职业卫生知识，增强职业病防范意识，遵守职业病防治法律、法规、规章和操作规程，正确使用、维护职业病防护设备和个人使用的职业病防护用品，发现职业病危害事故隐患应当及时报告。放射工作人员不履行放射防护培训、职业健康体检和个人剂量监测义务的，医院应当对其进行教育。

3. 个人剂量监测　放射工作人员个人剂量监测是职业健康监护的重要内容，也是诊断放射性职业病的必备条件之一。放疗部门必须配合具备资质的个人剂量监测技术服务机构保存职工个人剂量监测档案。外照射个人剂量监测周期一般为 30 天，最长不应超过 90 天。科室管理人员要提高员工对个人剂量监测工作重要性的认识，制定个人剂量监测相关的规章制度，督促工作人员佩戴个人剂量仪并按时上交及更换个人剂量仪。此外，工作人员在进入放射工作控制区以及参加应急处置时，除需佩戴个人剂量计外，还须佩戴报警式剂量仪。

个人剂量监测是指用辐射工作人员个人佩带的剂量计进行的测量或对其体内及排泄物中放射性核素种类和活度所作的测量，以及对测量结果进行分析和解释。监测的主要目的是对主要受照射的器官或组织所接受的平均当量剂量或有效剂量做出估算，进而限制工作人员个人接受的剂量，并且证明工作人员接受的剂量是符合有关国家标准的。目的是提供工作人员所受剂量

趋势和工作场所条件以及有关事故照射的资料。

个人剂量监测可分为常规监测、操作监测和特殊监测三种不同类型。常规监测用于连续性作业，目的在于证明工作环境和工作条件是安全的，并且证明没有发生需要重新评价操作程序的任何变化。操作监测是当某项特定操作开始时进行的监测，这种监测特别适用于短期操作程序的管理。特殊监测是在异常情况发生或怀疑发生时进行的监测。依据工作人员受照射的情况，个人剂量监测可分为外照射个人剂量监测和内照射个人剂量监测。

科室应确保工作人员接受照射的剂量当量限值符合法定标准(表 9-3-1)。

表 9-3-1　职业照射个人剂量当量限值

项目	限值/mSv	项目	限值/mSv
年有效剂量平均值(连续 5 年)	20	晶状体年最大值	150
年有效剂量最大值	50	四肢和皮肤年最大值	500

4. 职业健康检查　放疗工作人员职业健康管理也是安全管理的重要范畴。放射工作人员应当按照国务院卫生行政部门的规定进行上岗前、在岗期间和离岗时的职业健康检查。放射健康检查费用由用人单位承担。放射工作单位不得安排未经职业健康检查或者不符合放射工作人员职业健康标准的人员从事放射工作。放射工作单位应当组织上岗后的放射工作人员定期进行职业健康检查，两次检查的时间间隔不应超过 2 年，必要时可增加临时性检查。放射工作人员脱离放射工作岗位时，放射工作单位应当对其进行离岗前的职业健康检查。职业健康检查机构发现有可能因放射性因素导致健康损害的，应当通知放射工作单位，并及时告知放射工作人员本人。职业健康检查机构发现疑似放射性职业病患者，应当通知放射工作人员及其所在放射工作单位，并按规定向放射工作单位所在地卫生行政部门报告。放射工作单位对职业健康检查中发现不宜继续从事放射工作的人员，应当及时调离放射工作岗位，并妥善安置；对需要复查和医学随访观察的放射工作人员，应当及时予以安排。

单位应当为放射工作人员建立放射性职业健康监护档案，并按照规定的期限妥善保存。职业健康监护档案应当包括职业史、职业病危害接触史、职业健康检查结果和职业病诊疗等有关个人健康资料。工作人员离开单位时，有权索取本人职业健康监护档案复印件，用人单位应当如实、无偿提供，并在所提供的复印件上签章。

(二) 放射工作人员辐射防护安全

开展放射治疗时，应严格掌握放射治疗的适应证，制订科学的治疗计划，并做好相关辐射防护工作。

(1) 对远距离放射治疗，工作人员在进入治疗室前，应首先检查操作控制台的源位显示，确认放射线束或放射源处于关闭位时，方可进入。

(2) 对近距离放射治疗，工作人员应当使用专用工具拿取放射源，不得徒手操作；对接受敷贴治疗的患者采取安全护理，防止放射源被患者带走或丢失。

(3) 在实施永久性粒子插植治疗时，工作人员应随时清点所使用的放射性籽粒，防止在操作过程中遗失；放射性籽粒植入后，必须进行医学影像学检查，确认植入部位和放射性籽粒的数量。

(4) 治疗过程中，治疗现场至少应有 2 名放射治疗师，并密切注视治疗装置的显示及患者情况，及时解决治疗中出现的问题；严禁其他无关人员进入治疗场所。

(5) 放射治疗师应当严格按照放射治疗操作规范、规程实施照射，不得擅自修改治疗计划。

(6) 放射治疗师应当验证治疗计划的执行情况，发现偏离计划现象时，应当及时采取补救措施并向本科室主任或者科室负责医疗质量控制的负责人报告。

(7) 对于高于 10MV X 线治疗束和质子/重离子治疗束的放射治疗，除考虑中子放射防护外，

在日常操作中还应考虑感生放射线的放射防护。

（8）后装放射治疗操作中，当自动回源装置功能失效时，应有手动回源的应急处理措施；操作人员应遵守各项操作规程，认真检查安全联锁，应保障安全联锁正常运行；工作人员进入涉及放射源的放射治疗机房时应佩戴个人剂量报警仪。

（9）实施治疗期间，应有两名及以上操作人员协同操作，认真做好当班记录，严格执行交接班制度，密切注视控制台仪器及患者状况，发现异常及时处理，操作人员不应擅自离开岗位。

（三）放射工作人员权利

1. 放射工作人员依法享有放射性职业卫生保护权利

（1）获得放射性职业卫生教育、培训。

（2）获得放射性职业健康检查、职业病诊疗、康复等职业病防治服务。

（3）了解工作场所产生或者可能产生的放射性职业病危害因素、危害后果和应当采取的职业病防护措施。

（4）要求医院提供符合辐射防护要求的放射性职业病防护设施和个人使用的防护用品，改善工作条件。

（5）对违反职业病防治法律、法规以及危及生命健康的行为提出批评、检举和控告。

（6）拒绝违章指挥和强令进行没有放射性职业病防护措施的作业。

（7）参与医院放射性职业卫生工作的民主管理，对辐射防护工作提出意见和建议。

（8）因放射治疗师依法行使正当权利而被单位降低工资、福利等待遇或者解除、终止劳动合同的，其行为无效。

2. 其他权利　放射工作单位不得安排未成年人从事接触放射性职业病危害的作业；不得安排孕期、哺乳期的女职工从事对本人和胎儿、婴儿有危害的放射性工作；除国家统一规定的休假外，放射工作人员每年可以享受保健休假 2~4 周，享受寒、暑假的放射工作人员不再享受保健休假；从事放射工作满 20 年的在岗放射工作人员，可以由所在单位利用休假时间安排健康疗养。

二、患者的安全保障

在放射治疗给患者所带来的利益大于可能引起的放射危害时，放射治疗才是正当的。放射治疗新技术和新方法，使用前都应通过正当性判断；并视取得的证据情况，对其重新进行正当性判断。通过正当性判断的放射治疗技术和方法，使用时应严格控制其适应证范围，当用到新的适应证时必须重新进行正当性判断。在放射治疗实践中，通常应对个体患者（特别是对于孕妇或儿童患者）进行放射治疗的正当性判断，主要包括放射治疗的适当性、紧迫性、可能引起的并发症、个体患者的特征、患者以往接受放射治疗的相关信息等。

患者放疗应当遵守医疗照射正当化和放射防护最优化的原则，有明确的医疗目的，严格控制受照射剂量；对照射野周围正常组织和重要器官尽可能地进行防护，并事先告知患者可能产生的放疗不良反应。

（一）放射治疗质量保证大纲

开展放射治疗的医疗机构应制定放射治疗质量保证大纲，确保患者放射治疗的安全可靠。放射治疗质量保证大纲应包括：

（1）执业医师和医学物理人员应对每一种放射治疗的实践活动编写标准化的程序性文件及相应的临床核查的规范化程序并确保其有效实施。

（2）患者固定、肿瘤定位、治疗计划设计、剂量施与及其相关验证的程序。

（3）实施任何照射前对患者身份、肿瘤部位、物理和临床因素的核查程序。

（4）剂量测定、监测仪器校准及工作条件的验证程序。

（5）书面记录、档案保存在内的整个患者治疗过程的规范化程序。

（6）偏差和错误的纠正行动、追踪及结果评价的程序。

（7）对质量保证大纲定期和独立的审查程序。

（二）患者全流程安全管理

1. 患者放疗前安全管理 靶区勾画及正常组织的保护、放疗前宣教、饮食指导、心理支持、体位固定模型的安全制作、放疗区域处理（包括衣服、饰品、头发、皮肤、口腔及牙齿、饮食与排便、膀胱尿量、情绪等）、放疗计划设计和评估、X线模拟定位机体位验证、CT模拟定位机体位验证、剂量验证。

2. 患者放疗中安全管理 患者信息核对与确认、放射治疗单医嘱的核对、治疗机参数的核对、交代患者治疗过程中注意事项及紧急手握呼救铃使用方法、更换衣物、治疗精确与安全摆位、佩戴热塑膜防止患者窒息、剂量补偿物放置、铅挡块安全放置、机架旋转防止碰撞、防止患者从治疗床摔下、确认机房内无其他人员、治疗机体位验证（EPID验证或CBCT验证）、实施治疗、监视器监控患者治疗过程、对讲机监听治疗过程中的异动、意外停电的处理（电动铅门紧急手动开启方法）、设备故障的紧急处理（记录已治疗剂量跳数）、患者发生意外的抢救措施（如心肺复苏）、治疗结束患者安全下治疗床、治疗过程中放疗医师根据病情调整放疗方案。

3. 患者放疗后安全管理 放疗不良反应的处理、保持体表标记线清晰的重要性、放疗区域皮肤保护方法、康复训练、放疗后随访。

（孙丽　高岩）

第四节　放射治疗意外事件与辐射事故的处理

放射治疗是一门综合性多学科专业。我们使用的射线看不见、摸不着，但在人体中的放射剂量是累积的，正确使用可以治疗疾病、造福患者，漏照会使肿瘤复发，应用不当可能会造成不可弥补的放射性损伤。这就要求放射治疗计划的执行者放射治疗师应具有高度的责任感和事业心，爱岗敬业，养成科学严谨的工作作风，勤奋学习，不断提高专业技术水平。

放射治疗意外事件，是由行为人意志以外的原因而非其过错引发的偶然事故，它具有不可预见性，行为人在当时处境下不可能通过合理的注意而预见，完全是行为人自身以外的原因而引起的偶然事件，发生概率极低。相比其他医疗实践，肿瘤放射治疗意外事件具有其独特性，因此在日常放射治疗工作中，需不断加强科室相关人员对放射治疗意外事件的处理能力。

辐射事故发生率是衡量每个放射工作单位放射防护工作品质的重要标志之一。与放射防护有关的国际组织、国家主管部门和专家们都很重视从辐射事故中吸取教训，研究对策，采取有效的方法或管理措施，防止各类事故特别是同类型事故的重复发生。防止辐射事故发生，减少事故危害，对保护工作人员和公众的安全与健康有着重要社会意义。同时我们还应看到，对一个医疗单位来说，有效地控制各类辐射事故的发生，对提高放射治疗的疗效、提高医疗单位的声誉，从而提高肿瘤放射治疗社会效益具有实际意义。

一、放射治疗意外事件

放射治疗过程中意外事故的发生不只针对患者，如果对放射治疗相关设备操作不当、缺乏安全责任意识，同样也会对工作人员产生伤害。与放射治疗师密切相关的原因主要包括：未按规范的操作流程进行操作；疏忽大意，缺乏安全责任意识。对工作人员产生伤害的情况主要有：旋转机架过程中机架碰撞致伤；旋转机架过程中托架上铅块滑落致伤；滑动治疗床的过程中发生的伤害；关闭治疗室门时的挤压伤；铅模具制作中铅尘吸入过量。

目前多个国家机构已出台了一系列法律法规和相关政策，对包括放疗在内的放射类从业人员和医务人员的安全管理做出了规定和指导，本章第一节给出了一些与放射工作人员安全相关的法律法规及标准。这些法规从人员配置、放射防护培训、个人剂量监测、职业健康管理等方面对放疗部门的工作人员安全管理做出了详细的规定。因此，科室应在这些法规的指导下，结合辐射防护三原则（辐射实践正当化、辐射防护最优化、个人剂量当量限值）与实际工作情况，制定有效的安全防护管理制度。

（一）放射治疗意外事件防范要求

放射治疗流程复杂，所涉及的人员岗位较多。放射治疗是通过不同人员的协作，为每一位接受放疗的患者提供治疗前、治疗期间和治疗后的医疗、营养和心理护理。

由于肿瘤疾病自身的复杂性，放疗过程中患者可能出现身体上或精神上的突发状况，导致意外事件的发生。为妥善处理此类放疗突发事件，科室应通过培训，提升工作人员急救应急能力，并配备抢救车、氧气袋、平车等急救物品与设备，配置值班医护人员，保障急救工作的顺利开展。放疗技术的复杂性和设备的高负荷运转使得设备或网络故障难以避免，由此导致的放疗中断问题值得重视。针对此类情形，放疗场所还应配置网络工程师和设备维护工程师。放疗是运用射线完成治疗工作，因此放疗过程中有可能因意外导致患者或工作人员受到不正当照射，这种情况是放疗人员需要预防和妥善处理的首要问题。

（二）放射治疗意外事件分类

1. 患者突发情况处理　在放射治疗过程中，患者发生突发情况的原因繁多，大致可分为三类：肿瘤疾病的复杂性导致患者可能出现治疗中的病情变化；患者对于新技术的配合度不足，导致治疗中难以完成放射治疗师发出的指令；患者情绪紧张、恐惧等精神因素导致的突发状况。如何高效处理这些突发情况也是科室管理水平和医疗水平的重要体现。

（1）患者突发病情变化：肿瘤患者由于病情进展、并发症或手术等原因可能在机房内出现突发紧急情况，包括休克、鼻咽部或宫颈大出血、病理性骨折、呕吐、窒息等紧急情况，这类紧急情况严重时可危及患者生命。因此，科室应提前设置针对性的预案，必要时应定期根据预案进行演习。科室应定期组织相关人员进行急救等知识培训，提升相关工作人员的急救能力。治疗前，放射治疗师需要适当对患者进行治疗前评估，如发现患者有身体不适或情绪紧张等异常情况时，及时与主管医师或值班医师沟通，降低患者在治疗中出现意外情况的隐患。心理咨询师可以对易出现紧张情绪的患者尤其是儿童患者进行治疗前的心理辅导。治疗师需对患者做好紧急呼叫铃使用方法的宣教，确保患者在出现意外时能正确使用紧急呼叫装置。治疗过程中，放射治疗师应时刻通过监视器密切关注患者状态，一旦发现上述情况，应立即停止放射治疗，迅速通知值班医师和护士组织进行救治并予以协助，并按规定及时报告医院其他部门。营养师和理疗师可以在整个治疗过程中为患者提供关于营养支持和身体调理的建议。

（2）患者摔倒、坠床或机架碰撞：首先一定要避免机架碰撞患者，治疗前需要在治疗室对患者治疗的机架角度试操作，确保安全后再开始治疗；对治疗床偏一侧或有治疗床角度的计划，最好在机房内通过手控盒操作机架，同样确保安全后再离开机房。对儿童、意识不清或不能控制身体的患者应使用绑带将其固定在治疗床上方可治疗。对身体状态差、步态不稳的患者，治疗师要注意搀扶患者，注意上下床的安全，可以配置带扶手的踩脚凳。一旦患者出现坠床或者摔跤，应立即停止放疗，检查患者受伤情况，对患者和家属做好心理安抚，同时通知放疗主管医师、急诊科医师到场处理。事后需要上报不良事件，科室需要讨论该不良事件发生的原因，是否可控，避免发生类似事件。

（3）造影剂过敏反应：患者一旦发生过敏反应，应停止注射造影剂，迅速通知当班医护人员。对于轻度过敏反应，可在情况稳定后将患者转移至病房治疗；对于重度过敏反应或过敏性休克患者，则需要进行就地抢救，等情况稳定后转至急诊室或病房。

2. 放疗设备/网络意外事件处理　各种新射线装置及技术的使用虽然提高了放射治疗效

果，但同样也带来了放疗流程和技术上的复杂性。一方面，复杂的设备技术增加了故障的风险；另一方面，放疗工作需要多台设备相互协作完成，患者影像以及其他治疗信息在各个设备之间传递的通畅性同样重要，这对放疗科的网络性能提出了很高的要求。设备或网络一旦发生故障，不仅中断患者治疗流程，影响治疗效果，还会降低科室的运转效率。科室人员应对一些典型故障有适当了解，并做出针对性处理，有助于提高这类意外事件的应对效率。维修工程师和网络工程师可以评估和处理放疗期间发生的设备问题和网络通信问题。

（1）放疗设备故障：生产医用直线加速器的主流厂商会自定义一套独特的故障编号体系用于快速识别和处理加速器故障。放疗人员对这套体系的熟悉既有助于快速评估故障影响，辅助决策，又能够提高与厂商维修人员的沟通效率。在温度和湿度变化显著的季节，科室应该制定相关预案来应对可能更为频繁出现的加速器故障。对于后装治疗机有时也会发生意外卡源事件。一旦发生，工作人员应第一时间设法将放射源退出患者体外并将患者撤离治疗室。过程中应穿戴铅衣和防护铅眼镜，做好个人放射防护工作。不同于直线加速器和后装治疗机等治疗设备，CT模拟定位机故障通常不会对患者造成不可逆的后果，因此此类意外事件处理的紧急程度大大低于以上两者。MR模拟定位机，需要注意磁场安全，避免周围物体对主磁场信号的干扰。

（2）放疗软件/网络/通信故障：对于患者放疗数据，不同的厂家会各自定义一些独特的数据格式来在软件内部存储和使用这些放疗数据。但在信息传递时，这些数据以DICOM格式在不同放疗设备间相互通信。当网络或者通信系统发生故障时，设备或软件往往会因部分放疗信息缺失而被迫中断治疗。因此，放疗人员（放射治疗师、物理师和网络工程师）不仅需要适当了解常用的放疗相关的DICOM数据，还需要对不同设备和软件正常工作所需数据有所了解，以便能在信息缺失事件发生的情况下，初步判断故障原因并做出有效反应。

二、放射治疗辐射事故

（一）辐射事故分级

根据国家法律法规，辐射事故从重到轻分为特别重大辐射事故、重大辐射事故、较大辐射事故和一般辐射事故四个等级（表9-4-1）。放疗科室应当在事故分级的基础上根据国家法律法规对事故进行对应处理。

表9-4-1　辐射事故分级

事故	分类
特别重大辐射事故	Ⅰ类、Ⅱ类放射源丢失、被盗、失控造成大范围严重辐射污染后果，或者放射性同位素和射线装置失控导致3人以上（含3人）急性死亡
重大辐射事故	Ⅰ类、Ⅱ类放射源丢失、被盗、失控，或者放射性同位素和射线装置失控导致2人以下（含2人）急性死亡或者10人以上（含10人）急性重度放射病、局部器官残疾
较大辐射事故	Ⅲ类放射源丢失、被盗、失控，或者放射性同位素和射线装置失控导致9人以下（含9人）急性重度放射病、局部器官残疾
一般辐射事故	Ⅳ类、Ⅴ类放射源丢失、被盗、失控，或者放射性同位素和射线装置失控导致人员受到超过年剂量限值的照射

（二）辐射事故处理

射线装置和放射源装置发生故障或其他原因有可能会导致意外照射事故的发生。辐射事故发生后，应立即启动应急预案，迅速组织责任部门和人员进行应急处理，切断或屏蔽辐射源，组织控制区内人员的撤离，并及时控制事故影响，防止事故的扩大蔓延。同时，应当对人员受照情况进行辐射事故分级，根据情况迅速安置受照人员就医，并将事故情况上报。辐射事件的处理应坚

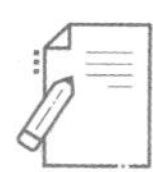

持迅速报告、主动抢救、生命第一、科学施救的工作原则。

1. 应急组织与应急预案　医院须以医学应急响应全过程为主线，明确本医院突发事件医学应急各环节的责任部门与协作部门，成立放射性突发事件应急处置领导小组，制定辐射突发事件应急处理预案，对医院依法处理放射性突发事件应急工作实施统一指挥、监督和管理，在辐射事故发生后能够迅速采取必要和有效的应急措施，保护工作人员、患者、公众及环境安全。

2. 辐射事故应急处理　"放射事故"是指放射性同位素丢失、被盗或者射线装置、放射性同位素失控而导致工作人员受到意外的、非自愿的异常照射。发生人体受超剂量照射事故时，科室应当迅速上报，并安排受照人员接受医学检查或者在指定的医疗机构救治，同时对放射源采取应急安全处理措施。

（1）直线加速器失控：就近按下紧急停止开关，紧急中断加速器出束，迅速安排患者或工作人员撤离治疗室，并前往指定的医疗机构进行检查和救治。同时立即停止使用有关设备并进行检修，待检修及鉴定合格后方可重新投入使用。

（2）放射源丢失、被盗与失控：发生放射源丢失、被盗事故时，科室应当保护好现场，并认真配合公安机关、卫生行政部门进行调查、侦破。发生工作场所放射性同位素污染事故时，科室应当立即撤离有关工作人员，封锁现场，并切断一切可能扩大污染范围的环节后立即上报，迅速开展检测，严防对食物、畜禽及水源的污染；对可能受放射性同位素污染或者有放射性损伤的人员，立即采取暂时隔离和应急救援措施，并前往指定的医疗机构进行检查和救治。在采取有效个人安全防护措施的情况下组织人员彻底清除污染并根据需要实施其他医学救治及处理措施；迅速确定放射性同位素种类、活度、污染范围和污染程度，污染现场尚未达到安全水平以前，不得解除封锁。同时向医院应急领导小组和保卫科报告，迅速报告公安部门，积极配合、协助做好案件的调查、侦破工作。

3. 辐射事故上报　发生辐射事故时，单位应当立即启动本单位的应急方案，采取应急措施，并立即向当地生态环境主管部门、公安部门、卫生健康主管部门报告。接到辐射事故报告后，应当立即派人赶赴现场，进行现场调查，采取有效措施，控制并消除事故影响，同时将辐射事故信息报告当地人民政府和上级人民政府生态环境主管部门、公安部门、卫生健康主管部门。县级以上地方人民政府及其有关部门接到辐射事故报告后，应当按照事故分级报告的规定及时将辐射事故信息报告上级人民政府及其有关部门。发生特别重大辐射事故和重大辐射事故后，事故发生地省（自治区、直辖市）人民政府和国务院有关部门应当在4小时内报告国务院；特殊情况下，事故发生地人民政府及其有关部门可以直接向国务院报告，并同时报告上级人民政府及其有关部门。禁止缓报、瞒报、谎报或者漏报辐射事故。

4. 辐射事故应急工作分工　辐射事故发生后，有关县级以上人民政府应当按照辐射事故的等级，启动并组织实施相应的应急预案。县级以上人民政府生态环境主管部门、公安部门、卫生健康主管部门，按照职责分工做好相应的辐射事故应急工作。

（1）生态环境主管部门负责辐射事故的应急响应、调查处理和定性定级工作，协助公安部门监控追缴丢失、被盗的放射源。

（2）公安部门负责丢失、被盗放射源的立案侦查和追缴。

（3）卫生主管部门负责辐射事故的医疗应急。

生态环境主管部门、公安部门、卫生主管部门应当及时相互通报辐射事故应急响应、调查处理、定性定级、立案侦查和医疗应急情况。国务院指定的部门根据生态环境主管部门确定的辐射事故的性质和级别，负责有关国际信息通报工作。

发生辐射事故的单位应当立即将可能受到辐射伤害的人员送至当地卫生健康主管部门指定的医院或者有条件救治辐射损伤患者的医院，进行检查和治疗，或者请求医院立即派人赶赴事故现场，采取救治措施。

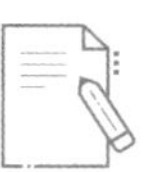

三、放射治疗辐射事故总结与学习

（一）放射治疗辐射事故的总结

放射事故不断发生的主要原因是一些放射工作单位法治观念薄弱、规章制度不健全、自我管理不善、操作人员安全素质较低、放射防护知识宣传教育力度不够、缺乏人员培训、缺少独立的核查、缺乏质量控制规程和质量保证措施。主要表现在：

1. 从事故中吸取具体教训不够 放疗实践中事故发生率高，特别是同类性质事故重复发生后，主管部门没有总结具体教训，更没有在全国范围内开展防止类似事故再次发生的宣传教育工作。

2. 质量保证工作没有走上轨道 例如，机器出了故障或检修后再使用时必须进行输出量检查，这项工作虽然在规定中明确写上了，但实际运行中做得不严格。

3. 医务人员安全意识差 防护知识缺乏，安全意识差，发现异常情况后不能联想到是否会有事故发生，也不向技术负责人请示，领导对异常情况不能做出正确判断等。造成这种被动局面的重要原因是对放疗医务人员和管理人员的防护知识、法规标准的宣传学习及教育不够。

4. 监督监测不得力 监督检查不到位，要求放射工作单位采取的改正措施监督不得力，这样导致了很多不合格设备得不到及时维护。

5. 安全防护设备缺乏 放射源不在储存（安全）位置的事故是完全可以通过工作人员的个人剂量报警仪发现的。但国内使用该种类似监测仪的比例还很低。部分单位没有安装固定式剂量报警仪，造成辐射事故不能及时被发现。

（二）放射治疗辐射事故的学习

事故学习不仅包含已发生事故，还应当包括更常见的侥幸事件和其他安全相关问题。事故报告的数量在某种程度上代表了一个临床部门对患者安全的重视程度。肿瘤放射治疗部门需要将意外事件出现的频率与自身的实际情况（如患者负荷、所开展技术、设备平台和人员配置等）相结合后，制定科学合理的意外事件管理制度。此外，科室还需要收集足够的数据来确定这些制度在处理意外事件方面的有效性，并根据实际情况，对已有制度加以改进，定期开展意外事件应急演练。

从某些放射工作单位事故较少的经验看，领导重视、加强监督管理是降低事故发生率的关键。放射工作人员在工作中应抓好以下几项工作：

1. 提高自我管理能力 放射工作单位的自我管理是辐射安全的基础。这要靠对法人和放疗医务人员的放射防护知识、法规标准的教育来提高管理的自觉性和水平。要建立健全防护组织和机构，配备合格的放射防护管理人员。

2. 提高放疗操作人员的安全意识 定期举办放射安全防护学习班，促使放疗操作人员掌握放射防护知识和技术，了解违章操作和非正常状态下运行的后果。坚持安排合格的维修工程师从事维修工作。

3. 加强预防性监督审查 这是辐射安全运行的基础。放疗物理师和放射治疗师要在设计阶段就介入。放射防护应以合格的放射防护人员的意见作为批准运行与否的重要依据。不具备放射防护条件，特别是没有剂量监测设备的装置不能投入运行。

4. 实施有效的运行中监督检查 科室放射防护人员对放疗装置要实施定期与不定期的检查，发现事故隐患，要采取有效措施及时解决。

（丁生苟）

推荐阅读

[1] 胡逸民. 肿瘤放射物理学. 北京:原子能出版社,1999.
[2] 林承光. 肿瘤放射治疗技术操作规范. 北京:人民卫生出版社,2019.
[3] 李晔雄. 肿瘤放射治疗学. 5 版. 北京:中国协和医科大学出版社,2018.
[4] 林承光,郭跃信,翟福山. 放射治疗设备与放射治疗技术学. 北京:科学出版社,2021.
[5] 查理斯·M. 华盛顿,丹尼斯·利弗. 放射治疗学. 4 版. 朗锦义,译. 北京:中国科学技术出版社,2019.
[6] 鄂明艳,董丽华. 肿瘤放射治疗学. 4 版. 北京:人民卫生出版社,2022.
[7] 周光明. 质子重离子肿瘤治疗技术基础. 北京:人民卫生出版社,2022.
[8] COX J D,CHANG J Y,KOMAKI R. 肺癌图像引导放射治疗. 刘明,翟福山,译. 南京:江苏科学技术出版社,2009.
[9] 钟仁明. 揭秘放疗. 北京:人民卫生出版社,2020.
[10] 徐海波,张雪君. 人体影像解剖学. 北京:人民卫生出版社,2016.

中英文名词对照索引